百病针灸秘验
——50年临证实录

（第2版）

张 仁 著

刘 坚 徐 红 胡晓美 杨伟杰 梁永瑛 朱博畅 皋凌子 参与整理

科学出版社

北 京

内 容 简 介

本书是《针灸秘验——50年针灸临证实录》的第2版。

作者是我国知名针灸专家。本书为作者50年行医经验的全面、系统的总结。本书主要内容包括以下三个部分：一是对作者独到的学术思想和临证特色进行了提炼；二是将110个病症中经反复验证有效并进行规范的针灸处方向读者公开；三是介绍了235例在国内外行医所记录的针灸案例。本书的特点为：第一，重在真实，全书所列效方验案无一不是来自作者实践，且因针灸临床具有一定风险性，作者也介绍了亲历的多例失误，成功与教训并存；第二，突出特色，用占本书2/5以上的篇幅展示了作者在眼病，特别是在难治性眼病针灸的独特经验，为同行所罕见。

本书适合针灸、中医、中西医结合工作者和西医眼科医师阅读参考。

图书在版编目（CIP）数据

百病针灸秘验：50年临证实录 / 张仁著；刘坚等整理. —2 版. —北京：科学出版社，2021.11

ISBN 978-7-03-069804-9

Ⅰ.①百… Ⅱ.①张… ②刘… Ⅲ.①针灸疗法 Ⅳ.①R246

中国版本图书馆 CIP 数据核字（2021）第 185160 号

责任编辑：王灵芳 / 责任校对：张 娟
责任印制：赵 博 / 封面设计：蓝正广告

科学出版社 出版

北京东黄城根北街 16 号
邮政编码：100717
http://www.sciencep.com

北京华宇信诺印刷有限公司印刷
科学出版社发行 各地新华书店经销

*

2018 年 1 月第 一 版 开本：720×1000 1/16
2021 年 11 月第 二 版 印张：28 3/4
2024 年 1 月第 四 次印刷 字数：635 000

定价：**68.00 元**

（如有印装质量问题，我社负责调换）

2020年秋日的一日，本书的责任编辑王灵芳女士给我来电，说《针灸秘验——50年针灸临证实录》（以下简称《秘验》）一书出版之后，读者反响不错，是否考虑出增订本。当时，我颇费踌躇，没有马上答应。一是手头正在编撰《春华秋实——张仁针灸文集》这部70余万字的专著，实在腾不出手；此外，我觉得《秘验》出版不到3年，似乎仓促了一点。但是，经过反复权衡，我最后还是决定接受她的建议。有两个原因，一是读者的厚爱，我始终记得网上有这样一条评价："干货满满的"。虽然只是一句"网语"，但让我很受鼓舞。二是这些年我的三个不同层次的传承工作室（国家的、上海市的、中医文献馆的）陆续建立，使我积累了大量新的门诊病例，并对其进行总结，为《秘验》的增订提供了基础。

《秘验》是记录我的针灸生涯三部曲之一。其他两部，分别为由人民卫生出版社于2017年出版的《临证记事——我的针灸之路》，主要叙述我学医行医的曲折过程；上海科学技术出版社于2021年出版的《春华秋实——张仁针灸文集》，汇集了我的全部医学作品和我学生的传承文章，时间跨度为1978～2020年。而《秘验》则是我酝酿时间最长，花费功夫最多的一本书。

作为增订本，我做了以下两项工作。

一是"增"，也就是增加。首先，增加了章节：在上篇，我新增了第三章"临证之技"，在另外两章中也进行了必要的增删；而在下篇，我不仅在各科病症上增加了20多种，而且在"疑难病案"和"针灸意外事故案例"中也做了较大的补充。另外还增加了70多个验案。其次，增加了张仁针刺技法等相关视频，这些视频都是应用高速摄录机现场实拍，是对我在50年针灸临床中传承探索总结提炼出来的针刺操作技法进行的记录。放在书中，目的是使读者对针刺技法获得更为直观的体验，以加深理解和加速掌握。最后，增加了多幅针灸患者治疗前后作为对照的眼病图像，以更客观、真实地反映其治疗效果。和初版相比，增订本的文字增加了近40%。

二是"订"，也就是修订。主要包括两方面，一是由于当代医学科学发展迅猛，知识更新加快，本书涉及的西医学科的内容都尽可能参照最新出版的有关著作作了不同程度的修改，如"冠心病心绞痛"按照《实用内科学》（第15版）改为"稳定型心绞痛"等。二是随着本人临床实践的不断增加，不少效方，无论是在组穴上，还是在操作上，也都在不断进行修正，或对穴位进行精简调整，或对操作加以规范量化，这不仅可以提高疗效，而且适于临床推广。

"让疗效说话"，这是中医针灸界的一句大白话，也是一句大实话。在中国针灸成为世界针灸并且面临前所未有的国际性挑战的今日，这句话变得越来越重要。我希望用我一生针灸实践的总结，也就是以《秘验》为首的这三部曲，替这句话做一个注释。

张　仁

于上海寓所

2021 年 4 月 20 日

时值辛丑谷雨

致读者

从青春少年到古稀之年，我走过了独特而曲折的学医之路：自幼家传、艰苦自学、师承名家和正规的研究生教学；边疆的基层团场、我国最大的城市、欧洲的发达国家都曾留下我的足迹，这些丰富而复杂的行医经历，逐步形成了我较为独到的学术特色。我将文献研究与临床实践充分结合，以急症、难病为临证对象，以眼病针灸为主攻方向。一路走来，风风雨雨；蓦然回首，思绪万千。于是我想到了整理总结，为后人留一点古人所谓的"雪泥鸿爪"，为同行提供某些启示借鉴。欣然命笔，于是就有了这本书。

这本书主要分为三部分：导言部分，主要介绍了我与众不同的投身针灸医学的起源；上篇，重点讲述我在中医针灸临床和文献研究等方面的学术体会，并尽可能较为全面地介绍我在针灸实践中形成的一些独特经验；下篇，是本书的重头戏，是我整整50年在内、外、妇、儿、五官科等的针灸临证纪实，系统介绍我积累的110个病症（包括减肥和戒烟）效方和235个（包括针灸意外事故）案例，其中以我主攻的眼科病症为主，约占整个内容的2/5。

在编写特点上，本书打破了以往某些效方医案类书籍那种以个案或个方简单罗列的方式，由于个案或个方强调的只是一案一方，缺乏必要的内在联系和深入的比较观察，而且往往因为医方过于简略，验案内容可信度低，使读者难以得到更多的收益。本书采取了一病症、一效方、一案或多案的编写方式。所谓"一病症"，即遴选确有疗效而又为针灸治疗的优势病种，同时又是我所擅长的病种，特别是为了扩大读者视野，对每一病症的针灸治疗的医史进行了极简要的介绍。所谓"一效方"，是指长期在临床实践中总结的、具有特色的，并经反复筛选验证的针灸效方，其中包括一些经多病例对照研究得到证实的效方。为帮助读者能快速掌握这些知识，我尽可能从组方到操作都进行详尽的介绍。"一案或多案"，此为重点，选择一个或多个典型医案，这些医案尽量包括不同病症、病程、疗程及个性差异；通过对整个治疗过程的客观叙述和比较分析，还原给读者一个真实的诊治世界。除此之外，本书还介绍了一些诊断不明或难治程度高的疑难病案，因其治疗方法还在探索之中，尚欠成熟，写出来的目的是供读者参考。值得一提的是，针灸是一门高风险职业，意外事故是难以绕开的，本人当然也不能幸免，为引起警示，特列一章，介绍我亲历或亲见的7个案例。诚属亡羊补牢，供同道为鉴。

最后，除了扉页所列的诸位整理者外，还要感谢黄馨云、崔若琳、张进、殷晓彤、顾侃等医师为本书所做的工作。

深深地希望读者在掩卷之时，觉得物有所值。热切期待和感谢同行的意见和建议。

本书适合中医、针灸工作者及爱好者阅读，也可供中西医结合及西医工作者参考。

张 仁

2017年6月20日于上海寓所

改于2021年4月20日

目 录

　　我的针灸启蒙老师是我的养父，实际上他是我叔父，我叫他小叔。

　　叔父学针灸也是半路出家的。他年轻的时候先是在上海大夏大学读书，后来又辗转到陪都重庆，鬼使神差地进入了中央警官学校。之后，在上海特别市警察局担任过分局长和督察之类的职务。中华人民共和国成立后，因这段历史问题被送淮北劳动改造，后来因病而保外就医并获假释。这时候，他开始认真考虑他未来的职业。有一日吃晚饭时，他忽然向我们宣布，他准备学针灸。我和婶母对他这个突如其来的决定有些瞠目结舌。正在读小学的我当时不懂针灸为何物，日本东京大学毕业的妇产科医师的婶母则是个理解。

　　后来，我才知道，他的这个决定并不是贸然的，有两件事触动了他。

　　第一件事是因为我的病。我外婆家在浙江省诸暨县，处于与浦江县的交界处，正是日本血吸虫病的主要疫区。我到上海之后，做医生的婶母带我去做全身体检，结果大便检查时发现了血吸虫虫卵。在当时，西医主要是采用锑剂治疗，副作用很大，不适合儿童。大概隔了一周，天蒙蒙亮，叔父就带着我到第十一人民医院（现在叫曙光医院）去排队看中医。为我看病的是乔仰先医生，他当时正值中年，后来成了上海名中医。他剪着一头短发，人很和蔼，在仔细按了我的脉，看了我的舌，又读了我的化验报告后，开了一张处方。嘱咐我每日一早一晚各吃一包药，半个月后再来复诊。原来他开的是医院用他的配方自行制作的成药，以一小方黄色牛皮纸包成药包，里面是一粒粒如绿豆大小的药丸，共30小包，装成一大袋。好在药并不苦，我照法服用也不偷懒。之后，叔父又带我去看了3次。记得最后一次，大便化验结果是阴性，乔医生笑了笑，说："小朋友，祝贺你！下次不用来了，好好读书。"我婶母是西医出身，她不相信中医能这么轻易就治好这个病，便亲自带我到静安大楼二楼（我们住三楼）何安止先生的何氏化验室去复检。何先生个子不高，他做事十分认真，所以何氏化验室在上海滩很有名气。他的化验结果与医院的结果完全一致，婶母终于没话可说了。倒是叔父，很为中医奇特的效果而惊叹不已，他特地督促我写了一封表扬乔医生的信寄给医院。事隔30多年，我已在上海市中医文献馆工作，有一次专门请当时在华东医院的乔仰先老先生来讲课。我怀着感激的心情讲起少年时代他给我治病的经历。乔老一脸茫然，不过讲到治疗血吸虫病的成药时，他还记得，回忆说："那里面有雄黄，后来我又改进了。"

　　第二件触动我叔父的事和我的堂兄长林哥有关。长林哥是我大伯父的长子，结婚七八年没有孩子。"不孝有三，无后为大"，这在农村是件大事。经过多方检查，事情还是出在长林哥身上。为此他专程到上海来治疗，就住在我家。这次又是叔父，每日天不亮就到八仙桥的陆瘦燕针灸诊所排队，请著名的针灸医生陆瘦燕先生为堂兄治疗。记得我每日放学回家，长林哥总是绘声绘色地讲述陆医生诊治的情景，说他待人亲切，即便是乡下人，他也一点不嫌弃，进针不痛，针感特好，如此等等。一个疗程结束后，长林哥满心欢喜地坐上回家的火车。不到半年，就传来嫂嫂怀胎的喜讯。先是生了一个儿子，一年半后又生了一个女儿。

就这两件事，改变了我叔父的职业生涯，奠定了他学习中医针灸的决心。于是，他拜了一位姓张的针灸师为师，学习针灸。记得那时候，我还在读小学五六年级，家里墙上挂着苏州沈白涛先生绘制的针灸穴位图，每日放学回家，做完作业之后，就和叔父一起背诵穴位。为了加强记忆，叔父取每一穴的首字，编成诗词，且用谐音的方式来背。如膀胱经经穴：络却、玉枕、天柱、大杼、风门、肺俞、厥阴俞、心俞、督俞、膈俞，他就编为：六（络）月（玉）天，大风飞（肺）越（厥）心督膈。当时，我是有口无心，背着玩的，想不到这一背却牢记了一辈子，竟然受益终生。

出师之后，叔父就在我们住的静安大楼的外间屋开了个诊所，为了招揽患者，他特地在三楼的楼梯口挂了块自己书写的牌子，言明每次诊治费 3 角。然而，等待他的却是无人问津。刚开张的一两个月，并无几个患者问津，有一次临诊还吓得他够呛。那是某日的中午，我放学后回家吃饭，只见他神色紧张地扶着一个患者出来，只见诊疗床上留着一摊尿渍。原来他碰到了一位严重晕针的患者，一针下去，人晕倒不算，还闹了个小便失禁。不过，这件事并没有影响他对针灸的追求，逐渐地，患者也多了起来。就在他想一展身手的时候，由于历史的原因，他被要求迁出上海，最后迁入婶母的老家，在浙江德清新市镇落户。

于是，每年的寒暑假，我就来到杭嘉湖平原上这个美丽的古镇看望叔父。当时，叔父在镇联合诊所工作，患者很多，他一早就去门诊，中午总是顾不上吃饭。晚饭后，则常常提着装有电针仪的出诊包，走街串巷地看病。我一直陪着他，替他打下手，如记病历、上电夹、取针、点艾、拔罐等。当时，国家正处于三年困难时期，因粮食减产，很多人处于饥饿状态。但是，叔父似乎没有受到多大的影响，到他这里就诊的患者，除了镇上的人，还有四乡八村的农民兄弟，他们经常会送点自留地种的南瓜、山芋、花生，甚至是自己家养的鸡鸭等。所以，我每次假期结束回沪，不仅增加了不少针灸的实践经验，还常带上一只婶母最爱吃的家乡老母鸡。

我高中毕业后，在叔父和婶母的建议下，报考了多所医学院校，其中包括上海中医学院。但由于当时强调阶级路线，最后名落孙山。这时国家发出"到农村去，到边疆去，到祖国最需要的地方去"的号召。婶母认为我是读书的料，应该继续静下心来复习功课，迎接第二年的高考。我跟婶母提出，前半年去跟叔父学针灸，后半年回上海复习，婶母同意了。

叔父这时已回到老家浙江诸暨农村。每日客堂里坐满本村或邻村来看病的人，还有从外县城来的。记得有一位中年患者，张不开口，只能喝点汤汤水水而饿得皮包骨（后来才知道这叫"颞颌关节紊乱症"），每日从县城坐车到廿里牌镇，再走 10 里路到我们的祖居火烧吴村来治病。10 多日后，他的口终于恢复原样，张得和原来一样大，患者在千恩万谢后回家去了。从早到晚，我们叔侄或者说父子俩，忙得不可开交。这种治疗尽管是完全免费的（由生产队记工分），但不少患者诚心诚意要表示感谢，经常送点鸡蛋、蔬果之类的食品。

1966 年，一个特殊历史时期来临了。高等院校暂停招生，我叔父因受到管制，不能行医，于是我瞒着婶母报名去了新疆生产建设兵团。

在赴疆前夕，我回到故乡，向我年过八旬的老祖母和叔父告别。记得临走的那一日，他来送我。为了赶早班火车，我们半夜起身，沿着蜿蜒曲折的山路，穿行在连绵起伏的浙东群山之中，我们各怀心事，竟然一路无话。当晨曦初露的时候，我们到达诸暨县城，在位于半山腰的火车站上，他把我拉到一个角落里，从贴身处掏出一个包交给我说："我身无长物，只能送你这个了。好好学习，我想总会用得着的。"我打开一看，原来是一本书和一个旧的铝盒。书的纸张已经有些发黄，封面上印着《实用针灸疗法》，是李清侠先生编著的。铝盒里装着几十支规格不一的针灸针，虽然经多次使用，但一支支仍光亮挺直，我知道这是他偷偷藏起来的。他说他要先回去了，他迈着刚刚痊愈的腿，一瘸一拐地走下车站前长长的台阶。看着他的背影，我眼前一片模糊。

就是这本书和这盒针具，开启了我的针灸人生！

值得欣慰的是，我的叔父度过了一个安定满足的晚年。

他重操旧业是在 2001 年，根据卫生部和国家中医药管理局有关政策，上海市卫生局审核通过的有执业医师资格的民间医生中，他是静安区仅有的 2 名民间医生中的一个。不过，他执业的地点不在上海，仍在桑梓故里，面对的是那里的父老乡亲。也因此他晚年的大部分时间都在诸暨县城度过，特别是婶母故世之后。2005 年 3 月的一日，他因心脏病突然发作而停止呼吸。他没有痛苦，安详地走了，为他跌宕曲折的八十二载人生画上了句号。

上　篇

第一章　探　索　之　路

我投身针灸医学已整整半个世纪，在这漫漫的行医路上，我没有离开过临床实践，没有中断过探索和总结。在其后的 30 多年中，我还潜心中医针灸文献和医史的研究，同时又走上了中医针灸管理者的岗位。作为一名针灸临床医家，我不断寻求针灸治疗现代急症、疑难病的方法和技巧，特别是对眼科难治病的研究，积累了不少的经验；作为一名针灸文献研究工作者，我希望独辟蹊径，将研究工作的重点放到现代中医文献上来，尤其是对文献的应用和开发；作为一名管理者，我始终关注中医针灸的研究和发展，并在实践与理论研究中逐渐形成了自己的学术思想，学术研究之道。回顾我的针灸之路，其实就是一条传承、传播和不断寻求创新之路。

第一节　传承——博采众长

一、自　学　针　灸

在导言中提到我的针灸启蒙老师是我的叔父。可惜他也是半路出家的，并且是为了谋生，所以并没有十分深厚的学识修养；而我那时是个小学生，从没有想到将针灸作为职业，只是兴趣所至，或如唱山歌般的记忆针灸穴位，或帮忙取个针、拔个火罐之类，并未真正投入。因此，只能看作是接触针灸这门古老的传统医技的开始。

1966 年，我作为上海知青奔赴新疆，来到了古尔班通古特大漠边缘的石河子兵团农场。当时连队医务室只有一个半路出家的卫生员，到团部医院有几十里地。也是出于缺医少药的原因，我开始独立用针灸治病，按照从叔父那里学得的一些皮毛，更多的是照着书本扎针，居然也取得了效果，这开启了我自学针灸之门。而真正走上自学之路，是 1971 年 7 月我被调入团部医院工作之后。我深深感到，针灸将作为我终身从事的职业，我必须熟悉和掌握这门学科的知识。当时诊室条件十分简陋，就诊的患者并不多，也有空闲时间学习。我的自学分为两个方面：一是从书本中学。当时正处于"文化大革命"时期，针灸专业书籍很少，我尽可能找书来读。我从一位连队浇水排的工人那里借来他保存的一些教科书[他原是上海第二医学院（现上海交通大学医学院）口腔专业的毕业生，被下放农场劳动]，开始自学西医知识，尤其是解剖知识；又从一位毕业于上海推拿学校的同事那里得到一本《中医学概论》，开始接触中医基础知识，常学习到深夜。尽管这些知识既不全面也不系统，但在一定程度上填补了我的医学基础知识的空白。二是从实践中学。这是我自学的主要方面。当时，正值社会上盛行"一把草，一根针"，全民搞草药，全民学针灸。各种新的刺灸之法层出不穷。记得是在1973年，团部新华书店来了一本焦顺发医师写的《头针疗法》，我用按样画葫芦的方法，在一位脑出血的患者身上试用，竟获得意想不到的疗效。从此之后，不论是刊物还是书籍，甚至是手抄件、油印本，只要一有新的穴位、新的针法灸法，我都如获至宝，立即在临床上摸索使用，如头针、耳针、鼻针、面针、手针、足针、腕踝针等针法，以及长蛇灸、核桃壳眼镜灸、苇管灸等灸法。特别是穴位埋藏、穴位结扎、穴位割治等，与传统针灸法完全不同，实际上是一种小手术，我凭借自己在农场的一段兽医经历，学过麻醉、切皮、缝合等技术，我没有参加任何培训，全部按图索骥，无师自通，将其运用于临床。这些新的技术，不仅在一定程度上提高了疗效，而且扩大了治疗的病种。而每日数十位患者的大量临床实践，更使我积累了较为丰富的治疗多种常见病的经验。

边疆这段自学的经历，使我终身受益。

二、师从军中眼科名医——李聘卿

虽然通过自学收益良多，然而，博大精深的针灸医学有很多独到的东西，有些只能意会，难以言传，只有你亲眼去见、亲身去体会才能获得。所以，师从名家也是学医的重要途径。

记得那是1976年，我接待一位患有中心性视网膜脉络膜病变的患者。这个病我没有接触过，根据患者讲述的病情，我从当时的《新医药学杂志》（即现在的《中医杂志》）读到解放军371医院眼科李聘卿医师用新明穴治疗本病的临床报道。该文章不仅详细介绍了关键穴位新明穴的取穴方法和操作技术，而且观察了600多例大样本的有效病例。于是，我就按照我自学的老习惯，照猫画虎，进行针刺治疗。然而，几次下来，与文章所说的疗效大相径庭。首先，针感均在局部，根本达不到如学者所描述的太阳穴部位或眼区；其次，患者视力毫无变化，也不像文章所言至多治疗几次即可见效。我甚至对文章的真实性产生怀疑。然而，就是这位患者，后来去了这家医院，通过1个疗程的针刺治疗，视力竟然从原来的0.1恢复到1.5。这说明用我的自学方法，并不能达到目的。

在院领导的支持下，我坐火车跋涉几千里，来到河南新乡拜师学艺。在跟随李聘卿医生学习的日子里，才知道，新明穴是李医生几年前在耳后发现的一个新穴位，目的是避免针刺眼区穴位易造成皮下血肿（即"熊猫眼"）的意外。他是对着镜子在自己脸上、头上试扎，扎得满脸都是针眼，有时还鲜血直淌，好不容易才找到此穴的位置。他发现针刺此穴的关键在于"气至病所"。为此，李医生通过反复实践，总结出了从进针到运针的一套独特的手法。通过治疗数以千计的多种眼底病患者，发现确有独到的效果，尤其是中心性视网膜病变，无论是急性的还是陈旧性的，均有较为明显的疗效。为此，解放军总后勤部（2016 年 1 月 10 日更名为中央军委后勤保障部）为他记一等功。

李医生不仅为我讲解新明穴的解剖位置和他所创造的提插加小捻转手法，还特地在临诊时亲自演示了整套手法，并语重心长地说："我能说的也就这些，主要还是靠自己下死劲儿去练。"确如他言，这套总共 1 分钟左右的手法，看着容易，却不容易掌握，即使是像我这样有多年针灸经验的人都觉得不容易掌握。我从这天开始，整整一个月，除了上街买了几本书，几乎就没有离开过解放军 371 医院。每日天刚蒙蒙亮，就找眼科医务人员一起练手法。几日下来拇指肚就脱了一层皮，一碰针柄就钻心的痛。练着练着也就慢慢开始得心应手了。由于眼科病症对我来说也是一个新的领域，所以在积极练习手法的同时，白天还跟着其他的医生查房，检查患者。特别是努力学习以前不熟悉的眼科知识，学习使用检眼镜、裂隙灯等器械。

正是从这儿开始，奠定了我后来专门从事眼病针灸的基础。

三、师从国医大师——郭诚杰

对一名针灸医生来说，家传和自学固然十分重要，但也存在所获得的知识体系不够全面和系统等问题。因此，进入高等学府深造，对现代中医针灸医学工作者来说更为必要。

20 世纪 70 年代末，我国恢复了高考制度。我抓住这个难得的机遇，以高中毕业的学历直接报考研究生。经过一番激烈的角逐，1980 年，我终于有幸成为陕西中医学院（现陕西中医药大学）针灸系主任郭诚杰教授门下的首位针灸专业研究生。

3 年的研究生学习，使我畅游在知识的海洋中，如海绵吸水般极大地补足我的中西医学知识，从基础到临床，从文献到科研，在完整我的知识结构的同时，极大开阔了我的学术视野，使我的学识跃上了一个崭新的层次。

郭诚杰教授不仅是国医大师，还是世界人类非物质文化遗产——中医针灸代表传承人之一。跟他学习，我受益良多。

受益之一是，郭老师精湛的针灸医术。他开创了我国针灸治疗乳腺增生病的先河，应用针刺治疗乳腺增生病和其他乳房病的科学研究和临床实践，倾注了郭诚杰教授数十年的心血。这项临床科研成果多次获得国家和省部级奖励，新华社曾作为专题向国内外报道。虽然，我因自身特点后来没有能进一步传承这一特色诊疗技术，但正是他专攻一病、立体推进的做法，才影响到我后来临床上由博返约、聚焦眼病这一转身。

受益之二是，郭老师严谨的治学态度。记得我在完成硕士学位论文时，我的研究结果与经典论述不符，受到了一些教授的质疑。当时，我怕论文通不过，压力颇大，心情苦闷。郭老师仔细审阅了我的全部原始数据，表情严肃地说："真实数据是咋样就咋样，不能动，经典的东西总有个扬弃的过程，但一定要有理有据。"后来，我通过阅读大量的文献并经过深思熟虑之后，在答辩会上详细阐述了我的观点和看法，赢得所有在座专家的赞许，结果毕业和学位论文答辩全票通过。记得在答辩会后，当时河南中医学院（现河南中医药大学）年过七旬的名老专家邵经明教授特意抓着我的手，用道地的河南话说："中啊！咱们做中医研究，就是要实事求是，就是要有继承又要有发扬。"正是这一论文事件，使我深深感到传承过程实际上正如郭老师所言，是一个扬弃的过程，传承的应当是精华而非浮华，更不是照单全收，从而影响了我以后的临床科研和实践，如关于"子午流注研究"和"耳穴压丸排石作用的研究"等。

受益之三是，郭老师高尚的医德。记得我刚进校那年，新华社播出了郭老师针灸治疗乳腺增生的成果。全国各地的患者涌入咸阳。郭老师来者不拒，亲自为每位患者针治。他所在的陕西中医学院附属医院的病房不够，他带着我们到附近单位去落实患者的食宿，保证每个患者都能得到妥善的安排。每次我跟随他去诊疗，患者总是如沐春风。2014年清明节，我专程去咸阳探望郭老师，94岁高龄的他，每周2次门诊。领导照顾他，限号10人，他说："哪得够，人家老远来了，我能不看？"

郭老师的言传身教，对我的整个行医生涯可谓影响深远。

四、师从海派针灸名家——方幼安

1985年的秋天，为了进一步做好中医的继承工作，经上海市卫生局批准，上海市中医文献馆在全市率先成立中医专家门诊部，邀请全市各科知名中医来坐堂。馆里决定，为每位专家配备一名助手，一方面协助专家处理诊务；另一方面总结其学术思想和传承其临床经验。在中医文献馆刚刚工作一年多的我被指派跟随从华山医院请来的针灸科主任方幼安教授。初次相识，方教授谦逊随和，我们一见如故。方教授是我国近代针灸名家方慎盦先生的长子，他改文从医，不仅全面传承父亲的衣钵，而且通过数十年的临床实践积累了大量独特的经验。我和他亦师亦友，既是学习，又是合作，一起工作了5年之久，深受教益。

首先，方教授用穴非常有特色。一是发现新穴："后太阳穴"的发现就是一个例子。传统经外奇穴太阳穴为治疗头痛的经验穴，他在针刺治疗偏头痛的实践中，发现在太阳穴之后，丝竹空水平向后移至鬓发际的部位上，许多头痛患者在此点上都有明显的痛点，试以针刺，镇痛效果要优于太阳穴，故以"后太阳穴"定名此部位。这一穴位后来也成了我的常用穴。二是开发经穴功能：对于多数医家用之甚少的传统经穴，他也不断地开发新的功能。如背部神道穴是不常用的穴位，有些自诉胸闷不舒，而心电图等仪器检查未发现异常者，他发现该穴多出现隆起压痛，而在神道穴针刺并温针，症状缓解明显。根据对穴区局部出现隆起压痛的诊治思路，方幼安还发现多个经穴的新功能，如足太阳膀胱经天柱穴，历代文献均未记载有治疗腰痛的作用，他发现痹症、实证腰痛的患者十有八九在天柱穴穴区会出现隆起压痛，针刺此穴多能奏效，腰痛愈后，天柱穴的隆起压痛也随之消失。另如手阳明大肠经天鼎穴，经典中该穴多载治"暴瘖气哽，喉痹嗌肿"，未见有治肩痛一说，而临床上他发现绝大多数肩痛患者，肩部各种痹症，甚至中风偏瘫患侧上肢疼痛不能抬举者，该穴区有明显压痛，但不隆起。针刺该穴区痛点，通常痛点随症状缓解而减轻，随症状消失而消失。根据这一思路，我也在临床上发现了一些压痛点，如天宗穴，颈肩综合征、乳腺增生病、胆囊炎胆结石患者，多可在该穴出现明显压痛，针刺痛点可有效缓解症状。三是组合新穴方：百会、强间、脑户，上述三穴均属督脉，脑户穴在文献中曾有禁针灸之记载，但通过多年实践，他发现三穴组合使用，用于治疗多种精神、神经病症，如血管性痴呆等收到一定效果，命名为"头三针"。我用此方结合"靳三针"头部配穴法，发现对小儿脑病、成年人抑郁症、强迫症、失眠症、老年性痴呆症等均有一定效果。

其次，在针灸的技术上，方教授立足于传统方法，又积极运用现代最新的一些研究成果。如对应用电针治疗中风有独到的经验，而影响最大的是他用耳针戒烟。正是在大量掌握新技术、新方法及发现新穴和新用法的基础上，通过长期的临床实践，不断突破针灸传统治疗病种，拓宽了针灸治疗的范围和视野。

最后，他在针灸治疗难治性病症，特别是中风、小儿脑病等方面积累了丰富且独特的临床经验。为此，我协助他对这些临证经验做了较全面的总结，出版了《针灸防治中风》和《针灸防治小儿脑病》。在我和张仁工作室的同事们的努力下，2015年"方氏针灸疗法"正式列入上海市非物质文化遗产名录，我也成为第三代代表传承人。具有海派文化特色的方氏父子的针灸遗产将得以更好地传承和发扬。

第二节　传承——古今学术

在研究生学习期间，我的研究方向之一就是针灸文献研究。当时，由郭老师主编的《现代经络研究文献综述》一书，给我的影响很大。特别是郭老师的一席话使我受益终身："个人的经验总是有限的，不妨以已有的实践经验为基础，对古人和他人的经验作点专题整理研究，总结一些有规律性的又实用的东西。"而上海市中医文献馆又给我提供了一个良好的研究环境和平台，使我在近30多年中，得以潜心研究针灸文献，获得很大收获。我认为，继承古今学术，和上节所说的博采众家之长，实际上是传承的两个方面，或者说是一体二翼。在实践过程中，我深深体会到，通过文献研究，可以扩大视野，启发指导临床；而临床实践，又可以验证文献，丰富文献。两者相辅相成，密不可分。

一、研究古今文献，突出应用开发

根据我的研究总结，我国古代针灸医学文献的研究有3个重要时期。第1个时期是先秦至两晋，其特点以综合前人的知识经验为主，《灵枢经》（又称《针经》）和《针灸甲乙经》即是最重要的代表作。第2个时期是宋代，其特点是注重分类文献总结（又称专题总结），成就最突出的是以临床文献总结为主的《针灸资生经》和以腧穴文献总结为主的《铜人腧穴针灸图经》。第3个时期是明代，进入了针灸医学的又一个文献综合时期，出现了《针灸大成》等重要著作，这一时期的文献总结无论是在广度，还是深度上都进入了一个新的层次，达到了新的高度，为针灸医学的保存和发展做出了重要的贡献。但是，从文献研究的方法来看，古代医家主要有两种：一种是以保存为主要目的，即采用校勘、辑佚、训诂等法，强调还医籍以原貌；另一种是以注释、类编等法为主，目的在于临床应用。自20世纪50年代以来，尤其是20世纪80年代后，随着针灸医学的迅速发展和广泛传播，针灸文献尤其是临床文献如雨后春笋般剧增，即以公开发表的论文统计，仅20世纪80年代的针灸文献量就超过了以前80年的总和。进入21世纪以来，文献量更是急剧增加。针灸学正处于继往开来的历史性转折时期，表明又一次历史性大总结已经到来。

鉴于这一时代特点，我提出针灸文献研究应进行重点转移。如上所述，包括针灸文献在内的中医药文献研究，长期以来都着眼于以保存性研究和初级应用研究为主。当然，这也十分重要，特别是在近年来出土的文物中发现了相当多的中医药和针灸文献记载，以及有计算机技术等大量高新技术的参与，使得保存性研究进入新的层次；而随着中医针灸的现代化和国际化进程的加速，在应用性研究中也增加了语释、翻译等新的研究内容。但是，如何抓住这一历史机遇，以及如何应用文献研究的方法为促进针灸医学尽快从传统层次进入现代层次已经成为极为重要的课题。我认为，作为排头兵的针灸文献首先应当将重点转移到高层次的应用性研究和开发性研究上来。

为了实践上述想法，即从原来以传统的沉闷文献研究方法中探索一条新的现代文献研究途径，我做了以下工作。

30年来，我首先从针灸临床着手，重点对准针灸当前的主攻目标——急症和现代难病，结合自己数十年的临床实践，全面收集古今有关针灸文献（以现代国内文献为主），对其进行系统整理、分析研究、筛选优化、归纳组合，以达到揭示规律，实现规范化的目的，并完成了《急症针灸》《实用急症针灸学》《难病针灸》《现代难病针灸》《眼病针灸》等多部著作。这些书籍，由于提供了行之有效的临床规范化治疗方案，深受读者欢迎，仅《急病针灸》一书，重印3次，发行量达近4万册。

在此基础上，我又将研究领域扩展到针灸临床的其他领域，如针灸的预防、保健、治疗、康复；各种针灸技法，包括传统刺灸法和现代穴位刺激法，以及针灸意外、针刺麻醉、子午流注和经外穴等。完成并出版"实用中国针灸临床系列丛书"（共18册），并多次重印，深受欢迎。我又将其浓缩为5册，分别为《经外穴精选》《针灸处方精选》《针灸技法精选》《急症针灸精选》《难病针灸精选》，突出穴、方、法、病，后又被译成日文在东京出版，影响海内外。

之后，我又进一步较为系统地总结了从穴位、针灸处方、针法、灸法，到针灸保健、预防、治疗及针灸意外的历史与现状，在大量古今文献的基础上，揭示了其发展规律。并将所有的针灸文献研究汇聚研制成光盘，把文献研究范围扩展到整个针灸学，为推动实现针灸史上的又一次历史性大总结做了力所能及的工作。

我还将此研究方法延伸到中医药临床，带领同仁用数年时间，完成了对古代和近现代（重点是1949年之后的50多年）应用中医药治疗现代难治病的文献总结。我对所收集的25 000余篇现代文献和数百本古医籍，应用我所总结的一套现代文献研究方法，对90种现代难治病的诊治特点和规律进行了文献研究，完成了近90万字的《中医治疗现代难病集成》一书。该书首次揭示了现代医家对每一病种在病因病机、辨证分型上的总体认识，以及在辨证治疗、专方治疗及用药上的临床规律和特色。由于包含的信息量丰富，且较科学地反映了当代诊治水平，临床实用价值较高，已故著名中医学家姜春华、谢海洲教授特作序推荐，读者反馈非常好，认为它是一部具有学术和应用双重价值的著作。

二、客观研究医史，力求以史为鉴

在 20 世纪 80 年代中期，我在时任上海市中医文献馆王翘楚馆长的启发下，向上海市卫生局成功申请到"中国针刺麻醉发展史研究"课题，获得资助经费。我花了 2 年多的时间，通过查阅大量有关资料，走访国内很多地方，进行调查研究。对那些曾经为针刺麻醉临床和原理研究做出贡献的单位和人物做了重点专访，尽可能掌握可靠的第一手资料，力求最大限度地做到立论有据，以事实说话。在大量收集古代、现代各种文献，包括古今书籍、刊物、内部资料、访谈录及影像资料等的基础上，通过反复考证、对照筛选，进行去粗取精、去伪存真一系列工作，撰写出我国首部针刺麻醉发展史。我采用将历史的进程与学术的发展相结合的方法，从科学研究的角度客观反映了针刺麻醉的起源、奠基、形成，乃至巩固的整个过程，从而充分反映了一门学科形成的真实历史，比较好地揭示了针刺麻醉的发展轨迹呈马鞍形，同时也总结了科研思路的特点和对学科发展的影响。《中国针刺麻醉发展史》于1989 年初完成，我在书中提出了 3 个重要的观点。

1. 关于针刺麻醉的发现者　原来一直有争论，争议的焦点是：针刺麻醉的发现者是韩国学者还是中国医生；是在上海先发现的还是在西安先发现的。通过我的严谨考证，发现并成功实施针刺麻醉的第一人是上海市第一人民医院五官科耳鼻喉科医师殷惠珠，时间是 1958 年 8 月 30 日。具体依据是，她签署了世界上第一份针刺麻醉病历。

2. 在一定程度上揭示了针刺麻醉的发展规律　针刺麻醉的整个发展轨迹大起大落，呈马鞍形。其发展关键在于科研思路不断更新，行政干预只是一个因素。

3. 应该正确和恰当地评价针刺麻醉　它的作用已经超过针刺麻醉技术本身，不仅是针灸医学在现代的突破，也不仅是促进痛觉生理学的发展，更重要的是推动针灸学术又一次而且是成功地走入欧美。同时，针刺麻醉尚存诸多不足，还有待我们继续探索和挖掘。

该书出版后引起医史文献界的较大反应，该项成果获得了多个奖项。

尽管针刺麻醉课题完成至今已 30 多年，但我始终关注着这门学科的发展。在纪念创刊 30 周年的《针刺研究》的纪念刊上，我专门发表了一篇题为"关于针刺麻醉科研思路的反思"的文章，提到影响针刺麻醉发展过程的 5 个重要思路：源于药物麻醉原始思路—从止痛到防痛早期思路—仅靠针刺中期思路—针药结合后期思路—镇痛药物作用的多样性和针刺麻醉作用的多重性。并得出以下 3 点启示。

1. 科研思路对一门学科有着至关重要的意义，其正确与否，通常关系着该学科的发展与停滞、兴盛与衰亡。可以这样说，针刺麻醉的发展如此曲折，在某种程度上是由其科研思路决定的。

2. 科研思路的产生有 2 条途径，一条来自传统的理论与经验，如针刺麻醉的早中期思路；另一条则是在实践中总结的，如对针刺麻醉过程中三类不同作用的辅助麻醉药物及镇痛和提高免疫康复多重作用等的发现。这 2 条途径都不可偏废，但后者更为重要。

3. 在科学研究中要善于不断总结和发现新的思路，切忌墨守成规，因循守旧，搞一点论。在针刺麻醉研究中，正是由于抓住单纯针刺镇痛的思路不放，导致十余年徘徊不前。相反，在针药结合的针刺复合麻醉研究过程中，因为思路活跃，不断探索与开拓，仅几年的时间就有新的发现，使针刺麻醉研究的沉闷空气有所突破。

第三节 思考——中医针灸发展

一、思考中医发展

我在 1997 年 5 月从荷兰结束讲学回国之后不久就走马上任上海市中医文献馆馆长一职，1998 年又担任上海市卫生局中医处主持工作的副处长。在 8 年馆长和 3 年副处长任期中，由于角色的转换，促使我关注整个中医针灸的命运，思考传承发展大计。

包括针灸医学在内的中医药学，一方面面临着前所未有的严峻挑战，百年中医，四度兴废，就是一个最好的例子；另一方面又充满了前所未有的机遇，最能说明问题的是，世界开始重视中医，现代多学科开始介入中医。中医学的发展将面临三种命运：第一种是由它的策源地中国来发扬光大；第二种是由外国人来发展它，即所谓的墙内开花，墙外结果；第三种是归隐民间，走向沉寂，与其他传统医学一样的归宿。作为一名中国中医针灸工作者，当然希望中医学的发展面临的是第一种命运。为此我从 20 世纪 80 年代中后期开始，在《医学与哲学》《上海针灸杂志》等刊物发表的多篇论文，并主编《中医科研方法》一书，以阐述我的一系列学术观点。总结起来，有以下几个方面。

1. 中医学目前的发展阶段 按照现行的科学理论，任何一门学科的发展过程，主要经历下述阶段：准科学、前科学、常规科学和后科学。这是就同一层次而言，但在学科发展史上，不少学科还要经过不同层次的发展，如古代科学层次、近代科学层次、现代科学层次、传统科学层次和现代科学层次等，尽管在每一层次中，毫无例外的也要通过上述全部阶段。我认为，从学科的特点看，中医学目前正处于传统科学层次的后科学阶段和现代科学层次的准科学阶段。也就是说，中医学正处在传统科学和现代科学这两个不同层次的交接点，是复杂而激烈的新旧交替时期。这既是一个充满希望的阶段，也是一个危机四伏的时期，是中医学发展的关键时刻。

2. 中医学的突破口 为使古老的中医学真正适应现代疾病谱的防治特点，满足现代社会不同人群的需求，进入当前世界的主流医学行列，对当今中医药学的发展来说最关键的一点是找准自身的突破口。鉴于传统医学的精粹在于它的实践性，首先应从临床上寻找发展中医的突破口，从临床的突破来带动中医理论的突破。我认为，当前突破口主要有两个方面：一个是以现代难病作为它治疗上的突破口。现代难病是指现代医学棘手的难治性疾病，由于其病因复杂隐匿，疾病的发生和变化受到多种因素的影响和牵制，涉及脏器范围较广，因此主要强调病因治疗和以对抗为主的西医手术治疗，通常难以奏效。而以辨证审因等中医理论，以及应用天然药物和非药物防治为主，并重视整体调节的中医学，在现代难病的诊治中恰恰最能体现其独特的优势。另一个突破口是保健。由于现代社会物质水平的提高，人类对生命质量的要求越来越高，健康已被摆在首要位置。同时，现代社会的生活方式和生活环境又催生了大规模的亚健康人群。中医药学对养生保健的研究与实践历史悠久，并积累了极为丰富的经验。它的优势是同样在这方面刚刚起步的西医所无可比拟的。

3. 中医药学发展的瓶颈问题　我认为，中医药学目前发展面临三大瓶颈。一是观念问题。一方面神秘化，过度拔高，过分强调铁杆中医，把中医搞成封闭系统；另一方面低俗化、恶俗化。所谓低俗化，是指不恰当的提倡所谓"简、便、廉"说法，重蹈以往"一根针，一把草"的做法，贱卖贱买，只要肯花钱，3 个月甚至 1个月就能将毫无医学背景的人培养成针灸师。所谓恶俗化，是一些不学无术的江湖骗子，招摇撞骗，败坏中医之名。二是中医人才问题。它是中医生存与发展最为关键的一方面。由于存在传统与现代的交叉，继承与创新的矛盾，培养的模式一直处于探索之中，是学校教育为主还是师承教育为主？两者如何结合？根据我的实践和研究，先学校教育后师承教育，并开展多形式、多层次、多途径的师承教育，有利于培养高质量的人才。三是中医科研问题。科研是促进学科快速及持续发展的动力，但目前中医科研现状堪忧，表现为心态浮躁，急功近利，为科研而科研，甚则学术腐败，导致创新不足，缺少重大成果，更缺乏成果的转化，投入与产出严重失调。这三大瓶颈导致一个甲子以来，中医针灸始终处于有发展无突破的尴尬境地。

4. 必须抓住机遇　21 世纪将会为中医学的发展带来重要的也是最后的一次机遇。学者认为，"回归自然""走向融合"将是 21 世纪的两个主题，我觉得这也是医学发展的两个主题。"回归自然"的潮流，将可能使以自然疗法为主体，以调节机体功能为主要手段的中医学进入世界主流医学；而"走向融合"将会促使中医学融入全球医学发展的大循环中，打破长期孤立封闭的小圈子，在与现代科学，特别是现代医学的相互渗透、相互促进中获得新生。

二、思考针灸发展

针灸是我终生从事的职业，因此对针灸医学发展的前景的思考更是我的重点。对此，我也发表过多篇文章。其中，《针灸医学的困惑、挑战与对策》一文是其中的代表作，文中提出了我长期思考并总结的几个观点。

首先是 4 个困惑。

困惑之一：针刺麻醉是我国上海的医务工作者于 1958 年发现的一项 20 世纪举

世瞩目的针灸学成就。60多年来，据不完全统计，对100多种手术和200余万名患者进行了针刺麻醉的临床实践。之后，20世纪80～90年代至21世纪初，针刺麻醉的研究仍然多次被列为国家科技攻关计划和国家重大基础研究项目。对于一个临床项目，得到国家如此大的重视，动员如此大的力量，进行如此多的临床观察，不仅在我国医学史上是绝无仅有的，在世界医学史上恐怕也是空前的。然而，令人困惑的是，迄今为止针刺麻醉仍然作为研究项目停留在实验室中，并且日趋萎缩，正在逐步淡出针灸临床。

困惑之二：经络，现存的文献表明，是2000多年前我国古代医学家发现并命名的。之后总结出来的经络学说长期以来有效指导着针灸临床。经络是什么？这一千古之谜，在20世纪引起了世界性的破解的热潮。20世纪70年代起，经络研究（包括穴位研究）引起我国政府和相关多学科学者的重视，从全国性的经络感传现象的普查，到列入国家攀登计划，可以说是集中了我国相关的各学科的精英，以及数千万元的资助。其投入的人力、物力、财力并不亚于针刺麻醉。然而，迄今为止，既未出现对经络现象及其本质有突破性认识的基础性成果，更缺乏可用于指导临床实践的应用性成果。

困惑之三：20世纪是我国针灸史上针灸临床实践涉及病种最为广泛的100年。针灸文献是针灸实践和研究的具体体现和深入总结。据统计，1908～1980年公开发表的针灸文献在9000篇左右，而1981～2001年公开发表的文献量更迅速跃至25 000多篇。然而令人困惑的是，这样庞大的临床病例数量的积累和如此广泛的病种的深入观察，并未带来针灸临床医学真正质的突破。针灸临床依然停留在传统的经验医学水平。

困惑之四：针灸原理研究的实质性起动是从20世纪开始的，以针刺镇痛研究为龙头，带动了对针灸在全身各器官各系统作用机制的全面、系统的研究。这些研究成果，在阐明针灸对机体的调节作用和提升针灸医学的层次等方面有着不可忽视的价值。但是令人困惑的是，从总体上来说并没有确切回答出针灸为什么能治病这一原始命题，包括调节节点和调节路径，特别是一些临床上的关键性问题，造成原理研究与临床脱节。

其次是四大挑战。

挑战之一：疾病谱的改变，从治疗传统疾病转变为现代疾病，特别是现代难治病。现代难治病涉及脏器范围广，以及功能性障碍与器质性病变共存的特点，对人类危害极大。与此同时，现代临床医学科学面临的任务也出现了历史性的转变，已经从单纯治疗到预防、治疗、康复、保健。这对长期以来以治疗传统疾病，并以改善功能障碍为主要实践内容的针灸医学来说，是一个重大的挑战。因为它必须回答这样一个问题：在现代难治病的治疗和为现代人提供健康服务中，特别是在其他医学难以替代的领域里，针灸医学到底占有几分天下？能否成为主流医学？

挑战之二：按照现代科学的要求，一门医学学科要为世界各国所接受并能推而广之，首先是要求在知其然而又知其所以然的前提下，规范化、标准化。同时，现代疾病对医学的要求是治疗手段的个体化、多样化。如何解决好这对矛盾，是针灸医学面临的又一重大挑战。从实践中产生，又经中国古典哲学深加工，以经络学说为主要理论，再加上 2000 余年的临床经验积累所构成的针灸医学，不仅在理论上的知其所以然和在学科规范化标准化上与现代的要求差之甚远，而且在规范化的过程中，其个体化的问题通常也会成为突出矛盾。

挑战之三：当中国针灸走向世界时，它受到了前所未有的挑战。其中之一，是对已经作为人类非物质文化遗产优秀代表作的针灸医学的临床价值，主要是对疗效用国际公认的标准进行再评价，也就是用循证医学的方法重新评价；其中之二，一种建立在现代解剖和生理学基础上的"西方医学针灸"，使源于中国的传统针灸出现"异化"乃至"去中国化"。这两者从根本上对中医针灸提出了严峻的挑战。

挑战之四：充足的人才储备和完善的人才结构是一门学科生存和发展的关键与基础。作为针灸故乡和针灸大国，我国的针灸队伍应该说是当今世界最主要的力量，也代表了最高水平。然而，它的现状并不乐观，人员整体素质堪忧。临床人员临床水平低下和知识结构单一的情况十分普遍。相当多的研究人员为研究而研究的倾向明显，缺乏创新力，人才结构也欠合理，人多才少、高职称低能力的现象在针灸队伍中并不少见。这些都为 21 世纪针灸医学的发展提出了严峻的挑战。

归根结底，如何在当代科学的背景下，实现传统的针灸学与现代医学的互融互通，发扬精华，汇入新知是面临的最大挑战。

最后是四大对策。

针灸医学在 21 世纪将如何运行？据著者推测大概有以下 3 种可能：其一，为继续由得风气之先的中华儿女领衔并进入主流医学，在世界医学的大循环中日益完善与发展；其二，像四大发明之一火药那样，由中国人发明但只能制作爆竹之类的小打小闹，而外国人却把它升华为炸弹，针灸也是一样，中为西用，由外国人续写新的针灸发展史；其三，因缺乏创新而导致整体萎缩，为主流医学所抛弃，如清末民初，针灸医学重新归隐于民间。对于当代的针灸工作者来说，毫无疑问应该也必须走第一条路。世界卫生组织（WHO）在《迎接 21 世纪的挑战》一文中指出"21 世纪的医学不应该以疾病为主要研究领域，应当以人类的健康作为研究的主要方向"。也就是说，当今医学在由"疾病医学"向"功能医学"转移，意味着防治关口的前移。这为以通过刺激体表对人体整体功能进行调节的针灸提供了前所未有的机遇。面临上述种种困惑与挑战，我们必须抓住 21 世纪提供的各种机遇，并积极应对。著者提出以下对策，意在抛砖引玉。

对策之一：基础理论研究的突破才能促使针灸医学跃上新的层次。著者认为，调整研究的思路与方法已成为当务之急，主要是寻求突破口。重视中医特色，从针灸学科已经积累的大量的知识中来探索未知是关键。这里所说的"知识"，既包括 2000 余年的医学古籍中的丰厚积淀，也包含现代医学及相关研究工作者的全部实践。经络学说，毫无疑问是最有吸引力的一个突破口。但问题在于对经络学说或者说经络假说的研究，不一定是要在人体上找到那些古人推衍出来的 12 条乃至 20 条经脉线，而是在于找到之后能不能促进针灸科学的突破性发展。经络学说的重要价值在于，它是基本上专门为针灸学科建立的用于说明针灸对人体调节整个过程的一种独特的理论。因此，从已有的工作看，即使能在人体上找到现代意义上的"线"，最多也只是生物学上的一个新发现，并不会导致针灸学的突破。经络研究必须寻求新的思路与方法。2016年美国国立卫生研究院（USA National Institutes of Health，USA NIH）启动了一项名为"刺激外周神经减轻症状"（SPARC）的研究计划，该计划被认为是建立在2013年NIH实施的脑计划的成果和西方针灸学理论及实践基础之上的。它的主要目标有两个，一是构建"高分辨率的体表-内脏神经环路图谱"，将外周刺激、神经系统与器官功能调控进行了因果关系的整合，本质上正是我国传统经络腧穴图的升级版。二是新一代外周刺激工具和技术的开发，利用电学和化学等手段，采取植入与非植入技术，这是对以毫针和艾灸为主的机械刺激及温热刺激的一种补充和发展。特别是通过创建综合、直观的数据资源平台，由于该平台搭载的神经生理功能化的人体和动物模型，能够模拟植入物或外部刺激器产生的神经调节，使得作用的过程和原理可以清楚地表达出来。著者认为，这应当是突破性思路之一。

对策之二：全面梳理针灸临床治疗病种，根据针灸对人体的作用特点，可在已经报道的500余种病症中，逐步界定针灸具有独特疗效的病种、针灸为主需以其他疗法配合的病种及针灸可作为辅助治疗的病种。最近天津市的一位学者就目前针灸治疗的病种提出针灸治疗病谱的4级分类：一级病谱是指可独立采用针灸治疗就能获得治愈或临床治愈的病种，二级病谱是指针灸对主要症状和体征或主要发病环节之一有确切效果的病种，三级病谱是指针灸仅对疾病派生的部分症状起到缓解作用而缺乏本质疗效的病种，四级病谱是指针灸疗效不确切或已有新的高效手段而很少用针灸治疗的病种。尽管这些提法有可商榷之处，但已经表明这个问题正在引起重视。除了治疗，系统发掘针灸在预防、保健、康复中的作用并进行恰如其分的界定也同样重要。值得注意的是，针灸治疗中所出现的明显个性差异已为大量针灸临床，特别是针刺镇痛的实践所证实，所以在努力揭示群体治疗规律，强调重复性的同时，一定要重视个体化的研究，如体质差异、心理差异的研究，使在临床应用时既有普遍性又能照顾到个体要求。

对策之三：重点加强三大规律的研究。主要为穴位坐标规律、穴位刺激参数规律和针药结合优化规律。这三大规律是从技术层面提升针灸医学层次的关键一招。所谓穴位坐标规律，是指对全身已发现的穴位，包括传统的经穴和经外奇穴，现代的发现被称为微针系统的穴区，如头皮针穴区、耳针穴区等，应用现代高新技术结合已有临床积累，进行系统的、综合的厘定，并找出其规律，它既是一个整理的过程，更是一个扬弃的过程。西方针灸（West acupuncture）又称西方医学针灸（Western medical acupuncture），近年在欧美等国家和地区迅速发展并逐步成型的一种针刺方法，应用激痛点（trigger point）作为腧穴进行刺激，在控制疼痛方面有明显效果。这些点，坐标明确，著者认为，完全应当成为穴位的组成部分，为穴位坐标研究提供新的思路。穴位刺激参数规律，要着重研究手法针刺、脉冲电刺激及其他刺激方式，如声光磁热等各种参数共性规律，这里有传统的手法参数，也有现代的各种刺激参数，如幅度、频率、强度、波长、温度、时间等。同时，也要研究个体特殊规律，如个体体质及心理差异等。针药结合优化规律在现有的基础上，探索针灸与中、西药物的最佳结合的内在规律,从而在疾病的防治上发挥最大限度的增效减毒的协同作用。

对策之四:学科发展是建立在学科竞争的基础之上,而学科的竞争说到底是人才的竞争,这一点在 21 世纪将表现得更为激烈。如何构筑 21 世纪针灸人才高地,已经成为刻不容缓的大事。新世纪的针灸人才,我认为应当由以下三个群体组成:具有丰富防治经验和诊疗特色的临床人才,具有创新精神和善于扬弃的基础研究人才,以及能应用高新科技不断为针灸医学提供新的手段或器械的技术人才。要改变目前在临床人才的培养上途径单一、急功近利的方法,现阶段至少要做到严格的学校专业教学与因材施教的师承教学相结合。从事针灸学科的科研和技术人才,建议在掌握现代最新科学技术知识的基础上,还要接受系统的针灸专业训练。

总之,作为最大限度保持原始风貌、典型绿色医学的针灸医学与人类回归自然的全球性热潮相适应;而随着信息交流日趋频繁快捷,包括针灸医学在内的整个传统的中国医学和西医学的交融将不可避免。可以深信,在传统科学层次缓慢地发展 2000 余年的针灸医学将在 21 世纪真正跃上现代科学层次,让我们拭目以待。

第四节　求新——主攻眼病

从 1971 年进入医疗机构正式成为一名医务工作者到今日,我在针灸临床实践和文献研究之路,整整跋涉了半个世纪。在这漫长的过程中,我始终认为不能仅仅将针灸作为一种谋生的职业,而应当作是一个事业,应当成为我生命中的重要部分。因此,传承固然重要,而求新则更是我所追求的。50 年来我出版了 70 多部书,但其中最花费我的心血的,也是最能代表我求新路上的三部是《急症针灸》《难病针灸》和《眼病针灸》。我从 1976 年接触针灸治疗眼病,至今已超过 40 个年头。但真正将眼病作为我的主攻方向,成为我的临床特色和优势,则是近 20 年的事。这中间有一个过程。

一、从常见病到眼病

1988 年出版的《急症针灸》,是我的第一部针灸著作,郭诚杰教授在序言中说了这么一段话:"张仁同志是通过艰苦的自学叩开针灸之门的。曾在边疆的一个基层单位长期从事针灸临床,鉴于当地缺医少药,使他获得以针灸救治急性病症的大量实践。"这是对我第一阶段针灸工作的小结。我的针灸生涯,正是从新疆生产建设兵团大漠边缘的一个军垦农场起步的。当时团场医院药品奇缺,而针灸治疗仅收 5 分钱挂号费,我的新针疗法室(针灸治疗室当时的称呼)可以说是热火朝天,不分上班下班,也无周末假日,内科、外科、妇科、儿科、五官科和皮肤科等各种病症,有求必应。不仅进行多种毫针刺法和艾灸灸法,还无师自通进行各种当时刚刚推广的穴位结扎埋线、穴位弹拨刺激等难度较高的手术疗法。我甚至还开展了我回沪探亲学得的拔牙和从民间医生那学来的枯痔疗法。这些疗法虽然和针灸风马牛不相及,但我仍为不断掌握新技术而感到欣喜不已。当时,医患关系融洽,虽然也出了一些意外和事故，但没有阻挡我求新的脚步。10 年左右的大量临床实践，使我广泛接触了边疆基层各种常见病和多发病，积累了较为丰富的经验。随着在当地知名度的增高，我也有种沾沾自喜的感觉。就像古人所云的，有点"天下无病可治"的感觉了。后来的实践证明这种想法实属井底之蛙。

　　同样，1991 年出版的《难病针灸》一书，实际上是我在针灸之路求新第二步的体现。在"前言"中我写了这样一段话："当时，我应邀去比利时欧洲中医大学讲课，'除了介绍我国针灸进展外，另一个十分重要的内容是为即将毕业的学生进行临床示范。第一位请我辨治的是一个因甲状腺功能减退而其胖无比的中年妇女，希望用针灸解除她体重不断增长的烦恼。使我感到意外的是在以后的示范中，来求治的几乎都是患的这一类现代西医学所束手的难治病。后来我和同往的中国中医研究院谢海洲教授，又应邀在荷兰一家诊所里作指导，同样发现来治疗的门诊患者，有相当一部分得的是难治病。有的患者还带着当地医院医生建议用针灸治疗的证明。我深深感到，起源于我国的针灸学术，确确实实已经加入攻克现代难病的行列。'"这一段话，比较确切地反映了我当时的一种认识，或者说是观念的变化。

　　1980～1983 年，我在陕西中医学院（现陕西中医药大学）完成研究生的学业后，回到上海工作。20 世纪 90 年代末，在我的针灸临床中，疾病谱发生了变化，和原来在边疆基层常见的常见病和多发病有明显区别。特别是，1989～1997 年，我曾 3 次赴比利时和荷兰讲学应诊，为时长达近 3 年。当时碰到的是这样一种情况，我每周讲课 1 日，临床门诊带教 4 日。我带教的是高级班，学生都是一些既是执业西医师又具有相当理论和实践的针灸师。他们最感兴趣的是剖析难治病的验案，于是，我以所携带的由王雪苔和刘冠军教授主编的《中国当代针灸名家医案》（内收集包括我在内的 100 多位针灸名家的 1000 多个医案）为主要教材，每次挑选数个为他们讲解。我讲得洋洋洒洒，他们也听得津津有味，十分入神。然而难题也就来了，往往就在第二日，他们就会带着类似的病例请我当面验证，亲眼见证我所介绍的方法是真是假。这着实是将我一军。因为针灸是个体医学，中医讲究三因制宜；再说，医案之方更非标准方，不能照猫画虎。更要命的是，有相当一部分是我从未碰到过的病症。然而，也正是在这种挑战中，我也从早期以针灸治疗常见病阶段进入治疗难治病的阶段。所谓现代难病是指迄今为止病因不明，或病因虽明（包括部分清楚），但现代西医学尚无特效疗法的一类病症。面临现代难病的严峻挑战，我开始感到针灸在治疗常见病的同时，应当将它的临床重心逐渐转为对现代难病的治疗。记得我成功地使一个功能性失明 8 年的老人可以正常阅读报刊；使一位反复发作 20 多年的慢性荨麻疹患者基本痊愈。

　　从 20 世纪末开始，我的求新之路又有了新的进展。这一时期延续至今日，最主要的特点是由难治病聚焦难治性眼病。应用针灸防治，涉及病种十分广泛，而且与日俱增。杜元灏教授依据文献统计，现代针灸病谱在 2005 年为 461 种，至 2012 年，增至 532 种。一名针灸工作者即使穷其一生也不可能治疗这么多病症，更不可能掌握这些病症的有效技术。因此，由博返约，确定主攻方向势在必行。2014 年由上海科学技术文献出版社出版的《眼病针灸》则是这一阶段的标志。

要真正成为一名针灸医家，前面提到的博采众长是十分重要且关键的一点。随着实践和学识的增长，我对博采众长的理解也有所深入。从狭义上说，就如上面提到的以临床为主。从广义上说，有三方面内容：首先针灸学是我国优秀传统文化的组成部分之一，因此具有深厚的中国传统文化造诣是其基本功，这就要求我们博览群书，充分吸收中国传统文化中至今仍不失其价值的养分；其次是涉猎中医针灸的古今文献，特别是现代文献，吸取古人和他人的经验；最后是向名家学习，有可能的话，多多益善。前文提到，我曾师从过多位名家，可以说是获益良多。其中郭诚杰教授治疗乳腺增生病以中取和近取为主的组方特点，方幼安教授治疗中风后遗症的善用效穴的选穴思路，李聘卿主任新穴的发现和他运用手法的独到，都使我铭刻在心。

1. 由博返约 我觉得，博采众长固然重要，但对一个医家来说，由博返约更为必要。我有如下体会：一是要有针对性，并非越博越好，应当根据学科特点和自身情况，有选择的吸取，在文化上我比较重视传承、调节、平衡、转化、共存等传统文化内容，也十分关注近代海派文化对中医针灸学的影响，我觉得这很有利于开阔我的思路。二是要有选择性，即在吸收时，要去粗取精、去伪存真，即筛选的工作。我在研读古今文献，特别是现代针灸文献时总是戴着有色眼镜，用挑剔的眼光，以自己的实践来尽可能挤干水分。三是要不断进行综合和提取，即优化工作。特别是在师承多位名家时，这一点十分重要。不可依样画葫芦，也不能照单全收，而要融会贯通。这实际上就是由博返约的过程。

2. 确定主攻 从治疗常见病转入以治疗难治病为主，范围似乎缩小了。但其实难治病的范围也很广，当前针灸用于治疗的现代难病，据初步统计也有 100 多种。广络原野是不可能的。我认为应根据自己的特点和面临的群体逐步确定主攻病种，如早期涉及面可广一些，病种可多选一些，通过大量实践的积累，逐步选择 1～2 类作为自己的主攻病种。主攻方向的选择十分重要，因为难治病的治疗本来就有难度，针灸治疗更是新的课题，缺乏古人或他人经验，需要下大力气来探索和总结，而一名无论多么努力的针灸医生，其学识、时间、精力总是有限的，不可能百病包治。正是在这一前提下，通过 40 年特别是近 30 年的探索，我最后集中定位在难治性眼病上。选择眼病针灸的原因如下。

首先是具有重要的临床价值。由于 90% 左右的外界信息经视觉通道获得，随着现代社会期望寿命的延长和生存质量的明显提高，人们对良好视觉质量的要求也必然日益增高。因此，WHO 已将常见致盲眼病列为恶性肿瘤和心血管病之后的最为严重的危害人类身心健康与生存质量的第三位病症。

其次是针灸有独特的优势。随着现代人类生活方式和环境的改变，以及平均期望寿命的不断延长，大量难治性致盲眼病的发病率日益升高，向眼科医学提出了一道道亟待解决的难题。以神经性致盲眼病为例，老年性黄斑变性已经成为发达国家致盲原因的首位，另外如青光眼、糖尿病性视网膜病变等患病人群也不断增多。由于眼部特殊的生理解剖结构和所处地位的重要性，当前医学的三把刀，即药物、手术、激光，通常会显得力不从心，有时甚至无能为力。而以调节机体平衡见长的针灸技术却有多方面优势，包括有效、方便、安全、经济等。

最后是我长期的临床积累，为眼病针灸提供强大的实践支撑。

3. 形成风格 确定主攻后，就必须形成自己的风格。这里说的风格，也就是个人的临床特色。它是建立在博采众长，如老师的、书本的和来自其他方面的经验，并通过自己长期临床摸索积累的基础上逐步形成的。这一风格，渗透于从诊断到治疗的整个过程，包含了思维特点和操作特色。我在下一章将重点介绍。需要强调的是，一名针灸工作者固然必须如海绵吸水一样，博采各家之长。但这还不够，还要有悟性，有继承和创新，在消化吸收之后，成为自己的东西。我曾有一位同事，曾跟过内科、外科、妇科、儿科及针灸各家名医，由于不能融会贯通，年近花甲，还搞不清楚他到底专于哪一科，精于哪种病，更谈不上自己的风格。

二、重在掌握证治规律

针灸治疗病症，在确定主攻方向、逐步形成风格之后，一定要重视掌握证治规律，掌握证治规律实际上也是由博返约的重要方面。它建立在大量临床实践和文献研究的基础之上，并进行归纳、筛选、提炼和优化的结果。我觉得最为必要的是处理好以下三方面关系。

1. 个体化与规范化的关系 由于针灸治疗是一种非药物的整体调节的作用，临床中发现，针灸治疗中个体差异较药物治疗更为明显。即使是同一个穴位，用同样的手法，不同的人针感通常也不相同；同一病症，即使病程等因素相似，用完全相同的针灸处方和技法，不同的人，其疗效差别有时也很大。所以，个体差异至今仍是推广针刺麻醉的拦路虎之一。在眼病治疗方面，有时表现得更为明显。生活方式、情绪、性格都可以影响疗效。但是，如果只强调个体化，势必会造成千人千方千法，这当然是行不通的。我认为，个体化只是一个现象，只要长期积累，不断观察，肯定能发现其内在规律，完全可能总结出规范化的方案。个体化与规范化，是标与本的关系。首先要抓住本，总结出适合该病症的理、穴、方、术，才能可重复，可推广；其次也要根据不同的患者、病程及兼症等，从处方的加减、手法的变化及针刺时间长短等进行微调，以提高疗效。所以我提出了异病同治，同中有异的观点。

2. 速效与缓效的关系 在针灸治疗中，通常会出现这样几种情况。第一种是针刺后就出现效果明显，而且随着次数的增加，效果更为明显。第二种是针灸后，可能出现较好的即时效果，但维持一定时间后，就会逐步消失；继续治疗，又会出现同样的情况，而长期治疗后效果变得明显。第三种是治疗后没有即时效果，但长期治疗后，可维持原状而不出现恶化。第四种是针后无即时效果，而且针灸也难以阻止其不断恶化。一般而言，针灸治疗难治病特别是难治性眼病，最为常见的情况是第二种和第三种。我认为，急性病，针灸多可速效，而难治病，多为缓效，期望值不可过高。我在治疗眼底病时，发现取效的快慢、程度的好坏受治疗时机、坚持时间、依从情况、难治程度等多种因素的影响。所以在治疗难治性眼病时，一定要处理好速效与缓效的关系，既要尽量优选穴方和做好每一次的操作技法，争取即时效果，同时又要嘱咐患者长期治疗，打持久战。为了使患者能坚持长期治疗，我一般在病情稳定后，采取每周甚至每 2 周治疗 1 次，即相当于药物的维持量，这样无论是从时间上，还是经济上，患者都可以承受，通常都能坚持下来。我的多数眼病患者之所以能坚持几年，甚至 20 年以上，和这样的做法不无关系。我总感到，我们的一些文章，在描述获效时间和程度上有不少水分，一定要排除夸大成分，避免给读者和患者以误导。

3. 经验与教训的关系 针灸的临床经验十分重要，但是针灸的教训同样值得重视。针灸的教训可分为两种，一种是思路与方法的问题，理法混乱，处方组穴不对路，没有治到点子上，疗效差，延误了病情，即中医所说的误治，这种情况对病情复杂的难病更易发生，由于针灸不同于药物，只要及时改正，多无大的问题。另一种则是针灸所独有的，是技术操作问题，即针灸不当所致的意外事故。这一点，在眼病针灸中表现得更为突出。之所以迄今为止，在眼部针刺仍被相当多的针灸工作者视为畏途，就是因为针刺眼区穴位稍有不慎即可引发血肿或其他意外事故。因此，后者与前者相比，后果通常更为严重。教训是坏事，但如能认真吸取，尽量避免也可以演变为一种经验。我从事针灸数十年，教训，特别是后者可谓遇到不少。面对前者，有助于提高我的诊疗水平；面对后者，我既没有金盆洗手，从此改行；也没有不当回事，丢在脑后，再重蹈覆辙，而是始终铭记在心，并成为经验的一部分。我曾将我的和他人的这方面教训写成《针灸意外与事故的防治》一书，并出版发行，目的也是希望使这些教训成为读者的一部分经验。

第五节　传播——发扬光大

2010 年 11 月 16 日，通过联合国教育、科学及文化组织保护非物质文化遗产政府间委员会第五次会议审议，"中医针灸"被正式列入"人类非物质文化遗产代表作名录"。这表明，针灸是人类有关生命和自然界与宇宙的知识与实践最具代表性的文化表现形式之一，是一种对人类做出过重要贡献的且至今仍具有重要价值的代表性文化遗产。

针灸是一种文化，或者说，针灸是绵延数千年的中华优秀传统文化的组成部分。对这一点，我有一个认识过程。早期，我一直认为针灸是一门治病救人的技术。直到 20 世纪 80 年代初，我在攻读研究生的过程中，才逐渐领悟到针灸的文化属性。特别是之后数十年的文献研究，更感受到针灸文化的博大精深。也正是因为针灸是一种文化，才能永世传承。单纯的一种方法和工具，只能是昙花一现，可以迅速地被更先进者所代替。所以，在世界各地可能产生过类似于我国针灸拔罐的治疗技术或治疗工具，但由于未被赋予更多的文化内涵，在历史长河的大浪淘沙中而被湮没。

更因为针灸是一种文化，才能广泛传播。根据古文献记载，我国的针灸在公元 4～5 世纪传至朝鲜再传至日本；在公元 16 世纪经印度尼西亚传至荷兰而进入欧洲。一个重要的现象是，在日本不但生根、开花、结果，而且即使遭遇明治维新以来的沉重打击，仍卓然而立，至今不败。相反，在欧洲，如法国等，虽也相当热闹过一阵子，最后仍归于沉寂。这一起一落，关键就在于东西方文化背景的异同。

正因为这一点。我在临床应用和文献研究的同时，将传播针灸文化也当作自己肩上承担的任务。主要做了以下两方面工作。

一、著书立说，推广针灸

从 20 世纪 80 年代中期至今，我总共出版了 70 多部中医针灸著作。这些书可分为以下几类。

一是文献类，即从历史的视野，全面分类梳理古今针灸医学在数千年人类最广泛的临床实践中的包括理论和经验的文化积累，并进行力所能及的精华提取。这类书占我作品的主要部分。代表作为"针灸传承三部曲"，即《急症针灸》《难病针灸》和《眼病针灸》。

二是医史类，从社会文化学角度，考察针灸学科的发展轨迹。代表作是《中国针刺麻醉发展史》。

三是经验类，这是关于我本人半个世纪以来学医行医的一些经验当然也包括教训，希望和读者一起分享。主要内容分布在我的"针灸生涯三部曲"内，即本书、《临证记事——我的针灸之路》和《春华秋实——张仁针灸文集》。本书的重点在于临床经验及效方验案；《临证记事——我的针灸之路》则生动记载了我学医行医的漫漫之路；《春华秋实——张仁针灸文集》则全面收录了我从 1978 年迄今发表的全部文章和我的学生撰写的关于我的学术经验的论文。

四是科普类，主要向广大读者而非专业工作者普及针灸知识和介绍养生文化。其中以《一百天学针灸》和《百病自灸》为代表。

以上著作，既有传承的作用，但由于我并不偏重技艺角度，而多采用文化的视觉，所以更重视其传播功能。特别是科普作品，由于采用深入浅出的文字介绍优秀的针灸文化，更是深受读者欢迎。我的《一百天学针灸》，于 1998 年 7 月出版，于 2005 年 9 月和 2015 年 10 月再版，重印 11 次，销量达 10 多万册，可谓久盛不衰，成为我所有著作中的销售冠军。

二、走向海外 传播针灸

20 世纪 70 年代，借助针刺麻醉，针灸又一次传向欧美大地，引发持续至今的世界性的针灸热潮。目前，已经在 183 个国家进行应用，成为世界上应用最为广泛的传统医学。与此同时，针灸在走向世界的过程中，在多种文化，特别是妥西方主流文化的影响越来越明显的情景下，针灸的发展正出现不断"异化"。应该引起我们深思的是，长期以来我们看重的是临床技术和方法的传播，而不太重视针灸文化或是中华传统文化的传播。这就很有可能重蹈覆辙。这样的历史教训太多了。清朝末期洋务运动的失败就是一典型案例：只着眼于坚船利炮的引进，而不重视对西方文化成果实际上也是人类文化成果的共享，最终造成甲午一战，北洋舰队全军覆没。16 世纪针灸曾首次由荷兰人引入欧洲，也是因为文化的巨大差异，结果是昙花一现，之后就销声匿迹了。这更加证明了传播针灸文化的必要性。

我于 1989 年、1992 年和 1996 年三次赴欧洲讲学应诊，就深有这方面的感触。记得我首次讲课是在比利时安特卫普郊区一个风景美丽的小镇，针对的是经 3 年学习和实践的欧洲中医大学即将结业的具有西医执业医师资格的学生。这次讲学把我和谢海洲教授狠狠将了一军：他们没有让我们介绍临床技艺或绝招之类，而是请来一位位各种难治病患者，要求我们从传统的原汁原味的中医理论角度剖析病因病机、详述辨证（包括脏腑辨证、经络辨证）论治。由于这些人患的都是他们甚至他们的教师也为之束手的病症，他们渴望从中医文化的角度了解这些病症。这实际上是对我们的一个严峻的考验，特别是因为医学文化背景的不同，整个讲课过程实际上又是他们提问的过程。记得一堂课下来，我的衬衣几乎完全湿透。但这次讲课实践给我最大的收益是，要真正使我国中医针灸在欧美扎根并发扬光大，必须将传授中医针灸文化放在第一位。所以，在以后的讲课和带教过程中，我尽量较全面、系统的介绍源远流长而又博大精深的中国医学文化，并且收集了国外医生和患者比较典型的 100个问题，撰成英文书稿 *Modern Clinic Necessities for Acupuncture & Moxibustion*，出版发行后，深受欢迎，对传播针灸学术起到了一定的作用。

除了远赴欧洲以言传身教的方式传播针灸医学外，我更通过自己的著作传播针灸文化。

首先是在中国台北著名中医出版社志远书局社长刘永茂先生的支持下，我在1992～1996 年出版了繁体字版本的《实用中国针灸临床系列丛书》，共 16 册，计 200万字。该丛书比较全面系统地向海峡对岸的中医针灸工作者介绍了我多年的文献研究和临床实践成果。我在"总序"中写道："当代，随着全球性'针灸热'的掀起，针灸又成为一门与现代医学结合最密切，影响最大的医学学科。因此全面地、系统地研究总结古往今来这方面的宝贵经验，充分揭示其临床规律，从而最大限度地推动这门学科的传播和发展，是我们这一代针灸工作者义不容辞的历史重任。"这套丛书，在中国台湾发行量较大，有一定的影响。后来，为了及时反映中国大陆的针灸研究进展，我们又一起创办了《志远中医杂志》。这些工作，在一定程度上促进了海峡两岸针灸医学的传播。

其次是向日本传播。浅野周先生是日本著名的中医翻译家，曾于我国南京中医药大学深造。他不仅把《针灸大成》等大量针灸古典名著介绍到日本，还及时地将我国最新的大学针灸教材翻译成日文。他从 1992 年起，就开始陆续将我的针灸著作介绍给日本针灸工作者，特别是我的那些以古代文献和现代实践相结合，且有一定翻译难度的专著。在他的影响下，其他的一些译者，也逐渐参与到这一工作中来，如田久和义隆先生、稻田夏井先生等。迄今为止，已有我的 13 部学术著作在日本出版。这也在一定程度上为针灸向日本的传播和交流做出了力所能及的贡献。

总之，我的针灸探索之路表明，一门学科要流传长久，就必须不断地传承精华；要不断发展，就必须守正创新；而要发扬光大，则必须传播交融。

第二章 学术之道

第一节 辨病为主 结合辨证

针灸学是中医学的重要分支，辨证是其诊疗的基础；同时，针灸学又是受现代医学渗透很强的一门学科，辨病亦是其有效防治的前提，辨证与辨病相辅相成，密切配合，对认清病情、提高疗效有重要的临床意义。从我的经验看，两者不可或缺。

以针灸治疗急症而言，发病之初，病势凶猛，常牵涉全身。为了争取时机，进行及时有效的治疗，必须迅速把握疾病的整体特征及抓住关键性证候，此时最宜四诊合参，综合分析，细审病机，辨明证型，权衡缓急，分型治疗。病情稍缓，主症略减，在条件和患者情况许可的情况下，特别是辨证不太满意者，应立即行现代医学各项检查，尽快确定病种，迅速确诊，调整治法，使之针对性更强。在治疗过程中，因急症瞬息多变，又须依据其在不同阶段的不同证候的表现，灵活地进行辨证，治疗方能有效。

针灸治疗现代难病，辨证与辨病结合起来更为重要。从诊断上说，现代难病病因多复杂难明，可依据中医逆向思维，从疾病呈现的证候，去探求发病原因及病变机制。这种从机体的反应状态中来认识疾病的方法，正是中医辨证的方法之一，被称为审证求因。它对难病的诊治有着不可忽视的作用。

如有一患者，男，52 岁。主诉吞咽困难 1 年。患者于 1 年前，出现食入难咽，餐后易见食物反流，不能快咽、多食或食后平卧，偶见喷射样呕吐。因此痛苦不堪，形体日渐消瘦。曾请沪上多家医院专家会诊，多项检查排除了咽、食管、贲门部的病变，经用中西药物及多种治疗未见效果。查体见形体消瘦，舌质偏红，苔薄腻，脉弦细。依据其症状，我认为其病位在食管、胃脘部，且为痰气交阻，日久伤阴的虚实夹杂证候，治疗宜行气散结、养血滋阴。故气会、膻中配天突，以行气降逆、散结利咽；内关以理气宽胸、化痰降浊；血会膈俞意在利膈养血活血；脾俞、胃俞可调补气血，扶正祛邪；足三里则达补益调理气血之目的；三阴交除益气行气外，还有养阴生津的功效。除足三里、三阴交用补法外，余穴均用泻法或平补平泻之法；膻中穴针感宜传向脐中，以引气下行，每周针治 2 次。

首次针灸后，吞咽梗阻明显缓解，即能慢慢进食，食后未见反流。至第 8 次来诊时，诉说体重已较针灸前增加 2kg。

当然一般情况下，如能最大限度地结合西医的辨病之法，尽力弄清确切的病原（体）、病位及病理改变，更有助于针灸治疗。另外，现代难病，证候复杂，多涉及整个机体，病程长且变化多端，具有明显的个体医学的特征，用辨证与辨病相结合进行施治时，更可以具体问题具体解决，既能做整体的宏观把握，又能做局部的细致分析；既能在不同的病程阶段做动态处理，又能抓住病变的本质，进行有效治疗。

面对眼病，特别是难治性眼底病，更有其特殊性。尽管传统中医针灸学在眼病诊治上已积累了相当丰富的临床知识体系，但由于科学技术水平的限制，在总体认识上只可能以直观为主，对病症的描述较为笼统和抽象。如青盲一病，实际上包括了多种眼底病变；而雀目也有一般夜盲症和视网膜色素变性之分。即使是目赤肿痛一症，也包含了多种外眼病症。同时，与内科病症相比，眼科疾病多以局部症状为主，全身证候则多不明显，这对辨证也带来一定困难。另外古人治疗眼病，实际上也是以具体的病症作为对象。所以，我们在临床治疗时，一律采用辨病之法，且以现代医学所定的病症名为主，少数也参用中医病症名。这不仅体现与时俱进，使治疗的针对性更强；也能与其他治疗方法特别是西医的方法进行参照，可更好地反映针灸的特点与优势。

但是，眼病针灸也离不开辨证。首先，相当多的眼病特别是现代难治性眼病，多病因复杂难明，可依据中医逆向思维的特点，从疾病所呈现的证候，去探求发病原因及病变机制。其次，可根据它所在的病位和症情，通过经络辨证，进行选穴组方，这也是著者在眼病取穴上多用肝胆经、膀胱经等的原因。再次，通过对病程、体质及脉、舌等的综合考察，决定包括针刺的补泻手法在内的各种治疗方法的应用。最后，眼病，特别是难治性眼病，证候复杂，多涉及整个机体，病程长且变化多端，具有明显的个体医学的特征，用辨证与辨病相结合的方法进行施治，更可以具体问题具体解决，既能进行整体的宏观把握，又能进行局部的细致分析；既能在不同的病程阶段进行动态处理，又能抓住病变的本质，进行有效的治疗。

总之，著者认为辨证与辨病，既各有特点，又紧密配合，不可分割。一般来说，辨证有助于迅速地从整体上认清疾病主要特征，从阶段上掌握其变化规律；辨病则可从本质上深入了解病症，把握其内在矛盾运动。辨证与辨病，如能灵活运用，有机结合，就能从外到内，自始至终获得对病症的正确诊断和有效治疗。

而从两者的关系来说，就难治性眼病而言，应当以辨病为主，结合辨证，这才能充分体现时代特征和疾病特点。

第二节　异病同治　同中有异

在治则上，我强调异病同治。

病治异同是中医学辨证论治的一大特色，包括"同病异治"和"异病同治"两个方面。由于中医学对疾病诊疗的着眼点主要放在"证"上，其对疾病的治疗原则可以认为是"病机中心说"。既不同于辨病治疗，又不同于对症治疗，临证之时，求因、定位、审性、度势，都是为了求得"病机所属"。"异病同治"是后人根据"同病异治"的精神和临床治病的实际情况，提出的相对语句，其含义是指无论病种是否相同，症状是否一致，只要其病因、病机、病位等相同，就可以采用同一治法进行治疗。"异病同治"实际上是辨证论治的必然结果。当然，异病同治，也不是百病一方，在实际应用时，须具体情况具体分析，辨证应用，也就是同中有异。

一、异 病 同 治

这里所说的异病同治，我认为应用于针灸临床，至少有异病同穴、异病同方、异病同法这几种情况。

（一）异病同穴

所谓"异病同穴"，是指不同的病症，常可用同一主穴。临床体会，异病同穴除了用于一般针灸书籍所载的属同一主治范围而不同的病症，还可用于以下两种情况。①属于相同或相近部位上的不同病症。如新明穴，是20世纪70年代针灸工作者在自身实践中发现的新穴，其中新明1穴，位于耳垂后皮肤皱纹之中点，翳风穴前上0.5寸。既可用于治疗相同部位不同的眼底疾病，其针感强烈，具有益气、化瘀、明目作用，而且在实践中还发现，其对其他的面部病症，如难治性面神经麻痹、面肌痉挛、三叉神经痛亦有满意疗效。②处于同一经脉或相邻经脉的不同病症。如天柱穴，由于其属足太阳经，内邻督脉之风府穴，外近足少阳经之风池穴，挟持三阳之经气，而阳经均会集于头部，"其精阳气上走于目而为睛"，天柱穴前对眼球，足太阳经又源出眼区，所以天柱穴与眼球关系密切，具有通窍明目、清瘀散结之功能，从而可以疏导眼部气血之凝滞，是治疗眼底病的要穴。同时，天柱穴位于颈项，且属阳经，针刺此穴，可起到振奋阳气、祛寒活血，以及调理颈、肩、背部经络气血运行的作用，故能治疗颈椎病。早在《针灸甲乙经》中就提出"项直不可以顾，暴挛足不任身，痛欲折，天柱主之。"又天柱穴虽位于项后，但与甲状腺前后相对，有近治作用，是治疗甲状腺功能亢进的验穴。对甲状腺功能亢进引起的突眼症，也多取该穴。所以在临证时，常取天柱穴治疗眼底病、颈椎病及甲状腺功能亢进等多种病症。

（二）异病同方

所谓"异病同方"，是指不同的病症应用同一基本方。我的临床体会是，异病同方多用于病位及病机均较一致者。如视网膜色素变性、老年性黄斑变性、病理性近视黄斑变性、青少年黄斑变性、糖尿病性视网膜病变等是不同的眼底病，虽然这些眼底病有异样的眼底表现，体现不同的临床症状，但其病位相同，均在眼底，病机均为眼络脉道气血不和，瘀滞失畅，精微不能上输入目，目窍失于濡养。故治疗都可选用调整目系气血：疏通眼底脉络的方法，达到血脉通利、濡养神珠目的。对这些难治性眼底病总结出一个基本方，即新明1穴、风池、天柱、上健明（或上明）、球后（或承泣）、瞳子髎（或丝竹空）。此基本方，以中取和近取相互配合运用，能起到通畅气血、濡养神珠的作用，使目明而充沛，视物清澈明亮。甚至有一些外眼病，也可采用这一基本方。

又如顽固性荨麻疹、慢性湿疹和痤疮，三者病位均在皮肤，而其病机则有一共同点，即热（风热、湿热、血热）和瘀，据此，我总结了下方为基本方：大椎透至阳、膈俞、肺俞、血海、曲池、三阴交。以通阳泻热、活血化瘀，取得了相当明显的效果。

（三）异病同法

异病同法，这里指不同的病症用同一种独特的针法或刺法。我的临床体会较深的有以下二法。

一是透穴法。本法我常用于同一病位的不同病症。如眼肌痉挛、动眼神经麻痹、眼型重症肌无力症是表现不同症状的外眼病症。常采用攒竹透上健明、阳白透鱼腰、丝竹空透鱼腰的三透为主，有助于提高针刺疗效。透穴刺法具有协调阴阳、疏通经络的作用，可直接沟通表里阴阳经气，加强经络与经络、腧穴与腧穴、经穴与脏腑之间的联系，能促使阴阳经气通接。而且透刺法具有"接气通经"之功，使经气流通、上下相接，从而提高针刺疗效。临床实践也证明，透刺法取穴少而精，既能免伤卫气，又能增强针感，可加强其治疗作用，达到"集中优势兵力"克敌制胜的目的。

二是刺络拔罐法。本法我则一般用于病机相同的不同病症。如子宫内膜异位症、难治性面神经麻痹、偏头痛、慢性难治性皮肤病，其病症部位迥然不同，临床症状、体征亦截然异样，但在其发展的某个阶段，都可因气血瘀滞所致，故均能采用刺络拔罐法治疗，以活血化瘀、疏经通络、软坚散结，达到治愈这些难治病的目的。如经常规体穴针刺而久治不愈的子宫内膜异位症，加用腰骶部近盆腔脏器的穴位刺络拔罐后，原来难以缓解的渐进性痛经，可得到有效控制，这是由于刺络拔罐法能明显改善下焦胞脉的经血瘀滞，活血散积，祛瘀生新，调理冲任，使机体组织和脏腑器官及时得到气血灌注而保持正常的生理功能；对于难治性面神经麻痹，由于病程日久，采用局部刺络拔罐针刺法可促进神经传导功能和加强肌肉收缩力，改善血液循环及淋巴回流，加速局部变性坏死及崩解产物的消除，从而增强组织营养，促进新陈代谢，最终对瘫痪侧神经和肌肉的恢复均有很大的促进作用；同样，顽固的瘀血性偏头痛，更多应用刺络拔罐法，更能获得及时改善的良效。而一些难治性皮肤病，如慢性荨麻疹、神经性皮炎、反复发作的痤疮等，刺络拔罐可起到清化瘀热的作用，与督脉穴透刺结合，多在数次内见效。

二、同中有变

异病同治法实际上是建立在辨证论治的基础上的，其中证是决定治疗的关键因素，也就是证同治亦同的意思。异病虽可以同证，但由于所处病种不同，其证候的临床表现并非完全相同，即构成同一证型的诸要素，如主症、次症、兼症及舌脉等，在不同的病种其主次地位是不一致的。异病同证之"同"，是在异病的基础上，不同疾病发展至某一阶段所具有的共同的临床表现或具有共同的病理过程，但其本质仍是有所差异的。虽然其证同治亦同，但结合具体疾病，其理法方穴仍应同中有变。

因此，所谓异病同治，在具体应用于临床时，需掌握以下三种情况。

（一）异病同穴，同中有变

异病同穴，多指所选的主穴相同。即使是同用一穴，还有操作方法上的不同。例如，新明 1 穴，虽然同时治疗眼底病、面肌痉挛、三叉神经痛等，但其在针刺方向和手法操作上有所不同。对于眼底病，针尖朝向外眼角，运用平补平泻手法；对于面肌痉挛，则针尖朝向鼻旁，采用补法；对于三叉神经痛，针尖宜朝向疼痛支方向，选用泻法。同时，这三种不同疾病的配穴更不相同，眼底病配上明、翳明、天柱、承泣、太阳等；面肌痉挛配牵正、四白、夹承浆、攒竹；三叉神经痛的配穴有下关、听会、扳机点等。

（二）异病同方，同中有变

异病同方，即就基本方相同而言。眼底病，一般采用我长期从实践中总结出的处方作为多数眼病的基础方。但毕竟是不同的眼病，不仅症状不同，而且其本质仍有所差异，所以我在此固定组方的基础上增加不同的配穴。如视神经萎缩加新明 2 穴，而上健明与上明须同用，视网膜色素变性加翳明、肝俞、肾俞等，青光眼加目窗、太阳，黄斑变性加攒竹、光明，视网膜血管阻塞加太阳、耳尖放血等。另如顽固性荨麻疹、痤疮、湿疹，基本方虽然相同，但配方有别，如顽固性荨麻疹，我多加用芒针，从大椎透刺至身柱，以加强通督、化瘀、泄热之功；痤疮则加局部取穴，标本同治；湿疹以梅花针叩刺病变部位以祛湿止痒。

（三）异病同法，同中有异

异病同法中的"法"指治疗大法，具体操作时则需因不同的症情而有所变化。同样是透刺法，有透刺距离和针数的区别；同样是刺络拔罐，也有刺络强度、面积及吸拔力度和时间等的差别。如难治性面神经麻痹，一般要求叩刺面积大一点，用轻叩法，吸拔力度小一点，时间短一点等；而瘀血性偏头痛则与此恰恰相反，集中于痛点，重叩刺，强吸拔，多出瘀血。

总之，针灸法和中医的所有疗法一样，只有充分把握疾病的发生和发展规律，以及其病机，准确选择穴位、处方、治法，才能切中要害，取得疗效。

第三节　选穴——多类穴位并重

在选穴原则上我强调多类穴位并重，讲究据病而定。

针灸的腧穴，经过 2000 年左右的发展，至今大体上分为四大类。第一类是归属于十四经脉上的穴位，一般以清代《针灸逢源》所载为依据，共 361 个穴名，现代新版教科书又将印堂穴归入督脉，而成 362 个。第二类目前统称经外穴，实际上包括经外奇穴和新穴，经外奇穴一般是指 1911 年及之前，古医籍中记载的不属于十四经脉的穴位,而新穴则是指 1912 年之后近代主要是当代医家在实践中总结出来的一些穴位。这两者的数字相当庞大,据在针灸界有一定影响的《针灸经外奇穴图谱》和《针灸经外奇穴图谱续集》两书的记载,共有 1589 个之多。但目前我国国家市场监督管理总局发布的《经穴标准》只收录了 48 个。前者太宽泛,后者又过于严格。鉴于此,我曾出版的《经外穴精选》一书,共收录当前临床常用的经外穴 110 个。第三类是被称为微针系统的穴位,最早是见于 1957 年的耳穴,之后是 20 世纪 70 年代之后陆续出现并得以留存的头(针)穴、面(针)穴、腕踝(针)穴、手(针)穴、足(针)穴及眼(针)穴等。第四类是阿是穴,即痛敏点或反应点。这类在我国针灸界以往重视不够的穴位,目前越来越体现其作用价值。如艾灸中的热敏点和西方针灸学提出的激痛点就是最好的例子。我在长期的临床中体会到,在选穴时,一方面要对这四类穴位并重,但另一方面又要因病而异,各有侧重。

以我擅长治疗的眼病而言,如能选择性地用好经外穴,包括奇穴和新穴,确有助于提高疗效。由于受到科技水平的限制,古代对眼病,特别是眼底病的认识还不像今日这样深入,加之眼区部位重要,针具制作也较粗糙,易被伤及等,古籍中所载眼区经穴仅睛明、承泣二穴,还分别被列为是禁灸、禁针之穴。如《铜人针灸腧穴图经》描述承泣为"禁不宜针,针之令人目乌色"。但眼底病不仅繁多,通常还复杂难治,这 2 个穴位很难满足临床客观需要。随着针灸实践的不断积累和针具的日趋更新完善,近半个世纪来,医学同行在临床实践中,摸索出不少行之有效的经外奇穴、新穴,既包括一些眼区穴,如球后、上明、上健明、上睛明、下睛明等,也有非眼区穴,如 20 世纪 50 年代发现的翳明穴和 20 世纪 70 年代李聘卿医师发现的新明穴。我发现,这些穴位,不仅疗效独特,如球后、上健明、翳明和上明可治疗视神经萎缩和眼底黄斑病变;上睛明配下睛明可治疗干眼症;鱼尾、印堂为主,可治疗眼肌痉挛和眼型重症肌无力;正光 1、正光 2 可治疗近视、弱视等。而且其中即使是眼区穴位,如睛明穴等,也不易出现眼部血肿等针刺意外。除眼病外,我也常选用以下经外穴治疗疾病,如上天柱(天柱上 0.5 寸)治疗甲状腺功能亢进突眼症;印堂配百会治疗失眠,配迎香治疗过敏性鼻炎;胰俞降血糖;胆囊穴治疗胆囊炎、胆石症等。

除了经外穴,微针系统的穴位也为我所喜用,如头皮针穴治疗中风偏瘫、皮质盲、帕金森病、老年性痴呆等;耳穴治疗胆石症;腕踝针穴治疗腕管综合征等,都有很好的效果。

在选用各种穴位时,我觉得要格外重视每一穴位的具体针刺要求,如针刺方向、刺激参数甚至针刺手法等,因为不少经外穴对此有特殊要求。例如,新明的针刺方向与手法应用是获效的关键,上天柱要求用徐进徐出的导气手法,印堂配百会要求加用弱脉冲电刺激等。具体操作,将在下篇进行详细的介绍。

当然,多用奇穴、新穴并不等于排斥经穴,这里所说的推崇经外穴是建立在应用经穴的基础上,从整体上来说,经穴还是主力军。以眼病而言,承泣、风池、攒竹、天柱等亦为常用效穴。

第四节 组方——强调中取为基

在组方原则上，我多采用中取为基，结合近取，配合远取之法。

所谓"中取"，是指离病位较近或相对的部位取穴；"近取"，是指在病位所在或周围局部取穴；"远取"，即离病位较远的部位取穴，即远道取穴。中取为基，是指以中取的效穴为基础穴，包括在治疗同类疾病和同一疾病过程中一般是不变动或变动小的，相当于君穴，因为君主是不轻易变动的；近取效穴，即辨病辨证取穴，根据不同的病症和同一病症的不同变化阶段，而有所变化，我称之为臣穴，因为大臣和将军是可以替换的；远取效穴，多作为辅助治疗，必要时加用，所以相当于佐使穴。当然，有时远道穴也能作为君穴，如水沟或手针治疗腰背急性损伤等。此组方原则，我传承自郭诚杰教授，他的乳腺增生病针灸处方就是由中取天宗、肩井、肝俞为主，近取屋翳、期门，配合远取合谷、太冲、三阴交等三者组成。

这一组方配穴法，我在眼底病的治疗中体会颇深。早期，我跟师李聘卿医师时，他仅中取耳后新明 1，对中心性视网膜病变疗效明显，我治疗眼病时，也同样用此法，之后，作为针灸医师，由于对针刺眼区穴心存畏惧，我又增加中取足少阳胆经之风池，经外穴翳明，发现不仅效果不减，还扩大了适应病症，而且也更安全。随着实践的增加，我尝试增加近部穴位，如结合眼区的球后、上明、上健明等，结果使疗效进一步提高；之后，对一些难治程度高、病程长的眼病，配合远部的肝俞、肾俞、光明穴以穴位注射，通过相互配合运用，达到通畅气血、濡养神珠，更能促使目中精气充沛，视物清晰。通过实践的积累，逐步上升到理论：中取的基础方，由天柱、风池和新明 1 三穴构成，其中天柱、风池分属膀胱经和胆经，而新明 1 则位于三焦经上，此三经均通于目，为经脉所至，主治所及的循经取穴；而膀胱与胆，分别与肾、肝，互为表里，目病发病机制多与肝肾相关。天柱、风池和新明 1 是现代医家常用于治疗眼病的要穴，针刺此三穴，多可气至眼内或眼周区域。近取以眼区及眼周穴为主，古今医家，特别是现代针灸工作者，总结了相当多的经穴和经外穴，为不同的眼病提供了可供辨证取穴的基础，如干眼症，多因津亏泪少，目失润泽，取上睛明、下睛明，以疏通眼部脉络、濡养神珠；又如，眼睑痉挛症，多因肝血不足，致胞睑筋脉失养，血虚日久生风，风性动摇，牵拽胞睑，而发生振跳抽搐不已。取攒竹、丝竹空，益气补血，以促进胞睑滋养；复取阳白、头临泣，均为胆经穴，肝胆互为表里，以抑制内动之肝风。远道取穴，多用于久病、急病患者。前者，以加强对整个机体的调节作用，如肝俞、肾俞，以补益肝肾；足三里、三阴交，健脾胃，益后天之本；光明，为明目之要穴。后者，多用验穴，如急性青光眼，特别是眼压急剧增高之闭角型青光眼，取足厥阴经之验穴行间，多有即时降眼压的效果。通过数十年的临床验证和推广，本配穴方法，已形成较为固定的方案。

后来我又将这种配穴方法推广到多种病症的治疗中，发现这种配穴之法的确值得深入观察。例如，三叉神经痛，中取新明 1、听会为主穴，扳机点为臣穴，合谷等远道穴为佐使穴；又如，颈椎病，中取大椎、天柱、风池，结合局部病灶处（相应的颈椎夹脊穴），配合曲池等穴；甲状腺功能亢进突眼症，中取上天柱，结合近取眼区穴，配以远取四肢穴等，都取得了明显的效果。

在应用中取为基、近取为主、配合远取的组方时，一定要注意以下两点。

一是要有机组合。所谓有机组合，就是根据病因病机及症情严密设计，如女性尿道综合征，为肾与膀胱经气运行失常，气化失司，水道不利，以致水液排泄障碍。故中取足太阳膀胱经之肾俞、次髎、秩边以疏通膀胱经气，近取中极、曲泉以通利水道，远取三阴交以强下焦气化之功。

二是要因病制宜。我推崇中取为基，但并不主张千篇一律。现代针灸病谱有500多种，且每种病又变化多端。必须从临床实际出发，做到因病定方。以腰椎病而言，急性发作期，可以远取手部的腰痛穴或后溪穴，结合近取局部的夹脊穴或背俞穴，配合中取殷门穴、委中穴等；而慢性期则以近取局部的夹脊穴或背俞穴为主，结合中取殷门穴、委中穴，配合远取昆仑穴等穴。

第五节　治疗——重视综合方术

针灸的综合方术，应当包括两大类，一是不同刺灸法的结合，如体针、艾灸、耳针、拔罐等两种或两种以上的结合；二是针灸和其他疗法，如中西医药物、心理疗法、物理疗法等其中一种或多种的结合。

其实，早在唐代，孙思邈就提出过针、灸、药三者结合的观点。我深深体会到，针灸治疗疾病，特别是现代难病，由于病情复杂，病邪深痼，病变广泛且涉及多脏器，单纯依靠一两种治法，确实难以奏效。然而如何进行有效的也就是有机的综合，则是临床上一个值得探讨的问题。

刚开始临床时，我喜用套餐式治疗，不分青红皂白，将针刺、拔罐、艾灸等方法一股脑儿都用上。方法是用足了，但并不能明显提高疗效。后来我才逐渐领悟到，临床疗效需要的是有机的综合而不是多种方法的堆砌。如中风恢复期，我发现用焦顺发氏头皮针法结合石学敏氏的醒脑开窍体针法效果就较明显；眼肌痉挛，以透刺法配合疏密波电脉冲刺激，较之单用透刺法或透刺法加连续波为佳。

在具体应用时，首先，必须考虑是否能取长补短。如眼底病的治疗周期较长，一般要求数月以上，对一些遗传性眼底病甚至要数年，甚至数十年。为了使患者能坚持，我多采取延长治疗间隔时间的方法。为了维持疗效，对每次针刺间隔时间较长，如1周针刺1次或2次者，多在针刺之外配合耳穴贴压，以补充针刺效应较短的不足。其次，是要考虑是否形成合力。如对难治性眼病的治疗，为提高疗效，通常采取穴位注射神经营养药物和（或）促进局部微循环的药物与体（电）针相结合的办法。在注射穴位的选择上也有所讲究，如一般眼底病，以球后、承泣为主，有助于药液通过血眼屏障；而对糖尿病并发的视网膜病变等一些涉及全身性疾病的眼病，则更需局部取穴与远道取穴（如胰俞、肝俞、肾俞等）相结合，以充分发挥针药的协同作用。另如眼肌麻痹，以透刺法配合疏密波电脉冲刺激，较之单用透刺法或透刺法加连续波为佳。膝骨关节病变者则常采用温针与刺络拔罐结合，以发挥温通与活血的共同效应。而慢性荨麻疹，则同时应用体针、芒针与刺络拔罐，疗效较好。这些都是通过长期临床获得的。最后，在运用综合方术时也要讲究精，能用 2 种方法相结合解决问题的，就不要用 3 种，要避免滥用。著者在临床上，虽主张用综合之法，但一般情况下不超过 4 种不同的穴位刺激法。

需要指出的是，2 种或 2 种以上方法的合用，并不一定是一加一等于二的。针刺镇痛研究发现，针刺与具有镇痛作用的西药结合运用，并不都是能增加针刺麻醉效果的，有的药物不起协同作用，有的药物反而起拮抗作用，抵消了针刺的效果。最近还发现，针刺和某些戒毒中药合用于戒毒时也出现拮抗的情况。目前我们还没有完全掌握它的规律，不过在选择综合方法时，我们要注意这一点。

实践证明只有在精确辨证的前提下，将多种临床上证明确有良效的针灸方术有机组合，综合应用，发挥其各自特色和技巧，才能收到满意效果。

第六节　强调早治，贵在坚持

针灸疗法与药物或手术疗法的本质区别在于，针灸治病是通过刺激人体体表经络穴位来发挥调节作用，而药物或手术疗法则是采用外源性物质或外部力量进入体内，对人体进行干预来发挥治疗疾病的作用。鉴于自我调节的特点，我强调两点：一是早发现、早治疗；二是坚持规律治疗，有些难治性病症更要求长期治疗。

1. 及早　首先是抓住时机，及早治疗。疾病早期，是指发病之初或病变较轻时，此时机体失衡不明显，针灸的调节作用可以得到极大的发挥。记得有一例右侧动眼神经麻痹的患者，经某三甲医院住院治疗 18 日，未见好转，经亲戚介绍，出院即来我处针刺，每周 3 次，1 个月后完全恢复；而另一例同样是原因不明的左侧动眼神经麻痹的女性青年，病程 2 年，经多方治疗无效，在我处同法治疗半年也无明显效果。所以，及早治疗十分重要。然而由于针灸知识普及不够，对适用针灸治疗的病谱，不要说患者，就连包括部分针灸医生在内的医务工作者都不十分清楚，我们接触的患者，特别是眼病患者，几乎都经历过西医和中医治疗，针灸往往是最后一站，从而往往错过了针灸治疗的最佳时机。其实，早期治疗时，针灸和中西医疗法并不矛盾，相反可以相辅相成，起到协同作用。有 2 例球后视神经炎的少年患者，西医用激素等药物治疗，效果并不明显，后来配合我处针灸治疗后，视力迅速恢复至正常。

2. 长期　难治病，又称慢病，大多数为终身性病症。对包括难治性眼病在内的难治病，一定要坚持长期治疗，尤其是一些遗传性眼底病。这与针灸以调节为主的治疗特点有关，机体自身调节本来就存在一个过程，因此除了部分急性或功能性病症，多不可能速效。

3. 坚持治疗　我指的是要打持久战。在针灸的适应证中，除了某些急性病症，如急性腰扭伤、面肌瘫痪（非难治性）及一些急性痛症等，可以在较短的时间治愈或控制外，其余相当大的部分是难治程度较高的病症。病证难治程度高，而针灸又是以通过自身调节达到治疗目的的一种疗法，因此除少数病症外，不可能在短期内见效甚至获愈，通常需要治疗数月、数年，部分甚至要数十年。因为自身调节有一个过程，而针灸治疗又具有累积效应的特点，它的优势通常要在长期治疗的过程中显现出来。其实药物疗法，也同样如此，对相当多的难治性慢性病，通常要求终身服药。为了能使患者持之以恒，提高治疗效果，我深有以下体会。

要为患者着想，使之能长期坚持。以难治性眼病为例，尤其是一些遗传性眼底病，短期不可能获效，但长期治疗患者往往因经济、时间、精力等多方面因素而难以坚持。我先是开诚布公地告知患者，要有长期治疗打持久战的心理准备。在疗程设置上，一般以 3～6 个月为 1 个疗程，疗程结束，让患者再做一次检查，一方面据此调整治疗方案；另一方面也可以增加患者的治疗信心。而在治疗间隔时间上，一般先是每周 2～3 次，随着病情的稳定，逐步改为每周 1 次，这样就更人性化，更容易使之长期坚持。有 2 例视网膜色素变性的儿童，均从 1997 年 3 月开始治疗，其中一例，一眼已仅存光感，另一眼视力为 0.4；另一例，双眼视力均为 0.15，且均出现夜盲、视野缩窄等症状，坚持针刺至今，每周 1 次，除光感一眼无效外，视力均基本恢复正常且无夜盲、视野缩小等症状，并能进行正常的大学学习或胜任目前的工作。相反，还有一例中年男性患者，经针灸治疗 3 年后，症状稳定，可骑电动车上班，后因家庭纠纷，中断治疗，一年半后，病情急剧恶化，双眼仅存光感，再来就治，效果不佳。

4. 规律 对难治程度较高的病症，除了前面提到的，在治疗方案设计时，要采用综合方术，以发挥协同作用，以及坚持长期治疗，以发挥针灸累积效应。另外重要的一条就是规律治疗，也就是按规范的要求进行治疗。对针灸来说，即按照治疗的方案，根据疗程规定间隔次数进行有规律的治疗。因此，针灸的规律治疗，包括两个方面，一是患者不要任意改变治疗方法，急于求成，浅尝辄止，一种疗法试了几次不够理想，马上要求换另一种；二是不可随意改变治疗时间，或三天打鱼两天晒网，或见好就停，任意中断。临床所见，一种情况是，患者出于经济或不理解等原因，自动减去一些治疗项目或不按规定时间进行治疗，结果影响了疗效。如一位患视网膜色素变性的青年患者，我依据长期的观察，建议他每周 2 次，电针结合穴位注射，配合耳穴贴压及梅花针叩刺等综合治疗。开始半年，疗效明显，他也信心百倍。之后，先是因为创业忙，治疗不规律，或每周 1 次，或半个月 1 次，甚至 1～2 个月 1 次；后来，又自行要求减去贴压耳穴和梅花针叩刺等法，再之后又减去穴位注射，只剩电针一项；又因创业不顺利，心情变差，视力迅速下降，视野窄缩，夜盲明显，不到 2 年，终至失明。另一种情况则是，不了解针灸治疗的特点和规律。我于 2019 年 11 月治疗过一例动眼神经麻痹的老年女性患者。经 10 次左右的治疗，病情明显好转：闭合的眼睑可张开 2/3，眼球活动度明显增加。患者是在多方求医无效的情况下找到我的，所以异常高兴。在患眼刚刚起效的当口，她参加了一个旅行团出国游览。回国后，正好碰到新型冠状病毒肺炎疫情，我的特需门诊停诊。直至 2020 年 3 月中旬开诊的第一日，她又来找我，发现病情又退回至原样，后经多次治疗，未见明显效果而停治。

为什么要强调规律治疗？我在临床上体会到，针灸起效有两种情况：一种是即时效应。不少眼病患者反映，每次针刺后通常有眼睛一亮的感觉。但持续一两个小时，又恢复原样。其他疾病，也有这种情况，特别是一些急性发作或病程短的患者。另一种是累积效应。在治疗过程中，我还发现，相当多的患者，一开始效果较好，治疗一段时间之后，效果不太明显，继续治疗，效果又逐步显现。这就是累积效应。因此，不按诊疗方案进行，治疗又时断时续，就会造成即时效应不能延续，累积效应难以产生。因此只有规律治疗，两者才能相得益彰。

第七节　治神为先，医患相得

《素问·宝命全形论》曰："凡刺之真，必先治神……经气已至，慎守勿失。"旨在言明治神守气是针灸治病的基本原则。其意义在于一是在针灸施治前后注重调治患者的精神状态；二是在针灸操作过程中，医者专一其神，意守神气；患者神情安定，意守感传。我觉得治神与守气是充分调动医者、患者两方面积极性的关键措施，能提高疗效，同时还能有效防止针灸异常现象和意外事故的发生。

一、治　神

历代中医针灸医家一直把治神作为首位要素。《素问·宝命全形论》曰："故针有悬布天下者五……一曰治神。"我认为，现代强调"治神"，实际上是提倡医疗要从以病为本转变到以人为本。

治神包括两个方面。

一是正医者之神。即明代医家马莳所说的"神气既肃""专心用针"。要求医者在技艺精湛的前提下，在治疗时聚精会神、心无旁骛、专心一意地进行操作。针灸完全是依靠个人手工操作来获得和提高疗效的，同时针刺又是中医各科中风险最高的临床学科之一。因此，操作好坏，不仅关系治疗效果的优劣，而且稍有不慎，即可发生意外事故。以我所擅长的眼病针灸来说，由于眼病的难治性及所选穴区的特殊性，更要求如履薄冰。如为了尽可能减少及避免针刺临床上常见的因针刺不当而发生的眼部血肿，我提出必须把好进针、出针和出针后按压这三关（后面将进行详细介绍）。由于我们认真提高针刺眶内穴技术，眼部血肿率明显下降。我们曾对 2017 年下半年我的特需门诊中的全部眼病针灸患者进行统计，发现针刺眶内穴 21 423 穴次，眼部皮下血肿发生率为 2‰，且无重度血肿。这就是例证。

二是调患者之神。包括以下两方面。

1. 医患相得　实际上就是以人为本。我深深感到，在提供精湛、优质的技术服务的同时，具有高尚的医学道德十分重要。这就要求医生对患者要热情，要有同情心和耐心，加强医患沟通，促进相互的了解和信任。应按照医疗告知制度，将患者的病情及诊疗过程，以及诊疗过程中可能出现的意外情况和如何处理意外情况，都应在治疗前实事求是地予以告知，让患者对自己的整个诊疗过程有明确地了解。这对一名针灸医师来说尤其重要。医生和患者之间的沟通，包括两方面：一是医生要学会认真倾听患者的诉说，这为医生治疗疾病提供了完整的信息；二是详细地解释，使患者了解自己的疾病，知道自己将要接受的治疗，以及在治疗过程中可能出现的疗效情况和如何对待出现的意外情况，与患者建立良好的互信关系。在保证疗效的情况下，尽可能延长每一次诊疗的间隔时间，以降低治疗费用和减少治疗时间。正因为如此，我的不少患者都能数年甚至20多年如一日的成为朋友，不仅相互配合，而且包容谅解。特别是针刺眼部穴位，有时因不慎而出现眼部血肿，即所谓的"熊猫眼"时，不等我解释，其他患者就会马上安慰他，并教他如何应对，很快化解了矛盾。这让我感到，有时候患者的一句话往往胜过医生解释的几十倍。

2. 心理疏导　曾经有一个说法，说有80%的癌症患者是吓死的。这说明心理因素对疾病转归的影响之大。在长期的临证过程中，我深深体会到针灸治疗急难病症结合心理疏导的重要性。特别是致盲性眼病，由于对患者容易造成较大的心理压力，更要加强患者的心理疏导。对因情绪等因素容易影响病情的患者，也要重视心理减压。记得有一例患单纯性开角型青光眼的女性患者，应用针灸治疗后，眼压已恢复正常。那一年，刚好碰上日本阪神大地震，因为3日没有得到在大阪留学的女儿的音信，心里一着急，双眼眼压立即成倍升高。后来女儿来电报了平安，她的眼压逐渐回落至临界状态，经我用针灸治疗配合心理上的开导，最后重新恢复正常。心理疏导，实际上也是治神的一个组成部分。根据我的体会，在运用心理疏导时要注意两点：一是要自始至终从关心患者的角度出发，要建立在充分信任的基础上；二是要根据不同的患者和病症，采用不同的方法。我常用的一个办法是推心置腹，尽量用通俗的语言说明病情，告诉患者自我心理调节的必要性和具体做法，特别是请一些在这方面做得有成效的患者现身说法，往往有事半功倍的效果。总之，我的经验是：一方面要增强患者的信心。难治性眼病疗程长，见效慢，所以我采取3个月为1个疗程，疗程结束后，做一次检查，以提高患者继续治疗的信心和决心。另一方面降低患者的期望值，特别是一些刚得病的患者，求治心切，期望值很高，应当实事求是地进行告知。

二、守　气

《针灸大成·卷二》指出："宁失其时，勿失其气。"说明守气的重要性。所谓"守气"，"守"，即守住、保持的意思；"气"，即针刺所得之气，所激发的气。我的理解是守气应该分广义和狭义两个方面。狭义的"守气"，是指医者运用手法以保持针感或灸感，使之不要迅速消失；广义的"守气"，则包括医患共同合作，即在医者促使针灸得气的前提下，患者积极配合，促使得气的状态更佳和维持的时间更长。要守气，尤其是广义的"守气"，需具备以下三个条件。

一是要求医生在操作技术上，精益求精，日臻完美，否则守气不易。如眼部穴区解剖结构复杂精细，一些新穴，操作难度较大，技术含金量颇高，要达到气至病所十分不易，而保持得气更为困难。因此要做到取穴正确，进针无痛，得气迅速且能恰到好处，全神贯注，谨慎操作，守气不失，使针感不仅能维持整个留针过程，而且在针后还可维持适当长的时间。当然，手法操作要使得气长时间持续也是较困难的，一般是间隔一段时间运针1次。我在临床上还强调采用电针守气，根据患者、病症的不同，调节频率、强度和波形。对不少病症通常能取得比徒手操作更好的效果。另外，留针守气也是一法。头皮针穴，常用此法：先深刺至帽状腱膜下层，待有明显得气感，再留针守气4～6小时。

二是要求患者平心静气，仔细体验，使得气的感觉不仅能加以保持，还可以使针感向病所方向诱导。要达到这一点，既离不开患者的充分理解和信任，也离不开医者的心理暗示。有的医家称此为养气，即有利于保持得气的状态。

三是要求诊室宽敞、环境安静、空气新鲜。否则，也会严重影响守气。

本节我将治神和守气分为两个方面，实际上治神和守气是合而为一，密不可分的。

第八节　杜绝事故，谨防意外

针灸医学是中国传统医学中的一枝奇花异卉。它疗效独特、经济简便、应用范围广泛。特别是只要准确运用，它就具有安全而无毒副作用的特点，为其他药物疗效所不及。但是，必须清醒地认识到，尽管针灸疗法本身是相当安全的，但是如果医者掌握不当，或者由于患者的某些原因，亦可能发生针灸意外事故。轻者可造成患者一时痛苦，重者则可能导致患者终身残疾，甚至死亡。也就是说，针灸技术是有一定风险的医疗技术。据我在21世纪初所做的不完全统计，我国自中华人民共和国成立以来关于针刺意外事故的公开报道达300余篇，有1100余人因针刺不当而造成不同程度的损害，其中50人死亡。而未报道的可能数倍于此，应用针灸疗法的其他国家，毫无例外都有这方面的教训。尤其是日本和欧美国家，随着针灸治疗的迅速推广，针刺意外有不断增加的趋势，并已引起针灸界的高度关注。早在20世纪70年代，日本著名的针灸杂志《医道の日本》就将部分针灸意外事故方面的文章专门编辑成册，告诫读者；美国和欧洲的一些国家，则在报刊上频频发表有关资料，以提醒针灸师注意。

鉴于上述情况，准确掌握针灸疗法，严防针灸意外事故的发生已成为业界高度重视的问题。它不仅涉及针灸疗法技术的提高，而且在一定程度上影响了针灸疗法的进一步推广和发展。

一、针灸意外事故的分类

针灸意外事故一般可分为反应性损伤、物理性损伤、化学损伤及生物性损伤四类。

1. 反应性损伤　是指患者在针灸过程中，由于被针灸者紧张、恐惧、心理状态不稳等心理因素，或饥饿、疲乏、虚弱、体质过敏等体质因素，或由于针灸刺激量过大、刺激时间过长等操作因素，而引起的一系列机体功能紊乱，且形式多样。反应性损伤主要表现为反射性晕厥（晕针、晕灸、晕罐），过敏性反应（如过敏性皮疹），癌症样反应，穴位激光照射反应及其他类似的反应等。另外，目前尚不清楚其本质的经络不良反应（循经出现的功能障碍、经络皮肤病或其他器质性变化等）是否也应归属此类。在所有的针灸意外事故中，以晕针反应最为常见。

另外，尚有一类间接性损伤，如曾报道一例中风患者，因针刺刺激过于强烈，突然再度发生脑出血，抢救不及时而死亡，经尸体解剖并无针刺刺伤脑组织的痕迹，这似乎也可以归入反应性损伤范畴。

2. 物理性损伤　由于针刺、艾灸（也包括拔罐）使用不当，过强的物理刺激（机械刺激或温热刺激）作用于机体，引起组织或器官的解剖完整性的破损，称为物理性损伤。目前临床上普遍采用艾条灸和隔物灸，直接灸很少使用，因艾灸烫伤的报道不多，但其他温热刺激造成的物理性损伤，如 TDP 灯所致的低温烫伤，虽发生率很低，但后果严重；而拔罐时间过长，可出现水疱等现象，但对机体损伤不大（临床上还有将此称为罐灸，对某些病症的康复有利）。总体上说，物理性损伤中发生最为普遍、危害最为严重的是针刺机械性损伤。针刺造成的机械性损伤涉及内脏、神经、血管等。机械性损伤的特点是自损伤后至临床上出现相应症状的时间一般不太长，其因果关系易于确定。机械性损伤是所有针灸损伤中最为严重的一种，其严重程度又与所损及的脏器有关。一般而言，以损伤中枢神经组织和重要脏器的后果最为严重，通常可导致死亡。机械性损伤也是针刺损伤中十分常见的一种，如气胸就是最多见的机械性损伤。

另外，针刺过程中和穴位埋植时发生的折针事故，由于断针在体内也可导致组织损伤，亦可将其归入物理性损伤范畴。

3. 化学性损伤　是指针刺治疗过程中，由于在穴位中注射某些化学药物而导致的机体组织的损伤。化学性损伤是伴随着穴位注射疗法的开展而出现的。由于注射部位的不同，大体上可分为三类，即软组织损伤（多发生于前臂和手部的一些穴位进行穴位注射时，某些药物应用不当所造成手的畸形和功能障碍），周围神经损伤（常见桡神经、尺神经、正中神经和胫神经损伤，出现相应的临床症状），血管损伤（以血栓性脉管炎的发生率最高）。导致化学性损伤的原因，除了操作不当，通常与所注射的药液密切相关，如药液的性质、酸碱度、浓度及剂量大小等。化学性损伤的发生率也相当高，尤其是因穴位注射导致手部畸形的病例，近年来报道的数量更居各类针刺损伤之首。

化学性损伤后果的严重程度虽不及机械性损伤，但因其普遍出现，加之近年来不断有新药加入穴位注射行列，故对此类损伤切不可掉以轻心。

4. 生物性损伤　主要是指针刺引起的继发性感染，即通过针具（毫针或穴位注射的注射针头、皮肤针、三棱针等），将病原微生物，如寄生虫、细菌、病毒等，带入被针灸者机体后所导致的损伤。这种损伤又分为两类，一类是针具本身消毒不严，将外界的致病微生物带入被针刺者的机体，引起感染，如各种化脓性感染及由此导致的败血症、脓毒血症等，多为细菌所致。另一类是通过未经严格消毒的针具将其他患者体内的病原微生物传播给被针刺者，针具成了传播媒介。此种情况多见于病毒感染，其中以传播病毒性乙型肝炎最常见，也是最危险的。此外，尚有通过针具移植包虫的报道。随着一次性消毒针灸针的普及，这类损伤已较少发生。

值得指出的是，在临床实践中，针灸损伤，可以单独发生，也可出现两类或两类以上的损伤同时发生，这不仅给正确的诊断带来困难，而且，后果也往往更为严重。如一例重度气胸而又并发晕针的患者，由于医者只考虑晕针一种症状，延误了气胸的救治，导致了十分严重的后果。应引起注意。

二、预防与处理

无论何种意外事故，都会给患者带来不同程度的损伤和痛苦。避免意外事故的发生，做好针灸意外事故的预防和处理，对每一名针灸工作者来说是最基本的要求，而预防更是关键。

（一）预防要点

1. 加强责任心　不少针刺意外的发生，往往与医务人员医德观念不强、粗心大意有关，特别是在诊务繁忙之际多见。笔者遇到的好几例针刺意外，都是在下班时间已过，诊室就诊患者尚多的情况下发生的。故加强责任心，提高医德修养，时刻保持冷静头脑，谨慎处理每一位患者甚至每一针十分重要。这一点，《素问·针解》中早有告诫，强调针刺时应"如临深渊，手如握虎，神无营于众物"。至今仍有其现实意义。

2. 提高业务水平　对发生的不少针刺意外事故案例进行分析，很多是在基层医务人员进行治疗过程中发生的，还有不少则是庸医导致的。提高针灸医师的业务水平，对针灸意外事故的预防有着决定性的意义。一个具有较高业务素质的针灸医师，不仅仅局限于有较深的针灸及中医学造诣，还须具有现代医学的多方面知识。针灸医师必须掌握解剖学知识，只有熟悉全身解剖情况，才能掌握哪些穴位易出问题，哪些穴位比较安全。也只有了解位于重要脏器之上的穴位的局部解剖情况，才可能选择恰当的针刺深度和方向。针灸医生还应掌握病理学，由于在病理状况下，一些脏器可出现体积增大、游动度减小、表面光滑改变、脆性增加等现象，在正常状况下，这类脏器不易损伤，当它发生病变时往往因为被毫针误中而引起无法弥补的后果。所以针灸医生，除了熟悉正常情况下的脏器解剖位置和特点，还要了解发生病变后脏腑的位置和特点。针灸医生还需具有药物学知识，只有熟悉所注射的药物的药理、药性，掌握其剂量，才可减少甚至避免化学性损伤。随着现代医学不断向针灸学科渗透，对针灸师的业务素质也提出了越来越高的要求。

3. 注意严格消毒　针刺消毒，应包括术者的双手、针具及患者的穴区。目前，随着一次性灭菌针灸针在我国和世界各地的推广，针具消毒问题基本解决，但常忽略术者的双手和患者的穴区皮肤的消毒。不少针灸医生，往往用一个酒精棉球擦拭多个穴区，且不等酒精挥发，即进行针刺。这些都达不到彻底消毒的目的，且易发生感染。此外，由于病毒性疾病如乙型肝炎、艾滋病等的存在和不断地被发现，已经不局限于针具消毒，而是涉及对各种针灸器具的消毒，如对刺络拔罐后的罐具消毒不严，也可能发生病毒感染。这些都应当引起高度重视。

4. 杜绝隔衣进针 隔衣进针在大城市的医院虽属罕见，但在我国一些偏僻地区仍然存在。究其原因，有的是患者或因天寒，或因怕羞，觉得脱衣不便；有的则是医者为了炫耀其针刺技术故意为之。隔衣进针，不仅不卫生，还容易引起感染，更重要的是不易准确取穴及掌握针刺方向和深度，造成意外。从我们查阅的文献看，不少严重的针刺事故多由隔衣进针引起的，如一例小儿患者，就因隔衣进针刺中心脏，造成心脏破裂而死亡。所以，在临床上应该严禁隔衣进针。

5. 遵循操作常规 包括医者和患者两个方面。医者在针刺前或穴位注射前，应仔细检查针具是否有锈蚀和带钩（易引起出血），以及药液有无过期变质，出现沉淀或互相搞错等。如有晕针史者，尽可能令其卧位针灸。针刺时，精心体会每一解剖层次的手感，动作轻柔，遇有阻力，应略微退出，稍微变换方向再进行针刺，严禁乱捣乱插。有重要脏器的部位，更宜谨慎。应用电针，其强度宜由弱到强，频率由慢到快。出针时，应注意针孔处是否出血，尤其是眼区穴位。灸疗时，要避免艾火脱落所致的烫伤。在整个针灸过程中，都应随时观察患者的神态表情。患者方面，则要求其在针灸前尽量取舒适的体位，并嘱患者在针灸过程中不得随意变动体位。

6. 配合心理疗法 针灸，特别是针刺，是一种对机体造成一定损伤的疗法。患者往往会在实施此疗法时出现紧张、恐惧等情况。研究发现，晕针的发生与心理状态有着密切的内在联系。因此，包括医者的服务态度、语言暗示等在内的心理疗法对预防针灸事故的发生有相当重要的意义。尤其是要对初诊患者、心理状态不稳定的患者和儿童患者进行心理疏导，这样可以明显减少某些反射性损伤的发生，以及由于小儿不配合所导致的针灸意外事故。

7. 改进诊室设施 宁静、良好的诊疗环境不仅可以使患者安静放松，有利于医生聚精会神施术；也能最大限度减少针灸意外事故的发生。好的针灸诊室最好能具备以下几条要求。

（1）分设接诊室与治疗室：医生在接诊室进行诊断、处方，在治疗室施术。治疗室亦应分成相互隔离的单个小间，从而尽量减少对患者的干扰。其中，接诊室应光线明亮以利于医生诊断，但治疗室的光线则应以稍暗为佳，以减少对患者大脑皮质的兴奋刺激。

（2）在针灸室可播放轻松、恬静的背景音乐，从患者进入诊室开始就诱导其安静，更重要的是使患者在留针过程中不感到寂寞，并且专心听音乐可以抑制诸如对病情忧虑等杂念的产生，达到类似练功入静时"一念代万念"的效果，这样做与《黄帝内经》中"治神"所要求的患者神志专一也是一致的。

（3）墙壁采用淡绿色、淡蓝色会比白色更有利于安定情绪，而挂一些怡情的国画、风景画等会比挂经络图有更好的效果。

以上诸点，早在 20 世纪 80 年代我在荷兰工作时，就已经开始实施，工作 3 年，未出现一例晕针者，遑论其他意外事故。

（二）处理要点

针灸意外事故一旦发生，因立即进行处置，其要点如下。

1. 诊断应迅速准确　针灸意外事故发生之后，必须尽可能迅速地做出准确判断，包括属于哪一类损伤，以及损伤的部位及程度，以便进一步救治。为防止加重症情，应尽可能少做辅助检查。当然，在诊断不明确时则不可因噎废食。迅速准确的诊断，对针灸意外事故，特别是严重事故的抢救有特殊意义，因误诊而延误救治导致死亡的情况是屡见不鲜的。

2. 保持冷静镇定　针灸意外事故的发生往往十分突然，医者必须保持冷静的头脑，万不可惊慌失措。惊慌失措不仅会严重影响医者的正确诊断和有效处理，而且医者的情绪通常会影响患者，或导致患者内心恐惧、精神紧张，或造成体位改变，加重针灸意外事故的程度，甚至出现不可弥补的后果。笔者在漫长的针灸实践过程中，曾遇到过几次断针意外，其中一次是为一名胃溃疡患者做穴位埋植，当三角针穿至中脘穴时突然折断，当时由于沉着镇静，用止血钳迅速将断端取出，未给患者带来痛苦；另一次是为一位小儿麻痹后遗症患者做穴位结扎术，在环跳穴发生折针，由于旁边的护士惊叫起来，患者吓得转了个身，结果在原切口中再也找不到断端，最后在 X 线下通过外科手术取出断针，加重了患者的损伤和痛苦。

3. 积极采取各项措施　针灸意外事故，从针灸损伤到出现临床症状通常有两种情况，一种是在施治过程中或治疗后即刻出现，如晕针、气胸等；另一种则是在针灸后数小时至一两日，甚至更长时间才出现症状。对于前者，显然需要立即处理。后者则应见微知著，或留院观察，或嘱家人随时注意变化，以免贻误救治时机。

针灸意外事故的处理可分为两种情况，一种是诊室内即可解决，如轻度气胸、眼部血肿、晕针、过敏反应、一般针刺感染等。另一种则是要求在诊室进行初步处理后，立即转科救治。如中、重度气胸，重要内脏的穿孔、破裂，以及用非手术方法无法取出的折针，神经中枢部位损伤等，作为针灸工作者，主要应该掌握诊室内处理的各项措施，包括重症转科前的初步治疗。

总之，在处理针灸意外事故时，既要熟悉各项救治措施，又要沉着冷静，不能在患者面前显得惊慌失措。为应急需要，针灸科诊室内平时应配备部分救治药品和器械，如肾上腺素、强心剂、消炎软膏、龙胆紫药水等。

第三章　临　证　之　技

　　本章所谓的"临证之技"的"技"，是指针灸技法，一般又称为刺法灸法或刺灸法，主要是指针刺、灸疗及其他各种穴位刺激技术的操作方法，是针灸学的核心内容之一。针灸技法，大致可以分为三个大类，一为针技，二为灸技，三为其他穴位刺激技法。著者在长期临证实践中，对此均有体验和积累，但用得最多、体会最深的则是针技，也是本章介绍的重点。

　　关于针技，目前往往将针和刺的概念混为一谈。依据著者的看法，针技应分属三个不同的层次，即针法、刺法和手法。针法是指应用不同的针具所使用的技法，包括金属的和非金属的，刺入肌肤的和不进入肌肤的。刺法则主要是指毫针，包括毫针的常规刺法和特殊刺法。手法则是指毫针针刺过程中的特殊操作技法。

　　值得一提的是：2019 年 4 月至 2020 年 1 月，在上海市中医文献馆的组织协调下，南京大经中医药信息技术有限公司与国家中医药管理局全国名老中医药专家传承张仁工作室合作，花了 10 个月的时间，对我 50 年的针灸临床中的传承探索总结提炼出来的针刺操作技法，应用高速摄录机进行现场实拍。其间，历经多次反复。为了保证内容的系统全面和真实客观，我和工作室的成员与南京大经中医药信息技术有限公司的摄制组，曾对样片多次进行认真研讨，不断增删筛选。光补拍就进行了 2 次。而有关解说内容更是字斟句酌。在视频具体制作时，为了让读者能看得清楚明白，易于学习掌握，对某些操作动作较迅速的手法，均采用慢镜头播放。总之，我们的目的有两个，一是通过视频方式真实直观地保存下来；二是应用视频的方式能进行更好的传承和传播。

　　为了使读者获得更客观、真实的体验，我们将针刺操作技法视频的三个部分，即针法视频、刺法视频和手法视频作为增值部分以二维码的形式分别附于每节之后，以便与前面的文字相辅相成，加深理解和掌握。

第一节　针法——各取其长

　　针具的革新是现代针灸学重要的进展标志之一。我在临床应用中深深体会到如能充分运用不同针具之长，充分发挥其特点，对提高针灸疗效，扩展治疗范围有着重要的作用。现将我的一些较独特的应用体会介绍如下。

一、电　针　法

　　电针法是指在毫针刺法的基础上再结合通以脉冲电流的一种针法。亦即以毫针刺得气之后，在留针过程中通以持续或间断的脉冲电流，通过机械刺激和电刺激的双重作用，来提高针刺的疗效。这是目前针灸临床上应用最为广泛的针法之一。我在临床中，一直重视电针的应用。

（一）电针的作用

1. 适应面广　首先是适用病种多样，我用于电针治疗的包括多种疼痛性病症（如头痛、三叉神经痛、颈肩腰腿痛等），神经精神系统病症（中风、偏瘫、面肌麻痹、帕金森病、小儿多动症、忧郁症、失眠等），心血管系统病症（冠心病心绞痛、心律失常、高血压等），消化系统病症（消化道溃疡、胃下垂、胆石症等），呼吸系统病症（支气管哮喘、慢性支气管炎等），泌尿生殖系统病症（阳痿、小儿遗尿、压力性尿失禁、前列腺增生等），妇产科病症（痛经、功能失调性子宫出血、子宫脱垂、子宫肌瘤等），耳鼻喉科病症（过敏性鼻炎、耳聋耳鸣、声带麻痹等），以及多达数十种的眼科病症。其次是适应人群广泛，无论男女老少，除了不能配合治疗的患者、妊娠妇女、高度近视者的眼周穴等少数可能因电刺激过强造成意外，一般均可应用。

2. 协同作用　我认为毫针针刺加以脉冲电流，首先能增强和维持针感。其次，科学的使用不同的波型，可提高治疗效果，如连续波，也称可调波，分密波和疏波。其中，密波（频率在 50～100 次/秒）能降低神经的应激功能，我常用于镇痛、镇静、缓解肌肉和血管的痉挛；疏波（频率在 2～5 次/秒）刺激作用强，能引起肌肉的收缩，提高肌肉韧带的张力，我常用于偏瘫、痿症等，如中风偏瘫中，足下垂直多见，我参用方幼安教授的经验，在患侧足三里、阳陵泉穴，针刺后接通电针仪，用疏波，并通过调节针刺的深度和方向，使足背做有节律的上翘动作，通常能产生较好的效果。疏密波是一种疏波和密波交替的波型，不仅动作力度大，而且可克服同一波型容易产生适应的缺点，我多用于治疗肌肉麻痹性病症，如面肌麻痹、眼肌麻痹等。

（二）眼病应用体会

近年来，电针我用得最多的是治疗多种眼病，因此体会较深，包括以下几方面。

1. 重波型选择　我在眼病治疗中，使用较多的是连续波和疏密波。波型的选择为：一般眼表病，如近视、弱视、干眼、视疲劳、眼肌麻痹或痉挛多用疏密波，其他眼病，如青光眼、虹膜睫状体炎等，特别是眼底病，包括视网膜及视神经病变多用连续波。

2. 重连接方式　一般而言，包括多种眼表、眼肌疾病在内的外眼病，如眼肌麻痹、眼肌痉挛、眼疲劳、干眼，以及近视、弱视、共同性斜视等采取近近穴连接，即眼周穴之间接通电针仪，如瞳子髎穴（或丝竹空穴）和攒竹穴为一对，或阳白穴与攒竹穴位一对，接通电针仪。内眼病包括青光眼、白内障、虹膜睫状体炎，以及老年性黄斑变性、视网膜色素变性、视神经病变等眼底病，多以中近穴连接，即瞳子髎穴（或丝竹空穴、目窗穴）与新明 1 穴（或翳明穴）。

3. 重与刺法结合　多以透刺法配合疏密波电脉冲刺激，治疗眼肌病及眼表病。如眼肌麻痹，以鱼尾透鱼腰连接攒竹；眼肌痉挛，以阳白透鱼腰连接上攒竹（攒竹上1寸）透攒竹；干眼，丝竹空连接攒竹透上健明等。

（三）注意要点

1. 适宜的刺激强度，不可过强，也不宜太弱，以患者感觉舒适为度。通电时间和留针时间保持一致。

2. 注意取效的标志。中近穴连接，要求眼区出现节律跳动；眼肌痉挛和眼肌麻痹，要求额部肌肉有明显的节律上下抽提动作。

3. 高度近视者及对视网膜脱离术后遗症患者，一般不用电针，以防因局部刺激过强出现意外。

二、穴位注射法

穴位注射法，又称水针法，是指将某些特定的药液注入穴位以防治疾病的一种针法。本法于20世纪50年代由上海医学工作者提出。由于具有"送药上门"达到针药结合的作用，本法一直为我所喜爱。特别是在眼病针灸中，对于存在血眼屏障作用的眼睛，通过在眼球旁或眼周某些穴位的药物注射，在一定程度上能增加药物在眼内的浓度，有助于提高疗效。现将我的经验，主要是在眼病治疗中的经验介绍如下。

（一）取穴有君臣

穴位注射，我临床上多作为配方。即一般以体针为主方，穴位注射用于辅助治疗。每次取1～2穴，多则不过3～4穴。即使如此，我也十分强调穴位的主次作用。在眼病针灸中，尤为重视：眶内穴，用得较多的是球后和承泣（位于病所，且可穿过部分血眼屏障），作为君穴使用；其次是太阳穴（有活血化瘀作用，此穴位于颞浅动脉区域，为脉络膜供血的主要来源之一），作为臣穴使用；最后，选用胰俞、脾俞（调脾和胃）、肝俞、肾俞（补肝益肾），作为佐使穴使用。

（二）用药分主次

适宜于肌内注射的药物一般都可用于穴位注射。在眼病治疗中，我使用的药物比较集中，但亦有主次之分。甲钴胺注射液，其功效主要作用于周围神经系统，适用于多种眼病，而复方樟柳碱注射液为我国自主研发的眼科药物，通过长期临床观察，对缺血性眼病有较为确切的疗效。两者可相辅相成，所以我将此二药定为难治性眼病，主要是眼底病的主药。丹参注射液活血、黄芪注射液益气，作为辅药。另外，对于视神经损伤的眼病，我尚用鼠神经生长因子。一般说，两种主药，采取普遍用、长期用，穴位交替使用。两种辅药，视症状和患者的整体情况而用。鼠神经生长因子，我多用于外伤所致的视神经挫伤和手术所致的皮质盲等病症，以早期应用为好。

（三）组方同中有异

穴位注射的组方，一般为主穴多同，配穴各异。根据多年经验，我总结了以下处方。

1. 黄斑病变（老年性黄斑变性、近视性黄斑变性、黄斑前膜、黄斑裂孔等） **遗传性眼病**[视网膜色素变性，眼底黄色斑点病（或称 Stargardt 病）等] 穴方：球后（或承泣）、太阳（或翳明）。用药：甲钴胺注射液、复方樟柳碱注射液。

2. 开角型青光眼 穴方：球后（或承泣）、太阳（或风池）。用药：甲钴胺注射液、复方樟柳碱注射液。高眼压者慎用。

3. 视神经病变（视神经萎缩、视神经脊髓炎等） 穴方：球后（或承泣）、太阳（或翳风）、肝俞、肾俞。用药：甲钴胺注射液、复方樟柳碱注射液、丹参注射液、黄芪注射液。

4 糖尿病视网膜病变 穴方：球后（或承泣）、太阳（或翳风）、胰俞、脾俞。用药：甲钴胺注射液、复方樟柳碱注射液、丹参注射液、黄芪注射液。

（四）注意事项

1. 眼区穴位，应选用 1ml 一次性无菌注射器，使用 5 号细针头。进针时，快速点刺破皮，再针尖略向上缓慢送针，如遇到阻力，稍变换方向再进针，直至有得气感，再缓慢推入药液。缓缓拔针，当针尖一离开表皮，即以消毒干棉球按压 3～5 分钟。注意动作不可粗暴，要轻巧熟练，否则易引起皮下或结膜下血肿。针刺要达一定深度，注药动作宜慢，否则易发生眼袋外鼓，影响容貌。

2. 背俞穴注射时，宜选用 5 号齿科长针头。可在所选腧穴向外旁开 0.5 寸处呈 45°进针，向脊柱方向缓慢送针至有明显得气感，推入药液。注意，不可直刺过深，以免伤及内脏。

3. 太阳穴注射时，应先触摸一下，找到颞浅动脉，进针时注意避开。针尖宜向后上方透刺，得气后缓缓注入。可出现一皮丘，让其自行吸收。复方樟柳碱注射液注射后少数患者会出现注射部位局部皮肤麻木或肌肉麻痹的情况，多可在短时间内缓解。

4. 复方樟柳碱注射液，对开角型青光眼发作期眼压过高者和闭角型青光眼患者应当慎用。本药在球后，特别是在承泣穴注射时，部分患者可出现以下情况：一过性视物模糊、复视或头昏头晕等现象。一般令患者休息 15～30 分钟即可缓解。不过，我亦遇到过长达 1 小时上述症状才消失的。另外，不久前曾有一例眼肌麻痹（脑部肿瘤手术后遗症）患者，在患侧（左侧）球后穴注入 1ml 后，视力突然丧失。经眼底检查和各项检查，未发现出血等异常。未采取任何措施，约 1 小时后出现光感，3 小时后恢复原有视力（0.3）。之后，未见异常。其原因待查。

5. 鼠神经生长因子，该药一般用于肌内注射，但疼痛感甚强且延续时间可达 5～7 日。我一般用于球后及太阳穴注射，注射方法和要求同其他药物。患者反映疼痛感较之肌内注射明显减轻，只是在做洗脸等动作触碰到注射部位时感到疼痛，亦可持续数日，故需提前告知患者。由于在眼区和颞下动脉周围（太阳穴），也较好发挥药物作用。

三、皮 肤 针 法

皮肤针法，又称梅花针法，是将多支短针集合成簇对穴区或特定部位进行浅刺以达到防治病症目的的一种针法。皮肤针法，源于古代九针中的镵针，脱胎于箸针。箸针，是指竹筷扎上针具进行刺血，在明代医家陈实功所撰的《外科正宗》一书中有较为详细的描述。现代皮肤针法无论是在针具的革新方面，还是在针刺方法、适应病症等方面，都有极大进展。以针具而言，有梅花针（5 枚）、七星针（7 枚）、罗汉针（18 枚短针嵌制在竹签上）、电梅花针、刷帚式七星针及滚刺筒等，较好地适合了治疗的需要。

皮肤针针刺时，一般来讲，疼痛较轻微，颇被儿童患者所接受，所以又有"小儿针"之称。同时，皮肤针在体表叩刺较浅而范围广泛，能灵活掌握刺激量的大小，操作简便、安全，对包括眼病在内多种病症，有着独特的治疗效果。

（一）主要刺激区

皮肤针的刺激区域包括体穴（经穴、经外穴）和特定的刺激部位。我常用的部位如下。

1. 经穴

（1）百会

针法：以百会为中心，四周扩至四神聪的整个区域。以梅花针头，作螺旋形手法，轻至中度叩刺。反复 3～5 遍。

主治：头顶痛，中风偏瘫，儿童智力发育迟滞，自闭症，注意缺陷障碍，多发性抽动症，失眠，老年性痴呆等。

（2）率谷

针法：自率谷下至角孙，旁至前发际的长方形区域。自左至右自上至下，轻至中度刺激，横叩 3～4 行，反复 5 遍。

主治：偏头痛，耳鸣和（或）脑鸣，眩晕，失眠等。

（3）太阳

针法：在以太阳穴为中心，以 75°呈扇状向上、向后直径 1.5 寸的区域内，以轻至中度刺激横行叩刺 3～5 遍。

主治：偏头痛，青光眼等。

（4）风池

针法：以风池穴为中心，直径为 1 寸的区域，以轻中度刺激，反复叩刺 3～5 遍。

主治：头痛，多种眼病，脑血管意外后遗症，高血压、儿童智力发育迟滞，自闭症，注意缺陷障碍，多发性抽动症等。

（5）肩井

针法：在肩井穴区按压至有明显痛点，在此区域内重刺激叩刺 10～20 余下。叩刺后可拔罐。

主治：颈肩综合征，颈椎病。

（6）天宗

针法：在天宗穴区按压至有明显痛点，在此区域内重刺激叩刺 10～20 余下。叩刺后可拔罐。

主治：肩关节周围炎，肩袖损伤，颈肩综合征，乳腺增生等。

（7）大陵

针法：在大陵穴区按压至有明显麻痛点（麻痛可向指端放射）区域，在此区域内中度刺激叩刺 20～50 下。

主治：腕管综合征。

2. 经外穴

（1）正光 1

定位：在额部，位于眶上缘外 3/4 与内 1/4 交界处，眶缘下方取穴。

针法：在赤豆大（小儿）或黄豆大（成年人）的区域内，轻度叩刺 50（小儿）～100（成年人）下。

主治：各种眼病。

（2）正光 2

定位：在额部，位于眶上缘外 1/4 与内 3/4 交界处，眶缘下方取穴。

针法：在赤豆大（小儿）或黄豆大（成年人）的区域内，轻度叩刺 50（小儿）～100（成年人）下。

主治：各种眼病。

（3）腰眼

定位：第 4 腰椎棘突下，旁开 3～4 寸凹陷中。

针法：在腰眼穴区按压至有明显痛点，在此区域内重刺激叩刺 10～20 下。叩刺后可拔罐。

3. 阿是穴

（1）病灶区

定位：一般指位于皮表的肉眼可见病灶部位，如斑秃、带状疱疹、神经性皮炎、湿疹等。

针法：可在病灶区域以中度刺激法叩刺 3～5 遍。

（2）压痛点

定位：一般指处于非穴部位的痛点或按压时出现疼痛、酸胀、窜麻等感觉异常的点，也包括局部结节或条索状物。前者如肱骨外上髁炎、腱鞘炎，后者如筋膜炎。

针法：可在上述区域以重度刺激法叩刺 10 余下，再行拔罐或艾灸。

4. 特定部位

（1）顶枕区

定位：头顶部及向下至后发际皮区。

针法：以网状形叩刺3～5遍。

主治：皮质盲、失眠、斑秃、高血压等。

（2）面区

定位：面部皮区。

针法：以轻度刺激，自上至下，额部横行叩刺5～6行。沿眼眶、口唇周围呈环状叩打3～4圈。沿颊部由后向前，平行叩打2～3行。

主治：眼病、周围性面神经麻痹、牙痛、三叉神经痛、面肌痉挛等。

（3）颈区

定位：后发际下方C_1～C_7颈椎两侧皮区。

针法：以轻或中等刺激，自后发际下方C_1～C_7两侧皮区各叩打3行，第1行距脊椎1cm，第2行距脊椎2cm，第3行距脊椎3～4cm。均往返叩刺3～5遍。

主治：颈椎病、高血压。

（4）肩区

定位：肩关节周围皮区。

针法：以轻或中等刺激，沿肩关节周围及肩胛骨缘呈环状叩打2～3圈。沿肩胛冈上方皮区叩打3～5遍。

主治：肩关节周围炎、肩袖综合征、颈肩综合征。

（5）膝关节区

定位：髌骨周围皮区及双膝眼皮区。

针法：以轻或中等刺激，沿髌骨周围呈环状叩打2～3圈，双膝眼区域各叩打3～5遍。

主治：膝骨关节病、滑囊炎、中风、偏瘫等。

（二）操作方法

1. 针具 目前临床上常用的为皮肤针、电梅花针和滚刺筒。但以皮肤针为主。皮肤针可分两类。一类是以塑料、有机玻璃或胶木为柄，针头仅有7根短针的七星针；另一类为牛角质针柄，针头如橄榄一头大一头小，大的一头装7枚针（即七星针），并呈散布；小的一头装5根针（即梅花针），成一簇集束。前者构造简单，制作成本低，多作为一次性消毒皮肤针，广泛应用于目前临床，亦为我所常用。

2. 具体操作

（1）持针法：单头一次性皮肤针，持针时宜用右手示指与拇指握住针柄之末端；双头皮肤针，因针具针柄弹性好，针头重，宜以半握拳式持针。即以拇指指腹将针柄压在示指第2节之侧面，其余3指屈向掌以固定针柄末端。

（2）叩刺法：皮肤针叩刺时，应注意仅用腕力弹刺，肘部宜保持固定，充分运用针柄的弹性，落针起针要有节奏，迅速且稳准，针尖与皮肤应呈垂直接触，只作极短暂的停留,叩击时须发出短促而清脆的哒哒声。叩针频率最好保持在每分钟 70～100 次。叩刺强度一般分轻、中、重三度。轻刺激,患者略感痒痛,仅见轻微潮红;中刺激,患者有轻度痛感,局部皮肤潮红,有丘疹、略微出血;重刺激,患者有较强的痛感,叩刺部明显发红、出血。七星针多用于轻或中度刺激,梅花针多用于重刺激。

（三）注意事项

1. 皮肤针操作有一个熟练的过程。必须掌握几个关键点,一是充分运用腕力,不可用肘部力量叩刺;二是起落针要均匀迅速,点刺而不可拖刺,叩刺范围要控制好,也就是做到稳准快;三是要把握好叩刺的力度,根据不同的病症和治疗的部位,分别给予合适的刺激量。

2. 注意消毒。皮肤针刺激面较大,对皮肤造成不同程度的损伤。所以避免感染十分重要。在针具选择上,最好采用一次性针具;如用非一次性针具时,应当做到每个患者人手一具,不要互相串用,使用前注意严格消毒。叩刺区域,应先行彻底消毒。重度叩刺的穴区,应当清除血污,消毒后盖以敷料。

3. 对血液病或凝血功能差的患者,不用或慎用本法,尤其是不可重刺激。

四、耳 针 法

祖国医学中早有应用耳穴治疗急症的记载,如《备急千金要方》提到针灸"支点穴"治疗马黄黄疸及寒暑疫毒等。现代耳针疗法是在法国诺吉博士 1956 年首先发表的胚胎倒影的耳穴图的基础上发展起来的。作为一种针法,在具体操作上,除了毫针刺外,还有埋针、压丸、温针、电针、穴注、艾灸、割治、放血、穴位激光照射、穴位离子透入等。

在临床上,和皮肤针法一样,我主要是将其作为一种辅助针法用于配合毫针法。这是基于耳针法适应的疾病谱广泛,涉及全身各个系统,且对不少病症有独特的疗效;应用方便,适合多种刺激方法的操作;可较长时间在穴区保留,不影响肢体活动,对维持和加强治疗效果有较好的作用等。

（一）效方

在长期的临床实践和跟师过程中,我总结和传承了以下几个耳针穴方,录以供读者参考。

1. 眼病 1 方

取穴: 主穴:眼、目 1、目 2、肝、肾、神门、支点。

配穴: 青光眼加降压沟;皮质盲加对屏尖、脑干。

操作: 选定耳区部位,继用探棒或毫针尾部予以测定敏感点,手法宜轻而均匀。如经常应用敏感点出现泛化现象,则首选与病变最为密切的压痛点。清洁内外耳廓后,继以 5mm×5mm 之正方形之脱敏肤色胶布,中置一粒王不留行籽或 380G 的磁珠，贴压于上述穴区之敏感点。并按压至局部皮肤发红或有热胀感。每次一侧耳，两侧交替。每周 2～3 次。一般与毫针治疗同步。

主治：各种眼病。

2. 眼病 2 方

取穴：耳尖。

操作：以消毒的拇示指折叠耳廓上部，其最尖端为本穴，以聚维酮碘溶液消毒后，取 0.30mm×13mm 的一次性毫针，快速刺入 3mm 左右，留针 30 分钟。取针时，先用戴着一次性消毒手套的双侧拇、示指在穴周挤压数下，去针后再稍用力挤出血 5～10 滴，以消毒干棉球拭去血迹，并按压止血。每次取一侧耳，两侧交替。每周 2～3 次。

主治：结膜炎，角膜炎，睑腺炎，睑板腺囊肿，以及病程较长的眼病。

3. 胆石方

取穴：肩、肝、胰胆、十二指肠、神门、支点、耳迷根。

操作：用耳穴王不留行籽或磁珠贴压法。方法同眼病 1 方。平时每次贴一侧耳，两耳交替；发作时，可双耳同贴。

主治：本方主要用于预防和治疗胆石症的发作。对直径为 1cm 以下的胆道结石和泥砂样胆囊结石有一定排石作用。

4. 戒烟方

取穴：口、肺、神门、耳迷根。

操作：分两种方法。一种为针刺法。找准穴区敏感点，做好标记。对耳廓尤其是所选穴区以聚维酮碘溶液行严格消毒。取 0.30mm×13mm 的一次性毫针，以充分协调的指力和腕力对准敏感点快速垂直捻转刺入耳廓软骨，在准备刺入瞬间，需令患者张口深呼吸，以减轻进针的痛感。进针要稳、准、快。刺入耳廓后用力地将毫针垂直上下提插 1～2 分钟，以引发局部感应强烈为佳。若局部针感不明显，应调整毫针针尖方向。留针一般需 30～45 分钟。每次一侧耳，两耳交替。每周 3 次为宜。另一种为结合法。即两侧耳穴同取，一侧用上述耳穴针刺法，一侧用耳穴压丸法，法同眼病 1 方。两耳交替，每周 2～3 次。

主治：本方用于戒烟。一般吸烟者可仅采用单纯耳穴针刺法，对烟龄长，烟瘾大者，则可试用耳穴针刺压丸结合法。

（二）注意事项

1. 上述四方，前两方属于辅助方，在眼病针刺治疗中，主要用于维持和加强疗效。后两方为主方。胆石方，是从临床总结，不仅临床有效，且通过 B 超实时观察，证实对胆囊舒缩功能有较为明显的影响。戒烟方为师承方幼安教授的验方，并通过实践有所改进。

2. 耳穴与体穴不同。首先，分布部位不同。2008 年"耳穴国家标准"共厘定耳穴 93 个，均分布在小小的耳廓的内外侧，而 362 个经穴则分布于全身；其次，体穴为点，耳穴多为区，它要在区中进一步寻找敏感点。因此，耳穴的精确定点难度较大，要求医者不仅要熟悉耳穴所在区域，还要准确找到穴点。

3. 耳穴部位应用针刺或埋针法，一定要重视耳穴的消毒，以免引起感染。耳针疗法中最常见的意外是，因消毒不严所致的耳廓感染。由于耳廓血液循环差，一旦感染，如处理又不及时，即可波及软骨，严重者会出现耳廓肿胀、软骨坏死而畸变，应引起高度重视。

4. 耳穴压丸，要求患者自行按压，一般每日 3 次，每次每穴按压 1 分钟，可邻近数穴同时按压，以节约时间，提高效率。另外，操作时，应用拇指和示指于耳廓内外侧有节奏的按压，力度均匀，强度适中，不可捻压，以防损伤皮表，引发感染。

五、芒 针 法

芒针法是指用一种特制的细长针具刺激穴位而达到治疗作用的针法。因其针具细长如麦芒，故名芒针。芒针针身长，操作颇为困难，稍有不谨慎则易发生意外事故，所以长期以来难以推广应用。我的临床实践表明，芒针具有针身细长的特点，运用恰当，既可达到一般毫针难以刺及的深度，引导经气，直达病所；对组织造成的损伤又十分轻微。同时，芒针还特别适用于多穴透刺。我将芒针应用于不少难治病，常获得较为明显的效果。

（一）常用刺激区

芒针主要用于体穴，除了经穴和一般经外穴外，尚有芒针特有的经外穴。此外，芒针偶也用于耳穴和病灶区。我常用的穴区如下。

1. 经穴

（1）完骨

针法：正坐，俯首，针尖与颈部呈 60°，向同侧耳屏进针，深达 2.5～3 寸。在针刺时，如针尖遇到阻力可略变换方向再进针。针感为麻胀酸感，并放射至耳内、头顶或耳后方。

主治：感应性耳聋、耳鸣、脑鸣、面神经麻痹。

（2）天突

针法：取仰卧位或正坐位，针尖垂直向下刺入，进针 3～4 分，然后变换针向，使针沿胸骨柄内侧缘下行，深刺 3～4 寸。胸前有沉胀感。注意，本穴深刺时必须掌握正确的进针方向和熟悉穴位局部解剖。如针尖触及硬物或患者有疼痛不适感时，决不可继续深刺，而应将针略退出，或留针，或变换方向再进针。

主治：慢性支气管炎、哮喘。

（3）肩髃

针法：患者取正坐位，两臂自然放置于扶手，取准肩髃后摸得凹陷处，向极泉穴方向进针，避开动脉，对准腋窝中点缓缓送针，深度为 2～3 寸。针感为肩关节周围酸胀强烈，可有触电感放射至手指。

主治：肩关节周围炎、肩袖综合征、脑血管意外后遗症。

（4）中脘

针法：取仰卧位，嘱患者放松腹部，调匀呼吸，医者持针垂直刺入，缓慢向深部送针，刺入 4～5 寸，略作轻微捻转，切忌用力过重、幅度过大。针感为局部酸麻胀感向胸及两胁或小腹两侧放射，继而波及右下腹及后腰部。注意：肝脾大或饱食后忌针。针刺时避开腹白线，刺入后勿反复上下提插，以防刺入时损伤肝或针尖刺伤胃壁将胃内容物引至腹腔引起腹膜炎。

主治：慢性胃炎，胃下垂。

（5）梁门透归来

针法：取俯卧位，嘱患者放松腹部，调匀呼吸，医者持针自梁门进针，平透至归来，进针约 8 寸，局部酸胀感。亦可先透至天枢，再在天枢进针，平透至归来。

主治：减肥、胃肠疾病。

（6）天枢

针法：取仰卧位，嘱患者放松腹部，调匀呼吸，医者持针垂直刺入，缓慢向深部送针，刺入 3～4 寸，进针深度突破腹膜，不提插捻转，针感以局部酸胀并有揪痛感为度。

主治：便秘，慢性结肠炎。

（7）气海

针法：令患者针刺前排空尿。取仰卧位，嘱放松腹部肌肉，调匀呼吸。垂直进针，缓慢送针，送针时若遇阻力应缓缓下压，勿强行穿过。若针下有涩紧感可稍作上提，略变方向再刺，不可强力捻捣，以免伤及肠管。针刺深度达 3～5 寸。针感为酸麻胀样先达脐上，再向小腹、会阴后及尿道放射。注意：凡尿潴留、肠梗阻等患者禁刺。

主治：子宫脱垂，胃下垂，结肠炎等。

（8）关元

针法：针刺前排尿，取仰卧位，放松腹部，针尖垂直或略偏向会阴，轻捻缓进，针刺深度达 3～5 寸。针感为酸麻胀，自下腹部放射至会阴部或外生殖器。

主治：胃下垂，阳痿，功能性不射精，遗尿等。

（9）归来

针法：针刺前排空膀胱。取仰卧位，针尖略朝向会阴部方向直刺，深 3～5 寸。动作要轻缓，可略作捻转。针感为酸胀麻，放射至小腹两侧、腹股沟、会阴部和尿道。

主治：慢性前列腺炎，前列腺增生，慢性盆腔炎，阳痿，功能性不射精，遗尿等。

（10）秩边

针法：患者取俯卧位，针刺方向，可根据不同针感要求，采取垂直刺，或偏向骶椎侧刺，或向会阴方向刺，均应缓慢压进，深 4～7 寸，勿刺伤腹内器官。可有 4 种不同针感：①麻胀感向足跟放射；②酸胀麻向前阴或外生殖器放射；③酸胀向肛门放射；④酸胀向小腹部放射。

主治：因针感不同，治疗病症各异。①肌萎缩，下肢瘫痪，坐骨神经痛；②遗尿，阳痿，功能性不射精，压力性尿失禁；③慢性前列腺炎，前列腺增生，脱肛；④子宫脱垂等。

（11）大椎

针法：取正坐位，头略向前倾，充分暴露背部。大椎穴进针，沿皮透刺，进针4～5寸。亦可取0.30mm×0.75mm毫针2枚，先从大椎刺至至阳，再由至阳刺至身柱。以提插法导出针感沿脊柱向下放射。

主治：慢性荨麻疹，过敏性皮肤疾病，癫痫。

（12）志室

针法：患者取俯卧位或正坐位，芒针从志室穴刺入，平透至命门穴，进针2.5～3寸，使针感放射至下肢。

主治：腰椎间盘突出症、腰椎增生病等。

（13）大肠俞

针法：患者取俯卧位，芒针从大肠俞穴刺入，呈45°深透至触及椎体，进针2.5～3寸，使针感放射至下肢。

主治：腰椎间盘突出症、腰椎增生病、慢性结肠炎等。

2. 经外穴

（1）肩背

定位：斜方肌上缘中部，肩井穴前1寸。

针法：患者取侧卧位，针尖向后下方，相当于第2、3胸椎侧面刺入，捻转慢进。深3～4寸。感应为局部酸麻胀，并可向后背放射。

主治：颈肩综合征、颈椎病等。

（2）阴海

定位：在髌骨内侧膝上5寸，即血海穴上3寸，骨边陷中处。

刺法：仰卧，向膝部捻转刺入，朝血海方向缓缓进针3寸左右，应用颤动手法使出现明显向下传导的针感后取针。

主治：静脉曲张。

（3）胃上

定位：脐上2寸，旁开4寸。

针法：仰卧，令患者充分放松腹部，调匀呼吸，针尖向神阙或天枢方向斜刺，进针3～4寸，针感向下腹部放射。

主治：胃下垂。

（4）子宫

定位：脐下4寸，旁开3寸。

针法：仰卧，令患者充分放松腹部，调匀呼吸，进针后斜向会阴部（曲骨穴）透刺，进针3～4寸。针感向会阴部及外生殖器放射。

主治：子宫脱垂、妇女不孕症、子宫肌瘤。

（5）膝下（髌中）

定位：膝部，当髌尖下缘髌韧带处。

针法：取正坐或仰卧位，伸腿呈 135°，摸准穴区之凹陷处，针尖朝向委中穴方向刺入，缓缓送针 3～4 寸，不宜刺穿委中穴。略做提插，使酸胀针感扩散至整个膝部。

主治：膝骨关节病、转筋。

（二）操作方法

芒针，我多采用（0.30～0.40）mm×（75～150）mm 的针具。

临床上选穴宜少而精，一般仅选 1 个，多与其他针法的穴位组合配方，或为主穴，或为配穴，视病症而定。在应用时，强调要具体掌握局部解剖特点，并应根据毗邻脏器的局部特点施术，施术时手法要灵活，轻捻缓进，利用针体自身的弹性，缓缓下压，使良好的感应随针体上下趋行，切忌粗暴刺入及捻转幅度过大，并注意观察患者面部表情，达到理想针感一般即可出针。尤其是脘腹部穴位深刺时更不宜留针。同时，一定要求患者密切配合，尽量放松肢体，调匀呼吸，平稳情绪。芒针针法如下。

1. 进针　芒针针具较长，进针时必须双手配合，右手为刺手，左手为押手，越长的芒针，押手的操作越重要。针刺时，刺手的姿势为执笔姿势，即用拇指、示指、中指第一节挟持针身下部，用环指抵住针身，押手持针柄，使针尖抵触穴区皮肤，利用刺手指力和腕力下压，押手配合，两手同时用力，刺捻结合，迅速透过皮表，进入穴内。

2. 送针　同样要求两手配合，轻捻缓进，送针至所需的深度。因穴位和病症不同，送针的方式亦异，分直刺、平刺、斜刺、弯刺 4 法。

（1）直刺：多用于腹部及四肢肌肉丰厚处，宜轻轻压进，如遇阻力或患者有不适感，应略变换方向再刺。芒针刺法，直刺是最易发生意外的，故必须手法轻柔，严格遵循操作要求。

（2）斜刺：多用于腰背部，可呈 30°～45°刺入。

（3）平刺：多用于透穴，即进针后沿皮送针，角度应小于 15°。如过深或遇阻力，可变换针尖的方向或角度再刺。本法最为安全。

（4）弯刺：又称弯相刺法，为芒针特有刺法，是根据穴位的不同解剖情况而灵活掌握的，多用于某些特殊穴位如天突等。一般以押手之拇指按压应变弯之处的针体，使在送针过程中发生弯曲。由于弯刺法是针体在穴位组织结构内暂时变形，故须选用新的质量好的针具，在留针时，则要求患者严格保持原有体位。

3. 行针　芒针刺到一定深度后，为了加强得气感应，应加以运针。运针时采取押手与刺手的灵活配合：刺手以拇指对中、示指挟持针柄，前后小幅度快速捻转；而押手示指宜轻轻向下循按针身，如雀啄之状。为扩大感应，提插范围可略大，动作宜配合默契，要求频而细、轻而柔，不可损伤脏器或引起患者的不适感。为了操作安全一般不采用提插法，而是采用呼吸、捻转、徐疾补泻等手法。如嘱患者吸气，同时术者拇指向前用力,出针时快速出针,疾按针孔为补,反之为泻。捻转手法要轻巧,幅度在 180°～360°,左右交替,不能一直向同一方向捻转,防止肌纤维缠绕针身,增加患者的疼痛。若患者不能配合或有精神意识障碍时,则要有助手配合操作。

4. 出针 芒针多不留针,透穴可适当留针 20～30 分钟。出针时,亦需刺手和押手配合,要注意使针身保持一条直线,顺刺入的方向缓缓退出,不要弯曲或硬行拔出。用消毒干棉球按压针孔片刻。取针后,宜令患者在诊室内休息一会儿后离开,以防不测。

附 针 法 视 频

目前针法往往与刺法或手法混为一谈,其实不然。著者认为所谓针法,是指不同针具所使用的技术,包括传统的也包括现代的(如激光针),甚至也包括民间的(如杵针);包括刺入肌肤的,也包括不进入肌肤的。本视频选入:

电针法(疏密波法),耳针法(放血法,贴压法),穴位注射法(眼穴注射法、背俞穴注射法),皮肤针法(轻叩法)6 种。

▶ **视频 1**

针法视频

请扫码观看视频

第二节　刺法——不拘一格

刺法,一般是指毫针的常规刺法和特殊刺法。通过多年来的临床实践,我在急难病症,特别是现代难病的治疗中,在刺法的运用上积累了一定的经验。

一、毫针透刺法

透刺法是将毫针刺入穴位后,按一定的方向透达另一穴(或几个穴)或另一部位的刺法,是影响针刺效应和提高治疗效果的重要手段。《灵枢·官针》提到:"合谷刺者,左右鸡足,针于分肉之间,以取肌痹",是指针刺入肌内,向不同方向透刺,形如鸡爪的刺法,这实际上是一种多向透刺法。透刺法多用于透穴,透穴之名始见于元代王国瑞所撰的《扁鹊神应针灸玉龙经》:"头风偏正最难医,丝竹金针亦可施。更要沿皮透率谷,一针两穴世间稀",这是针刺丝竹空透率谷治疗偏头痛的针法。《玉龙歌》中还记载了口眼㖞斜和鹤膝风的透穴针法:"中风口眼致㖞斜,须疗地仓连颊车""红肿名为鹤膝风,阳陵二穴便宜攻。阴陵亦是神通穴,针到方知有俊功"。我在半个世纪的临床实践中,常用透刺法治疗深痼之疾,认为透刺法更能增强刺激量,使针感容易扩散、传导，起到分别刺两穴（或数穴）所不能起的作用。

（一）浅透刺法

浅透刺法又称横透针法，是指针尖与皮肤呈 10°～20°，从一个穴位透向 1 个或 1 个以上穴位，多用于病位表浅或肌肉浅薄部。浅透刺法在临证时我多用于头面及胸背部任脉、督脉穴位。

1. 平行浅透　指应用 2 枚或 2 枚以上毫针在邻近穴区进行平行对应透刺，可加强邻近经脉的联系，促进经络气血的运行，意在起到一经带多经、一穴带多穴的整合作用。本法多用于眼周穴，如攒竹透上睛明（上睛明位于眼内眦角上约 0.2 寸，眶上缘内方）、阳白透鱼腰等。

操作：取 2 枚 0.25mm×40mm 一次性毫针，分别从攒竹上 0.5 寸处沿皮透向上睛明、阳白透向鱼腰形成平行之势，进针时针体与前额呈 10°缓缓沿皮向下刺至另一穴区。在透刺过程中，医者可以用左手拇指、示指略撮捏局部肌肤，以助顺利进针。进针时如出现疼痛或有阻力，可稍退针并略改变方向再进针。平行浅透是否成功，不仅要求两针均透刺至目标穴，还需以脉冲电接通两侧针柄，用疏密波，频率为 4Hz/20Hz，观察患者额肌出现节律向上收缩的现象，即为平行浅透成功，如不出现该现象，则应当再行调整。

本法适用于多种难治性眼肌病症，如动眼神经麻痹、眼型重症肌无力、眼肌痉挛等。

2. 交叉浅透法　指应用 2 枚或 2 枚以上毫针在透刺时进行交叉的刺法，可扩大刺激面，增加作用于病变部位的效应强度和刺激量。交叉浅透具体可分为两类，一类为针尖相交，另一类为针柄相交。

操作：针尖相交法，如太阳透角孙、率谷透角孙，取 0.25mm×50mm 毫针 2 枚，分别从太阳沿皮透向角孙，率谷透向角孙，使两针尖在角孙处相会。具体方法：先从太阳直刺进针，破皮后将针调整至呈 15°沿皮继续推进约 40mm；再从率谷同法向角孙透刺。急性期刺激强度要大，留针时间长；缓解期刺激强度小，留针时间短。另一类为针柄相交法，如丝竹空透鱼腰、丝竹空透颧髎。取 0.25mm×40mm 毫针 2 枚，一枚从丝竹空沿皮横透鱼腰，另一枚从丝竹空向下透颧髎，两针柄形成十字交叉。先从丝竹空沿着眉梢向鱼腰方向透刺约 30mm，再从丝竹空向下透刺颧髎，行小幅度提插捻转，促使针感在面颊区扩散。再用电针夹住两针柄交叉处，采用疏密波，频率为 4Hz/20Hz，以出现施针局部肌肉上下抽动为度。该法用于常规针法效果不佳者，透刺面积可涉及眼轮匝肌、额肌和颧肌等面部大部分表情肌。疏密波电针具有兴奋肌肉作用，有助于麻痹的肌肉康复。

针尖相交法多适用于治疗偏头痛、眶上神经痛；针柄相交法多适用于周围性面神经麻痹，尤其是难治性周围性面神经麻痹。

3. 接力浅透法　是指以 2 枚或 2 枚以上毫针在同一经线上行连续浅透的一种刺法。本法重在导引经气传导，疏通瘀滞之经络，使营卫气血得以流通。本法可用于任督二脉，即从一个穴位透达另一穴后，再从此穴位透向另一穴位，此法可连续透

3 个甚至数个穴位，如大椎透身柱，身柱透至阳。

操作：患者取俯卧位，针刺时采用 0.30mm×75mm 芒针，先从大椎穴以 45°刺入约 25mm，反复提插至得气，退回皮下再平刺向下透向身柱穴，另取同型针具以同法再从身柱透至阳，要求患者感觉有一股酸胀之针感循经下行。要熟练操作芒针长距离透刺之法，须掌握进针要快、送针要缓、方向要准的原则，通过接力透刺，意在清诸阳之瘀热。

本法多适用于治疗顽固性皮肤病，如慢性荨麻疹、慢性湿疹等。

4. 多向浅透法   是指刺入一穴后，行不同方向反复透刺的一种针法，是对《黄帝内经》"鸡爪刺"的一种继承和发展。本法多用于面部穴位、背部穴及四肢穴。如四白穴多向透刺，分别朝地仓、颊车、下关透刺，又如天宗穴呈鸡爪样多向透刺等。

操作：取 0.25mm×50mm 毫针，先从一个穴直刺，提插或捻转得气后，退回皮下后朝一个方向的穴位透刺并行针得气，再将针缓慢退回原穴皮下，调整方向朝另一个方向的穴位透刺。在透刺过程中，可如上法连续透刺，也可间断透刺，即先透一穴至得气，留针 5～10 分钟，再透刺另一穴。多向透刺形如鸡爪，通过反复运针使患者产生强烈针感，是一种加强刺激的方法。

本法适用于乳腺增生、肩周炎、周围性面神经麻痹及面积大而又表浅的肌表疾病，如带状疱疹、股神经炎等病症。

（二）深透刺法

临床上一般多用上述浅透法。但值得一提的是，躯体某些穴位浅刺难以得气，深刺又恐损及内脏。我主张对一些深痼之疾，用深透刺法，更能增强刺激量，针感容易扩散、传导，起到分别刺两穴（或数穴）所不能起的作用。用深透刺法既可催气导气，又免于发生意外，施术颇为安全。

深透刺法，是指从一个穴位针刺达到安全的极限深度并透向另一个穴位或部位，多用于病位较深或肌肉丰厚处的病症。在临证时深透刺法多用于腰臀部、颈项部、四肢及背俞穴。

1. 耳周深透   是指在耳周的某些穴进行深透以提高疗效的一种刺法，如完骨透听宫或听会、下关透听会或听宫等。在针刺完骨透听会、下关透听会两对主穴时，尽力使针感进入耳内。

操作：完骨透听会时，取 0.30mm×75mm 毫针，针尖与颈部呈 60°，从完骨穴进针，针尖方向斜向同侧听会缓慢透刺 50～65mm，如进针时出现疼痛或阻力，可退针略调整方向再进针，进针后行小幅度提插捻转至得气。下关透听会时，取0.25mm×40mm 毫针，以 45°从下关穴进针，针尖朝向听会穴方向进针约 30mm。同样，如遇阻力，退针，略改变进针方向，使针感朝向耳深部。此法操作的关键是透刺至目标穴，尤其是完骨透听会，所选针具至少应长 75mm，这样针尖才可能到达听会穴附近，针感为麻胀感放射至耳内、头顶或耳后方。

本法可用于治疗耳鸣耳聋、中耳炎、乳突炎等。

2. 背俞深透   是指背俞穴透刺夹脊穴的一种刺法。在相应的背俞穴进行深透刺，刺激背俞穴能够疏通脏腑经络，促进血液循环，调节神经内分泌功能，从而达到治疗疾病的目的。

操作：患者俯卧位，取 0.25mm×50mm 毫针，在背俞穴外侧约 15mm 处进针，呈 45°~60°向夹脊穴方向深透约 40mm，使局部产生强烈针感或向胸腹部放射。针刺时，斜刺角度不可过大，以免刺入胸腔引发气胸。另外，当患者感受到放射性触电感时应立即停止进针并提针少许，注意观察患者反应。此种深刺法，并非所有穴位、所有病症都适用，而应据部位和病症而施，并且操作者需熟悉解剖位置，以避免意外事故的发生。

本法可用于治疗冠心病、哮喘、带状疱疹、腰椎间盘突出症等。

3. 臀部深透 是指在背臀部肌肉丰厚处的穴区向腹部穴区深透的一种透刺法，如秩边、中髎俞、白环俞透气冲或归来。

操作：秩边穴透刺法，令患者取俯卧位，取 0.30mm×125mm 或 0.30mm×150mm 毫针刺入双侧秩边穴，与皮肤呈 85°向下向内侧缓慢刺入 100~140mm，至针感向会阴部放射，如无此针感，可略变换针尖方向或反复提插探寻，直至获得满意针感。然后做小幅度提插加捻转手法约 1 分钟，以加强和维持针感。注意针感不可过强，以患者感觉明显且可耐受为度。中髎俞、白环俞透刺法，取 0.30mm×100mm 毫针，直刺进针，缓慢深刺，直至针感向会阴部放射。本法取效的关键是直达病所，除了气达病所，还要针达病所，针具要选用至少长 100mm 的毫针。另外，由于解剖上的个体差异，在深刺过程中，往往会出现针尖遇到不同程度阻力的情况，此时应根据情况分别处理，如为筋膜韧带之类的软组织，可稍加指力穿透；如为骨组织，则应当变换进针方向，反复探查之后进入。另外，在针刺过程中，要不断保持和加强这种气至感应，需间隔运针维持针感。

本法多用于治疗慢性前列腺炎、前列腺增生及遗尿、阳痿、压力性尿失禁、尿道综合征等泌尿生殖性疾病。

4. 膝部深透 是指在膝部某些穴进行深透刺的一种方法，如膝前（膑中）透委中，主要选取膝前部的膝前穴（髌骨下缘下 0.3 寸）。

操作：膝前穴针刺时，先令患者正坐，将患膝略前伸约呈 135°，取 0.30mm×75mm 毫针，与皮表呈 90°直刺，向委中穴方向缓慢进针 50~65mm，略加小幅度提插捻转，使关节内有明显酸胀感。针膝前穴时，针具宜长，坐姿要正确，否则不易进针至所需深度。

本法适用于膝骨关节炎、膝关节扭伤、类风湿关节炎等。

（三）体会

透刺一方面可沟通多条经脉，加强经脉之间的联系，另一方面刺激量大，针感容易扩散及传导，可起到分别针刺两穴所不能起的作用，故具有取穴少而刺激量大的优点，对一些难治性疾病疗效明显，通常仅选 1~2 个主穴，2~3 个配穴。如顽固性皮肤病、耳鸣、耳聋等病症，以督脉穴浅透刺或耳周深透刺为主。取穴精而少，运用恰当可起到事半功倍的作用。

1. 据症而用 《灵枢·九针十二原》指出："凡用针者，虚则实之，满则泄之，宛陈则除之，邪盛则虚之。"《灵枢·经脉》亦称："盛则泻之，虚则补之，热则疾之，寒则留之，陷下则灸之，不盛不虚以经取之。"透刺法同样要遵循这些原则，进行辨证施治。根据疾病证候的寒热虚实和病情的轻重缓急，选择透刺的浅深、方向的纵横、针刺手法的强弱，通过针刺手法变通来治疗疾病。

2. 注重操作 透刺法操作时，需根据局部解剖特点及比邻脏器的特点施术，施术时手法要轻柔、灵活。浅刺时，由于针在浅表处，难以进行手法操作，捻转时容易缠针引起疼痛，切忌强求行针得气，应适可而止。在深透刺时，顺应针体的弹性，缓缓下压，使针刺感应随针体上下趋行，切忌粗暴刺入及大幅度提插捻转。操作对更要熟悉局部解剖，避免意外事故。

3. 一穴多用 临证时，同一穴位采用不同的针刺方向，激发针感，控制针感向病变部位传导，可以用来治疗不同的病症。如秩边穴垂直向下深透刺可治疗下肢疼痛、瘫痪；斜透刺向前阴部或下腹部可治疗泌尿、生殖系统病症及妇科病症。

4. 针达病所 透刺既要重视气至病所，也应重视针达病所。气至病所的经气具有循经性与双向性，而针达病所的经气具有直达性与扩散性。针达病所是气至病所的发展与延伸。如耳周穴深透刺治疗耳部疾病时，透刺完骨或下关穴，通过调整针具的方向、深度、角度，使针感放射至耳周的同时，透刺的针尖也要到达病灶附近，这样有利于调节病变部位功能，激发相关经穴功能。

5. 相辅相成 在应用透刺时，需配合其他方法，做到相辅相成。一是在应用透刺时，重视其他针法的配合，如治疗眼肌痉挛时，以平行浅透刺为主，要求接电针时额肌有节律向上提为度，这样可扩大针刺感应面，使针感易向病灶部扩散传导，达到治愈疾病的目的；二是选择非透刺穴的有机配合，如督脉接力透刺，配合膈俞刺络拔罐和血海、曲池等有效常规穴针刺，更能提高疗效，缩短疗程。

二、毫针多针刺法

多针刺法即同一穴位或部位，每次针 2 枚或 2 枚以上毫针的刺法，即包括古代的傍针刺法、扬刺法、齐刺法，也包括现代的丛刺法、排刺法及围刺法等。下面是我常用的几种方法。

（一）齐刺法

本法源于《黄帝内经》，如《灵枢·官针》云："齐刺者，直入一，旁入二。"即在所选的穴位，先直刺一针，再在两旁各刺一针，此法可加速得气，并能增强局部的刺激。在临床上我略有发挥：一是在采用传统之法，不拘泥于针数和针距；二是应用双针并刺或同刺法。方法如下。

1. 对传统齐刺法的发展 一般病症中，我多用于痛点或压痛点较为局限的病症，如急性腰扭伤、梨状肌损伤等。针数可据症而定，可以是三针也可以是二针。在眼病中，我则多用于动眼神经麻痹、结膜结石症等。如在上明穴施齐刺法，对动眼神经麻痹有较好疗效。具体刺法为：取 0.25mm×25mm 毫针，先在上明穴刺一针，深约 20mm，再在旁开各 0.2cm 处刺一针，针深 15mm 左右。曾治 1 例患者，因颅内肿瘤手术引起右眼动眼神经麻痹，经西医治疗半年，未见效果。就诊时，右眼完全闭合，不能睁开，眼球固定难以转动，瞳孔散大。先以透刺之法，治疗月余，未效。改用齐刺法，针刺 1 个疗程（3 个月）后，眼可睁开 2/3，眼球可向内及内上转动，瞳孔明显缩小。而在额部，我在上攒竹刺一针平透至上健明，再在阳白刺一针，向下平透至鱼腰，此二针即形成齐刺之势，用于治疗多种眼肌病多能见效。

注意，在齐刺时，不宜针之过深，操作亦要规范。另外，对局部发生过骨折等局部损伤而引发组织结构变异者，尽量不用本法，以免发生前房积血等意外。

2. 双针齐刺法 有两种。一种为单手操作，将双针并在一起同刺入穴，以增强得气感应，提高疗效。如面肌痉挛一症，我针刺新明 1 穴，促使针感向面颊部放射，有即时效应，但不能持久。后采用双针齐法，不仅即时作用明显，还多可持续减轻或消除面部肌肉的抽搐。操作如下：取 0.25mm×40mm 毫针 2 枚，并在一起，以拇指、示指持之，在新明 1 穴向颧骨方向快速刺入约 1.2 寸，反复提插探寻至得气感向面颊放射，再从牵正穴斜向新明 1 穴方向刺入 1 针，使 3 枚针的针尖相交，反复运针，多能起到即刻控制面肌抽搐之效。另一种为左右两手，各执一针，选好穴位后，同时进针，同时送针至得气，同时运针。注意，在操作过程中，双手进针、送针的速度，以及运针的力度、幅度、频率均需保持一致。这要求操作者手法熟练，具有较好的功底。本法我多用于腰臀部和腹部的穴位，如腰痛之取双侧大肠俞，坐骨神经痛之同时针患侧之秩边与环跳，便秘或慢性结肠炎之同取天枢等。本法对增强针感和提高疗效有一定作用。

（二）丛刺法

丛刺法亦称五瓣梅花刺法，是一种由古代扬刺法发展而来的以多针集中刺某一穴点或特定部位治疗病症的方法。《黄帝内经》记载："扬刺者，正内（纳）一，傍内（纳）四而浮之，以治寒气之博大者也。"具体操作为：在正中先刺一针，上下左右各刺一针，五针浅刺，治疗面积大而浅的寒痹。在临床上，我不拘泥于此，包括针刺的数量和深浅，强调应当据症而施。分为以下两法。

1. 浅丛刺法 一般选用 0.25mm×13mm 毫针 5～10 枚，取准穴位后，根据穴区的大小，可以先在中心刺 1 枚，略深达肌层，至针能垂直于表皮；再在四周密集布针，浅刺至皮下，针体呈下垂即可。本法多用于面肌痉挛之抽搐点，亦可采用牵正穴丛刺。留针时间可略长，约 45 分钟。

2. 深丛刺法 一般选用 0.25mm×（13～25）mm 毫针，多选激痛点，如三叉神经痛，多在扳机点丛刺，也可取压痛最明显部位。多用数针集中一点平行刺法，深度按部位有所不同，但均需刺入较深的部位，出现得气感应更好，如三叉神经痛的扳机点，最好有酸麻感放射。

总之，我发现运用深浅丛刺法治疗三叉神经痛和面肌痉挛可以收到很好的疗效。

（三）围刺法

围刺法也是多针刺法之一，与上述丛刺法不同的是，丛刺法是直击病灶，在病灶点针刺，而围刺法则是包围病灶，在其四周针刺。因此，围刺法范围更大，用针更多。针具的长短、粗细、多少，一般根据病症而定。如带状疱疹，就依疱疹在皮表上的分布而定。我在眼病治疗中，用围刺法治疗内分泌性突眼症或其他原因引起的多条眼肌麻痹的患者，也获得了明显的效果。如最近一例老年女性患者，曾于7年前因动眼神经麻痹在我处治愈。2周前，突然出现双眼不能转动、复视等症状。经磁共振及 CT 等多项检查，未发现脑及眼内有异常病变，外院诊断为双侧眼肌麻痹。查：双眼瞳孔略大、对称，眼球不能上下左右转动，固定于中间。取 0.25mm×25mm 毫针，上以上明穴为中点，下以承泣穴为中点，上下左右各布数针，针深 0.5～0.8寸，另配风池、天柱二穴。留针30分钟。首针后，双侧眼球即出现松动，能小幅度向上下及内侧活动。因患者居于江苏昆山，往来不便，嘱其每周治疗2次。经10次治疗获愈。

（四）排刺法

排刺法是用3枚或3枚以上毫针按一定距离排成线状进行针刺的方法。曾有安徽针灸工作者用此法加脉冲电刺激治疗小儿麻痹后遗症的报道，并将其称为电排针。本法我多用于减肥、难治性周围性面肌麻痹及其他周围性神经病变。难治性周围性面肌麻痹以口轮匝肌及额肌最难恢复，在此肌群排刺，多有效果。另，曾治一例左侧下肢剧烈麻痛患者，其下肢外侧出现条线状麻痛数月，经用多种方法检测未发现异常，服药未见效果。我根据其麻痛是沿胆经线路走向足底，就采用排刺法，每次在麻痛区间间隔1寸左右进行排刺，再另加阳陵泉等穴，针刺2次后，症状明显减轻。治疗1个疗程，症状完全消失。

三、毫针针向刺法

我在临床中发现，在进针过程中，把握好针刺方向，确有助于提高疗效。可以分为以下两类。一类是在不同的穴位，或因病症虚实，以迎随补泻之法，决定针刺方向；另一类是按病位所在，决定针刺方向，如腕踝针刺法。我体会较深的则是另外二类。一为单穴多针向刺法，即同一个穴位，通过采用不同的针刺方向，促进、激发针感的传导，并控制这种针感向疾病方向传导，可以用来治疗不同的病症。二为多穴单针向刺法，即据病症选多穴治疗，各穴针刺时，其针向朝同一病位。具体介绍如下。

（一）单穴多针向刺法

本刺法，我在临床上多用于以下穴位。

1. 新明穴 是20世纪70年代一位眼科工作者在自身实践中发现的新穴，用于治疗眼底疾病，其针感强烈，具有益气、化瘀、明目的作用。其中新明1穴，位于耳垂后皮肤皱纹的中点，翳风穴前上 0.5 寸。此穴不仅对各种眼病有明显疗效，而且对面肌痉挛、三叉神经痛亦有满意疗效。治疗的关键在于针刺方向的不同：在治疗眼底病时，其针刺方向朝向目外眦，使针感向颞侧或眼内传导。治疗面肌痉挛或面神经麻痹时，其针刺方向需朝向鼻尖，进针后，如为面肌痉挛，可采用中等力度的以提插为主捻转为辅的平补平泻之法；对病程长的难治性面肌瘫痪，则宜采用反复小幅度快速的提插捻转补法，均促使针感向面部传导。治疗三叉神经痛时，针尖宜朝向疼痛的神经支，进针后，通过反复大幅度提插泻法，使针感向病所放射，往往能较好地控制剧痛。

2. 内关穴　是手厥阴心包经之络穴，具有沟通表里的作用。金代针灸名家窦汉卿在《针经指南》一书中说："络穴正在两经中间……若刺络穴，表里同治。"说明内关穴是一个治疗范围较广，疗效较为明显的穴位，也是我喜用的穴位之一。临床发现，除了选准病种、确定位置，以及运用适宜的刺激量，掌握针刺方向也十分重要。据我的经验，内关的针刺方向有 3 个，一是垂直刺入，主要用于脘腹部病症，以局部沉胀的得气感为主。注意，不可刺之太深，如出现凉麻感或触电感向手掌或指间放射，宜略向上提针尖或变换针尖方向。二是针尖呈 45°向肩臂方向刺入，采用轻行气手法（详见下节），使针感向肘、肩乃至胸前区放射。本法多用于治疗胸部心脏疾病。三是向指尖方向刺入，宜使针体与表皮呈 30°快速刺入，缓缓送针，并施轻行气手法，使酸胀针感往腕、掌部放射。本法配大陵治疗腕管综合征有较好的效果。

3. 大椎穴　属督脉与六阳经之会，有升阳、益气、泻热、补虚等多方面的功能。我发现，要充分发挥这些功效，与针刺方向关系颇为密切。如防治感冒、退热，针尖微向上直刺；治疗颈椎病，针尖略向下斜刺，两者均可刺 1.2～1.4 寸。针感，前者以局部胀感为主，后者宜向下或一侧上肢放射。如治疗顽固性皮肤病，则如前所说，芒针针尖贴皮下，向下平刺，进针 2.8 寸左右，使针感可直达腰骶。

4. 风池穴　由于其属足少阳经，是足少阳和阳维之会，而肝与胆互为表里经，肝与目的关系密切。同时，风池穴虽位于项后，但与甲状腺前后相对，有近治作用，是治疗甲状腺功能亢进的验穴。对甲状腺功能亢进引起的突眼症，也多取该穴。《通玄指要赋》云："头晕目眩，要觅于风池。"所以该穴可治疗眼底病、偏头痛、颈椎病及甲状腺功能亢进引起的突眼等多种病症。但在针刺时要强调它的针刺方向。

如治疗眼底病时其针刺方向为同侧正视的瞳孔，针感放射至头额部或眼部；治疗偏头痛时，针刺方向为朝向目外眦，使针感放射至同侧颞部；治疗甲状腺功能亢进时，针刺方向为朝向下颌部或口鼻部，使酸胀感充满整个颈部；治疗颈椎病时，针刺方向为朝向对侧风池，针感放射至颈枕部。注意，治疗不同病症时，针刺方向各不相同。

5. 天柱穴　是足太阳膀胱经穴，位于颈后部，横平第 2 颈椎棘突上缘，斜方肌外缘凹陷中。其主治范围较广，据古文献记载，涉及头、目、颈、肩、咽及肢体达 20 多种病症。我在临床中也常用此穴，在针向刺法上，积累了一定经验：针尖朝向眼球正视方向刺入，应用手法，促使向前额或眼区放射，多用于各种眼病和前头痛；针尖垂直刺入，出现向颈肩部扩散的沉胀感，用以治疗颈椎病和颈肩综合征；针尖向咽喉方向刺入，得气后，使针感向前颈部传导，用于甲状腺结节等疾病。

风池穴和天柱穴在针刺方向和治疗疾病上有相同之处，所以我常同时取用。

6. 秩边穴 为足太阳膀胱经的穴位，位于臀部，可以健腰腿，利下焦。我多用其治疗坐骨神经痛、前列腺增生、遗尿、梨状肌损伤等病症。但不同病症，在施治时，掌握其针刺方向十分重要。本穴多选用 0.30mm×（100～125）mm 毫针。治疗坐骨神经痛时，针刺方向为垂直向下直刺，通过提插捻转的手法，使针感向下肢部传导；治疗梨状肌损伤时，针刺方向略向四周散刺，即进针后在肌层内向不同的方向反复进针退针，使针感传向整个臀部；治疗前列腺增生和遗尿时，针刺方向须斜向内侧深刺（4～4.5 寸），通过提插捻转的手法，使针感向下传至会阴部。

（二）多穴单针向刺法

多穴针向刺法，我常用于眼病、耳病、膝病、心病、腹病等。具体用法如下。

1. 眼病 一般选用后颈部之天柱（或上天柱）、风池，耳后之新明 1，头部之头临泣、目窗，额部之阳白、攒竹，颊部之四白，眼部之睛明、承泣、球后，以及下肢之光明、行间。其针刺方向，均朝向眼区或眼内。本法适用于治疗青光眼、黄斑变性、视神经病变等多种难治性眼病。

2. 耳病 多取耳后之完骨、翳风，耳前之耳门、听宫、听会，颊部之下关，颞部之率谷等。其针刺方向，均朝向耳部或耳内。本法适用于各种原因所致的耳鸣、耳聋。

3. 膝病 多取膝上之血海、梁丘，膝部之犊鼻、内膝眼，膝下之阳陵泉、阴陵泉等。其针刺方向，均朝向膝部或刺入膝内。本法适用于治疗膝骨关节病等多种膝部病变。

4. 心病 一般选用背部之心俞、厥阴俞，胸前之膻中，前臂之郄门、内关等。其针刺方向，均指向心脏。本法适用于冠心病、心绞痛、心律失常等多种心脏疾病。

5. 腹病 因部位和病症的不同又可分上、中、下三个部分。上腹，以胃脘病为主，如胃及十二指肠溃疡、慢性胃炎等，多取背部之胃俞、脾俞，腹部之中脘、梁门，以及上肢之内关和下肢之足三里等；中腹，以肠腑病为主，如各种慢性结肠炎、便秘等，多取腰部之三焦俞、大肠俞等，腹部之天枢、气海、关元等，下肢之上巨虚、足三里等。下腹，以泌尿生殖系统病症为主，如多种原因所致的尿失禁、前列腺病变等，多取臀部之秩边、白环俞等，下腹部之中极、曲骨，下肢之阴陵泉、三阴交等。在治疗上述腹病时，均根据不同部位选穴，针刺方向一律朝向上腹、中腹或下腹等不同病位。

在应用多穴针向刺法，有两点值得注意：一是掌握好针刺方向，尽量使不同的穴位针尖朝向同一部位；二是运用下节提到的气至病所手法，尽可能促使得气的感应向病位放射。本法如运用得当，确可提高临床效果。

四、头皮针刺法

头皮针刺法，又称头皮针法和头针法，它是应用毫针通过对头部特定区域进行刺激的一种方法，既是一种疗法，也属于一种刺法。头针刺法，不仅取穴组方有它自己的特点，刺法上也有明显特色。它和耳针法、腕踝针法等一样均可以归属为微针刺法。在临床上头针刺法，是我用得较多的一种刺法。

头皮针刺法，最早见于 20 世纪 50 年代初，浙江、陕西、山西、上海等地都有医家提出，但各有自己的特点。以 20 世纪 70 年代山西省稷山县焦顺发提出的头针，在国内外影响最大，流传最广。之后，经过针灸工作者的反复研究，集中各家之长，制订了《中国头皮针施术部位标准化方案》（下称标准头皮针），已在国内外推广。目前国内的头皮针流派，除了上述提到的焦氏头皮针和标准头皮针之外，比较公认的还有林学俭头皮针、方云鹏头皮针、朱明清头皮针和于致顺头皮针。在 40 多年的实践中，我逐步形成了自己的特点。现具体介绍如下。

（一）重手法行针与电刺激结合

头皮针操作，通过长期临床我总结为 3 个步骤。

1. 快速进针和送针　由于头皮组织比较敏感，为了减轻甚至防止进针疼痛，首先要求快速刺入。即以拇指、示指指尖捏住距针尖 2cm 左右的针体部位，针体与刺激区平行，针尖对准进针点，手腕背屈，使指尖距头皮 5～10mm。然后，执针手腕突然往掌侧屈曲，借助此爆发力，使针尖刺入头皮下组织或肌层。此法需在瞬间完成，且须刺得准，故要反复练习，始能掌握。我一般采用手持针尖，接近穴区，以快捻法破皮刺入。此法，容易刺准穴位，且不会发生疼痛。其次是要求快速推进。与一般针刺进针快，送针慢不同，头皮针在针进入皮下或肌层后，要求快速沿刺激区方向进入帽状腱膜下层并将针送到规定的长度，这个过程宜在 0.2～0.5 秒完成。推针一般以单手推送亦可用双手推进。单手法为一手拇指、示指指尖执住针柄下半部，中指紧贴针体末端，沿皮迅速推进。对初学者或头皮较致密的患者，也可用双手法，为一手拇指、示指挟持针柄下半部，另一手轻捏针体近头皮处，同时推进。在送针过程中如感到疼痛，可稍退针，略变方向再进。

2. 手法补泻与电刺激结合　早期，我一般采用手捻法，即快速捻转不提插。后来发现，本法要求较高，对于旋转频率在 200 次/分以上的要求通常难以达到。而间隔 5 分钟左右进行一次的操作也不容易坚持。后来改为先以手法补泻，再加用电脉冲刺激。

（1）手法补泻：毫针进至所需的深度（长度）后，即可采用手法。头皮针补泻分为进插法（补）和抽提法（泻）。进插法，为针体进到帽状腱膜下层，针体平卧，右手拇、示指紧握针柄，左手按压进针点以固定皮肤，用爆发力向里紧插慢提，即迅速向内用力插入 0.5 寸左右，再慢提至原位，如此反复 5～10 次。

抽提法，同上法持针，采用慢插紧提之法，即缓慢向内插入 0.5～1 寸，又用力提至原位，如此反复 5～10 次。

进插法和抽提法的运用，应视患者体质，以及症情虚实、轻重而定。

（2）电脉冲法：一般用于补泻手法之后。再加用脉冲电刺激，即将各针柄接通电针仪，使用正负极，要求左右对应。用连续波之密波，频率掌握在 5～6Hz。强度以患者可耐受为度。

3. 留针 在通常情况下，手法刺激加脉冲电刺激总时间为 30 余分钟（电脉冲刺激 30 分钟）。我认为对症情较重者，可延长留针时间，如 3～8 小时。曾治疗一例脑缺氧后遗症患儿，不能站立行走，开始用电针法留针 15 分钟未见效，后改留针 1.5 个小时，第一次针刺后即可站数分钟，3 个月后能自行步行 500 米左右。

（二）重不同类型头皮针结合

我经过仔细比较分析发现，在各种头皮针刺法中，除陕西方氏头皮针及上海的汤氏头皮针外，其他几种头皮针流派，其刺激区域的定位均主要依据脑（主要是大脑和小脑）的功能区域在头皮的投影部位。所不同的是在焦氏头皮针基础上，对治疗区域，或引入经穴理论（如标准头皮针），或进行补充和扩展（如林氏头皮针之静区、小脑新区等）；在操作上，或丰富了手法（如朱氏头皮针之抽气法和进气法），或增添了刺法（如于氏头皮针之丛刺法）等。我在多年实践的基础上，通过分析比较，取各家之长。

1. 穴区组合 在头皮针刺激穴区，以焦氏头皮针为基础，增加林氏头皮针的治疗区。这不仅是考虑到焦氏头皮针提出时间较早，在国内外影响较大，更重要的是其治疗区域定位较为简便、容易，适于临床操作。而林氏头皮针的治疗区域，一是在焦氏基础上新增多个穴区，如运动前区、感觉后区、情感智力区、忧郁区、听理解区、声记忆区和视联络区等，特别是发现了小脑新区，如小脑蚓区、小脑半球区等，极大丰富了头皮针的治疗区域，扩大了头皮针治疗的疾病谱。二是对每个区域的范围，从焦氏的线的概念扩展到真正区的概念。如智力情感区，是一条宽度为 1.5 寸的扇形区域，而运动前区则是运动区向前平移 1 寸的整个区域，这为多种刺法的实施，提供了用武之地，从而一定程度上有助于疗效的提高。

举例如下。

（1）视区与视联络区配合。视区为焦氏头皮针刺激区域，位置在枕部，自旁开前后正中线（眉间和枕外粗隆顶点下缘的头部正中连线）1cm 的平行线与枕外粗隆水平线的交点开始，向上引 4cm 直线。视联络区，位于视区两侧，是与视区同高，宽约 2 寸的长方形区域。两个区域合用，我多用于治疗各种原因所致的皮质盲。

（2）运动区与运动前区配合。运动区定位：上点在前后正中线中点后 0.5cm 处，下点在眉枕线和鬓角前缘相交处，两点连线即是。运动前区定位：运动区向前平移 1 寸的狭长区域。两者合取，适用于中风、偏瘫之痉挛性瘫痪患者。

（3）感觉区与感觉后区配合。感觉区定位：运动区平行后移 1.5cm。感觉后区：感觉区向后平移 1 寸的狭长区域。两者合取，适用于头面、肢体感觉障碍较严重的患者。

2. 综合刺法 在刺法上，也综合了各家刺法之长，如焦氏的快速捻转刺法，用于中风、偏瘫；林氏之单针压刺、点刺法和多针接力刺、平行刺、扇状刺、交叉刺法，治疗小儿脑性瘫、多发性抽动症、儿童多动综合征、儿童自闭症、老年性痴呆症、听觉障碍及皮质盲等。另外，于氏之多针丛透刺法也结合应用。在运针手法上则将朱氏和林氏二家之抽提进插法合而为一，融合运用。

举例如下。

（1）快速捻转刺法与压刺法结合。运动区和运动前区配合或感觉区与感觉后区配合时，运动区和感觉区的刺法采用快速捻转刺法，即取 0.25mm×40mm 毫针，将针快速破皮进入帽状腱膜下层并推至所需的深度（长度）。本刺法要求一气呵成，然后进行高频旋转运针。而运动前区和感觉后区采用压刺法，先用特制点穴笔在区域内寻得压痛点，消毒后，以左手示指尖点准进针点，右手拇指、示指执（0.25～0.30）mm×13mm 的毫针，快速用力捻压垂直进针，直抵骨膜。

（2）平行刺法与交叉刺法相结合。视区与视联络区配合时，视区用平行刺法，2 枚毫针在双侧等距离平行刺入同样深度和长度。视联络区用交叉刺法，在两侧区域，分别以 2 枚或 2 枚以上毫针交叉状刺入穴区。

（三）重头皮穴与头穴结合

在头部，除了头皮针特定的刺激区，还分布有大量经穴和经外穴，这些穴位一般称为头穴。在临证时，我常将头皮穴与头穴配合应用，同时采用头皮穴刺法，常取得较好的效果。

1. 穴位组合　头皮穴以焦氏头皮针穴、林氏头皮针穴及于氏头皮针穴为主。头穴的选择则分为两类，一类是与头皮穴邻近的有独特治疗作用经穴和经外穴，如百会、四神聪等。另一类是一些特殊组合的穴位，用得最多的是"靳三针"，即位于头部的组合穴，包括脑三针、智三针、颞三针等。

举例如下。

（1）焦氏头皮针的平衡区配合靳三针之脑三针。焦氏头皮针之平衡区位于沿枕外粗隆水平线，旁开前后正中线 3.5cm，向下引垂直线 4cm。靳氏脑三针，由脑户、脑空（双侧）组成。两者配合，共 5 个穴点。在刺法上，均采用进针至帽状腱膜下层再行平透为基础，再按不同要求操作。治疗小脑病变所致平衡失调、肢体功能障碍、癫痫、眩晕有较好的效果。

（2）林氏头皮针的智力情感区配合靳三针之智三针。智力情感区位置，以前发际后 2.5 寸为后边界，以前发际后 1 寸为前边界，两侧止于运动前区的扇形区域。智三针，由本神（双侧）、神庭二穴组成。组穴时，先取智三针 3 个穴点，然后在左右本神与神庭中点各取 2 个穴点共为 5 个穴点，刺入 5 针，治疗智力低下、精神障碍类病症，如老年性痴呆病、小儿自闭症、脑发育迟滞以及忧郁症、失眠等。

（3）林氏头皮针的听理解区配合靳三针之颞三针。听理解区位置：以大脑外侧裂为上边界，以顶骨结节下缘为基准点向前 3 寸，向下 1.5 寸的一长方形区域，前低后高，与水平线呈 10°～15°。颞三针位置：颞Ⅰ针定位为耳尖直上发际上 2 寸交会处，颞Ⅱ针定位为颞Ⅰ针水平向前旁开 1 寸，颞Ⅲ针为颞Ⅰ针水平向后旁开 1 寸。听理解区取 3 个穴点，针刺 3 针。第 1 针自顶骨结节下缘前方约 3 寸处，向后刺 1～1.2 寸，即听理解区的上缘。第 2 针在第 1 针的下方 0.5 寸，平行向后针刺 1～1.2 寸，即听理解区的中缘。第 3 针在第 2 针下方 0.5 寸，平行向后刺 1～1.2 寸，即听理解区的下缘。3 针间隔 0.5 寸左右，沿皮由前向后，略向上，与水平线成 10°～15°。颞三针，取 3 个穴点，平行刺入 3 针，深 0.8～1.3 寸。本组穴区可治疗中风、偏瘫、耳鸣、神经性耳聋、内耳性眩晕、颅脑外伤后遗症、帕金森病、老年性痴呆病等。

（4）于氏头皮针之顶区配合四神聪（或靳三针之四神针）。顶区由百会、前顶、左右神聪及各向外旁开 1 寸处 6 穴点组成；四神针则由前顶、后顶、百会向左及向右各旁开 1 寸处 4 个穴点组成。我操作时，以百会为中心，向前后左右穴区平透刺。其中，前后透刺用 0.25mm×40mm；左右透刺用 0.25mm×50mm。用于治疗运动和感觉障碍、自闭症、儿童智力发育迟滞、多动症、失眠、多发性抽动症、癫痫等。

2. 刺法特点　头皮针穴与头穴配合应用，有以下几个特点。

（1）一般均采用头皮针常规刺法，即以透刺法为主，以毫针快速刺至帽状腱膜下层，再推进至所需深度。在帽状腱膜下层送针一般无阻力。

（2）根据不同部位和要求，可综合运用上述的多种头皮针刺法。

（3）当头皮针穴与头穴发生交叉重合等情况时，一是要精简合并穴区，形成一个整体，如上述的靳三针之四神针穴与于氏头皮针之顶区进行整合；二是刺法上要注意操作方法，如林氏头皮针之听理解区，为间隔 0.5 寸的针尖略向上由前向后横向透刺 1～1.2 寸，共 3 针；而靳三针之颞三针，则是间隔 1 寸的由上向下平行垂直透刺 0.8～1.2 寸，共三针。针刺时出现多个"井"字交叉，要掌握针体的深度。本法针感较强，对儿童或不能耐受的患者，可减少用针数量，或仅取一侧穴处。

附　刺　法　视　频

刺法，主要指毫针从进针至出针过程中的不同技法。包括传统的技法，也包括在此基础上发展而成的技法。在这方面我多有体会，本视频选入：

进针法（捻刺法、注入法、捻压法）、送针法（慢送法、快送法、针向法），齐刺法（双针齐刺法、三针齐刺法），扬刺法（平扬刺法、直扬刺法），丛刺法（点丛刺法），围刺法（多穴围刺法），排刺法（经脉排刺法、腧穴排刺法），透刺法（平行浅透法、交叉浅透法、接力浅透法、多向浅透法、耳周深透法、背俞深透法、臀部深透法、膝部深透法）。共 22 种。

▶视频2

刺法视频

请扫码观看视频

第三节　手法——气至病所

早在《黄帝内经》中就提出"气至而有效"，表明了气与效的关系。当然，这一条文也可理解为得气的意思。但"气至病所"应该看作是得气进一步向病变处的延伸。"气至病所"一词首见于金元时期窦汉卿之《针经指南》。历代医家十分重视运用"气至病所"的手法，如明代针灸家杨继洲指出："有病道远者，必先使其气直到病所"（《针灸大成·四卷》）。在长期的实践中，我深切地体会到应用气至病所手法，对相当多的难治病、难治性眼底病，有着较为重要的临床价值。

一、一般气至病所手法

我根据古今医家的经验和个人的临床实践总结了一套"气至病所"的手法，介绍如下。从时间程序上可分为针前准备和针后激发两个阶段；在内容上每个阶段还包含各种不同的手法。

（一）针前准备

目的是为"气至病所"创造一个易于激发的条件。

1. 必先治神　进针前，要求医者聚精会神，专心致志，注意力集中在患者和毫针上，应"神在秋毫，属意病者"（《灵枢·九针十二原》），"必一其神，令志在针"（《灵枢·终始》）。患者则需心神宁静，情绪稳定。总之，"必使患者精神已朝，而后方可入针"（《针灸大成》）。强调治神的原因在于"神行则气行，神气之相随也"（《古今图书集成》）。同时，由于患者神志安定，使得全身肌肉松弛，而"缓节柔筋而心和调者，可使导引行气"（《灵枢·官能》）。曾有医家用入静诱导法，诱发"气至病所"，即与此有关。

2. 循切弹按　入针之前，如对所选穴位，施以适当的循切弹按手法，亦可促使"气至病所"。《素问·离合真邪》要求："必先扪而循之，切而散之，推而按之，弹而怒（努）之，抓而下之。"《难经·七十八难》更具体地指出："当刺之时，先以左手厌按所针荥俞之处，弹而努之，爪而下之，其气之来，如动脉之状，顺针而刺之。"

我在临证中仅用循切两法。循法，是指在选取穴位的所属经脉上"上下循之，故令气血舒缓，易得往来也"。切法，和爪法大同小异，前者"是用大指爪甲，左右于穴切之"，后者则"是用左手指爪连甲，按定针穴"（《针灸大成》）。所以两者可视为一法。我的操作的具体步骤是：先循经用拇指指腹适当按揉1～2遍，再以左手拇指指甲对需针之穴位切压，直至出现酸麻胀等感觉沿经向所应气至部位传导，再行进针。

（二）针后激发

1. 针芒法　针刺达到一定深度，稍加捻转提插，获得气感后，将针尖朝向病所，即如《针灸问对》所云："得气，便卧到针，候气前行，催运到于病所。"这里所说的得气感主要指医者手下之紧涩感而言，如"待气沉紧，倒针朝病"（《金针赋》）和"待针沉紧气至，转针头向病所"（《针灸大成》）。

针芒法，多用于向心或向上气至时，对控制针感传导方向及促进"气至病所"有较好作用。

2. 提插捻转法 以针芒法为基础，是激发"气至病所"的主要手法。其中，提插法，可催气运行，恰如汪机所说："将针提按，或进或退，使气随针到于病所"（《针灸问对》）。捻转法，则可控制气至方向，导气入病所，"内捻针，使气下行至病所"，"外捻者，令气向上而治病"（《针灸大成》）。

3. 热补凉泻法 "气至病所"之后，则需根据病情虚实不同，进一步运用手法，使所至之气，或凉或热，以达到补虚泻实、温寒清热的目的。其法可概括为以下两类。

（1）提插法：在上述提插捻转法基础上，突出进退手法，并对提插之幅度、速度、方向及力量，按不同病情进一步加以调整。补法，慢插紧提；泻法，紧插慢提。以热补为例："以大指努力，针嘴朝向病处，或上或下，或左或右，执住，直待患者觉热方停"（《针灸大成》），这是热补凉泻法最常用的手法。

（2）呼吸法：在用上法时结合运气法，令患者口鼻按一定方式呼气或吸气，更可促进热气或凉气达于病所。以凉泻为例；"当泻之时，候气至病，更用生成之息数，令患者鼻中出气，口中吸气，按所病脏腑之数，自觉清凉矣"（《针灸聚英》）。另外，在治疗病症时，也同样："令患人吸气五口，使针力至病所，此乃运气之法，可治疼痛之病。"呼吸法，由于针刺手法结合气功运气，具有一定临床意义。

4. 辅助手法 如用上述手法仍不能使"气至病所"或气至感觉不满意时，则可加用辅助手法。这些手法均是后世医家根据《黄帝内经》《难经》所记载的针前手法如循、推、弹、按进一步发展衍化而来。在名称上虽和上述的针前手法相一致，但其具体操作方法和时间则并不相同。本法主要用于针入之后。

（1）弹努法：这里专指以指甲弹针，促使"气至病所"而言。"弹而努之者，是用指甲弹针，令脉气膹满，而得疾行至于病所也。"此法实际效果较差，目前很少采用。

（2）循扪法：针刺后，"以手循经络扪循至病所"（《卫生宝鉴》）。具体地说，"扪者，摩也……循者，用手于所针部分，随经络上下循按之，使气往来，推之则行，引之则至是也"（《针灸大成》）。此法至今仍为针灸家所推崇。

（3）通经接气法：本法用于传导之气为关节所阻滞而不得前进时。《金针赋》谓："若关节阻涩，气不过者，以龙虎龟凤通经接气，大段之法，驱而运之，仍以循摄爪切，无不应矣。"按其所说，较为繁复。我的体会是，气为关节所阻虽颇常见，只要加强提插捻转手法，再予以"循摄爪切"，多可通经接气。

（4）按压堵截法：本法用以控制针感传导的方向，能使气集中并沿所需的方向运行。其法是在针刺穴位附近该穴所属的经线上，按压与病所方向相反的部位，促使所得之气向一个目标——病所传导。恰如《金针赋》所说："按之在前，使气在后；按之在后，使气也前。运气走至疼痛之所。"此法颇为针灸家所重视。

除弹努法外，后三法均为常用手法。这四种手法既可同时运用，亦可单独操作，宜灵活掌握。"气至病所"手法虽分两个阶段，但在实际操作中，应视为一个整体，各种手法，仅是不同的步骤或环节而已。除了熟练掌握手法促使"气至"外，还应强调辨证论治，正确组方配穴，才能达到预期治疗目的。不同的穴位，不同的病症对气至有一定的要求。这将在具体的病症治疗时进行介绍。

二、眼病气至病所手法

前文所介绍的是适用于各种疾病的气至病所手法，较为复杂。对初学者来说，要熟练掌握有一定难度。之后，我在治疗多种难治性眼病的过程中，逐步总结出了两种比较简易而又有效的气至病所手法。开始只用于眼病，后来也应用于多种其他病症，并且有较好的效果。所以这里讲的是眼病气至病所手法，其实不局限于眼病，包括前面所提的多穴单针向刺法，也可应用。

眼病气至病所手法，包括行气法和导气法，分述如下。

1. 行气法 是我在名医李聘卿主任所创制的用新明穴治疗眼病的基础上，通过长期临床实践中总结出来的一种捻转结合小提插促进针感的特殊手法，分为轻行气法和强行气法。

（1）轻行气法：即以拇指指腹将针柄压在中指上，以中指转动为主进行快速捻转结合小幅度提插，此法多用于眼周穴，不易发生皮下出血等。如新明 2、太阳，取 0.25mm×25mm 毫针直刺 15mm 至得气，做逆时针快速转动，捻转幅度达 180°，捻转频率为 120 次/分，提插幅度约 0.5mm，使沉、胀针感向太阳或眼内放射。

应用本法时，要掌握以下要点：一是在操作上，要求捻转提插幅度小而频率快，使其针感明显而刺激量较小。二是宜选取易于激发针感的穴位，除眼部穴外，尚有面部穴、耳部穴、四肢内侧的一些穴位，运针时易于出现得气和气至病所。三是取与病灶相近的穴位，以避免达不到气至病所的效果。

（2）强行气法：即以拇指指腹将针柄压在示指、中指二指指腹上，以拇指做较大幅度的向前（顺时针方向）捻转，捻转幅度为 360°，捻转频率为 80 次/分，提插幅度为 1～2cm，行针 1 分钟。本法刺激量较大，多用于耳后穴新明 1、翳明。如针刺新明 1 时，取（0.25～0.30）mm×40mm 毫针，针体与皮肤呈 45°～60°，向前上方快速进针，针尖达耳屏间切迹后，将耳垂略向前外方牵引，向前上方徐徐刺入，针体达下颌骨髁突浅面，深度为 30～38mm，出现针感后，施上述强行气手法，促使以热、胀、酸为主的针感传导至颞部及眼区。

强行气法，要强调以下几点：一是本法对医者的指力要求较高，须反复苦练，否则难以达到所要求的提插捻转的幅度和频率，也难以坚持所规定的运针时间。二是耳后穴（新明 1 和翳明），用本法后，可能会造成患者局部酸胀明显，影响进食说话，应当预先向患者说明，并采取局部按摩和热敷，使之减轻。三是本法可用于离病灶稍远处的穴位。

2. 导气法 首见于《灵枢·五乱》："五乱者，刺之有道乎？……徐入徐出，谓之导气。补泻无形，谓之同精。"但对于怎样做到"徐入徐出"并未具体说明。我认为，"导"，即诱导、引导、催导之意。行针时，应以和缓为贵，慢进慢出，导气复元。虚者导其正气，使之恢复旺盛；实者导其邪气，使之不致深入。针刺达到一定深度，稍加捻转提插，获得针感后，将针尖朝向病所，即"待针沉紧气至，转针头向病所"（《针灸大成》）。再用拇指和示指执针行徐入徐出之法，以提插为主，反复施行，动作宜慢，捻转角度小于90°，提插幅度在5～10mm，频率为30次/分，操作要有连续性，行针1分钟左右，以针感逐渐向病所放射为宜。本法对控制针感传导及促进"气至病所"有较好作用，多用于上天柱、天柱，以及颈3、4、5夹脊穴及风池、行间、太冲。上天柱，采用0.30mm×40mm毫针向眼球方向进针，用上述手法使针感向眼区放射；天柱，用同样的针具，针尖朝向瞳孔正中或咽喉部，以导气法使针感向眼区或咽喉部放射；颈3、4、5夹脊穴，以双侧6枚毫针向咽喉部方向进针，以导气法使针感沿颈项部向咽喉和肩部放射，可治疗甲状腺病和颈肩综合征；风池，采用（0.25～0.30）mm×40mm毫针，针尖向同侧瞳孔方向刺入30～38mm，施以徐入徐出的导气手法，诱导针感向前额或眼眶放射。针行间穴时，采用0.30mm×40mm毫针先直刺得气后，再提针至皮下向太冲透刺，并使用导气之法，使针感上行。

导气法，一般可以在离病灶较远的穴区施行。操作时，一是要全神贯注，二是要有耐心，多需反复提插才能出现满意针感。如不能达到满意的气至病所的效果，也不必强求。

最后，要强调的是，行气法和导气法的所至病所首先是建立在得气的基础上，因此先要得气，再用手法。另外，行气法和导气法可同时操作，或先导气再行气，或先行气再导气，相辅相成，不必截然分开。

三、具体穴位应用举例

前文所介绍的气至病所手法，其实在具体操作上则因不同的穴位而有所区别。我们将在下篇效方验案中进行具体介绍。下面举3个穴位以说明。

（一）具体操作

1. 内关穴 嘱患者仰卧，平伸双手，掌心向上，放松心身，取0.30mm×40mm毫针，针尖略朝肩部方向刺入，至局部得气后先用探寻之法促使针感向肩胸传导，然后以提插加小捻转手法1～2分钟，进一步令针感过肘、肩关节向胸部放射。我曾观察过112例，以此法达到气至病所者34例（超过1～2个关节）。

2. 上天柱穴 该穴位于天柱上5分。令患者取正坐位，双目正视，放松心身，取0.30mm×40mm毫针，针尖向同侧瞳孔方向刺入，刺至得气后，缓慢反复提插，须紧插慢提，促使针感向前额或眼区放射。此法，引发气至病所的关键是做到徐进徐出。

3. 新明1穴 该穴位于耳垂后皱褶之中点。令患者正坐，微闭双眼，放松心身，取（0.25～0.30）mm×（40～50）mm毫针，左侧穴要求术者以右手进针，右侧穴要求术者以左手进针。针体与皮肤呈 45°～60°，向前上方快速进针，针尖达耳屏间切迹后，将耳垂略向前外方牵引，针体与针身纵轴呈 45°向前上方徐徐刺入。当针体达下颌骨髁突浅面，深度在 1～1.5 寸时，耐心寻找满意的针感，针感以热、胀、酸为主；如针感不明显时，可再向前上方刺入 5 分，或改变方向反复探寻。针感可传导至颞部及眼区。手法均采用捻转结合小提插，以拇指、示指、中指三指持针，拇指向前呈等腰三角形旋转式捻转，针转幅度为 2～2.5 转，针提插幅度为 1mm 左右。据我多年的体会，针感以到达颞侧多见。如一时引不出传导针感，也不必强求。刺激过强，患者通常可出现腮部胀痛，重者可影响进食，所以不宜为片面追求气至病所，而行过重过强的刺激。

（二）注意要点

1. 须保持安静宽敞的诊疗环境，室内不宜人多嘈杂。

2. 医者宜专心一志，反复探寻，手法要轻巧，不可乱捣乱插。患者要放松心态，静心体验，并如实告知医者针感情况，使医者可随时调整。

3. 据我的体会，即使是再理想的情况，一般而言，气至病所的出现率也不可能是百分之百。由于不同的穴位、患者个体差异以及医者运针的熟练程度不同等因素，气至病所的出现率更是各有不同。因此，不可强求。

4. 关于气至病所与疗效确切关系，目前还有质疑之声。我本人在一项科研中也发现，气至病所，对主观症状的改善较气不至病所者较为明显，但对某些客观指标（如心电图）的影响，气至病所与气不至病所者不存在差异。值得读者进一步观察研究。

附　手　法　视　频

手法，就技巧而言，这里特指针刺手法，它是毫针正常刺法中的一种特殊操作技巧。针刺手法，源于《黄帝内经》《难经》，兴于金元，盛于明代，但有泛滥之势。现代有学者总结针刺手法达百种以上，令人无所适从。所以，早在明代，高武就认为针刺手法是"巧立名色"（《针灸聚英》）。我从事针灸临床 50 年，认为以下二法确可提高疗效。

行气法、导气法。共 2 种。

▶视频3

手法视频

请扫码观看视频

第四节　其他特色技法

一、按穴悬灸法

灸法，或灸技法，是针灸技法中另一重要组成部分。灸法的起源，一般认为早于针法。其包含的不同的操作方法更多于针法，我曾统计过，目前尚在临床应用的灸法至少有115种，可分温热灸和非温热灸两大类。温热灸又有艾灸法和非艾灸法两类，非温热灸也有冷灸和冰灸之分。我在临床中用得较多，体会较深的是艾灸法中的艾条悬灸法。我国古代以艾炷灸为主，艾条出现在灸法中，始于明代，不过那时用的是掺入药品的艾条，因所用药物不同，称"雷火神针"或"太乙神针"，操作的方法是点燃后隔几层纸或布直接在穴位上按压施灸，又称实按灸。到清朝时才出现艾条悬灸法，清代医家陈修园在他的《陈修园医学丛书·太乙神针》附载有叶圭操作法："将针（指太乙神针灸条）悬起，离布半寸许，药气自己能隔布透入，取效较慢。"至近代逐步发展为温和灸、回旋灸和雀啄灸等法组成的悬灸技术。现代在此基础上，又进一步出现热敏灸等操作法。我在临床中总结的按穴悬灸法，与热敏灸有异曲同工之处。现介绍如下。

取穴：经穴，以保健穴为主，如神阙、气海、关元、命门、大椎、足三里、三阴交等；阿是穴，主要是压痛点。

操作：选择色泽呈淡灰色，且无杂质的优质艾条，艾条规格为10.5cm×1.75cm，净重为12g，以在燃烧时，烟味淡而清香为宜。右手拇指、示指与中指以执毛笔状握持艾条中部，点燃。左手示指、中指呈20°张开，指肚按压在所选穴区两侧，其余三指屈曲成半握拳状。按压力度以患者感舒适为度。施灸时，如用于保健，属于温补，以温和灸为主，右手持艾条可距皮肤3寸左右，左手按压力度稍轻，按压双指感受温度一般在43～45℃。用于散瘀止痛，属于温通，采用雀啄灸法，左手按压力度稍重，双指感受温度在45～47℃。

要求：医者通过调节左手按压力度和右手持艾条的高度。做到皮肤表面不潮红、不灼烫，促使艾热由外入内逐步渗透，一般分浅、中、深三层分层推进。使灸感扩散或沿经线传导。患者屏声静气，仔细体会灸感。

适应证：上述灸法我主要用于防病保健（温和灸）和治疗多种痛有定点的肌腱炎、滑囊炎、关节炎、腱鞘炎等（雀啄灸）。

二、刺络拔罐法

拔罐法，古代因为用兽角吸拔，故称角法，首见于马王堆汉墓出土的帛书《五十二病方》。随着吸拔工具的改进，后世又称吸杯法、拔筒法等。目前，吸拔工具有玻璃罐、陶瓷罐、竹罐、塑料罐、橡胶罐等。吸拔操作更是五花八门，如排气方法有火力排气、煮水排气、抽吸排气等；吸拔形式有两种，一种是单纯用罐操作，有单罐、排罐、闪罐、走罐之分；另一种是结合其他穴位刺激形式，又有针罐、药罐、刺络拔罐等法。在长期的临床中，在各种拔罐法中，我应用较多且体会较深的是刺络拔罐。早期，我多用于体表部痛有定点的病症。之后，开始扩大至多种难治性皮肤病和面肌麻痹及面肌痉挛等病症。根据刺络的强度和吸拔方式的不同，我将其分为以下两种。

（一）重刺吸拔法

1. 取穴　经穴：大椎、肺俞、膈俞、血海、肩井、肩髎、肩髃、天宗；经外穴：腰眼、太阳；阿是穴：痛点和（或）压痛点。

2. 操作　经穴，大椎、肺俞、膈俞、血海，取准穴位即可；其余经穴、经外穴及阿是穴，以找到明显痛点和（或）压痛点为主。每次，一般取 1～2 个穴区。

选好穴位后，先以聚维酮碘溶液充分消毒穴区皮肤。选用以下针具之一：消毒（或灭菌一次性）三棱针、消毒（或灭菌一次性）皮肤针、灭菌一次性采血针或灭菌一次性注射针头。快速点刺十余下至数十下，根据不同的部位，选用不同型号的一次性抽吸罐（有市售）进行吸拔。吸拔 10～12 分钟。一般每周可吸拔 1～2 次，但同一部位，每周 1 次为宜。

3. 要求　经穴选取大椎、肺俞、膈俞、血海，主要用于皮肤病治疗，刺血的密集度可低一些，深度可略浅一些，吸拔的力度轻一些，吸拔时间可略短些；其他穴位多用于痛症治疗，可根据症情轻重和病程长短，调整刺血和吸拔的操作方式。注意，操作需因人、因部位及因病制宜，不可千篇一律。

4. 适应证　适用于难治性皮肤病（慢性荨麻疹、脂溢性皮炎、痤疮等）、肩周炎、肩袖损伤、颈椎病、网球肘、腰椎间盘突出、腰肌劳损、膝及踝部软组织损伤等以痛有定点为特征的病症。

（二）浅刺吸拔法

1. 取穴　病痛区。一般分为两类，一类是皮损区，即局限于发病的局部，面积较小，如湿疹、带状疱疹等所分布的区域；另一类是病变区，面积较大，包括发病的整个区域，如面肌麻痹、面肌痉挛等。

2. 操作　一般有两种方法。一种为留罐法，多用于皮损区。罐具，多选用抽吸塑料罐或玻璃罐，以中号或大号罐为宜。局部消毒后，用梅花针在病灶范围内进行中等度叩刺，根据范围大小，快速叩刺十余下至数十下不等，以皮表少量渗血为度，然后，取中或大号罐具吸拔，留罐 8～12 分钟。去罐后，以消毒干棉球拭去血污。一般每周 1～2 次，如病灶面积较大或数量较多，可分批轮替吸拔。另一种为闪罐法，多用于病变区，罐具应用小号玻璃罐。局部消毒后，取双头皮肤针七星针于病变部位（多在半侧面部），对主要肌群（额肌、颧肌、颊肌等），从上至下，反复作轻叩刺，每一肌群叩刺 3～5 遍，以局部潮红但不出血为度。然后，取小型玻璃罐 3 个，以右手执一罐，左手执点火棒，采用闪火法，拔上即取下，再拔上复取，反复吸拔。火罐发烫，另换一个，交替使用。先在同一部位，反复吸拔，至局部皮肤出现红晕，再另换一部位，一般采用自上至下，自左至右依次吸拔。吸拔时，注意点火棒上95%乙醇溶液不可浸沾太多，以防止闪火时，着火的乙醇溶液滴至皮肤上，造成烫伤。闪罐法要求操作者手法熟练，掌握恰当的力度和速度，以发出清脆的有节奏的"啪啪"声为宜。本法每周3～4次。

3. 要求 浅刺留罐法，我多用于肉眼可见的病灶处，如湿疹、神经性皮炎、带状疱疹等皮损区，叩刺力度大一些，留置时间长一些；浅刺闪罐法，多用于局部麻木、麻痹或抽搐处，叩刺力度轻，吸拔次数可据病情而定。

4. 适应证 叩刺留罐法，适用于神经性皮炎、局限性湿疹、带状疱疹等病症。叩刺闪罐法主要用于面肌麻痹、股外侧皮神经炎、面肌痉挛。

下　篇

第四章　内科病症

第一节　中风恢复期

【概述】

中风又称脑血管意外，是脑部或支配脑的颈部动脉病变引起的脑局灶性血液循环障碍，导致急性或亚急性脑损害，症状以偏瘫、失语及昏迷等常见，起病急骤是其特点。中风包括脑出血、动脉硬化性脑梗死（脑血栓形成）、脑栓塞及短暂性脑缺血发作等。前者称出血性中风，后三者统称缺血性中风。针灸主要用于脑出血和脑梗死的救治，临床上用于急性期的资料虽不少见，但一般用于其恢复期及后遗症期。

无论古今，中风都是针灸的主要适应证之一，并积累了相当丰富的经验，直到20世纪60年代在治疗上基本沿用传统方法。自20世纪70年代头皮针疗法问世以后，特别是近30多年来，对刺灸之法的深入研究和多种变革之法的推广应用，使本病的治疗疗效不断提高，已取得了重要进展：一方面是对传统体针的深化和发展，其中较有成效的是醒脑开窍法等多种治法的创制和应用；另一方面是一些主要用于本病的新的穴位刺激法的产生和推广，最引人注目的是头针疗法和眼针疗法。从文献报道看，从20世纪80年代起，特别是1995～2005年，针灸临床资料数量呈明显上升趋势，显示了针灸在本病治疗地位的重要性。

著者治疗本病有50年历史，下面介绍的是著者在吸收名家优秀成果的基础上，通过大量实践所总结的在中风恢复期针灸治疗的经验。

【效方】

1. 组成

主穴：分3组。①运动区、感觉区；②极泉、委中；③天鼎、曲池、三间、足三里、阳陵泉。

配穴：天柱、风池、廉泉、四渎、内关、环跳。

2. 操作　主穴分3组，每次均取。第一组穴取健侧。取0.30mm×40mm毫针，快速刺入帽状腱膜下层，进针1.4寸左右并反复提插30～50下，留针。第二组穴取患侧。先令助手将患侧上肢上抬伸直，取0.30mm×40mm毫针2枚，同时刺入极泉穴，探寻至患肢出现麻痛至手指，继续做提插手法，至手臂抖动 3～4 次，取针；再令助手抬起患侧下肢，与水平面呈 80°～90°，以同法针刺委中穴，至针感达到足尖，反复提插，在患腿抽动 3～4 次后，取针。第三组取患侧。如患者主动抬肩或被动运动时肩关节疼痛者，可在天鼎穴摸压，如肩后疼痛明显，可加配天柱穴摸压，多可在上述实穴区摸得块状或条索状结节，并伴有明显压痛，在压痛点上直刺进针至得气感向肩臂及后背部放射，行捻转加小提插，以加强针感，运针 1 分钟左右。此时，嘱患者做抬举活动；凡不能主动抬肩者，可由他人帮助进行抬举活动。边运针边运动约 1 分钟后留针。因肌张力高五指固握难以张开者，可在三间穴向后溪方向进针 1.2～1.4 寸，用较强烈的捻转泻法，运针 30 秒左右，直至五指张开。再以常规针法针刺其他穴位，得气后留针。

配穴据症酌加。其中，风池用于有高血压患者，取双侧，针刺时，令患者直坐正视，针尖向同侧瞳孔方向刺入，进针 1.2～1.4 寸，得气后行小幅度捻转片刻后留针；廉泉穴用于语言謇涩者，进针约 40mm，以针感达舌根为宜；四渎、内关、环跳用于瘫痪肢体恢复不够理想者，用常规针法，其中四渎直刺，进针不宜超过 1 寸。

针毕，通脉冲电。头皮针穴接两对穴联一电针仪，曲池、三间和足三里、阳陵泉各接一对，接通另一电针仪。头穴频率为 4Hz；肢体穴频率为 1Hz。要求：头部有明显的针感；上肢有轻微震颤感，下肢足背、足趾出现节律性背屈。留针 30 分钟。针感以患者可耐受为度。每周针 2～3 次。15 次为 1 个疗程。2 个疗程间可停针 5～7 日。

3. 临证心悟　本方主要用于各类脑中风（包括出血性中风和缺血性中风）恢复期和后遗症期，是著者在博采众长基础上通过长期临床实践所总结出来的一个综合方。在组方上，将焦氏头皮针穴、上海已故名家方幼安教授的经验穴及石学敏院士的醒脑开窍法熔于一炉；在针法上，则结合了针刺手法和电针法。值得一提的是天鼎、天柱、三间三穴，以往文献记载和现代报道均少见能治中风偏瘫，方幼安教授通过临床摸索，发现中风患者，上肢呈痉挛性瘫痪时，天鼎、天柱穴处可出现结节，并有明显压痛，针刺此二穴对消除肩关节运动疼痛和改善上肢肌力有良好的效果。针刺三间穴并用较强的捻转手法，可使紧握蜷缩的手指立即张开，并能维持一定时间。多次治疗后，可逐步使之松解。在电针的使用上，头针要求频率较快的密波，而体针则以疏波为主，最好用 2 台仪器。如无此条件，可分两次使用，即先接头皮针，再连体针，各刺激 15 分钟。再连接足三里和阳陵泉二穴，要注意在通电时应使足下垂或内外翻的患者的足背、足趾出现节律性背屈，如不出现这一现象，宜适当调节此二穴针刺的深度和方向。

值得一提的是，中风的治疗，著者认为除了进行有效的针灸治疗外，还有两个重要的因素：一是及早介入针灸，特别是在急性期和恢复期的早期。记得曾治疗一例脑出血左侧偏瘫患者，发病 15 日，刚出院即来我处求治，当时左上肢肌力仅为 I 级，左下肢 II 级，须用轮椅助行。首次针刺后，左上肢可做伸屈动作，下肢可扶行，治疗 10 次后，上肢肌力恢复至 III⁻级，下肢肌力达 V⁻级，经 3 个疗程（30 次）治疗，左侧肌力正常，可胜任日常工作。二是锻炼。针灸同时必须要求患者坚持进行功能锻炼，对偏瘫肢体的康复有明显促进作用。记得 20 世纪 80 年代，我治疗过 2 例患者，一男一女，均是脑出血所致偏瘫，住同一条弄堂。男性患者，近 80 岁，子女不孝，尽管住在一起，但视同陌路，除了买东西托人外，一切日常生活都须自己动手。结果这位老患者针灸效果出奇的好，针灸了 2 个月，竟可以自己上下楼，烧饭做菜也无大碍。另一例女性患者，60 多岁，不但有丈夫悉心照料，还请了一位身强力壮的保姆帮忙，她整日不离床，不肯下来走一步。我多次做工作，她都置之不理，家人也不理解。后经针灸治疗 3 个多月，非但没有效果，连另一条腿也因长期不活动而出现失用性萎缩，只好停止治疗。

【验案】

1. 脑出血

李某，男，57 岁。初诊日期：1973 年 1 月 8 日。

主诉：中风，右侧肢体瘫痪、失语 9 日。

现病史：于 9 日前因装运柴梗柴（取暖用的燃料）用力过度突然倒地，昏迷不醒。通过脑脊液检测确诊为脑出血。经抢救，昏迷 3 日后苏醒。但右侧肢体瘫痪，不能言语。患者既往有高血压史。科室建议配合针灸治疗。

检查：患者意识清醒，但口不能言，仅能发出简单的"啊啊"声。右上肢肌力 0 级，下肢肌力 I 级。脉弦细，舌㖞斜、质淡紫，苔腻。

治疗：于 1 月 9 日（发病后第 10 日）开始针刺。以焦氏头针为主，配合体针。先取左侧运动区、感觉区，分别在上 2/5、中 2/5 和下 1/5 各取 0.30mm×40mm 毫针刺入，至帽状腱膜后，进针 1.4 寸，行快速捻转之法，得气后，接通脉电频率 2Hz，持续 1 分钟。继针廉泉、肩髃、曲池、手三里、合谷、髀关、梁丘、足三里、丰隆，用常规针法，要求明显得气。头针、体针均留针 15 分钟。留针期间，头针运针 2 次，法同首次。针后次日，患者即可下床扶床沿行走。查左下肢肌力已达 III 级，左上肢肌力也增至 I 级。继用同法治疗。嘱其加强锻炼。7 次后，他可扶棍步行 300m，来门诊针灸。查肌力：左下肢已有 IV⁺级，左上肢 II 级。失语改善。共治 9 次，因故停治。半年后，偶遇随访，症情稳定。1 年后，因饮酒过量，旧病复发，来不及救治而死亡。

【按】 此为著者首例以头皮针为主治疗的中风偏瘫患者。头针取穴及手法均按焦氏介绍的经验；体针为著者当时所依据的"治痿独取阳明"之法，均选手足阳明经穴。该患者有昏迷史，瘫痪程度较重，而其恢复之快出人意料。至少表明三个问题，一是早期介入十分重要，该患者尽管发病凶险，但一旦稳定，即配合针刺，时机掌握恰当。二是头皮针发挥了重要的作用，配合体针更具协同效果。因此，选择适合的针刺法和综合多种方术，成了本人之后主要学术经验之一。三是加强运动，患者是服刑犯人，除护士外，无专人照应，客观上促使他自行活动，这也有利于康复。

2. 脑梗死

朱某，男，63 岁，退休职工。初诊日期：2005 年 4 月 7 日。

主诉：中风，左侧肢体瘫痪 7 月余。

现病史：患者于 2004 年 11 月 3 日晨起时突然感到左侧半身不能动弹且嘴歪流涎，即由救护车送至上海市某三级医院，经急诊处理，并行脑部 CT 检查，符合缺血性中风的表现。确诊为脑梗死。患者平日体健，无高血压史。经服用中西药及所在卫生服务中心针灸理疗，效果不佳。目前，需人搀扶，方可行走数步。经人介绍，来著者处针刺。

检查：左侧肢体因肌张力增强而出现肌肉痉挛的硬瘫现象。左上肢前臂与上臂呈 90°屈曲，须用力方能拉直，五指紧握，不易扳开，肌力Ⅱ级。下肢略呈强直，内翻足，足趾足背不能背屈，肌力Ⅳ⁻级。血压为 135/83mmHg。脉细略弦，舌淡有瘀斑。

治疗：以上述效方为主，重在活血化瘀、疏通经络。取头穴：健侧运动区、感觉区之上 1/5、中 2/5，电针。体穴：均取患侧，为天鼎、肩髃、曲池、手三里、四渎、三间、足三里、阳陵泉，电针。针刺 1 个疗程（10 次）后，上肢活动开始好转。20 次后能逐步向前平伸并高举过头。针刺 30 次后，示指、中指、环指、小指肌力恢复到Ⅳ级以上，可自主伸开到接近伸直，自主内收到接近握拳，30 次后拇指能翘起，长伸肌腱和拇短伸肌腱均可扪及。下肢活动在原有基础上也明显进步，肌力接近Ⅴ级，步态趋于正常。经脑部 CT 复查，提示病灶较前好转。

【按】　本例的中风，侧重表现在上肢肌力较下肢差，活动时肩痛，足趾足背不能背屈，呈典型的硬瘫（痉挛性瘫痪）表现，在临床上十分常见。用上方后效果较为明显。除了有效的针灸疗法，该例患者较为配合，平时注意锻炼，同时也能坚持治疗。但是，必须说明的是，著者在数以百计的中风偏瘫患者治疗的过程中体会到，类似这样能在较短时间取得如此明显效果的病例，并不多见。因为多已错过针灸最佳治疗期。著者体会，如能在发病后 3 个月内，特别是未出现"硬瘫"征象之前针灸，通常可达到事半功倍的效果。

第二节　难治性面神经麻痹

【概述】

本节所指的"难治性面神经麻痹"，又称难治性面瘫，是指周围性面神经麻痹中较难用一般治疗方法恢复者，包括部分 Bell 面神经麻痹、亨特（Romsay-Hunt）综合征面瘫及外伤性（或手术后）面神经麻痹等。目前临床尚未对难治性面神经麻痹形成统一的诊断标准，根据文献报道，有将病程界定在 1 个月、2 个月、3 个月或 6 个月的不同。著者根据临证经验，认为病程超过 3 个月尚未痊愈的面神经麻痹为难治性面神经麻痹。

其中，以 Bell 面神经麻痹最为常见。它是茎乳突孔内急性非化脓性炎症所引起的一种周围性面神经麻痹。其主要临床症状为一侧（极少可为双侧）面部表情肌突然瘫痪，前额皱纹消失，眼裂扩大，鼻唇沟平坦，口角下垂，面部被牵向健侧等。本病确切病因迄今未明。Bell 麻痹，有自愈倾向，75%～80%的患者在几周内可获得恢复。但是，病情轻重程度和是否处理恰当及时，对疾病的预后有重要的影响。在 Bell 麻痹中，20%～25%的患者由于某种原因神经变性严重而可能导致难治性面神经麻痹，这些患者中，1/3 为部分瘫痪，2/3 为完全瘫痪，即使经过常规处理后仍会有各种不同的遗留症状。可因面神经恢复不完全而出现联带运动，如病侧瞬目时出现上唇轻微颤动，露齿时眼睛不自主闭合等；面肌痉挛，如病侧面肌不自主抽动；挛缩，如患侧鼻唇沟加深、眼裂变小、口角反牵向患侧（倒错）等后遗症状。另外，外伤性面神经麻痹及被认为是周围性面神经麻痹中最难治的亨特综合征多是膝状神经节带状疱疹感染所致，除出现急性面神经麻痹外，尚有耳道疱疹、耳鸣、眩晕等症状。

本节主要介绍著者治疗难治性面神经麻痹的经验。

难治性面神经麻痹多需经面神经电兴奋性和强度-时间曲线检查证实。为了能在早期发现，及时加以重视，避免错过最佳治疗时机，著者在临床中曾总结了一种简易的鉴别方法，供读者参考：先在新明 1（或牵正）、阳白、颧髎、地仓 4 个穴分别取 0.30mm×25mm 毫针刺入，其中新明 1 往牵正方向刺入（或牵正直刺），阳白向下平刺，地仓向鼻旁平刺，颧髎直刺，进针均为 0.8 寸左右，取 G6805 电针仪一台，一端连新明 1（或牵正），一端依次连接其余 3 穴，每连一对，开启电针仪，用疏波，电量逐步增加，观察肌肉是否抽动，如患者感到有明显刺激感，但外观未见肌肉抽动者，多为难治性面神经麻痹。

著者的实践表明，不论何种面神经麻痹，早期针灸介入和选取针对性的处方和手法对提高疗效都有重要的价值，而对难治性（包括陈旧性）面神经麻痹，则显得更为重要。

【效方】

1. 组成

主穴：新明 1（位于翳风穴前上 0.5 寸，耳垂后皱褶中点）、夹承浆（或地仓）透人迎、口禾髎透颧髎、地仓透颧髎、瞳子髎透颧髎、四白、阳白（或攒竹）透鱼腰、睛明。

配穴：风池、牵正、合谷。

2. 操作

上穴均取自患侧。主穴和配穴每次均取。主穴针刺，配穴行穴位注射。新明 1 的针法：取 0.30mm×（40～50）mm 毫针，针体与皮肤呈 90°，与身体纵轴呈 45°，向牵正方向快速刺入，再向前徐徐推进 1.2～1.6 寸，至出现针感，然后捻转结合小提插手法，促使针感在面颊区扩散。睛明的针法：取 0.25mm×13mm 毫针，刺入 0.1～0.2 寸，至有局部针感。其他各主穴用 0.30mm×50mm 毫针沿皮下透刺，亦采用捻转结合小提插手法。小提插手法的具体操作方法为：以拇指将针柄压于示指和中指，并做椭圆形快速捻转，捻转频率为 2Hz，提插幅度为 1～2mm，运针至有较强烈的针感，均留针 20～30 分钟。留针期间，分别以口禾髎、夹承浆（或地仓）与四白为一对，阳白（或攒竹）与瞳子髎为一对，接通 G6805 电针仪，用疏密波，电流强度早期以患者感舒适为度，后期以患者能耐受为宜。

取针后，配穴以甲钴胺注射液 1ml（0.5mg/1ml）或丹参注射液 2ml，以 1ml 无菌一次性注射器分别在患侧各注入 0.5ml。

针刺前或针刺后皮肤针，对麻痹肌群行轻至中度叩刺，其顺序是额肌、眼轮匝肌、颧肌、颊肌、口轮匝肌，叩刺 3～5 分钟。并以小号玻璃罐在额部和面颊部行闪罐。

上述方法每周 2～3 次。12 次为 1 个疗程。

3. 临证心悟　本法适用于多种难治性面神经麻痹恢复期，一般用于常规针法效果不佳者。本方是著者多年探索所总结。本方有 4 个特点：一是强调透刺为主。著者将治疗难治性面神经麻痹的面部穴位归纳为口三针、颊三针和额三针。口三针为地仓、口禾髎、夹承浆，3 个穴位均向颧髎透刺；颊三针即四白直刺，四白透下关，下关透牵正；额三针为攒竹透刺上睛明，阳白透刺鱼腰，瞳子髎透刺颧髎，使透刺范围涉及面部所有表情肌。二是应用新明 1 "气至病所"手法与面部穴位透刺法相结合。新明穴原用于眼病，治疗难治性面神经麻痹和三叉神经痛，属异病同穴的治法，但在操作上和治疗眼病有所区别，即针尖宜向牵正或四白方向针刺，以出现针感向面部扩散为宜。三是电刺激采用疏密波，临床发现，该波有拉动肌肉的作用，有助于麻痹肌的康复。四是多法结合。治疗难治性面神经麻痹时多辅以穴位注射、皮肤针叩刺、闪罐等，以加强疗效。著者曾以此法治疗过常见的 Bell 麻痹，也曾治疗过严重的外伤性周围性面神经麻痹和耳道疱疹所致的周围性面神经麻痹（亨特综合征面瘫）。在治疗过程中发现，难治性面神经麻痹最后也是最难恢复的是患侧口轮匝肌（尤其是上嘴唇）和额肌。额肌可采用在阳白穴刺络拔罐法，有一定效果，但该法通常会暂留有一紫红色罐印，需多日才会消退，影响美观，需预先向患者说明。口轮匝肌则可在口禾髎穴试用隔姜灸或艾条悬灸法，每次灸 3～5 壮或 5～10 分钟。

在诊治过程中，著者还发现，针灸对病程较长的陈旧性面神经麻痹，采用上述针法并结合穴位注射丹参注射液，也多能改善症状。具体方法是：取阿是穴（症状最明显的麻痹肌群处）和牵正穴，于针刺结束后，每穴分别注入丹参注射液 0.5ml，一般可每周治疗 1～2 次。

值得注意的是，著者曾以上述方法治疗多例茎乳突管松解术后的难治性面神经麻痹后遗症患者，均无明显效果。

【验案】

1. Bell 面神经麻痹（难治性早期）

Nisun，男，30 岁，职员，荷兰人。初诊日期：1989 年 4 月 28 日。

主诉：右侧面部歪斜已 5 日。

现病史：患者于 5 日前曾患轻度感冒，晨起时自觉右侧耳垂后疼痛，随即自觉刷牙、漱口及进餐均不便，在镜中发现右目不能闭合，嘴角歪向左侧。经家庭医师给予服药后效果不明显，推荐来针灸中心治疗。患者除右侧面部不适、流泪外，别无其他症状，既往身体健康。

查体：右侧额部平坦，不能做右侧面部的皱额、闭目、耸鼻、鼓腮、努嘴等动作。舌淡苔薄白，脉浮略缓。用上述简易鉴别法检查，未见所测试的肌肉出现抽动现象。

诊断：Bell 面神经麻痹。

治疗：取地仓、阳白、四白、迎香、合谷。浅刺，留针 20 分钟，每周 2 次。针刺 3 次后，症状虽略有改善，但不明显，患者深感焦虑。逐加新明 1（该穴位于耳垂后皱褶之中点），斜上进针，快速捻转加小提插后，自觉整个右侧面部胀感强烈，运针 1 分钟后出针。

至五诊，症状明显好转，鼓腮已基本不漏气，唯闭目仍不严，加点刺睛明，皮肤针叩刺面部皮区。凡 8 次，全部恢复。巩固 2 次，停针。

【按】　这是著者在旅居荷兰期间的一则病例。本例是病程较短的面神经瘫痪，临床上一般多以面部局部取穴为主，并用浅刺法，与上面介绍的效方有所不同。此乃据口僻发病，多因络脉空虚，卫外不固，风邪乘虚而入，中络脉，因病位表浅，故宜浅刺局部，达到祛风通络和营养血脉之目的。然该病例，以此疗法效果不明显，著者用上述简易鉴别法检查，外观未见肌肉抽动，表明本例可能属于难治性面神经麻痹，加取新明 1，加强祛风通络之功。该穴原是治眼底病之效穴，著者发现在用此穴治疗眼病时，患者常诉说针感强烈达整个面部。按气至病所而有效，所以考虑用该穴治面神经麻痹，果然获效。

2. Bell 面神经麻痹（难治性面神经麻痹恢复期）

冯某，女，78 岁，退休教师。初诊日期：2007 年 5 月 17 日。

主诉：右侧面神经麻痹 3 月余。

现病史：自述 3 个月前，因外出旅行过度劳累，返家后第 2 日晨起突然出现面部朝右侧歪斜。患者平素健康，无高血压史。经本市某三级医院神经内科脑部 CT 检查未发现异常，诊断为周围性面神经麻痹。经用西药激素、地巴唑、B 族维生素药物及理疗等治疗 10 多日未见效果，又在该院加用针灸治疗（取穴不详），隔日 1 次。经治疗 2 月余，症状仍未见改善，经人介绍来著者处门诊治疗。

检查：右眼完全不能闭合，额纹及鼻唇沟消失，右侧面部肌力和肌张力减退，口角明显向下方歪斜，鼓腮试验（+），露齿试验（+）。已出现明显的联带运动，未发现局部肌肉痉挛现象。用简易鉴别法检查，所测肌群均无明显抽动迹象。脉细，舌淡白，苔略腻。

诊断：Bell 面神经麻痹（恢复期）。

治疗：采用上述效方治疗，每周 3 次，2 个月后，面部症状明显改善，大部分肌力和肌张力基本恢复，外观基本正常。唯右侧额肌和右上侧口轮匝肌肌力仍较差，改取迎香透承泣，禾髎分别透颧髎和对侧口禾髎，鱼尾透攒竹，阳白透鱼腰，用疏密波，并加用局部拔罐、温针灸等法，每周 2 次。再经 6 个月，局部症状明显好转。但右侧额纹仍较左侧为浅，睁眼及张嘴时，右侧仍有牵掣感。

【按】　本例是著者治疗难治性 Bell 面神经麻痹患者治疗时间较长，后遗症状较明显的一例，可能与患者年龄偏大、症状严重、早期缺乏规律治疗等有关。本例属于难治性面神经麻痹的恢复期。从著者经验看，无论是何种面神经麻痹，早期针灸的介入，以及选取有针对性的处方和手法对缩短本病的疗程和提高疗效有重要的价值。

3. Bell 面神经麻痹（后遗症期）

马某，男，45 岁，职工。初诊日期：2017 年 9 月 25 日。

主诉： 左侧面神经麻痹 9 月余。

现病史： 2016 年 12 月劳累后出现左侧眼裂明显增大，不能抬眉，口角略歪斜，不能鼓腮、吹气，就诊于上海某三甲医院，诊断为左侧面神经炎，予以药物治疗（具体不详）1 个月，症状改善不明显。后于另一家医院接受针灸治疗 21 日，疗效不明显，自行停止治疗。2017 年 6 月，因症状一直未见好转，经介绍于某三甲医院针灸治疗 3 月余，治疗过程中逐渐出现左侧面部联带运动，进食时左眼变小、泪出，左侧面部麻木，鼻侧出现明显抽动，左脸略肿胀，遂停止治疗。为求进一步治疗就诊于上海市中医文献馆针灸特需门诊。

检查： 左侧口角歪斜，鼻唇沟变浅，眼裂增大，进食时左眼变小、流泪，左侧面部麻木，鼻翼明显抽动，左脸轻微肿胀，时有神疲乏力。舌淡红、苔薄白、舌尖有瘀点，脉细弱略涩。

诊断： Bell 面神经麻痹（后遗症期）。

治疗： 予以皮肤针叩刺、综合方术及对症治疗。针刺时采用三透一针法，针刺后以瞳子髎与地仓、牵正与四白各为一对，接通电针仪，疏密波，频率为 2Hz/100Hz，强度以患者可忍受为宜，留针 30 分钟。起针后于患侧闪罐吸拔 20 余下，以局部皮肤潮红为度；阳白、四白穴各注射 0.5ml 甲钴胺注射液；并于耳穴面颊、眼、神门、支点、皮质下以王不留行籽进行耳穴压丸。以上治疗每周 3 次，10 次为 1 个疗程。治疗 3 个月后，患者左眼裂较前减小，进食时左眼无明显减小，流泪次数减少，面部麻木感减轻，继续原法治疗。治疗 6 个月后，患者左眼裂与右侧基本对称，鼻翼抽动明显减轻，面部无肿胀，鼻唇沟、口角基本对称，但偶有面肌痉挛发作，进食时稍有泪出。后坚持原法每周治疗 1～2 次。治疗 1 年后，除患侧偶有轻微麻木，闭合左眼时嘴角略感抽动外，余症均消失，生活质量大为改善。随访 3 个月症情稳定。

【按】 本例为 Bell 麻痹的后遗症期。由于面神经麻痹后遗症状均有面部肌肉瘫痪，又因瘫痪程度不同而表现出其他症状，著者主张共性和个性相结合。

所谓"共性"，即采用基本治法，对所有后遗症期患者均先采用皮肤针治疗，以达"宛陈则除之"之效。操作时右手持皮肤针针柄尾端，悬肘，利用腕关节弹力将梅花针垂直叩打于面部，并立即提起，着力要均匀平稳、集中，不能斜刺或拖刺，依次对额肌、眼轮匝肌、颧肌、咬肌、颊肌、口轮匝肌行轻至中度叩刺，每个肌群叩刺 50～100 下，皮肤微红见血即止。通过叩刺，可祛除脉中的瘀血，以及各种阻滞经络的物质，达到祛除瘀滞、疏通经络的作用。

所谓"个性"，对于难治性面神经麻痹的不同后遗症状，宜针对不同后遗症状如联带运动、面肌痉挛、倒错、鳄鱼泪等，按治疗侧重点不同，选取不同穴位和采用不同针法。①联带运动：采用三透一针法。即瞳子髎、地仓、四白 3 穴向下关透刺，牵正穴直刺一针。②面肌痉挛：采用丛刺针法。伴面肌痉挛的难治性面神经麻痹患者的痉挛部位多在患侧鼻唇沟附近，采用 3～5 枚毫针于痉挛最明显处集中浅刺。症状明显者，可采用毫针由患侧口禾髎向迎香透刺。③倒错：针刺双侧地仓、四白，患侧口禾髎、夹承浆。其中，地仓、口禾髎、夹承浆均向颧髎穴透刺，四白穴向下关穴透刺。④鳄鱼泪：取患侧攒竹、上睛明、下睛明。攒竹穴透刺上睛明，上睛明、下睛明均浅刺以患者感局部酸胀并有泪出感为宜。

本例患者获得较好的效果，还与患者坚持长期治疗有关，疗程前后达1年之久，没有中断。

4. 外伤性面神经麻痹

仇某，男，28岁。初诊日期：2004年1月7日。

主诉：左侧面部瘫痪2月余。

现病史：患者素体健康。2003年10月24日，因车祸被送往复旦大学附属华山医院急诊，经诊断为蛛网膜下腔出血，头项部左侧血肿，收入神经外科病房，经抗炎、脱水、止血、营养神经等治疗30日出院。但后遗左侧面部瘫痪，曾多处就治无明显效果。前来就诊。

检查：左眼不能闭合，额纹消失，鼻唇沟变浅，左侧面部肌肉张力减退，口角歪斜，鼓腮试验（＋），露齿试验（＋）。应用简易诊断法，所测试肌群均未见抽动迹象。脉略涩，舌暗有瘀斑。

诊断：外伤性周围性面神经麻痹。

治疗：以上述效方治疗。针刺得气后，接通脉冲电，频率为2Hz/100Hz，电量以患者能忍受为度，通电30分钟。每周针治2次。治疗3个月后，除左侧额肌仍不能收缩，左眼闭合不全外，面部其他肌群症状明显改善。遂采用皮肤针以阳白为中心进行叩刺，手法中等，针后上敷面饼用小型抽吸罐吸拔，吸力中等，时间为2～3分钟，以局部出现紫红瘀斑为度。每周吸拔1次。治疗3次后，额肌恢复显著。后嘱其每周针刺1次，隔半个月吸拔1次。经半年多的治疗，眼睑能瞬动，目能闭合，两侧面部肌张力相等，鼓腮试验（－），露齿试验（－），唯有当患侧闭眼时同侧的口角出现轻微的抽动。

【按】　本例属于病程较长的难治性面神经麻痹，至著者处治疗已有2个半月，又为外伤所致。所以著者就采用上述效方治疗，果然获效。但治疗过程中，发现额肌恢复不够理想。改用阳白透鱼腰基础上加用鱼尾透鱼腰和攒竹透鱼腰的三透法，效果仍不佳。考虑到病久必瘀，故使用拔罐法，意在活血祛瘀。结果确有效果。后来在一些难治性面神经麻痹患者中使用，也取得较为满意的疗效。

5. 亨特综合征面瘫

王某，女，61岁，退休音乐教师。初诊日期：2007年3月4日。

主诉：左侧面神经麻痹伴耳鸣、眩晕半年余。

现病史：患者于2006年退休后由沪赴澳大利亚女儿处探亲，因生活一时不能适应及劳累，突然出现颈项及面部疼痛，以左耳部为剧。初由家庭医生诊为神经性头痛，用镇痛药后，症状未减，且颈项部及耳部出现大小不等的水疱。经专科医生确诊为带状疱疹，注射及服用药物，2周后疼痛等症状消失。但发现左侧面部瘫痪，并有耳鸣、眩晕等。经多方治疗，包括在当地中国诊所针灸等，均未见效。遂回国，经人介绍来著者处求治。

检查： 左侧额部平坦，闭眼露睛仅及一半，鼓腮漏气，鼻唇沟加深，嘴角歪向左侧，有明显倒错现象，鼻侧可见阵发性肌肉抽动。两侧面部大小不对称，左侧有轻度挛缩现象。联带活动明显。

诊断： 亨特综合征面瘫。

治疗： 以上述效方为主。因患者有耳鸣、眩晕等症，加左侧完骨，听会及百会，完骨穴取 0.30mm×75mm 毫针向听宫方向深刺 2.8 寸左右，听会取 0.30mm×40mm 毫针直刺 1.4 寸左右，均以耳底部有针感为度；百会向后平刺25mm。局部痉挛，阿是穴（抽动明显处）取 0.25mm×13mm 毫针 3 枚浅刺，针距 1mm 左右。首次针刺后，自觉面部有放松感，以耳鸣改善更为明显。每周 3 次，共治 3 个多月。患者因事急于回澳大利亚而中断治疗。查：左眼闭合，两侧面部基本对称。唯说话尤其是大笑时，仍出现歪斜，但程度已不明显，耳鸣、眩晕症状消失。联带运动及局部抽动改善不明显。后因失去联系，未能做进一步随访。

【按】 本例属难治性面神经麻痹，且病程又超过半年，出现诸多后遗症状。治疗有一定难度。以上述效方为主，配合对症治疗，还是能取得较好的效果。但有两点需说明：一是，类似患者，其往往疗程较长，因针灸有累积效应，应当告知患者，须耐心坚持，一般以 3 个月为 1 个疗程；二是，可有不同程度改善，但难以达到痊愈，要求患者期望值不可过高。特别是已出现联带运动和（或）面肌痉挛者，著者所涉及的患者，只能减轻，而难以消除。

第三节 面肌痉挛

【概述】

面肌痉挛，又称面肌抽搐，是指单侧面部肌肉不自主的抽搐，呈阵发性、反复发作性。初始发病始于眼轮匝肌，容易被误认为"眼皮跳"而不被重视，以后向下发展逐渐波及口轮匝肌，严重者可累及颈阔肌使整个面部肌肉强烈痉挛。一般每次发作时间较短，为十几秒至几分钟，严重者每日频发。原发性面肌痉挛一般认为是责任血管扩张、延长、迂曲、硬化，对面神经通路造成机械性刺激或压迫导致的。多在中年后发生，且常见于女性。精神紧张、过度疲劳、失眠、自主运动等因素可诱发或加剧本病。因面肌痉挛反复发作，缠绵难愈，属于诊断明确，疗效不佳的病症，严重影响患者的生活质量。目前西医治疗、口服药和肉毒素注射毒副作用较多，且易复发，手术治疗容易导致听力减退、耳鸣、面神经麻痹等后遗症，患者通常难以接受。

中医学将面肌痉挛归属筋惕肉瞤症。针灸治疗本病，在古籍中首见于《备急千金要方·卷三十》，提到"承泣主目瞤动与项口相引"。

现代用针灸治疗面肌痉挛的报道不晚于 20 世纪 60 年代中期。在 1965 年有学者试用皮内针法获效。20 世纪 70 年代，又进行了进一步探索，如采用深刺久留针法，只针健侧不针患侧的缪刺法等,我们使用穴位注射法于抽搐最明显处,亦有一定效果。但总的来说实践还是较少,且以内部报道文章居多。20世纪80~90年代,面肌痉挛的治疗开始得到针灸界较广泛的重视,尽管文献量不多,但观察例数大量增加。20世纪90年代中期至今,针灸治疗本病的临床资料激增,统计显示,1995~2004年文献量占1978~2005年的80%以上,表明针灸已经积累了相当丰富的经验。统观近半个世纪的治疗实践,主要做了两方面工作,一是为了验证针灸对本病的确切疗效,进行了设计较为严谨的对照观察,并发现针灸的疗效以早期的、部位较局限的面肌痉挛的疗效为佳,对病程长、面肌痉挛范围广者疗效较差。二是为了提高疗效,针灸工作者在穴位的选择,特别是对刺灸法的运用上进行了多方面探索,除临床常用的方法外,还发现和总结了一些比较独特的刺法和手法,如丛刺法、刺激面神经手法、浅刺皮部法及行气法等。不过,面肌痉挛是一种顽固且易复发的疾病,要求患者耐心治疗。

著者在总结他人治疗经验的基础上,发现采用多种不同刺法相结合的方法治疗,有较为满意的效果。

【效方】

1. 组成

主穴:牵正、新明1、阿是穴。

配穴:四白、颧髎、攒竹、夹承浆。

阿是穴位置:抽动最明显的部位。

2. 操作 主穴均取,配穴据抽动部位酌加。新明1,取0.30mm×40mm毫针2枚,采用双针并刺法,向鼻尖部深刺,约1.4寸,使酸胀针感向面颊部放射,以捻转加小幅度提插手法,运针1~2分钟;继针牵正,用丛刺法,取0.25mm×40mm长针3~5枚,可采用扬刺法,先针穴区中间,向新明1方向,深刺至明显得气,并使针尖与该穴进针的两针针尖相接;再针刺四周,针刺深度可略浅,均用直刺法。得气后留针。阿是穴,用浮刺法,取0.25mm×13mm毫针多枚,在抽动最明显处,针尖向穴区中心围刺,进针0.1~0.2寸,根据症情,每次用针6~10枚。配穴均取0.25mm×25mm毫针。四白及颧髎直刺至有明显酸胀感,攒竹可先摸到眶上孔,刺0.7~0.8寸;夹承浆,丛刺,方法同阿是穴,以得气为度。留针30~45分钟。

3. 临证心悟 本病是难治病之一。上方是根据著者多年临床经验总结而成。临床发现,本方以对病程短者效果明显。曾治疗过一位病程仅半年左右的患者,以上法治疗5次,症状即消失。而病程长、症情重者,疗效多不稳定,常要求患者坚持治疗。

原发性面肌痉挛突出四针法综合运用,即毫针法、穴位注射法、耳穴贴压法和皮肤针法,以毫针法为主方,辅以穴位注射达到针药结合,配以耳穴贴压以维持疗效,佐以局部皮肤针叩刺以加强效果。本方的特点是深刺、浅刺、扬刺、丛刺等多种刺法相结合,在毫针法中又强调四种刺法,即并刺法促使气至病所,透刺法接气通经,丛刺法用于主穴重在局部止痉,扬刺法作用同"丛刺法",读者在使用时,要根据不同症状和穴位灵活运用。

本病治疗，需注意以下三点。

一是，强调尽早介入。原发性面肌痉挛只有早期发现，才能及时干预，阻止症状进一步发展。本病发病起初多为眼轮匝肌阵发性痉挛，逐渐扩散到一侧面部、眼睑和口角，痉挛范围不超过面神经支配区。少数患者发作时，伴有面部轻微疼痛，后期可出现肌无力、肌萎缩和肌瘫痪，使难治程度提高。为避免因面神经受损严重对患者生活、工作造成的各种影响，早期及时正确的治疗是治疗此病的关键。

二是，把握得气分寸。如何恰当掌握得气的分寸，对原发性面肌痉挛的治疗颇为重要。著者认为，首先是所选的穴位不同，得气要求不同。如新明1，原用于眼病，针尖朝向外眼角，要求针感向太阳穴或眼眶内放射，治疗本病，则针尖宜朝向鼻尖，使针感向整个面颊放射，对病情重、病程长者，可用并刺法，以加强气至病所的力度，从而产生较好的止痉效果。临床中经常遇到，当针刺出现气至病所时，会产生一种针尖瞬间紧缩的手感，恰如《标幽赋》所言的"气之至也，如鱼吞钩饵之沉浮"。牵正深刺法和新明1并刺法，也要达到有较强针感向面颊放射。其他穴位无论丛刺、齐刺，要求得气即止，刺激均宜轻，不可过度刺激，否则反而易诱发抽搐。如得气手法运用恰当，抽搐症状多可立即缓解。其次是电针的应用。电针是一种增强和保持得气的方法。但电针刺激不宜用于四白、夹承浆等抽搐最明显的穴位。临床发现，电针刺激反可加重病情。一般加用百会、印堂等穴以加强安神定志之效，亦可用新明1、牵正以止抽定搐，但强度均不可太强，以患者感舒适为度。对面肌痉挛较重、病程较长的患者，可采用深刺久留针法，即新明1和牵正的留针时间可延长至45～60分钟，在临床上能取得一定疗效。

三是，坚持治疗，防止复发。原发性面肌痉挛容易复发，因此在症状控制后，巩固治疗十分重要。临床上一些治治停停的患者，预后都差，而发病初期坚持每周治疗2～3次，症状控制后不间断治疗3～6个月甚至更长时间者，本病的治疗特点是控制容易根治难，因此一定要告诉患者，无论病情轻重、病程长短都应坚持治疗。即使症状消失，也要再巩固一段时间。当然如果治疗一两个疗程，症状未见任何改善者，应该改用其他疗法。

【验案】

1. 面肌痉挛

李某，女，51岁，退休。初诊日期：2006年10月11日。

主诉：左侧面部肌肉不自主抽动2年8个月。

现病史：自2004年初开始，无任何诱因，出现左下眼睑不时跳动，时作时止，不能自制。以后日渐频繁，并且由眼睑向下逐渐延伸至口角，面部抽搐的程度逐渐加重，抽搐的时间逐渐延长，而其间隔时间逐渐缩短，且每当情绪激动时加重。患者平时性格内向，易生闷气。经某三级医院神经科诊断为面肌痉挛。曾采用中西药物、理疗和针灸等治疗，均未能控制。

检查：左侧面部肌肉阵发性不自主抽动，以嘴角部最为明显。脉弦细，舌暗红苔薄黄。

诊断：面肌痉挛。

治疗：先按上述效方所述针患侧新明 1，再取患侧牵正行扬刺法，当牵正穴的正中一针深刺至出现酸、麻、沉、胀等针感时，患者即有面部舒适感。一手执刺入新明 1 的针，一手执刺入牵正的针，应用提插加小捻转手法（具体同上述验方），并使针感充满整个面颊，出现局部热胀舒适感。约运针 1 分钟，再针刺其余穴位，留针 30 分钟，留针期间未再抽动。治疗 1 次后，发作间隔时间明显延长，抽搐程度亦明显减轻。嘱其每周治疗 3 次，经 2 个疗程针刺治疗后，频繁的面部抽搐变成偶尔发作。偶因情绪激动加重，针后即可减轻。加用双侧肝俞，并要求患者心情开朗，避免不良情绪，又通过 3 个疗程的巩固治疗而获临床痊愈。随访至今已 1 年余，未见复发。

【按】 面肌痉挛，中医又称颜面抽搐。就本例患者看，可能与肝气郁结有关，郁久化风，致面部抽动不止，故在上述效方的基础上加用肝俞，获得较好的效果。另外，在操作手法上，不可过重，以患者舒适为度，但本例患者，每次要求牵正穴的正中一针针感强烈，针后即感整个侧面脸有轻松感，后来在其他的一些患者中也发现类似现象。供读者参考。

2. 面肌痉挛

吕某，61 岁。初诊日期：2016 年 3 月 15 日。

主诉：左下眼睑不自主抽动 2 年余。

现病史：2014 年初无明显诱因出现左下眼睑抽动，时作时止，不能自制。后由下眼睑逐渐波及上眼睑，并继续由眼睑向下逐渐延伸至口角，抽动的频率与幅度逐渐加重，经某三级医院神经内科诊断为面肌痉挛，于针灸科行针灸治疗 7 个月后，症情逐渐好转。2016 年初，因照料家中老人，情绪紧张及劳累后病情复发，再用原法治疗疗效不佳，为求进一步治疗，遂来著者处就诊。

检查：左侧面部肌肉阵发性不自主抽动，以左下眼睑最为明显。脉弦细，舌暗红，苔薄黄。

诊断：面肌痉挛。

治疗：因患者病程长，反复发作，主配穴均取。留针 30 分钟，留针期间，面肌无明显痉挛。嘱患者每周治疗 2 次。经 10 次治疗（1 个疗程）后，患者于 2016 年 4 月 19 日前来复诊，诉口角、上眼睑已无不自主跳动症状，下眼睑跳动频率、幅度明显减轻。仍予以原治疗方法。经 2 个疗程治疗后，症状消失。患者因家务繁忙，自行改为每周 1 次，巩固效果。又治疗 10 次后停治。于停治 2 个多月后，又来著者处求治，诉自结束针刺后，症情一直稳定，近因外孙女患病住院，加之 90 岁高龄的老母亲需照料，两头奔波，心力交瘁，病情复发，抽搐程度较原来更重。因考虑患者有心情烦躁、失眠多梦等症，即在上述效方基础上加印堂、百会、安眠，以宁心安神。针后，症情减轻。虽持续治疗 2 个疗程，但眼部抽搐症状始终未能消除，且症状时有反复，只得停治。

【按】 本例患者，初期效果明显，但最终未能控制。著者有以下2点体会：一是，一般来说病程较长、反复发作的本病患者，要求按疗程进行较长时间的巩固治疗。本患者初治疗效明显，但因获效后，即减少治疗次数，且不久即自行停止针刺，故易于复发。二是，本病发作多与情志、劳累有关，本患者复发即与此有关。所以，早期治疗，规律治疗，获效后再坚持相当长的一个时期的巩固治疗十分重要。

3. 面肌痉挛

曾某，男，65岁。初诊日期：2015年5月26日。

主诉： 左侧面肌抽动5年余，加重1个月。

现病史： 5年前，因不明原因出现左侧面颊部抽动，当时症状不重，患者并不在意，未及时治疗。之后，抽动加重并延及整个左侧面部，严重时，因肌肉痉挛而夜不能寐。于是，到处就医。经诊断为面肌痉挛。先后用过肉毒素注射治疗、针灸治疗，但都没有取得持久、满意的疗效。症状日益加重，患者已失去治疗的信心。由于此病，他变得心情烦躁，常彻夜不眠。此次是他的妻子通过网上查阅，经反复动员后，才来著者处求治。既往有高血压病史。

检查： 面色暗红，左侧面部阵发性痉挛不止，几乎无间歇。抽搐时左侧眼闭嘴角上拽，涉及半个面部。脉弦略细，舌尖红有瘀斑，苔黄腻。

诊断： 面肌痉挛。

治疗： 因患者有情绪不佳，眠差等症状，先针刺百会、印堂，以安神定志，再用上述效方。取0.30mm×40mm毫针2枚同时刺入新明1，针尖朝向牵正方向，忽感针尖有瞬间紧缩感，此时，只听到患者"呀"的一声，称"这针感好强，都胀麻到脖子了！"只见频繁抽动的面肌竟然当即纹丝不动。继续用平补平泻的手法加强新明1的针刺效果。患者自述"脖子胀麻的感觉没了"，话音刚落，面肌再次出现阵阵抽动。考虑到面肌抽搐与针感关系密切，著者调整了针刺的方向，通过反复的探寻导气，患者感觉针感向左侧锁骨中线的方向放射，胀麻感到达近第2肋的位置。一出现这样的针感，面部抽动也立刻停止。继针刺其余穴位，均用轻手法，得气后留针。百会、印堂二穴接电针仪，连续波，强度以患者舒适为度。留针60分钟。整个留针期间面肌偶有小幅度抽动。取针后，本来因痉挛不已而紧绷的脸已经堆满了笑容，连连称谢。

二诊时，患者自述治疗1次后，面肌痉挛明显缓解，每日只感觉抽动几次，每次抽动的时间也明显缩短。最重要的是近1个月失眠情况消失了，自身的紧张烦躁情绪明显缓解。治疗1个疗程后，症状基本消失。患者后因经商繁忙，奔走全国各地，中断治疗，且失去联系。

【按】 此为著者所治的数十例本病患者中症情较重、病程较长的1例。有2点体会，一是，对抽搐明显难以控制的患者，著者均取双针同时刺入新明1，目的在于加强得气和容易气至病所。从这一病例可以明显看出，诱发气至病所，可以产生较好的止痉效果。特别是，著者在临床中，经常会碰到当针刺出现气至病所时，会产生一种针尖瞬间紧缩的手感，恰如《标幽赋》所言的"气之至也，如鱼吞钩饵之沉浮"。值得读者参考。二是，经观察，治疗本病症时，除新明1刺激宜适当强外，余穴均宜轻，不可做过度刺激，否则，反而易诱发抽搐。一般不用脉冲电刺激，本例因考虑患者情绪不稳、长期失眠，仅在印堂、百会加用电针，但强度不可太强，以患者舒适即可。三是，本病患者，特别是病情重、病程长者，留针时间，可延长45～60分钟。即使完全控制之后，也宜巩固一个阶段。

4. 面肌痉挛

吴某，女，67 岁，退休教授。初诊日期：2009 年 1 月 16 日。

主诉：左侧面部间断性抽动 1 年余。

现病史：患者于 1 年多前，无明显原因出现左侧下眼睑间歇性跳动，即去校医院诊治。经服用药物（药名不详），未能控制。之后，症状有所加重，牵涉下半个脸。患者颇为重视，积极求医，曾用中西药物、针灸、理疗等法，症状明显减轻，但未能根除。劳累或睡眠差时，容易发作。慕名求治于著者。

检查：左侧下眼睑及嘴角有轻微的、间歇性抽动，以下眼睑较明显。脉细，舌淡有齿痕。

诊断：面肌痉挛。

治疗：用上述效方针刺。考虑到患者体质较瘦弱，且症情不重，新明 1 亦改用较轻的刺激。每周治疗 3 次。首次针刺后，面部抽搐偶有发作，且抽动数次即止。治疗 1 个疗程后，再未发作。建议每周针刺 2 次，以巩固疗效。又治疗 2 个月，未见发作。建议停止治疗，但患者心有余悸，坚持每周治疗 1 次。穴位调整为四白、丝竹空和合谷三穴，均用轻刺激，得气的留针 30 分钟。随访至今已 8 年，从未发作。

【按】 本例是轻症患者，也是著者随访时间最长的病例。著者体会，在运用上方时，要讲究因人而异、因病情而异。同样是针刺新明穴，上一例需用双针同刺，用强手法，本例则为单针弱手法点到为止。本病症容易复发，在症状控制后，巩固治疗十分重要，我们发现临床上一些治治停停的患者，预后都差。所以我们要求患者以 3 个月为 1 个疗程，每周 2～3 次，不间断治疗。

5. 面肌痉挛

黄某，女，74 岁。初诊日期：2020 年 5 月 10 日。

主诉：右侧面部不自主阵发性抽动 6 年余。

现病史：2014 年 2 月起，患者无明显诱因出现右侧下眼睑不自主跳动，当时未加重视。之后，逐渐出现面颊及下颌部抽动，呈阵发性发作。遂去本市某三甲医院神经内科就医，诊断为"面肌痉挛"，予以甲钴胺口服，患者症状未见明显好转于神经内科复诊，建议行局部肉毒素治疗，患者因惧怕不良反应而拒绝，症情依旧。2019 年 10 月 8 日，患者感到抽动症状加重，发作频率增加，抽动范围扩大。再次于某医院神经外科就医，磁共振体层成像脑血管显影术（MRTA）检查面神经，示颅内动脉压迫部分面神经。外科建议手术治疗，患者惧怕手术且担心术后复发，故拒绝。遂于著者处求治。

检查：胞睑皮肤均正常，右侧下眼睑、面颊及下嘴角抽动不止。磁共振体层成像脑血管显影术（MRTA）检查面神经，示右侧小脑前下动脉（AICA）及其分支压迫右侧面神经 REZ 段，右侧小脑前下动脉（AICA）分支压迫右侧面神经脑池段及内听道段。舌略暗，苔薄微腻，脉细。

治疗：以上述验方治疗，每周 3 次，首次针刺治疗后，当日未发作，第 2 日抽动次数减少。治疗 1 个疗程（12 次）后，症状明显好转，仅于劳累或情绪激动时发作，且持续时间缩短。改为每周 2 次，又治疗 1 个疗程后，症状进一步好转，偶有发作。因患者返聘工作较忙，改为每周治疗 1 次。症情稳定。坚持治疗半年，患者诸症悉已消失，于 2020 年 11 月 14 日，再次至该三甲医院复查，面神经磁共振体层成像脑血管显影术（MRTA）检查显示：邻近小血管接触右侧面神经 REZ 段。嘱患者维持每周 1 次的治疗，以巩固疗效。

【按】 本例是著者近期治疗的病程长并有明确的影像学证据的面肌痉挛患者。患者经针刺治疗后，不仅症状基本消失，而且磁共振体层成像脑血管显影术（MRTA）检查显示，从原"小脑前下动脉（AICA）及其分支压迫右侧面神经 REZ 段，右侧小脑前下动脉（AICA）分支压迫右侧面神经脑池段及内听道段动脉血管压迫面神经"转变为"邻近小血管接触右侧面神经 REZ 段"，表明针刺治疗不仅能消除症状，而且能改善体征。当然，有关这方面的证据还不多，有待进一步观察。

第四节　三叉神经痛

【概述】

三叉神经痛是一种原因未明的三叉神经分布区内短暂而反复发作的剧痛。三叉神经痛的临床特点是骤然发作，呈闪电样、短暂的剧烈疼痛。疼痛部位限于三叉神经分布区的一支或两支，多为单侧发病。发病前通常无先兆，疼痛为电击样、刀割样、针刺样和撕裂样剧痛，每次疼痛持续数秒至数十秒。疼痛以面颊、上下颌及舌部最为明显，口角、鼻翼、颊部和舌部为敏感区，轻触即可诱发，称为扳机点。病程可呈周期性，每次发作期可为数日、数周或数月不等。病程越长，发作越频繁，程度越重。本病很少自愈。

三叉神经痛在中医学由属"面痛""颌痛"等范畴，多因肝火上犯、脉络瘀滞等所致。在历代文献中，未见针灸治疗本病的明确记载。

针灸治疗本病的现代文章，始见于 1955 年。之后，临床报道日益增多。尤其是从 1994 年至今，文献量迅速上升。有学者统计 1994～2004 年国内公开刊出有关论文达 152 篇之多。近 20 多年来，随着对针刺部位的探寻筛选和刺激方法的不断增多和改进，有效率有所提高。目前，治疗原发性三叉神经痛仍以体针为主。采用其他的一些方法（如穴位注射、电针、头针及直接深刺神经干等），效果也大致接近。鉴于原发性三叉神经痛目前现代医学还缺乏绝对有效而又无副作用的治疗方法，针灸的应用显然为本病的有效治疗开辟了一条新的途径。

著者治疗本病有近 40 年的经验，同样经历了穴位和方法的不断探索和更新。著者深深感到，针灸治疗本病尽管镇痛效果明显，但疗程较长，治疗过程中症情多有一定反复。因此，患者坚持治疗十分重要。

【效方】

1. 组成

主穴：新明1、下关、听会、阿是穴。

配穴：夹承浆、攒竹、四白。

阿是穴位置：扳机点。

2. 操作　主穴为主，根据受损的分支，选择相关的配穴。其中眼支加攒竹、颧支加四白、下颌支加夹承浆。取（0.25～0.30）mm×40mm 毫针，新明1根据受损分支不同，向不同方向进针，用反复提插加小幅度捻转之法，使针感向面颊部传导。听会，令患者微张口，直刺至耳部有明显的胀闷感，下关向听宫方向呈45°刺入，以局部有明显酸胀感为度。扳机点，取 0.25mm×25mm 毫针 2～4 枚平行透刺。配穴直刺，至出现闪电感为宜。新明1与扳机点接通电针，疏密波，强度以患者能耐受为度。留针 30 分钟。每周 2～3 次。

3. 临证心悟　上方是著者在总结多家经验和反复实践的基础上摸索出来的。近年来通过多病例观察，发现对本病不仅有较明显的近期效果，而且有较满意的远期疗效，对病程在一年半以内者更为明显。本方有三个特点：一是选用局部穴位。主穴中的新明1、下关和听会这三个穴都朝一个方向深刺，临床证实有较好的镇痛作用。配穴夹承浆、攒竹和四白这三个穴分别和眶上孔、眶下孔及下颌孔对应，刺激时以出现触电感最佳，这都是起效的解剖学依据。二是电针频率用高频。有研究显示，高频的镇痛疗效好于低频。三是扳机点、阿是穴的浅刺和多针刺。

本方操作的关键在于前 3 个主穴必须深刺重刺，得气感要强烈；扳机点，也称触发点，浅刺密刺。配穴如能引发触电感为好，但不宜强求，更不可乱捣猛插，以免损伤神经分支。电针，以疏密波为佳，但若患者不能适应，可先用连续波，频率在 3～4Hz。据著者经验，第 1 个疗程可不加用脉冲电，第 2 个疗程起可逐渐配用脉冲电。本病要求患者长期坚持治疗，即使症状完全消失后也应再针刺一段时间。一般来说，开始治疗时每周 3 次，疼痛控制后，改为每周 2 次，症状基本消失后，每周 1 次即可。

对效果不太满意或症情较重者，可加用野木瓜注射液（2ml）或甲钴胺注射液（0.5mg/ml）穴位注射，在取针后，在扳机点和颧髎各注入药液 0.5ml，每周 1～2 次。2 种药液可交替应用。

【验案】

1. 三叉神经痛（左下颌支）

唐某，男，55 岁，大学教授。初诊日期：2003 年 10 月 13 日。

主诉：左面部反复疼痛 1 年多。

现病史：2002 年起突发左侧面颊部、唇上方阵发性、电灼样剧痛。开始以为是牙痛，多次口腔科诊治未效。以后发作渐频，痛势更甚，常因劳累、说话、进食、洗漱时引发疼痛，昼夜皆发，入夜加重，难以安卧，饮食困难。经某三级医院诊断为三叉神经痛（左侧下颌支）。曾服用镇痛药、卡马西平及曲马多效果不佳，疼痛未能控制。难以坚持上课。经人介绍来著者处试用针灸治疗。

检查：左侧面颊部、唇上方疼痛，痛如电击样、烧灼样，不敢多说话，表情异常痛苦，以手捂面，张口困难。左侧鼻翼下、下颌部触摸时可引发疼痛。舌质红，苔薄黄，脉弦。

诊断：三叉神经痛（左下颌支）。

治疗：首选扳机点（位于口禾髎、夹承浆处）行排刺法，再取新明、下关、听宫等穴。留针30分钟，每周2次，针后疼痛明显减轻，但大声或多说话、洗漱时仍可引发疼痛。从第2个疗程起加用脉冲电，经过近20次针刺治疗疼痛基本缓解，停用西药，偶因劳累、说话等诱发，但此疼痛尚能忍受。为巩固疗效，再加用野木瓜注射液，建议每周1次继续治疗。经1年左右观察，症状完全控制。

【按】　本例患者因工作较忙，未能有规律针灸，有时连1周治疗1次也难以保证，所以治疗时间较长，但总体上说效果还是较为满意的。另外，从本患者身上还发现疗效有积累效应。随着疗程的增加，症状始终处于控制状态，未见有较大的反复。

　　最近针刺一名女性患者，病程达一年半，经中西药物治疗只能缓解一时，饮食及刷牙时疼痛剧烈，甚至无法进行。按上方针刺，每周3次，治疗十分规律，经12次治疗后，疼痛完全消失，只有在洗脸时略感嘴唇部有不适。所以早期规律治疗十分重要。

2. 三叉神经痛（左下颌支）术后复发

李某，男，61岁，退休职工。初诊日期：2014年7月9日。

主诉：左侧面部发作性疼痛2月余，加重1周。

现病史：患者于5年前，无明显原因出现左侧面部阵发性剧痛，且以下颌部为主，开始怀疑为牙痛，曾在某牙防所拔牙一枚，但疼痛未减。经某三级医院神经内科确诊为三叉神经痛（下颌支）。经药物卡马西平等治疗，开始症状尚可缓解，但时间一长，效果即不明显。于2年前，在某三级医院神经外科行三叉神经微血管减压术。术后疼痛消失，除左耳听力略有减退及面部稍有麻木感外，无其他不适。2个月前，外出至高原地区旅游，有轻度高原反应，加之旅途劳顿，返沪后，又出现面部发作性疼痛，且日趋剧烈，经神经内科诊断为三叉神经痛复发。给予药物治疗，但疗效不明显。患者要求针灸治疗。

检查：当时正值疼痛发作，患者表情痛苦。面部外观无异常，左侧耳后有一手术瘢痕。脉弦细，舌质淡有瘀斑。

诊断：三叉神经痛（左下颌支）术后复发。

治疗：按上述效方治疗。因耳后有瘢痕，不宜取新明1，改用牵正。取0.30mm×50mm毫针略偏向耳垂方向深刺1.7寸，再直刺听会，深0.15寸，患者自觉针感异常强烈，疼痛立止。继针夹承浆、四白，至有轻度闪电感。加三间，直刺至1.3寸，有明显酸胀感。留针40分钟。听会、牵正接脉冲电，连续波，强度以患者可耐受为度。嘱其如疼痛未止，每周针刺3次；若症状明显减轻可每周针刺2次。

首次针刺后，复诊时患者告知于第 3 日上午出现疼痛，但程度明显减轻。继用上法。针刺 8 次，再未发作。停治。3 个多月后，患者陪其妻来著者处治病，称疼痛再未出现。

【按】 微血管减压术是目前治疗三叉神经痛的标准手术方法，镇痛效果显著且后遗症少。本例患者是手术后复发病例。本案表明，针灸对此类患者亦有良好的效果。在取穴上，牵正本用于面肌麻痹，但著者发现，采用略偏向耳垂方向深刺，并结合听会针刺，对本病也有较好的镇痛效果。另外，三间对三叉神经下颌支疼痛有较好的镇痛效果。这是著者受三间治牙痛所启发，且三间所在之手阳明大肠经上止于迎香，亦为"经脉所过，主治所及"。

第五节 偏 头 痛

【概述】

偏头痛是常见的急性头痛之一，是一类有家族发病倾向的周期性发作的疾病，是由于发作性血管舒缩功能障碍及某些体液物质暂时改变所引起的疼痛。病因尚不明确，约 50% 的患者有家族史，且以女性多见。其临床表现为发作前有幻视、幻觉、偏盲等脑功能短暂障碍，继则呈一侧性头痛，为搏动性钻痛、刺痛或钝痛。剧烈时伴眩晕、出汗、恶心呕吐、心悸、便秘等症，持续数小时。一般间隔数周复发，呈周期性发作。

中医学亦称本病为偏头痛或偏头风，也有称厥头痛。偏头痛也是传统针灸治疗病症之一，早在《黄帝内经》中，就有针灸治疗的记载。而"偏头痛"一词最早出现在金元时期张从正的《儒门事亲》一书，其曰："偏头风者，少阳相火也。"

现代针灸治疗偏头痛的报道，首见于 1955 年。而自 1989 年后，文献量不断增加，据不完全统计，仅 1998～2004 年发表的与针灸治疗偏头痛有关的论文达 176 篇之多。通过临床不断的筛选比较，近 20 多年，在选穴和刺激方法上都摸索出不少行之有效的经验。一般主张应用传统的透穴刺法，刺络拔罐也有较好的镇痛作用。还有采用穴位埋线的方法，取得了一定的效果。在具体选穴和治疗手法上，有以即时镇痛为指标，通过对照观察发现，偏头痛以局部选穴较佳，而针刺得气后快速捻针至针感强烈后出针，其疗效优于留针。

根据著者经验，针灸治疗偏头痛确有十分明显的效果，不仅可即时镇痛，还能在较短的时间内消除症状，只要患者注意避免诱发因素，多能控制发作。

当然，由于头痛有时可为某些严重疾病的早期表现或突出症状，因此治疗前必须做系统检查。而针灸治疗也只有根据主客观提出的依据，哪怕是做出初步的诊断后，才能考虑应急处理。

【效方】

1. 组成
主穴：太阳（或后太阳）、率谷、阳白、头临泣、风池。

配穴：攒竹、合谷。

后太阳位置：鬓角前发际，与丝竹空平齐处。

2. 操作　主穴均取，酌加配穴。太阳或后太阳穴取患侧，取 0.30mm×50mm 毫针，先直刺约 25mm，行小幅度提插加捻转 1 分钟，使有强烈酸胀感往颞部放射，缓缓将针提至皮下，再向同侧率谷穴透刺 1.8 寸左右；再从率谷穴向角孙穴透刺，使两针针尖相交。继续针刺阳白、头临泣，取 0.25mm×25mm 毫针分别向鱼腰和目窗方向透刺。风池取双侧，取 0.25mm×40mm 毫针向同侧目外眦方向刺入 1.4 寸左右，用导气手法徐进徐出，反复施针，使针感向头颞部和额部放射。如前额疼痛明显者，攒竹穴亦取患侧，取 0.30mm×25mm 毫针自该穴上方约 0.5 寸处向睛明穴方向斜刺约 0.8 寸，用小幅度提插手法运针 1 分钟；可加合谷略斜向上刺至得气。再以风池与太阳为一对，或加阳白与头临泣为一对，接通电针仪，连续波，频率为 180～240 次/分，强度以患者可耐受为宜。发作时每次留针 45 分钟至 1 小时，缓解后为每次 30 分钟。针后在太阳或阳白以小三棱针快速点刺十数下后用小型吸拔罐吸拔 2～3 分钟。急性发作期每日或隔日 1 次，缓解期每周 2 次或 1 次。

3. 临证心悟　著者应用本方不仅可治疗多例症状严重的偏头痛，而且对多种功能性的以一侧为主的头痛（如眶上神经痛等）也有较好的效果。本方组方，主要考虑到本病多以肝胆之火上扰所致，故以胆经风池、阳白、头临泣为主穴，太阳是治疗偏头痛的验穴，位于颞侧，亦为胆经循行区域，均可用于疏泄风火以镇痛。后太阳是方幼安教授发现的新穴，对本病有较好的镇痛作用。综观处方主穴以胆经穴位为主，加用头外侧经外奇穴太阳，近取以疏风散火、通络止痛。如果疼痛部位涉及膀胱经，加用膀胱经攒竹。合谷，则取"面口合谷收"之意。

本方关键在于手法和电针两种刺激的有机结合，透刺和拔罐的合理使用。急性期刺激强度要大，缓解期要相对轻一些。另外，要嘱咐患者避免诱发因素。

【验案】

1. 偏头痛

张某，男，20 岁，大专学生。初诊日期：2004 年 3 月 3 日。

主诉：左侧剧烈头痛反复发作 2 年多。

现病史：患者于 2 年前，无明显原因，突发左侧头痛，之后，每月发作 1～2 次。每次发病突然且多有预兆，如头晕、恶心等，之后即昏厥倒地、不省人事，持续数分钟，苏醒后，出现一侧剧烈头痛，呈刺痛或跳痛，疼痛可持续数小时甚至几日。每次发作都须送急诊救治。初被某三级医院怀疑为癫痫发作，曾服用抗癫痫药物无效，并出现严重药物反应。后经另一三级医院神经内科采用 CT、磁共振、脑电图等一系列检查，排除癫痫等脑部病变，拟诊为偏头痛。经用药物治疗，可一定程度上缓解疼痛，但不能控制其发作。缓解期间，一如常人，经人介绍来著者处就诊。

检查：患者思维清晰，健谈。局部外观未见异常，脉略弦细，舌尖偏红，舌边有齿痕，薄苔。

诊断：偏头痛。

治疗：采用上述效方加大椎、百会治疗，仅用电针，未予以拔罐。每周 3 次。针刺至 4 月底，已近 2 个月，未见发作。于五一黄金周因停治和过度劳累，于 5 月 6 日发作 1 次，只有一过性晕厥，时间短暂；头痛仍作但程度已明显减轻，且持续时间缩短。患者及其家属信心大增。经仔细检查，前额左侧有较明显的压痛点，加用刺络拔罐，方法是以皮肤针重叩，上铺以湿面饼再拔小玻璃罐，留罐 5 分钟左右，吸出紫色血块，每周吸拔 1 次，并嘱其不可过度劳累。经治疗后，发作次数逐渐减至数月 1 次，不再伴随晕厥，疼痛程度亦见明显减轻。逐步改为每周治疗 1～2 次，发作基本停止。治疗 1 年后停针。随访至今，未见发作。

【按】　本例是著者治疗的偏头痛中较为严重的一例。在取穴上虽按效方为主，但考虑到其发作前有晕厥的情况，故加取督脉的大椎、百会以通阳醒脑除痛；又宗"怪病必瘀"的古训，局部又有压痛之处，再加用刺络拔罐，以活血化瘀止痛。果然获效。在以后治疗类似病程较长的患者中，著者常加用刺络拔罐，疗效颇佳。不过同为脸部刺络拔罐，上述难治性面神经麻痹，一般为皮肤针轻至中度叩刺后吸拔，出血量少，而本病则须以小三棱针重度点刺后吸拔，出血量较多。读者应加以注意。

2. 偏头痛

林某，男，41 岁，职员。初诊日期：2003 年 4 月 16 日。

主诉：左侧头部反复发作剧痛 3 日。

现病史：患者有偏头痛史。2 年前曾来著者处治疗，症状控制后，再未发作。此次是商务应酬饮酒过多所致。患者告知，以往每次发作都与饮酒过量有关，自上次针刺治疗控制后，即不再饮酒。3 日前，因所商谈的是公司重要业务，且自觉 2 年未发，应当痊愈，所以大意。发作前，似有幻听，接着左侧头部呈剧烈搏动性钻痛，严重时，常以头部撞墙以求缓解，伴浑身出汗、恶心、心慌等症。每次发作时间长短不定，有时可达一两个小时，且反复发作。今日刚从外地返沪，即来著者处求治。

检查：痛苦病容，以手按左侧头部，呻吟不止。外观无异常。脉数有力，舌质偏暗紫，有瘀斑，苔黄腻。

诊断：偏头痛。

治疗：用上述效方，取后太阳穴透刺并施以泻法后，患者即感疼痛若失。再取余穴。因患者有心悸、恶心等症，加双侧内关穴。为加强效果，以后太阳、风池为一对，接通电针仪，连续波，强度以患者可耐受为度。留针 30 分钟。去针后，患者自觉一身轻松。之后，每周治疗 2 次，继用上法，疼痛未再发作。

5 月 3 日，著者刚至门诊室，患者已抱头候诊。原来，5 月 1 日晚，亲朋聚会，患者一时兴起，喝了一小盅白酒，又诱发剧烈头痛。当晚急诊，服药及输液后好转。但第 2 日起又反复发作，而著者停诊，今日专来求治。继用上方，针后痛止。经患者要求，在左侧太阳穴以细三棱针叩刺，吸拔紫血一罐。此后，继续针刺 1 个疗程，未见发作。又巩固 1 个疗程。嘱其戒酒。至今未发。

【按】　本案为一复发病例。表明：①本病易于复发，针灸可以有效控制本病，但难以根除，因此患者必须注意避免各种诱发因素；②对复发者，针灸仍然有效。

3. 儿童偏头痛

应某，男，7岁。初诊日期：2020年8月24日。

主诉： 左侧头痛3年，加重1月余。

现病史： 3年前，患者无明显诱因下偶有左侧头痛，家属未加重视。1年前，患者感冒后并发鼻窦炎和中耳炎，导致左耳听力下降，治疗后听力改善。2020年7月15日突发严重头痛，伴剧烈恶心呕吐，发作后常筋疲力尽。经休息后减轻，或睡一觉后头痛可消失。起初患者家长并未重视，之后因反复发作，隔日一次，就诊于本市某三甲医院神经内科，确诊为偏头痛，予以止痛、镇静及止吐药物后稍有缓解，但未能控制其复发。为此，同年8月又至某三甲医院儿科就诊，经头颅CT、MRI、脑电图、B超等多项检查，均未发现明显异常。诊断同前。给予药物治疗，虽有暂时效果，但仍反复发作。刻下：有不定时左侧较重的头痛，甚则恶心呕吐，每次持续时间短则10分钟，甚则半小时，睡觉后能减轻，痛处固定，情绪不佳或运动后加重，不能参加任何体育运动，胃纳欠佳，睡眠可。慕名前来著者处门诊，要求试用针灸治疗。

检查： 患儿面色苍白，精神萎靡不振。神清，言语清晰。舌红略暗，苔薄白，脉细。

诊断： 偏头痛。

治疗： 考虑到患者是儿童，仅取后太阳、率谷、风池（均左侧）、合谷穴（双侧）。针刺后，取左侧率谷与后太阳为一对，接通G6805电针仪，连续波，频率为4Hz，强度以患儿感舒适为宜。留针30分钟。取针后，取梅花针轻叩左侧晕听区，每次3~5分钟，至局部皮肤潮红为止。耳穴贴压：以王不留行籽贴压于神门、交感、皮质下、枕、颞，每次取一侧。嘱患儿每日自行按压3次或疼痛发作时按压，每次2~3分钟。两耳交替操作。上述治疗每周2次。治疗1个月后，患者头痛频率减少，从每日数次减为2~3日发作1次，且恶心呕吐症状消失。治疗3个月后，患者头痛症状只在跳绳时会发作且头痛程度明显减轻，患者尚能忍受，稍作休息即可缓解。改为每周1次，巩固治疗。患儿头痛未发作，并可参加跑步及其他运动量小的体育活动。随访至今，未见发作。

【按】 儿童偏头痛临床不多见。考虑到儿童惧针的特点，所以取穴宜少而精，采用刺激量较小的皮肤针叩刺和能维持加强疗效的耳穴压丸等为小儿易于接受的疗法。本法容易复发，小儿也是一样。因此，坚持较长时间的规律治疗同样十分重要。

第六节 多发性末梢神经病

【概述】

多发性末梢神经病，又称吉兰-巴雷综合征，是多种原因如感染、中毒、营养代谢障碍、变态反应等所致的全身性多数周围神经的对称损害。临床表现为急性、对称性、弛缓性肢体瘫痪和周围性感觉障碍。儿童和成年人，男性和女性均可发病，以四肢远端无力多见。感觉症状较运动症状为轻，肢体远端可出现麻刺，并有戴手套和穿袜子样感觉减退。病程进展后可出现双侧周围性面神经瘫痪，以及舌咽神经损伤出现的声音嘶哑、吞咽困难等症状。

针灸治疗本病，虽已编入教材，但 20 世纪 50～70 年代有关报道甚为鲜见。自 20 世纪 90 年代中期之后，临床资料才逐渐增多。从目前的情况看，无论是应用针刺、电针、穴位注射还是粗针等，都需要配合中西医疗法，尤其是在重型患者中，更是这样。以针灸为主综合治疗本病，疗效已有所提高，因各地所用的疗效评判标准不一，其报道的有效率差别较大，介于 75%～95%。有单位曾将针刺加穴位注射组和非针刺组（静脉滴注或肌内注射与穴位注射相同药物）作对照，在其他用药和一切措施完全相同的情况下，前者疗效明显，优于后者。但这类工作不多，故针灸的实际作用及其治疗原理有待进一步证实。但有一点是肯定的，早期的针灸介入，无论是对感觉障碍还是运动障碍的改善均有明显的效果。

著者治疗本病始于 20 世纪 70 年代后期，通过 40 多年的临床实践，在早期的"治痿独取阳明"观点的基础上，对取穴和治法进行了新的探索，有一定积累。

【效方】

1. 组成

主穴：大椎。①曲池、外关、合谷、阳陵泉、绝骨、内庭。②尺泽、内关、劳宫、阴陵泉、三阴交、然谷。

配穴：①肝俞、脾俞、肾俞。②地仓、四白、攒竹。

2. 操作

主穴中，大椎每次必取，余穴每次取一组，两组交替。配穴，对病程较长、症情较重者可取第一组，周围性面神经瘫痪者取第二组。均双侧取穴。

大椎穴，取 0.30mm×75mm 毫针，呈 15°进针并沿督脉向下透刺 2.8 寸左右，用提插加小幅度捻转手法，使针感顺督脉向下放射至腰骶部。其余主穴用 0.25mm×40mm 毫针。第一组主穴，针刺至得气；第二组主穴，宜用提插加捻转的行气手法，使各穴的针感向肢端放射。再分别连接电针仪，其中第一组为曲池、合谷和阳陵泉、内庭各为一对；第二组，为尺泽、内关和三阴交、然谷各为一对。连续波，频率为 2Hz，强度以患者能耐受为度。留针 30 分钟。

第一组配穴用穴位注射法。药液：甲钴胺注射液（0.5mg/1ml），黄芪注射液（2ml）。每次选取两对穴（共 4 穴），其中一对注入甲钴胺注射液，每穴 0.5ml；另一对注入黄芪注射液，每穴 1ml。进针后，以提插法或雀啄法针至得气后，缓缓注入。穴位交替轮用。

第二组配穴，攒竹用 0.25mm×25mm 毫针，向睛明方向透刺，深 0.8 寸左右；余穴用 0.25mm×40mm 毫针，均呈 15°，四白向下关方向、地仓向大迎方向透刺，进针 1.2 寸左右。选瘫痪较明显部位的穴区一对，接通电针仪，疏密波，强度以患者可耐受为度。留针 30 分钟。

上法，早期每周 3 次。待症情控制后，改为每周 2 次。3 个月为 1 个疗程。

3. 临证心悟

本病在针灸治疗前，患者一般均已尝试过中西医疗法。因此，门诊所见，病症多已过急性发作期，病情趋向稳定，进入恢复期。本方适用于本症恢复期的治疗。当然，建议早期介入。本病属于中医之痿证，其急性期属于"急痿""热痿"，恢复期则多可归属于五痿（即脉痿、肉痿、骨痿、筋痿、皮痿）之肉痿，为本方适应之证。大椎为督脉与手足三阳经之交会穴，有升阳益气、振奋手足阳气之功能。主穴又分两组，第一组，均取手足阳经之要穴，此是据《黄帝内经》之旨："治痿独取阳明"，以阳明经穴为主，而又加多条阳经穴，起到通利气血、涵养经脉的作用。第二组，则以手足阴经之要穴为主。取穴思路得益于临床，著者发现，上述穴位，只要操作恰当，多可引发经脉感传，气至病所，对本病感觉障碍的改善颇有效果；而用脾、肾经之穴，更能健脾益肾而润宗筋。两组穴位，一阴一阳，相辅相成，益阴助阳，有治疗痿躄之功。辅穴之穴位注射，意在针药结合，针对本病脾胃生化不足，阴精气血亏虚之病机，达增强健脾益肾之功。第二组辅方为针对本病较常见之双侧面神经麻痹而设，意在疏通面部气血，濡润面部之筋脉。

【验案】

陈某，女，41岁，职员。初诊日期：2020年4月11日。

主诉：双侧面神经麻痹伴四肢无力1月余。

现病史：2020年2月24日晚，患者劳累后出现咳嗽、咽痛，无咳痰、发热，自觉感冒未予以重视。2月25日，患者起床后出现双下肢麻木感，为对称性，下肢力量尚可，可行走，但自觉走路发飘。2月26日，患者起床后双上肢也出现麻木感，从椅子上站起时需手扶，走路发飘较前日加重，但勉强可控。2月27日，患者步态不稳明显加重，不能控制，并出现口齿不清。遂至本市某三甲医院神经内科门诊就诊，查见：右侧周围性面神经麻痹，四肢活动自如，腱反射对称（++），考虑吉兰-巴雷综合征，予以丙种球蛋白25g治疗。

2月28日，患者给药后症情未能控制，出现双侧面神经麻痹，不能露齿，双侧闭目完全不能，口齿不清亦较前日进一步加重。遂转入该医院神经内科住院治疗。入院时查体：神清，对答切题，双侧瞳孔等大等圆，为3.5cm，对光反射灵敏，眼球活动自如，无明显眼震，视力视野粗测正常。抬头肌力Ⅴ级，双侧闭目露白，鼓起、龇牙不能，双侧鼻唇沟对称，面部针刺觉减退。入院后予以免疫球蛋白25g×5d治疗，并予以甲钴胺注射液营养神经、甲状腺素钠片补充甲状腺素。行腰部穿刺，结果提示：蛋白明显升高，细胞正常，肌电图示周围神经病变，髓鞘受累为主。患者入院后出现明显腰痛症状，腰椎MRI及增强MRI提示胸腰椎脊膜炎。医生建议患者行激素治疗，患者和家属商议后表示暂缓，遂予以加巴喷丁、塞来昔布治疗，腰痛症状明显改善。

3月10日，患者出院，出院时头痛症状明显好转，腰痛症状不明显，有腰酸等不适。但余症改善不明显。出院后患者长期口服加巴喷丁、甲钴胺、左甲状腺素钠片。于家中休养1个月后症情无明显改善。遂于2020年4月10日至著者处接受针刺治疗，每周治疗2次。

检查：神清，口齿尚清，语音低微，精神欠佳。面无表情，双睑下垂，双侧闭目困难，双侧额纹消失，闭目露白，双侧鼻唇沟浅平，鼓腮漏气，不能做皱眉、鼓腮、耸鼻等动作，双侧口角低下。抬头肌力Ⅴ级，双上肢肌力Ⅴ⁻级，双下肢近段肌力Ⅳ⁺级，远端肌力Ⅴ级。双上肢反射、双膝反射、踝反射（++）。双上肢腕以下、双下肢踝以下针刺觉、振动觉减退。行走慢，无明显拖步，闭目难立征（－）。舌苔淡腻，脉细。

诊断：多发性末梢神经病（恢复期）。

治疗：主穴及第一组配穴不变，操作方法同上。第二组配穴加阳白及新明1，阳白向下透刺至鱼腰，新明1向下关方向进针，应用提插加小捻转手法，促使针感向面颊部放射。因双眼闭合不佳，浅刺双睛明，当即可闭住。并以攒竹与阳白、四白与地仓各为一对，接通电针仪，疏密波，强度稍强，至面部表情肌出现明显有节律的抽动。留针30分钟。首次针刺后，患者感面部较前舒适，双眼闭合程度略有好转，肢体症状改善不明显。嘱每周治疗3次，先不计疗程。第二次治疗时，稍加强主穴针刺及电脉冲强度。治疗4周后，面部症状明显好转，双眼睑基本可闭合，面部肌肉活动幅度加大，去睛明及阳白；四肢运动较前有力。治疗2个月后，面部肌肉活动基本正常，只是在说话、饮食时略感紧涩，四肢运动自如，但容易疲乏。患者开始上班工作。改为每周治疗2次。治疗1个月后，诸症消失，患者畏惧复发，要求每周治疗1次，以巩固疗效。又治疗1个月后，停诊。随访至今，情况良好，未见复发。

【按】　本例患者，虽有全身症状，但以双侧面神经麻痹较为严重，所以对上述组方中的第二组配穴略加调整。增加了阳白、睛明和新明1，此亦为著者常用于难治性面神经麻痹的穴位。

本病，一般而言，疗程较长，所以应当先告知患者有长期作战的思想准备。一般不定疗程，但需依据病情的变化，灵活调整针刺间隔时间。著者经验，开始治疗时，以每周3次为宜，待症状明显改善后，改为每周2次，症状消失后，可改为每周1次，以巩固疗效。

第七节　坐骨神经痛

【概述】

坐骨神经痛是指在坐骨神经通路及其分布区内的疼痛。临床表现为烧灼样或针刺样疼痛自臀部沿大腿后面、小腿后外侧向远端放射，沿坐骨神经有明显压痛点，并有阳性直腿高举征和踝反射的改变等。坐骨神经痛由多种病因引起，可分为原发性和继发性两类，继发性坐骨神经痛以腰椎间盘突出症多见。按受损部位可分为根性和干性两种。其中根性多急性或亚急性起病，疼痛表现为自腰部向足部放射；干性坐骨神经痛，则沿坐骨神经线路出现明显压痛点：坐骨孔点（坐骨孔的上缘）、转子点（坐骨结节和转子之间）、腘点（腘窝中央）、腓点（腓骨小头之下）、踝点（外踝之后）。

本症中医称腰腿痛。宋代《针灸资生经》将腰脚痛作为专门证候进行针灸的辨证治疗。

现代针灸治疗自 20 世纪 50 年代初至今，国内已经积累了十分丰富的临床资料。早在 20 世纪 80 年代初就有学者进行过统计，共 1471 例坐骨神经痛患者用体针、电针、艾灸、穴位埋线、高频脉冲电刺激、穴位注射、温针灸等多种方法治疗，总有效率达 97.5%，其中有 57.1% 的患者获得痊愈。1993 年至今，临床文献量始终处于增长态势，成为神经系统位居第三的针灸病谱，更多的新的针灸变革法用于本病症的治疗。

坐骨神经痛也是著者接触较早，也是接触较多的病症之一，特别是早期在新疆工作和在荷兰讲学应诊阶段，积累了一定的经验。下面主要介绍原发性干性坐骨神经痛的治疗，而腰椎间盘突出症所致的继发性根性病症的治疗经验将另设专节进行介绍。

【效方】

1. 组成

主穴：秩边（或环跳）。

配穴：殷门、委中、承山、阳陵泉、昆仑、阿是穴。

阿是穴位置：下肢压痛点。

2. 操作 主穴每次取一穴，可根据压痛明显部位选取，也可交替轮用。配穴选择压痛明显的穴区。先取 0.35mm×（75～100）mm 毫针 2 枚，可同时或先后刺入主穴，深 2.5～3.8 寸，用小幅度提插探寻之法，获得向下肢放射的酸麻针感，轻轻提插 0.5～1 分钟。继用 0.30mm×（40～50）mm 毫针，针刺配穴，直刺至出现同样针感。得气后，均用轻度提插手法运针 0.5～1 分钟。秩边（或环跳）与殷门，阳陵泉与昆仑分别连接电针仪，连续波（密波），强度以患者可耐受为宜。留针 30～45 分钟。出针后，在秩边（或环跳）用三棱针速刺数十下，用大号罐吸拔 10～15 分钟，出血 30ml 左右。急性期每日 1 次，缓解期每周 3 次。刺络拔罐每周 1 次。

3. 临证心悟 本方主要用于干性坐骨神经痛。本病病机为寒湿、劳损、外伤，致痰湿、血瘀等阻滞膀胱经气，只是其症状重在下肢而不在腰。所以，亦以活血通络利气为主。其关键点有两个：①重点关注主穴，据著者经验，此类患者在发作时，主要压痛点多在患侧秩边穴或环跳穴，此穴操作时，一是用较粗较长的毫针，著者多用 0.35mm×75mm 毫针，且采用双针刺法，即 2 枚相同的毫针同时或先后刺入同一穴位。并通过提插等手法，使针感强烈并向下肢肢端放射。但应当注意，不可乱刺猛捣，避免损伤神经。二是出针后进行刺络拔罐，可根据疼痛程度决定出血量，对急重症患者，可适当多出血，但刺血不宜过勤，每周 1 次即可，重在活血通络。②配穴选择，以压痛明显点为主，有时并不在穴区，只要离穴不离经即可。阳陵泉为筋会，一般均取。配穴操作，侧重得气和促使针感下行，重在通络利气。对病程较长，疗效不明显者，可加用穴位注射，药物采用丹参注射液和黄芪注射液，两药交替使用，主穴必取，加一配穴，每穴注入 2.5ml 左右，每周 2～3 次。

【验案】

1. 坐骨神经痛

方某，男，58 岁，教师。初诊日期：2003 年 11 月 8 日。

主诉：右腿疼痛，难以行走 3 日。

现病史：患者有右腿疼痛史，反复发作，曾被某三级医院神经内科诊断为坐骨神经痛。此次发作是于 3 日前，凌晨去公园锻炼受寒，去学校上课时即感浑身发冷。当晚，右腿疼痛发作，较之前更为剧烈，尤以臀部为重，整夜不能入眠。第 2 日，症状加重，疼痛自臀部沿腿内侧向下走窜，咳嗽、喷嚏均可加重，曾到附近医院行推拿及服药治疗，但未见好转。因难以步行，由其夫人推车送来著者门诊处。

检查：右臀部秩边穴区有极敏感之压痛点，按压时患者身体通常猛一收缩。右腿直腿抬高试验阳性，只能上抬 45°。在殷门、委中、承山等处有明显压痛点。舌偏暗，有瘀斑，苔薄白，脉沉缓。

诊断：坐骨神经痛。

治疗：以上方治疗，取秩边、殷门、委中、承山及阳陵泉。秩边双针，留针 45 分钟。针后加罐，出血 30ml。取针后，患者自感疼痛明显减轻，可自行回家。之后，隔日 1 次，又经 5 次治疗，症状消失。经著者要求，巩固治疗 2 周，每周 2 次。嘱其注意保养，避免受寒。随访 1 年余，未复发。

【按】 本例患者，为瘀阻膀胱经络，因寒诱发，疼痛及功能障碍均十分明显。通过疏经气、去瘀血之法，获得了较好的效果。另外，《灵枢·经脉》指出"寒则留之"，所以本例患者采取久留针的方法，也是取效的一个因素。

2. 坐骨神经痛

姜某，女，56 岁，加工厂工人。初诊日期：1975 年 4 月 23 日。

主诉：左侧下腰及腿疼痛反复发作 3 年余，复发 1 周。

现病史：患者 1 周前因加班过于劳累诱发左侧腰腿痛，自行热敷及按摩后，在加工厂医务室开了一些镇痛药（药名不详）继续上工。之后，疼痛未见减轻，反而逐渐加重，以晚间更为明显。今日晨起已不能下床，才由其丈夫用架子车送至新医疗法室请著者诊治。

检查：患者面色苍白，气短乏力，站立和行走均呈保护性姿势，左下肢直腿抬高试验（+），左下肢有多处压痛点。脉弦紧，舌淡边有齿痕，苔略黄腻。

诊断：坐骨神经痛。

治疗：先以上述处方针刺。留针 15 分钟。取针后，行穴位注射。0.5%普鲁卡因注射液 5ml 加维生素 B_{12} 溶液 1ml（0.1mg/1ml）混合后，用小号穿刺针头刺入环跳穴（因患者曾用过普鲁卡因注射液，故未做皮试）。进针 2.5 寸左右，得气后注入药液。在药物推注过程中，患者自觉一股酸胀感自注射部位沿大腿外侧缓慢传导至足背外侧，取针后此种感觉更强烈。嘱患者卧床休息，20 分钟后，酸胀感聚集于足外踝前下。30 分钟后，于此部位（相当于丘墟穴）出现一拇指大肿物。患者左下肢疼痛有所减轻。第 2 日，患者复诊时，已肿至半个乒乓球大小，颜色青紫，压之疼痛。

患者否认扭伤。并诉疼痛虽减，但左腿外侧（相当于胆经循行线路）仍酸胀难禁。即以三棱针重度点刺后拔罐，拔出恶血 15ml 左右，患者顿感局部轻松。隔 6 日后，又于腓骨小头下相当于阳陵泉穴处出现一圆形青紫色瘀血斑，直径为 7cm，自觉小腿以下酸胀感已消，膝以上尚存，并伴功能障碍。复以上法刺络拔罐并敷以治伤散。再过 3 日，于风市穴附近又出现上述瘀血斑，面积略小，酸胀感亦移至风市穴以上。自此，或 3 日或 5 日反复逐步由下向上出现同类瘀血斑，异常感觉亦逐渐上移。其线路基本同胆经走行方向，前后共出现 6 个瘀血斑。于 5 月 20 日，患者自觉环跳穴处酸胀强烈，但局部未见异常。仍以刺络拔罐，拔出恶血 7ml 左右，顿觉下肢十分轻松，功能障碍消失，行走自如。左侧腰腿疼痛自此痊愈后，随访 5 年，直至著者离疆，再未发作。

【按】 这是著者治疗诸多坐骨神经痛患者中的一个特例。著者曾专门成文，发表于新疆石河子医学院的学报《石医资料》1978 年第二期。当时著者对治疗中出现的这一现象的解释是：认为这是一种循经瘀血斑，属于经络现象。本病症为风寒湿邪痹阻经络，患者病程长，症状重，穴位注射，邪深痼而药力轻，不能轻易驱邪外出，故现酸胀疼于经脉，留积瘀于穴位。属气滞血瘀之候，故刺络拔罐而有效。又据"头身为标，四肢为本"之说，而足少胆经由足走头，所以瘀斑逐步上移，也可看作是由本及标，由里及外，驱邪外出的过程。

当然，这仅仅是一种推理，有待进一步深入探索。

第八节　股外侧皮神经炎

【概述】

股外侧皮神经炎又称感觉异常性股痛，是一种较常见的周围神经性疾病，多为一侧受累，表现为股前外侧下 2/3 区感觉异常，如麻木、蚁行感、刺痛、烧灼感、发凉及沉重感等，以麻木最多见。体力劳动、站立过久时可加剧，休息后症状缓解。查体可有程度不等的浅感觉减退或缺失，主要是痛觉与温度觉减退而压觉存在。多见于 20～50 岁较肥胖的男性。

本病可归属于中医皮痹范畴。针灸治疗本病在中医早期古籍中有类似的记载，如《灵枢·寿夭刚柔》记载："寒痹之为病也，留而不去，时痛而皮不仁……治布衣者，以火焠之，刺大人者，以药熨之。"当然，寒痹所指病症甚广，但所描述的证候与本病相类，该治疗方法至今仍在临床应用于本病。

针灸治疗本病的现代文献，至 20 世纪 70 年代始有多病例观察的文章，发现用穴位注射之法有较好的效果。从 20 世纪 90 年代中期开始，有关报道数量激增，有统计 1995～2005 年发表的有关临床有效文章达 65 篇之多。在穴位选择上，虽也有根据经络学说、下病上取的，但多以阿是穴（局部病灶区）为主；穴位刺激方法更是丰富多彩，包括穴位注射、电针、火针、皮肤针叩刺、艾灸、拔罐及芒针等，所报道的效果大致相似。但就目前临床情况而言，应用最多的是刺络拔罐法，这也是著者常用之法。

【效方】

1. 取穴

主穴：阿是穴。

配穴：冲门、髀关。

阿是穴位置：病灶区。

2. 操作　一般仅取主穴，症情重者，或效不显时加用配穴。主穴取 0.30mm×（75～100）mm 毫针 2 枚，分别自病灶区的上下缘对角呈"X"形从皮下透刺，进针2.8～3.5 寸。2 枚毫针的针柄成一对接通电针仪，疏密波，强度以患者可耐受为度。配穴，直刺至得气，冲门以针感放射至膝部为佳。均留针 20 分钟。去针后，以皮肤针在阿是穴叩刺，以局部明显潮红为度，再以中号玻璃罐数个，依病损范围吸拔，留罐 10～12 分钟。每周 2～3 次。6 次为 1 个疗程。

3. 临证心悟　股外侧皮神经炎，临床并不少见。本方是著者总结的效方，主穴重在治标，配穴重在治本。主穴以芒针、脉冲电、刺络拔罐合用，意在利气、活血、通痹。配穴冲门，考虑为股外侧皮神经走行之区域，刺之以促进神经功能的恢复。而症状出现于阳明胃经所过之区域，取髀关意为经脉所过，主治所在之意。本方操作，关键在掌握芒针透刺，一是深度，要求从皮下沿皮透刺，手法宜轻，如遇阻力应略退针变换方向刺入；二是方向，要求两针交叉对刺，从而覆盖整个病灶。

【验案】

朱某，男，67 岁。初诊日期：2009 年 7 月 3 日。

主诉：右大腿外侧皮肤感觉异常 1 年余，加重半个月。

现病史：约在 2008 年 6 月中旬，无明显原因出现右大腿股前外侧皮肤异常。当时并未在意，之后，又出现发凉、烧灼等感觉。曾到某三级医院皮肤科求治，诊断为股外侧皮神经炎。给予药物治疗，未见效果。近来又出现麻木、刺痛等症。锻炼或站立过久，上述症状可加剧，休息后症状可稍缓解。经介绍，来著者处针灸。

检查：病灶区位于右股前外侧上 2/3 区域，局部皮肤轻度菲薄，稍干燥，毳毛减少。右腹股沟外侧有轻度压痛，无肌无力和肌萎缩等。脉弦，舌暗红，苔薄白。

诊断：股外侧皮神经炎。

治疗：以上述效方治疗，主配穴同用。去针后，麻木等症减轻，步行较前轻松。每周治疗 3 次。第 6 次后，诸症基本消失，去芒针，仍主配穴同用。10 次后痊愈。之后，再未见来求治。

【按】　本例患者病程较长，症情较重，所以采用主穴和配穴同用。另在诸症基本消失后之所以去掉芒针，主要考虑芒针针刺时对患者会带来一定的痛苦，同时也可减少患者的畏针情绪。著者在针灸治疗过程中，一直主张在取穴上尽量精简，在操作上尽量减少不必要的刺灸之法。总之一切应为患者着想。

第九节 帕金森病

【概述】

帕金森病又称震颤麻痹，是一种发生于中年以上的，以病变主要位于黑质和纹状体通路，以多巴胺能神经元的变性脱失为主的变性疾病。65岁以上患者有增多趋势，男性多于女性。以进行性运动徐缓、肌强直、静止性震颤、姿势平衡性障碍及非运动性症状（包括自主性运动障碍、精神障碍和感觉障碍等）为主要临床特征。震颤多由一侧上肢远端开始，逐渐扩及全身。因肌张力增高，表现为"铅管样"或"齿轮样"强直，启步困难，慌张步态，并形成面具脸。本病主要病理虽以黑质变性最为明显，但变性原因迄今未明。

本病在中医学中归属"颤证"。在古籍中还描述为"战""战掉""动摇""振"等。针灸治疗本证，首见于马王堆出土的古医书《阴阳脉灸经》。

针灸治疗震颤麻痹的现代报道，最早见于1955年。但直到20世纪70年代中期，上海华山医院采用头部穴位针刺治疗并获得一定效果后，才逐渐引起针灸界的重视。从20世纪80年代末开始，特别是20世纪90年代中期至今，大量多病例的临床观察和动物实验研究文章发表在针灸专业和其他医学类杂志上（仅1993～2005年就有69篇之多）。穴位刺激方法，更为多样化，包括头皮针、体针、电针及穴位注射等。从已有的文献看，针灸对本病的有效率尚可，但痊愈率较低，一般须配合药物，以早期为佳。因此，针灸治疗本病还不能说已经成熟。鉴于本病目前中西医都深感棘手，针灸不失为一种无副作用的有价值的疗法。

著者治疗本病虽也有40多年历史，但积累病例不够多，所提供的方案有待进一步完善，仅供读者参考。

【效方】

1. 组成

主穴：舞蹈震颤区、运动区、百会、风池、合谷、太冲、曲池、外关、足三里、阳陵泉、三阴交。

配穴：自主神经系统障碍：便秘者加天枢、上巨虚，尿频者加中极、水道，多汗者加大椎、复溜；精神障碍：印堂；感觉障碍：感觉区。

2. 操作 主穴每次均取，配穴用于非运动症状，据症而取。百会及头皮穴均用平刺法，风池向目外眦方向进针，其余穴位按常规刺法。针刺得气后，舞蹈震颤区、运动区，先行手法快速捻转，频率为2Hz，行针1分钟左右。曲池、足三里，分别接通电针仪，行脉冲电刺激，连续波，频率为2～3Hz，强度以患者可忍受为度。留针30～60分钟。每周3次。

3. 临证心悟 帕金森病属中医学颤证。在组穴时，著者采用头皮穴与体穴相结合，主要是考虑到头皮穴为其脑部病变区投影部位，已经证实对中枢性病症有较好效果。因其病机多为精血不足，筋脉失养而致虚风内动，故以补肝益肾、息风止痉为治则。在体穴上取胆经之风池、阳陵泉，肝经之太冲，以平肝息风止痉；取手足阳明之曲池、手三里、足三里、合谷，因阳明经为多气多血之经，加上脾经之三阴交，针之可补益气血，疏通脉络，润养肌筋，为柔则养筋之意。百会，通调督脉，振奋一身之阳气，真气内存，虚亢之阳自衰，虚生之内风自灭，则震动自止。而合谷、太冲合而为四关穴，更可加强平肝止颤之功。配穴用于非运动症状，其用穴与类似病症相同，意在通便、利尿、止汗、安神及镇痉止痛等。

在操作上，著者发现头皮针穴采用先手法刺激再结合脉冲电刺激效果更好。必须强调，本病治疗以早期为佳，且须长期坚持。开始时宜针药并用，待症情好转后，可逐步减药至维持量。同时要做好患者心理安慰，嘱其勿急躁，勿消沉，积极主动配合医生治疗。

【验案】

1. 帕金森病

李某，男，72 岁，退休工程师。初诊日期：1998 年 4 月 6 日。

主诉： 手足抖动不能自制 2 年余。

现病史： 2 年前，无明显原因，患者自觉右上肢抖动不已，之后逐步发展至四肢，且起步困难，而一旦行走又难以停下，动作减少，表情呆滞。经多家医院检查，诊断为帕金森病。服用美多巴等西药后，症状有所好转。但难以控制病情，且服药后出现诸多不良反应，如头晕、便秘等。要求针灸治疗。

检查： 患者表情呆板，思维尚清晰，双手为搓丸样震颤，呈慌张步态，需扶行，肌张力明显增强。脉弦细，舌尖偏红边有齿痕。

诊断： 帕金森病。

治疗： 以上述效方治疗，体穴均采用补法，留针 45 分钟。每周 2 次，经 20 次后，各种症状均有不同程度好转，尤其是震颤减轻明显，已不需要人扶行，可单独行走前来门诊部，嘱逐步减少西药剂量。经半年多针刺治疗，西药已减至原剂量的 1/3，原有的不良反应均消失，双手仅有轻微震颤，并能参加和主持学术会议。患者自觉病情已控制，自动停治。1 年半后，又有反复，再来求治。继用上述效方，虽未能出现如之前治疗的效果，但仍能控制病情不再发展。3 年后，因脑出血而病故。

【按】 本例是著者经治的帕金森病患者中较为典型的一例，因从舌、脉分析，患者属气阴两虚而偏于肝肾阴虚。所以取上述效方且重用补法，取得良效。须强调的是，一为应针药结合，药量宜逐步递减；二是要坚持长期治疗，本病患者由于中断治疗 1 年半，导致病情反复，再次针灸虽有效果，但已明显较前为差。从著者经验看，这也是相当多的难治病的一个共同点。应尽量向患者讲明，以争取其合作。

2. 帕金森病

晋某，男，70 岁，退休工程师。初诊日期：2021 年 1 月 6 日。

主诉： 头部及四肢震颤、行动迟缓 8 年余。

现病史： 患者 2013 年初出现左上肢震颤，不能持重物，起步困难。至当地医院就诊，诊断为"帕金森病"。予以金刚烷胺、美多巴等药物治疗，症情仍逐渐加重，发展至头部及四肢均出现震颤，动作减少。当地医院神经内科建议加大药物剂量，因患者服用后出现幻觉、头晕等不良反应而减量。至 2020 年底，患者须在家属扶持下方可勉强行走，且出现尿频。后就诊上海瑞金医院，建议予以手术治疗，家属犹豫之下，求治于著者。

查体：坐于轮椅由家属推入。神清、精神欠佳，呈头向前倾、躯干俯屈的"屈曲体态"。面部表情僵硬，呈"面具脸"，头部及四肢时有震颤，呈搓丸样，以左侧上肢为重，在针刺时更为加重。起步困难，家属搀扶起步，呈慌张步态。肌张力明显增高，胃纳尚可，寐差，小便频繁，每晚起夜多达五六次，便秘，需四五日一次。双侧腱反射减弱，四肢肌力Ⅳ级，病理征未引出。舌质暗紫，苔白腻，脉弦细。

诊断：帕金森病。

治疗：上述效穴加天枢、上巨虚、气海、中极、水道。每周 2 次。患者治疗 3 月余，运动症状中的步行、震颤及屈曲体态均较前有一定改善。而非运动症状改善更为明显，患者夜尿减少至每晚仅 1 次，因而睡眠得以好转。便秘减轻，已停止频繁服用大量番泻叶通便。患者欣喜之余，嘱其坚持治疗。目前仍保持每周 2 次针刺治疗。

【按】 本例患者除了有静止性震颤、动作迟缓、肌强直及姿势平衡障碍等四大帕金森病典型症状外，其非运动症状也十分明显，通过针刺干预，获得更为明显的效果。所以，著者建议，在治疗本病时，应当从整体着手，充分发挥针灸的作用。

第十节 共 济 失 调

【概述】

共济失调是一组以共济失调、辨别距离障碍为突出症状的神经系统进行性变性疾病。虽然其病因可不同，且根据其起病早晚可分为 3 种类型，但都有步态不稳、行走摇摆、眼球震颤、发音不清等共同特点。目前，针灸主要用于治疗遗传性共济失调和小脑性共济失调。前者为缓慢进展的共济活动障碍，病因不明，多数为遗传性，其病变多累及小脑、脊髓及周围神经系统。后者是因小脑、本体感觉及前庭功能障碍所导致的运动笨拙和不协调，可累及四肢、躯干及咽喉肌，引起姿势、步态和语言障碍，临床上还可出现协调运动障碍、肌张力降低、语言障碍、腱反射减弱、辨距不良、"反冲力"消失、书写障碍等症状。

本病在中医学中，属于风痱的范畴，有关论述见于《黄帝内经》。在古医籍中，针灸治疗风痱，首见于《针灸甲乙经》。

现代针灸治疗本病，首见于 1964 年，之后多为个案报道，较大样本的观察实际上是在 1990 年之后。进入 21 世纪以来，开始出现一些高质量的临床研究资料，为针灸对本病的有效性提供了较为可靠的观察数据。从治疗所涉及的病症看，早期多以遗传性共济失调为主，近 20 年来，则以中风后（主要病灶在小脑）共济失调为主要治疗对象。在治疗方法上以头针疗法为主，或单独用头针，或头针与体针相结合，亦有单用体针的。而透穴刺法与普通刺法相比，前者优于后者。

　　著者针刺治疗本病有 40 多年历史，以往以遗传性共济失调为主，近年来对多种病位在小脑（包括小脑梗死和小脑出血、小脑炎症及手术等）的小脑性共济失调进行治疗。在取穴组方和针刺技术上积累了一定经验，特别是头皮针穴和头穴结合而创制的头五针，发现效果明显。

【效方】

1. 组成

主穴：枕五针、舞蹈震颤区、百会、风池、大椎。

配穴：合谷、太冲。

枕五针位置：由左右平衡区、左右脑空和脑户五个穴点组成。

2. 操作

主穴均取，配穴酌加。取双侧穴。枕五针取 0.30mm×40mm 毫针 5 枚，由上向下平刺 1.2～1.4 寸，5 针相互平行；舞蹈震颤区，取 0.30mm×25mm 毫针 6 枚，以 25°斜刺入帽状腱膜与骨膜之间，沿穴区区域，依次进针，每侧 3 枚针，互相交叉。上述两穴区的具体操作法：针体进入帽状腱膜下层，针体平卧，用拇指、示指紧捏针柄，用爆发力迅速向外抽提 3 次，然后再缓慢退回原处。如此操作 3～5 遍。风池，向同侧目外眦进针，使针感向前额放射；大椎，针尖略朝下直刺入，反复提插至有针感沿督脉向下放射。配穴常规针法，得气后施平补平泻法半分钟。枕五针之双侧平衡区的 2 针和舞蹈震颤区上 1/5 的 2 针接通电针仪，连续波，频率为 4～5Hz，强度以可耐受为宜，留针 30 分钟。每周治疗 2 次。

3. 临证心悟

本方是著者在临床实践中不断完善起来的。早期在组方上着眼于取祛风通督开四关的传统经穴与现代头皮针穴舞蹈震颤区相结合，也具有一定效果。之后，着重开发头穴治疗本病。因中医学认为"脑为髓海"，"头者，精明之府"说明全身气血的调节、脏腑经络功能等都由脑所主宰。"头为诸阳之会""诸经皆归于脑"说明人体经脉与头部的联系。增加靳瑞教授所总结的脑三针加焦氏头皮针穴的平衡区相结合的枕五针。"枕五针"中平衡区相当于小脑半球在头皮上的投影；脑户是脑髓出入通行之门户，脑空为足太阳胆经、阳维脉的交会穴，而阳维脉"循头入耳，上至本神而止"。此五穴对应小脑区，刺法上采用五针并刺，可改善小脑区血供，提高大脑皮质神经细胞的兴奋性，共同调节大脑、小脑功能和神经递质间的平衡，以控制、调节整个机体活动，改善共济失调。百会穴亦为头穴，是手足三阳与督脉之会，可健脑、宁心、安神；大椎是督脉与诸阳经的交会穴，可振奋督脉之阳气；风池善祛风止颤，其经脉循行到达目锐眦，是通达脑与目系的重要腧穴，疏通脑窍、清利头目，治疗头目和脑部疾病。临床表明，增用头穴后可明显提高疗效。另外，著者也观察到，头穴进行长时间留针（3～4 小时）更有助于提高疗效。

【验案】

1. 遗传性共济失调

Van Rniterkamp，男，28 岁。初诊日期：1993 年 4 月 7 日。

主诉：全身颤抖多年，加重 3 年。

现病史：患者自幼年起即有不自主颤抖之症，以双手为主，头部及舌也发生震颤，严重时双腿亦发作。自主动作，特别是在书写及做精细动作时深感困难，疲劳及情绪激动时症状加重。其父及长兄亦有类似症状，但较其为轻。经荷兰阿姆斯特丹某医院诊断为遗传性共济失调。近 3 年日趋严重，以致不能工作，失业在家。经多方治疗无效，而寻求针灸治疗。

检查：颈部及伸舌时有震颤，双手向前平伸，震颤明显，且以右侧为重。舌红、苔薄，脉弦有力。

诊断：遗传性共济失调。

治疗：上述效方（除脑三针外）均取，首次治疗后，颤抖症状即基本消失。第 2 次治疗时，症情虽有复发，但已明显减轻；治疗 8 次后，患者自觉已恢复正常，做精细动作亦无困难。以后，又针刺 2 次以巩固。

【按】 本例为遗传性共济失调。它是一组以共济运动障碍为突出表现的中枢性神经系统变性疾病，常有家族性。其临床表现复杂，类型繁多。上述效方适用于多种类型的本病治疗。本例以震颤症状为主，相当于中医之颤证，多归于肝肾不足，虚风内动，或气血亏虚，筋脉失养。但该患者属先天遗传，年轻力壮，似均难归入上述病机。斟酌再三，取舞蹈震颤区，是针对病因而设；大椎、外关，是著者长期用来治手震颤之效穴；因手部颤抖最为明显，取局部穴合谷。脉弦有力及震颤之症，病位应归之于肝，故加肝经原穴太冲。著者认为，治疗现代难症时，灵活配穴组方，才能获得较好效果。另值得一提的是针大椎穴，多选用 0.30mm×40mm 毫针，呈 45°斜刺 1.2～1.4 寸，反复提插探寻，直至有明显针感沿脊柱向下放射。当然，大椎穴被称为易发生意外事故的穴位之一，对初学者来说，针刺该穴还须谨慎。

2. 小脑梗死共济失调

李某，男，49 岁，银行职员。初诊日期：1998 年 5 月 17 日。

主诉：行走及坐立不稳 2 月余。

现病史：患者于 2 个月前去外地出差，返回时因未购到卧铺票站立 7 个多小时。下车后即感头晕、恶心，右侧肢体无力。至家后，头晕症状加重，并出现呕吐。即由家人送本市某三级医院急诊。经 CT 检查为右侧小脑半球有 2cm×2cm×1.5cm 之缺血病灶。诊断为小脑梗死。经住院治疗 2 周后出院。目前，右侧肢体仍感无力，右手持物不稳，步行时摇晃欲倒，需人扶持。有血压偏高史，胆固醇、三酰甘油增高。

检查：右侧肌力 Ⅴ⁻级，肌张力略低；右侧指鼻试验、快复轮替试验和跟膝胫试验均差，闭目难立征（+），辨距不良，步态不稳，向右偏斜多。脉略弦细，舌质暗苔薄。

诊断：小脑梗死共济失调。

治疗：以上述效方为主，加平衡区及右侧曲池、足三里、阳陵泉。平衡区针法同舞蹈震颤区。曲池、阳陵泉接通电针仪，疏密波，强度以患者耐受为度。每周 3 次。针刺 1 个疗程（10 次）后，各种症状明显好转，右侧肌力正常，右上肢共济失调消失，右下肢跟膝胫试验略差，可平地单独行走，唯步行时仍斜往右侧。继续针刺 10 次，诸症消失。随访多年，未见复发。

【按】　本例为一侧小脑梗死所致的共济失调。据文献报道，一侧小脑梗死约占 85%，双侧占 15% 左右。在小脑梗死的针刺治疗上，著者特别强调头穴的选用。脑三针之左右脑空穴和焦氏头皮针穴平衡区两者距离接近，相当于著者惯用的一穴双针刺法，直接针对病灶以增强刺激量，提高疗效。因患者肌力略差，故加取阳明经之曲池、足三里和筋会之阳陵泉。电针所连接之两穴，是宗《针灸大成》"曲池远达于阳陵"之意。

3. 急性小脑性共济失调

刘某，女，30 岁，中学教师。初诊日期：2019 年 2 月 13 日。

主诉：步态不稳伴复视 10 月余。

现病史：患者 2018 年 4 月 23 日因工作劳累并受寒后出现感冒症状，发热，服感冒药（具体不详）后未好转。4 月 27 日出现四肢不随意运动，伴头晕、恶心呕吐，右眼复视，就诊于上海市某三级医院，查血白细胞计数为 $11.5×10^9$/L，眼底正常，头颅 MRI 正常。随后症状加重，出现右下肢无力、震颤，右手不能持物，言语笨拙，诊断为急性小脑性共济失调，予以抗病毒、激素、丙球蛋白治疗后，症状改善，但仍不能独立生活和工作。刻下：下肢软弱，步态不稳，右手不能握物写字，头部及右上肢时有震颤，紧张时更为明显。右眼复视明显，伴乏力，面色淡白，胃纳尚可，夜寐可。既往体健，家族中无类似病症者。

查体：神清，小脑性语言，伸舌左偏，右上肢伸展时震颤，明显右手书写不能，共济失调步态。双侧水平性眼震，右眼外展困难；颈软，抬头肌力 IV^+ 级，右侧肢体肌力 IV 级，肌张力正常。轮替试验笨拙，指鼻试验弱阳性。舌暗，苔薄腻，脉细涩。辅助检查：血白细胞计数为 $11.5×10^9$/L（↑）；脑脊液检查：白细胞计数为 $60×10^6$/L（↑），淋巴细胞百分比为 94%（↑）。脑脊液细菌、真菌培养阴性。脑电图示轻度异常脑电波，异常脑电地形图。

诊断：急性小脑性共济失调伴右上肢功能障碍。

治疗：上述效方穴均取。复视加取新明 1、瞳子髎、攒竹、上健明、球后（均右侧）；上肢功能障碍加取曲池、四渎、外关（均右侧）。

治疗半个月后，于 2 月 27 日复诊，患者头部震颤幅度减小，可以持笔写字，但仍感笨拙。效不更法，继续上方治疗。治疗 2 个月后，4 月 11 日复诊，患者步行姿势明显改善，外出不需旁人陪伴，震颤减轻，发作次数减少，且发作时幅度很轻，右眼复视明显好转，能书写，但字体欠佳，语速偏慢，但口齿清晰，已不妨碍日常生活及工作，重返了工作岗位。

治疗 6 个月后，患者除右上肢书写能力较差外，余症已除，眼震消失，指鼻试验、轮替试验均阴性。随访 3 个月，病情稳定无反复。

【按】　急性小脑性共济失调是由多种原因引起的以急性小脑功能异常为主要特征的综合征，亦称急性小脑炎，是一种临床中发病率较低的神经系统性疾病。其发病原因多数是感染。其发病机制尚不明确，病变多以局限性小脑炎为主。步态不稳、震颤和眼球异常运动是本综合征的三大主要症状。本案患者因近期工作疲劳，抵抗力差，且发病前1周存在上呼吸道感染的前驱症状，提示病毒感染的可能。而患者脑脊液检查为阴性，考虑感染并非直接因素，可能是病毒感染继发的自身免疫反应引起的小脑系统脱髓鞘性病变。

本例患者以上述效方为主进行治疗，考虑到有斜视及右上肢功能障碍，故增用配穴。其中，新明1为名医李聘卿于20世纪70年代发现的新穴，可用于治疗多种眼科疾病。与局部穴位攒竹、瞳子髎配合，直接作用于眼窍，经脉所过，主治所及，有祛风通络之效。经外奇穴球后、上健明均为治疗眼病的经验效穴。调整局部气血，功在改善复视之症。曲池、手三里、阳溪、合谷均为手阳明大肠经之穴，手阳明经为多气多血之经，可疏通气血、化瘀通络止颤。

4. 肿瘤术后共济失调

文某，女，14岁，学生。初诊日期：2020年8月14日。

主诉：双侧肢体活动不利伴双眼视物不清5年余，加重半年。

现病史：2010年4月患者出现视力减退，矫正视力左眼0.8，右眼1.0，开始佩戴眼镜。当时未引起家长重视。之后，视力逐渐下降，曾到某专科医院检查，未发现异常，考虑为屈光不正所致。2015年6月8日突发呕吐伴视物模糊，双眼眼眶疼痛，就诊于上海市儿童医院，查头颅MRI，示颅后窝占位，幕上脑积水。6月17日气静全身麻醉下行颅骨钻孔探查+颅后窝肿瘤切除+开颅颅内减压术，手术顺利。病理诊断：胶质细胞肿瘤，首先考虑是毛细胞型星形细胞瘤。术后昏迷2个月，清醒后出现双目失明、双侧肢体震颤无力、吞咽困难、不能言语等症。多家医院行高压氧、神经节苷脂及针灸、康复训练等治疗近2年后双目稍能视物，震颤明显，但能在旁人搀扶下行走，言语清晰但缓慢。2017年5月，患者症情复发且加重，鼻饲进食，坐床不能，头部不能自主运动，吞咽障碍，运动性失语，就诊于复旦大学附属某三甲医院，查头颅MRI，示小脑肿瘤术术后改变，脑积水、侧脑室引流术术后改变。予以平衡训练、言语治疗、吞咽治疗等康复训练，症状改善后出院。2020年8月，患者因双侧肢体震颤无力，步态不稳，需靠人搀扶，动作笨拙，持物不稳，双眼视物模糊，言语不清，求治于著者。

检查：神清，精神可。言语不清，吞咽稍困难，左眼仅有光感，右眼视力眼前5cm/手动，视野狭窄，双侧瞳孔扩大，双眼对光反射迟钝。左侧肢体肌力III级，右侧肢体肌力IV级，肌张力低，被动活动可，共济失调，双侧膝反射（++），克氏征（−），双侧巴氏征（−）。舌红略暗，苔薄白，脉略细。

诊断：毛细胞型星形细胞瘤术后遗共济失调、皮质盲。

治疗：在上述效方基础上，加视区、视联络区、新明1、上健明、攒竹、球后、瞳子髎、新明2（左）、曲池、手三里、内关、阳陵泉、足三里、光明、三阴交。针刺后双侧平衡区1对、双侧视区1对、双侧曲池与阳陵泉各为1对，共4对，接通电针仪，留针30分钟。嘱其每周2~3次，坚持规律治疗。

治疗1个月后，9月17日复诊，患者言语稍较前清晰，步态较前稳，但仍需靠人搀扶。增加运动区上1/3、中2/3及足运感区。

治疗半年后，步态明显改善，可独自缓慢步行 500 步左右，上肢活动较前灵活，肌力均达Ⅳ⁺级；吐字虽缓慢但清晰；面部表情及精神状态明显好转。左眼视力 40cm/手动，右眼视力 0.05，视力明显恢复。目前，在继续治疗中。

【按】　本例患者，曾于 2015 年在著者处针灸治疗过，当时仅表现为视力障碍，诊断为皮质盲，采用头皮针穴视区与常规眼穴治疗获效。不料症情反复，又出现共济失调之症，且视力更减至近乎失明。在此期间，停用针灸，在本市多家中医及西医院采用药物和康复治疗，但进展不明显。在相隔 5 年之后，再次求助于著者。由于此二症对 1 名花季少女均为摧毁性打击，面对患者，著者除深表同情之外，也颇感棘手，因为 2 次脑部肿瘤手术，涉及大脑和小脑多个部位，造成的共济失调和皮质盲的症情重，难治程度高。孰轻孰重，孰先孰后，很费踌躇。经著者反复权衡，决定以头穴为主，配合体穴，2 种病症兼顾。所谓头穴，著者认为应当将现代发现的头皮针穴与传统的头部经穴有机结合，充分发挥协同作用。从本案的实践中证实，确能明显获效。另外，针灸治疗一般主张以治疗主症为主，这样才能效专力宏。那么对于本案的两大病症是否分主次呢？依据著者经验，皮质盲恢复较慢而共济失调更易获效，所以在组方上，倾向于后者，同时也重视前者。

这 2 种病症疗程都较长，起效都较缓慢。要求患者及其家长配合，一是做好坚持长期规律治疗的打算，二是坚持各种功能训练。结果尚称满意。

第十一节　抑　郁　症

【概述】

抑郁症，又称抑郁性神经症，是一种常见的心境障碍。以明显而持久的心境低落为主要临床特征，且心境低落与其处境不相称，临床表现可从闷闷不乐到悲痛欲绝，甚至发生木僵；部分病例有明显的焦虑和运动性激越；严重者可出现幻觉、妄想等精神病性症状。本病的病因尚不清楚，大量研究提示遗传因素、神经生化因素和心理社会因素对本病的发生有明显影响。目前，患有抑郁症的人数不断增长，已成为全球第四大疾病，预计到 2020 年将成为可能仅次于心脏病的人类第二大疾病，是 21 世纪人类主要杀手之一。

抑郁症一般将其归属于中医的癫症和郁证。针灸治疗癫症，早在《灵枢·癫狂》就有记载。

现代针灸治疗癫症，首见于 1954 年。而明确以本病病名的针灸文献较早见于 20 世纪 80 年代中期，但直至 1997 年以后，临床文章才迅速增加，2002～2005 年还出现过一个高峰。从古今医家的经验，特别是近十余年积累的实践看，本病的针灸治疗的临床特点已有一定认识：在取穴上，头面部的督脉穴、部分背俞穴及四肢的一些穴位，对本病的作用存在着一定的特异性；在治疗方法上，多种针灸之法诸如体针、电针、头皮针、耳针、艾灸、穴位埋线等法均有不同程度的效果。已有工作表明，抑郁程度轻、病程短、原发性患者，针灸疗效更为明显。2012 年 10 月 9 日，

WHO 宣布，全球有 3.5 亿人患有抑郁症，但只有不到 50% 的患者得到所需要的护理。在每年近 100 万自杀人群中，50% 以上患有本病。

著者接触本病是近 20 年的事。曾治疗过多例症状较重的本病，疗效颇为明显。特别是对阶段性情绪高涨与低落相交替的双相情感障碍（如忧郁与躁狂双相情感障碍等），也有较好的效果。结合同道们的工作经验，针灸的临床价值是显而易见的。本病有望成为优势针灸病谱之一。

【效方】

1. 组成
主穴：顶五针（即百会、四神聪）、率谷、印堂、安眠、强间、脑空。
配穴：晕听区、内关、合谷、太冲。

2. 操作
主穴均取，配穴酌加。取 0.25mm×25mm 毫针，先取顶五针，针入帽状腱膜后平刺，其中百会向后刺，其余 4 穴针尖均朝向百会穴，同法平刺；继取强间、脑空，向后向下平刺，法同上。再针印堂，由上向下平刺至触及鼻梁。上述各穴针深 0.8 寸左右，均以局部有明显胀重感为宜。率谷取 0.25mm×40mm 毫针向角孙方向直刺，进针约 1.4 寸；安眠取 0.3mm×40mm 毫针向目内眦方向进针 1.2 寸左右，反复提插至有局部明显酸胀感，最好能传导至头颞部。晕听区针入帽状腱膜下层后平刺 1.4 寸，余穴直刺至得气。一般留针 30 分钟。每周 3 次，2～3 个月为 1 个疗程。症情好转后，可改为每周 2 次，疗程不变。

3. 临证心悟
本病症传统上多从肝或脾论治，著者据多年观察从督脉论治，则效果更为明显。其实《脉经》也早有记载："大人癫病"，属督脉主病。因此，在组方上，主穴多取督脉之穴。值得指出的是，百会、强间、脑空为海派针灸名家方幼安先生所倡的头三针，主治多种精神病症；头五针为著者临床所喜用的治疗以颅脑病症为主病症。而百会、印堂则是现代医家所总结治疗精神病症的极佳组合（下节将进行详解），著者于 1996 年在荷兰工作期间，曾治疗一位有 20 多年严重忧郁、失眠的男护士，以此两穴为主，配合神门、三阴交，在留针至 20 分钟时，就进入梦乡，1 个疗程后，多年顽疾竟然霍然而愈。另外，率谷是近年来著者发现的对忧郁症和失眠有明显即时作用的效穴。特别是用毫针透刺时，患者常反映有一种整个脑袋立即轻松的感觉。

所以，主穴实际上是将上述三种组合相结合，再加有安神作用之新穴安眠，形成主方。配方，是据症而设，有头鸣眩晕者，加晕听区；有心悸、胸闷者，加内关以宁心宽胸；合谷、太冲可加强平肝疏气之功。

根据经验，百会、印堂可加通脉冲电，连续波，但电量宜轻，以患者感知为度，通常会出现较好的效果。

【验案】

1. 抑郁症
杨某，女，42 岁，会计师。初诊日期：2000 年 6 月 10 日。

主诉：精神沉郁、头鸣 1 年余，加重近 2 个月。

现病史：1 年多前，由于母亲突然离世及工作压力大等原因，出现情绪低落、焦虑不安、少言寡语等情况，之后出现头鸣、眠差等症状。经市精神卫生中心诊断为抑郁症。经服药治疗，未见明显效果。近 2 个月来，症状加重，整日默默无语，尤其是头鸣严重，不能听到较响的声音，并出现自杀倾向。经人介绍，来著者所在门诊部求治。

检查：患者独处诊室一角，面无表情，精神萎靡。一切询问均由陪伴来的丈夫代为回答。脉弦细，舌偏暗苔薄白。

诊断：抑郁症。

治疗：以上述效方为主，因患者头鸣明显，加针听会、完骨。另在百会、印堂和双侧晕听区加通电针。去针后，以梅花针叩刺百会和脑横线（左右翳风连线），轻刺激，百会叩刺 100 下，脑横线往返叩刺 5 遍，后者以局部潮红为度。

复诊时，丈夫兴奋地告诉著者，首次治疗后，她所说的话比她半年所说的话还多，发现确实她脸部出现一些表情。继用上法，治疗 3 个月后，各种症状明显好转，已停用一切药物，尚有轻度耳鸣。主穴减强间、脑空，配穴未减。又治疗 3 个月，基本痊愈，她已正常上班。为防止复发，根据患者要求，又每周 1 次，加贴耳穴维持疗效。又坚持 1 年，方停止治疗。随访至今，未见复发。

【按】 本例为著者所治的一例相当严重的抑郁症患者。著者体会，第一，取穴上要据症而加，如头鸣是其突出一个的症状。据患者在治愈后告知，严重时连地铁都无法乘坐，两边声音如排山倒海。所以，加用听会、晕听区、完骨等穴。第二，要求坚持治疗，患者在首次见效后，家属和本人信心大增，一直按时治疗，达 1 年半之久，殊为不易。第三，多和患者沟通。从第一次治疗开始，著者就多方开导，而且向她肯定针灸疗效，取得她和家属的信任。

2. 抑郁症

钟某，女，40 岁，银行管理人员。初诊日期：2008 年 9 月 15 日。

主诉：因情绪不佳、身体诸多不适要求针灸"调理"。

现病史：患者为留学归国人员。因唯一独生子为脑病所致的智障人士，长期以来心情抑郁。前年，工作调动来沪，新的环境诸多不顺。整日郁郁寡欢，与所处环境不合，与同事交流不畅。近来，更出现入睡困难，头发脱落，焦虑不安，浑身乏力等症状不断加重的情况。西医诊断为抑郁症，但因对中医情有独钟，曾长期服用中药调理。服药后情况时好时差，病情难以控制。于是，主动要求用针灸治疗。

检查：神情沉郁，言语不多，面色㿠白，体倦气短。脉细弱乏力，舌质淡白胖，有明显齿痕，苔薄。

诊断：抑郁症。

治疗：以上述效方为主。因患者体虚气短，加气海、关元、三阴交，并以 TDP 灯照射下腹部，患者回家自行悬灸双侧足三里，以健脾肾、益元气。取针后，患者静卧 20 分钟，再离开诊室。嘱每周治疗 2 次。首次治疗后，患者自觉精气神明显转佳，但只能持续一日。针刺 5 次后，疗效持续时间有所延长。但遇不顺心之事，症情仍有反复。著者反复开导，并要求其坚持治疗。3 个月后，不仅心情明显改善，气短乏力症状也有好转。因工作较忙，改为每周治疗 1 次。一直坚持至今，有近 9 年之久，诸症消失，满头乌发、充满活力。目前仅取百会、印堂、关元、内关、足三里，重在调理巩固。

【按】 和上例患者一样，本案也为著者长期治疗和随访的病例。和上例不同的是，本例患者表现为气短乏力、发落神衰、面色㿠白、脉细舌淡之脾肾不足、元气虚弱之象。所以加用关元、气海以固益元气，足三里、三阴交以培补脾肾。结合上述效方，坚持治疗，所以获得满意的效果。

3. 抑郁症双向情感障碍

吴某，女，32 岁。初诊日期：2021 年 3 月 15 日。

主诉：情绪低落、幻听 1 月余。

现病症：患者因流产 2 次，一直没有孩子，夫妻关系不睦，又不愿意告诉父母，以致长期心情压抑，时而郁郁不欢，时而烦躁发怒。2021 年 2 月初自觉整日有男性声音在耳旁低语不休，喉中有气流震动，伴有情绪低落、注意力不集中、鼻塞、失眠等症状。先后在新华医院神经内科、上海市精神卫生中心就医，诊断为"狂躁和抑郁双相障碍"，予以佐匹克隆、盐酸齐拉西酮、劳拉西泮治疗，服药后失眠症状虽好转，但白天精神萎靡，幻听及喉中异动等症状未见改善。其母焦虑不已，遂携其至著者处试求针灸治疗。

检查：情绪低落，精神不振，脸色苍白，不愿与人交流。自述耳边有男声低语，喉中异常震动感，胃纳不馨，夜寐差，二便可。舌红，脉弦细。

诊断：抑郁双相情感障碍。

治疗：上述效方穴均取，因患者有幻听，加听会。另加脑横线穴（翳风、完骨、风池、风府）。针后，双侧晕听区为一对，印堂与百会为一对，分别接通电针仪，连续波，强度以患者可耐受为度。每周治疗 3 次。

患者针刺 1 次后，自觉耳边异声和喉中震动感均好转，程度减轻。睡眠改善尤其明显。针刺 8 次后，诸症明显好转，幻听基本消失，喉中尚觉有轻微气流异动。并对著者表示极大的信任，特地写一短信，告知发病原因、症状、治疗后的明显变化和自己的一些想法。著者嘱其坚持治疗，并进行心理安慰。目前，仍在继续治疗中。

【按】 抑郁双相情感障碍又称狂躁和抑郁双相障碍。以情绪低落和高涨交替发作为主要特点。因考虑为双相情感障碍，所以加用脑横线诸穴。脑横线穴是指后颈部左右翳风连线上的经穴，具有安神定志、醒脑开窍等多种作用，为著者治疗精神神经疾病所喜用。

第十二节 恐 惧 症

【概述】

恐惧症，又称恐怖性神经症、焦虑障碍，是一种以对某特定物体、活动或情境产生持续的、强烈的和不合理的恐惧为特征的精神障碍，患者常不得不回避其害怕的对象或情境。虽明知不正常，但难以自制。美国著名心理学家 Durand 和 Barlow 认为，在人群中约有 11% 的人，其恐惧程度严重到可能被确诊为恐惧症。随着现代工作节奏的不断加快和生活压力的不断加大，这一数字在人群中还在不断增长。常见的临床类型有以下 3 种，一为广场恐惧症，又称空间恐惧症，是对广场、剧院等人多拥挤及黑暗、高空等处的恐惧；二是社交恐惧症，如怕被人审视，回避社交，可出现面红、心慌、出汗等；三是特殊恐惧症，表现为对特殊物体（如动物、尖锐物等）或特殊情景（如雷电等）的恐怖。西医多采用行为治疗，药物治疗也有一定效果，但不良反应较明显。

中医学中有"惊则气乱""恐则气下"之说，与本病有类似之处。针灸在古籍中未见类似的确切记载。

现代针灸治疗本病，较早见于 20 世纪 80 年代初。以治疗社交恐惧症中的害怕接触异性的恐异症较为多见。方法上多用针刺，也有用穴位埋针之法。有的尚配合行为疗法，有一定的效果。但总的来看，报道文章不多，样本量也较少。

著者在这方面积累的经验也不多，本节有抛砖引玉之意，仅供读者参考。

【效方】

1. 组成

主穴：印堂、百会、安眠、太阳。

配穴：内关、三阴交、通里、复溜。

2. 操作 主穴均取，配穴每次取 2 穴。取 0.25mm×（25～40）mm 毫针，印堂自上而下平刺 0.8 寸；百会向后平刺 0.8 寸；太阳向率角方向平刺，进针 1.5～50mm。上三穴，要求有胀重感。安眠向内眦方向进针 1.2～1.4 寸，反复提插至有局部明显酸胀感，最好能传导至头颞部。留针，印堂与百会为 1 对，安眠两侧为 1 对，接通 G6805 电针仪，连续波，频率为 2Hz，强度以患者感舒适为度。配穴，每次上下肢各取 1 穴，交替应用。针刺得气后留针。上述穴位均留针 20～30 分钟。每周 3 次，症状控制后改为每周 2 次。

3. 临证心悟 本方主穴用了 2 个经外穴和 2 个经穴（含印堂），其中印堂和百会都位于督脉上，而督脉分别与足太阳相通而络于脑、与足少阴相连而交于肾，与任、冲脉相连而交于心，与足厥阴交会于巅顶，所以对脑、心、肝、肾病候都密切相关。而此 2 穴相配则更是治疗多种精神病症的"黄金搭档"，不仅对本病有效，可用于精神分裂症、抑郁症等多种精神疾病。安眠，重在镇静，太阳透刺则用以宁神。配穴均属远道取穴，意在加强宁心安神的效果。

值得一提的是电针强度，根据著者观察，对于本病（包括其他慢性精神疾病患者）电针强度不可过强，以患者感到舒适为佳。否则不仅不能取得预期效果，还可引起患者不适。以往多主张对精神病患者施以间断强电刺激，这仅限于急性发作者。本病症也要求能长期坚持，当病情完全稳定，可改为每周治疗 1 次。

本效方对多种精神病症有效，可在此基础上进行加减。

【验案】

涂某，男，45 岁，会计师。初诊日期：2004 年 3 月 12 日。

主诉：经常有莫名恐惧感 16 年。

现病史：患者自幼胆小敏感，惧怕社交。1988 年起，因社交频繁，工作压力较大出现一种不能自制的心理恐惧感，并伴有胸闷、心悸、手抖等症状。经某市精神卫生中心确诊为恐惧症。采用西药治疗，症状已得到部分控制。但因长期服用，出现畏热怕冷、多汗、记忆力减退、乏力、睡眠差等多种不良反应。要求用针灸治疗。患者有慢性支气管炎（肺气肿）史。

检查：面色㿠白，精神沉郁不振。每次就诊，独处一隅，不与人交流。双手明显垂直震颤，穿衣多于常人。脉细数、苔薄舌淡紫边有齿痕。

诊断：恐惧症。

治疗：按上述效方取穴与操作，每周 3 次。治疗 10 次后，各种症状明显减轻。患者即自行停服西药，结果又出现复发，有些症状（如多汗、手抖、胸闷等）较原来更严重。当即嘱其不可贸然停用西药，只能随着症情的控制，逐步削减。考虑到他多汗、手抖、胸闷、心悸明显，加膻中、心俞以宽胸宁心，大椎、合谷、复溜以敛汗、止抖。各种症状随即减轻，改为每周治疗 2 次。之后，患者逐步递减药物用量，每 3 个月减去 1/4 量。每次减药后，病情略有反复，但一经针刺后，症状即可缓解。经 1 年多治疗，西药全部停用，各种症状基本消失。嘱其每周治疗 1 次，以巩固疗效。

【按】 本例患者症状较重。针对这样的患者，应当先针药结合治疗，随着症情的好转逐步递减药物，不可骤然停药。骤然停药通常会出现反弹，使症情加重，这一点，要引起注意。递减药物的时机和数量应当因人而异、因症情变化而异。另外，在刚减去药物时，患者可能会出现某些症状的一时加重，此时可适当加重手法和留针时间。

另外，取穴也不必拘泥于效方，随着疗程中症情的变化，可随症加减。本例患者开始时仅按效方取穴，后来因出现其他症状，逐步增加膻中、心俞、大椎等穴。

最后，本病也需长期治疗，并应当多与患者沟通，加强心理疏导。此类患者多较敏感，要注意保护其隐私。

第十三节 失 眠 症

【概述】

失眠症，又称入睡和维持睡眠障碍，是指无法入睡或无法保持睡眠状态而引起的睡眠不足，包括各种原因引起的入睡或续睡困难、睡眠深度过浅或频度过短、早醒及睡眠时间不足或质量差等。导致失眠的原因主要有环境原因、个体因素、躯体原因、精神因素、情绪因素等。失眠是最常见的睡眠障碍。目前现代医学除了应用催眠镇静类药物之外，尚无良策。而长期使用此类药物可产生成瘾性和一定的不良反应。

失眠，中医又称不寐、不得眠等。古代医家应用针灸治疗失眠也留下大量文献。

近现代针灸治疗失眠的报道，首见于 1936 年。在 20 世纪 50 年代已有多病例的临床观察资料。除针刺外，还采用穴位注射等法治疗本病。与此同时，还翻译介绍了日本医家的灸治失眠的经验。从 20 世纪 70 年代起，更多的穴位刺激法被引入本病的治疗，如耳穴压丸、皮肤针、头皮针、穴位埋针、静电针法等，都有较好的效果。观察病例数也多在百例以上，甚至出现 2000 余例特大样本的临床资料。自 20 世纪 90 年代开始，文献量开始激增，仅 1994~2005 年，国内有关文献就近 200 篇之多，成为精神和行为障碍系统西医疾病中的第一大针灸病谱。

根据已有的临床文献分析和著者经验体会，针灸治疗原发性失眠的疗效优于继发性失眠，治疗病程短、症状轻的患者较病程长、重度失眠者效果明显；对有长期服用催眠镇静药物者，建议逐步减量，不可骤停；对重度失眠患者，特别是有抑郁和焦虑症者应辅以药物治疗和必要的心理治疗以提高效果。

【效方】

1. 组成

主穴：①百会、印堂、率谷、安眠；②心、脑点、肾、肝、神门（耳穴）。

配穴：神门、内关、足三里、三阴交。

2. 操作　主穴均取，酌加配穴。百会、印堂、率谷针法参见"忧郁症"一节，安眠取 0.30mm×40mm 毫针斜向同侧瞳孔方向刺入 1.2~1.4 寸，反复缓慢提插至有明显酸胀重，留针。神门、内关、三阴交均用 0.25mm×25mm 毫针，足三里用 0.30mm×40mm 毫针，均针刺至得气后留针，注意针感不宜过强。百会、印堂，双侧内关、足三里接通电针仪，连续波，强度以患者感舒适为度。留针 30 分钟。去针后，在一侧耳穴以磁珠或王不留行籽贴压。于每晚睡前 1 小时进行按压，每穴按压 1 分钟左右。每周治疗 2~3 次，两侧耳廓交替贴压。1 个月为 1 个疗程。

3. 临证心悟　本方为体针与耳穴贴压相结合的治疗方法。笔者临床体会，百会、印堂、率谷对多种精神性病症具有良好的效果，所以著者喜用于包括本病在内的多种相关病症，这也属于异病同穴。其余体穴是著者通过文献筛选又经临床验证而来，均有安神宁心、促进睡眠的作用。耳穴，于临睡前刺激，更能收到安眠的作用。有不少针灸工作者发现，如将针灸的时机放在睡前几个小时，常能收到事半功倍的效果，但在门诊治疗中不易实现。而耳穴贴压之法，似最为理想。

【验案】

金某，女，37 岁。网店店主。初诊日期：2015 年 5 月 22 日。

主诉：失眠 4 年余。

现病史：患者于 4 年前，因夫妻感情不和，本人性格又较内向，常生闷气，致眠差多梦。近年来，又因自营网店，压力较大，进一步加重失眠。曾服用多种中西药物，开始时，尚有效。日子一长，故态复萌。近数月来，每晚只能睡 3~4 小时，且似睡非睡，程度颇浅。怕服用西药不良反应大，而改用中药汤剂后，又腹泻不止。故经人推荐，来著者处一试。

检查： 面色灰暗，精神萎靡，语音低弱，表情淡漠。脉沉细，舌尖红质淡，苔薄微腻。

诊断： 失眠症。

治疗： 以上述效方治疗。复诊时，患者兴奋告知，针刺当日晚睡眠即达 6 小时，且睡眠程度较深，为多年所未有。著者鼓励她保持规律的作息时间，乐观对待生活和人事，坚持按疗程治疗。通过 1 个疗程针灸，睡眠保持在 6～7 小时。又巩固 1 个疗程，睡眠在 7～8 小时。半年后，因生意挫折，症状有所反复，经 1 个疗程针刺和心理沟通，睡眠又恢复原状。

【按】 本例患者由于精神刺激、劳累等原因，以致心肾不交，虚火上炎，而病程日久，服药不当又损及脾阳。用上述效方，以百会、印堂、安眠三穴健脑，内关、神门分别为心包经之络和心经之原，取之宁心，足三里、三阴交补益脾肾而能安神。穴方对证，而能取效。同时，积极和患者进行心理沟通也是取效的因素之一。

第十四节　癔　　症

【概述】

癔症又名分离转换性障碍。一般认为在某种素质基础上，受精神因素诱发的结果。癔症的发作，大多为突然发作，多数还呈反复发作。临床症状复杂多变。按症状的性质和形式分为分离症状和转换症状两种。其中，分离障碍又称癔症性精神障碍，表现为精神发作，如情感暴发、大哭怒叫，甚则癔症性晕厥等；后者又称癔症性躯体障碍，临床上以躯体障碍为主，如瘫痪、肢体震颤抽动、失音、黑矇、耳聋等。中医文献中多描述为"卒然无音""气厥""梅核气"等。

该病多起病于青年期，35 岁以上初发者少见，常在心理社会因素刺激下，急性起病，可有多次发作，尤多见于女性。

针灸治疗本病，古代已积累丰富的经验。孙思邈创"十三鬼穴"，所治范围即包括本病。杨继洲治王会泉亚夫人一案，亦属癔症，仅针内关一穴而愈。现代报道，始于 20 世纪 50 年代，特别是 1958 年 9 月 6 日健康报刊登针刺治疗癔症的通讯后，各地临床资料日见增多。自 20 世纪 90 年代之后，文献量更为丰富。仅据 1978～2005 年统计，1995～2003 年发表的有关文献就占此其间全部癔症针灸临床文章的 80% 以上。这表明，针灸治疗癔症的应用日益普及。从方法上看，治疗方法趋向于多样，除体针外，水针、电针、电梅花针等相继应用；从取穴看，则趋向于精和少，常选一穴而获殊效；而从报道量看，则出现了千例以上的大样本。针灸治疗癔症有较为满意的效果，尤其是对于大部分暗示疗法难以奏效的分离障碍型患者的精神症状得到控制和改善。据统计，针灸对本病的平均有效率在 90% 以上。

著者在 20 世纪 70 年代在边疆工作时期，曾治疗多例此类患者，用穴不多，以强刺激手法配合心理疏解，常立竿见影，多即时获愈。

【效方】

1. 组成

主穴：水沟、印堂、百会。

配穴：膻中（或天突）；失音：上廉泉；黑矇：球后、上健明；耳聋：耳门、翳风；晕厥：涌泉；癔症性瘫痪：下肢取环跳、阳陵泉、太冲，上肢取曲池、外关、合谷。

2. 操作　主穴均取。均采用 0.30mm×（25～40）mm 毫针。水沟，向上刺至鼻中隔，行提插加小捻转 1 分钟；印堂，向下平刺 0.8 寸；百会，针入帽状腱膜下层并向后透刺，进针 1.4 寸，均行反复提插 1 分钟，力度宜大。最好行针至患者针感出现。留针至症状消失。配穴随症而加。膻中，以皮肤针行中度叩刺 20 余下，微出血，以中号罐吸拔 10～12 分钟，使出血量达约 2ml，局部暗红，即去罐。此穴拔罐时间不可过长，否则易起水疱。天突，宜用弯刺法，即先呈 65° 刺入，进针至针尖抵达气管壁，略退针，以左手拇指抵住针体，右手执针使针体与气管壁平行，进针至患者有针感即可，如针感下显，可略进行提插探寻。上廉泉，向喉部方向斜刺入 1.2 寸左右，略加提插，如患者感觉不明显，可在该穴左右各加一针，针法相同。黑矇用 0.25mm×25mm 毫针，先取球后，针尖略向上，刺入 0.8 寸；效果不明显者加用上健明，直刺 0.8 寸。耳门、翳风，均直刺 1.4 寸，并提插至有明显针感。涌泉穴，宜双侧同取，针尖向足心深刺，并做提插捻转，行中强以上的刺激 1～3 分钟。环跳、阳陵泉、太冲、曲池、外关、合谷，均深刺，并行反复提插捻转。

一般宜针至症状消失或明显改善。可每日针刺 2 次，不计疗程。

3. 临证心悟　著者接触和治疗本病症最多的时间是 20 世纪 60 年代末至 70 年代初在新疆生产建设兵团团场连队工作时期，那时生活艰苦而且人际关系复杂，可能是本病发病的社会因素之一。下面介绍的 2 个病例，都发生在这一时期。

上述效方是通过实践总结出来的。主穴 3 个，均属督脉。癔症可归属于中医之郁证，而督脉位于脑、脊部位，而又与足厥阴肝经交会于巅顶。故取此三穴以行气解肝经之郁，开窍以醒脑之神。并且这 3 个穴又均位于头面，更能激发经气。配穴是据癔症症状表现多样而设。癔性球，中医称梅核气，多与情志抑郁，痰气郁结有关，取膻中拔罐以化痰散结，天突以行气解郁；癔性失音、黑矇、耳聋，多因忧思郁怒，而致气机郁闭，或声暗不出，或双目失视，或耳无所闻，取上廉泉以疏气利咽，针球后、上健明以开郁明目，选耳门、翳风，以行经气、通耳窍。癔症性晕厥，为气郁而蒙闭清窍，涌泉为肾经之井穴有开窍苏厥之功；癔症性瘫痪多因气机郁结，致肢体经脉阻滞，取环跳、阳陵泉、太冲、曲池、外关、合谷以利气通滞、舒经活络。

操作上，选针具（除眼眶内穴），宜略粗；手法以较大幅度提插为主，持续操作时间可略长，主穴及四肢穴可配合电脉冲刺激，用连续波之疏波，频率为 60～100 次/分；强度以患者有反应为度。使有关肌群呈有规则的收缩，最好使患者看到这种肢体抽动。在针刺时，要时刻注意患者的表现，如晕厥患者，出现反应；瘫痪患者出现针感，都是有效的先兆，宜继续不间断运用手法，使其康复。

根据本人经验，除了取穴和正确操作外，还有一个十分重要的手段，就是进行心理暗示，积极消除心理不良影响，树立患者战胜疾病的信心。著者所治此类患者，一般能一次见效，且多可一次获愈。

【验案】

1. 癔症性晕厥

董某，男，23岁，拖拉机手。初诊日期：1968年3月12日。

主诉：（家属代诉）突然晕厥1小时许。

现病史：患者于当日晚间在连队附近的林带边上与女友因感情问题，发生争执。由于女友负气而走，他一时情绪失控，突然扑倒在地。当时因时间已晚，地处连队边缘，无人发觉。待知觉稍恢复，他挣扎着自行爬回宿舍。待人发现时，已不省人事。家属请来连队卫生员救治，给予注射肾上腺素等药物，未见效果。当时，著者任连队兽医卫生员，因平时义务为人针灸有效，经家属建议并获卫生员同意，特地来兽医室找著者为其针灸治疗。患者平素身体健壮，性格较内向偏执，口讷不善交际。

检查：双目微闭，牙关紧咬，胸满气急，四肢抽搐，两手紧握，呼之不应。挺卧于床，状若木僵。双侧瞳孔对称。脉弦，无法观察舌质及舌苔。

诊断：癔症性晕厥。

治疗：先劝退围在一旁的众位家属，并嘱保持安静。取上述主穴，其中水沟深刺至鼻中隔并反复提插捻转1分多钟至出现头部躲让的动作。继针刺双侧涌泉穴，两枚针同时刺入，一边大幅度运针，一边进行心理安慰。当运针至2分钟时，患者四肢抽动停止，突然痛哭不止。经反复用语言安慰。患者情绪逐渐平复，恢复正常。一次治愈。之后，虽有发作，但针灸仍有效。

【按】 本例为较典型的癔症性晕厥患者。从实践看，有四点值得注意：一是，取穴不必多，并应以针感强者为主；二是操作手法宜持续较重；三是心理治疗与针刺治疗结合运用；四是，诊疗环境要保持安静，人声嘈杂及不当议论均影响治疗效果。

患者性格内向，容易受精神因素影响而发病。因此，不仅在治疗时要同时进行心理治疗。平时亦应注意避免诱发因素。

2. 癔症性瘫痪

王某，女，31岁，工人。初诊日期：1974年10月15日。

主诉：双下肢瘫痪，不能行走已2日。

现病史：患者于2日前，上午因琐事与丈夫吵嘴，心生闷气，下午出现双下肢不能行走。家人请邻居推拿，未见效果。急送医院，经神经科检查，诊断为癔症性瘫痪。治疗未见效果。当时，著者应邀在该院讲课，即用担架抬至针灸科，请著者诊治。患者平时身体健康，性格较为内向。

检查：神志尚清，语言不多但清楚，反应迟钝，表情淡漠。上肢活动正常，双下肢不能行动，肌张力弛缓，肌肉未见萎缩。将瘫痪肢体上抬，检查者突然放手时，瘫痪肢体徐徐落下，与中枢性瘫痪其远端重于近端表现不同。痛、温触觉存在，生理反射存在，病理反射未引出，血、尿、便常规检查正常。舌质淡红薄白苔，脉弦略细。

诊断：癔症性瘫痪。

治疗：由于患者意识清楚，求治心切，著者在仔细检查后，当即向她表示针刺治疗肯定对此病有效，以提振其信心。主穴仅针刺百会、印堂，在助手帮助下，先取俯卧位，以 28 号 5 寸毫针针刺双侧环跳穴，进针 4.8 寸，反复大幅度提插探寻，约 1 分钟后，患者即觉有酸麻之感放射至足面，略作雀啄式轻轻提插，泻法，保持针感，留针 5 分钟后退针。此时，在著者鼓励下，患者可慢慢自行翻身，取仰卧位，用同样手法针阳陵泉和太冲，使出现针感。留针 10 分钟。治疗结束后，从开始二人扶行至一人扶行约 20m 后，即可慢慢独立行走。一次获愈。

【按】　癔症性瘫痪的发作有明显精神因素。可表现为单瘫、偏瘫、截瘫、四肢瘫痪（以下肢多见），检查不能发现神经系统损害证据，伴有肌张力增强或弛缓，有肌张力增强者常固定于某种姿势，被动活动时出现明显抵抗，但不符合解剖特点。

　　本例患者取效迅速，与以下三个因素有关，一是治疗及时，针灸早期介入；二是与患者始终保持沟通，获得患者信任，通过鼓励提高患者战胜疾病的信心取得其合作；三是重视获取较强针感，并保持针感。应当注意的是，不能一味寻求强烈针感，而乱捣重刺，这样不但无助于症情改善，而且容易造成神经的损伤。

第十五节　梅尼埃病

【概述】

梅尼埃病，亦称内耳眩晕病、美尼尔病，是内耳膜迷路积水所致的一种内耳病变。于 1861 年由法国医师 P.梅尼埃尔提出，确切病因不明。其临床表现为突然发作的眩晕（具有四周景物或自身的旋转或摇晃的错觉），伴恶心呕吐、面色苍白、出汗、水平性或水平性兼旋转性眼球震颤，以及间歇性或持续性耳鸣、听力障碍等。发病者多数为中年人，无明显性别差异，首次发作在 50 岁以前的患者约占 65%，大多数是单耳发病。

本病在祖国医学中属"眩晕"范畴。针灸治疗眩晕早见于《黄帝内经》，而《针灸甲乙经》所载"风眩善呕，烦满，神庭主之"中的"风眩"更类似本病。

现代针灸治疗本病，较早的报道见于 20 世纪 60 年代初。而从 1992 年开始直至 21 世纪，有关临床文献呈总体上升之势。在治疗方法上，一般采用体针，近年来，又陆续开展电头皮针、耳针、火针、艾灸及针灸联合其他中西医方法等，其中艾绒压灸，对控制急性发作均有明显效果，引起人们的重视。

著者治疗本病有 40 年历史，虽接触病例尚不多，但也积累了一定经验。

【效方】

1. 组成

主穴：百会、风池、听会。

配穴：内关、丰隆。

2. 操作

急性发作时，主配穴均取，缓解期仅用主穴。取 0.30mm×40mm 毫针，先针刺风池，双眼正视，针尖向同侧目内眦或瞳孔正视方向刺入，进针 1.4 寸左右，用导气手法使针感向头顶、额部放射；继针刺听会，令患者略张嘴，直刺 1.2～1.4 寸，使耳内有明显的胀痛针感。再针刺配穴，用常规针法针刺至得气。在留针期间，用纯艾条温和灸百会穴，灸前最好先剪去穴区部分头发，反复测试灸距，以患者感温热而不烫为宜，医者手持艾条不动，左手示指和中指分开压穴区，直至患者感温热渗入脑内。一般需灸 20～25 分钟，以患者症状缓解为度。急性发作期，每日或隔日 1 次，缓解期每周 2 次。

3. 临证心悟

本法总结于 40 多年前，曾治疗多例，其即时效果十分明显，患者如能坚持治疗也有较好的远期效果。百会是督脉之要穴，位于巅顶，为诸阳之会。《灵枢·海论》指出："脑为髓海，其输上在于其盖，下在风府"，"盖"即头顶百会穴。百会一穴为本方重中之重，温热刺激百会有补益脑髓的作用，又可升清降浊止眩；有学者单用艾灸灸百会穴治疗梅尼埃病，即有佳效。"诸风掉眩，皆属于肝"，肝胆相为表里，足少阳胆经的风池穴有祛风止眩的功效。足少阳胆经入支点，梅尼埃病的病位在耳，听会和风池有很强的近治作用。三个穴位的配合，穴少效专。痰浊甚者加用内关以宽胸止呕，丰隆以和胃健脾化痰湿。对于"无虚不作眩""无痰不作眩"虚实夹杂的梅尼埃病，本方确有针对性。

本法的操作关键在于灸百会。使用温和灸，不可使患者有头皮发烫感，而要求热量能渗入脑内，使患者有明显的舒适感，且施灸时间宜长，必须等症状明显减轻或消失后才可停灸。目前临床上有主张用艾炷压灸法治疗本病，与本法有相同之处，但操作较麻烦。另，温和灸百会，著者原是用于救治重症晕症患者，因疗效颇佳，受其启发后才总结出本法。

【验案】

陈某，男，31 岁，兽医卫生员，初诊日期：1974 年 5 月 16 日。

主诉：眩晕发作 2 小时。

现病史：患者于多年前，无明显原因出现听力减退，继之突然发作眩晕。发作时，天旋地转，平卧闭眼亦无济于事，且呕吐不止。要 2～3 日诸症才能逐步减轻，但仍身乏力。之后，一旦过度劳累，即可发作。曾到医院神经科诊治，确诊为梅尼埃病。服用西药未见明显效果。此次是因连续多日替羊群打防疫针，上午突然晕倒，经临时用掐水沟等法急救苏醒，眩晕大作，不敢睁眼，呕吐多量痰涎。此次发作较以往为重。著者恰好在该连队巡回医疗，即予以诊治。

检查：患者痛苦病容，双目紧闭，舌淡苔腻，脉滑略数。

治疗：当即欲按上述效方取穴，因患者惧针且不敢坐起，仅先取配穴针刺，再灸百会，灸至 10 分钟左右，患者自述眩晕明显减轻，已可睁眼，周围景物不再旋转。至 20 分钟，头脑霍然清醒，诸症全部消失。由于体会到针灸的神奇效果，患者第 2日，自动要求按全方取穴针刺激，每日 1 次，共治 40 余次。直至著者巡回医疗结束回医院。之后曾多次随访，未见复发。

【按】　本例是著者在新疆生产建设兵团工作时遇到的一个病例，其疗效之好，颇出乎意料，至今记忆犹新。之后虽治疗多例，但均无此例取效快，预后好。究其原因，可能与发作时的即时治疗有关。著者在治疗血管神经性头痛时，也碰到过类似的情况。所以选择针刺治疗的时机确实十分重要。

第十六节　老年性痴呆症

【概述】

老年性痴呆症，又称痴呆综合征，是一种慢性进行性精神衰退性疾病。早期以情绪兴趣和工作效率减退，近记忆减退、性格变得固执自私为特点，进而出现智能活动全面减退，乃至卧床不起，生活不能自理，但无意识障碍。以老年阶段常见。主要包括阿尔茨海默病（占 40%～65%）、血管性痴呆（多发性脑梗死性痴呆，占 15%～30%）和上述两者混合型。在西方及我国的一些大城市如上海等，本病症已成为第四位死亡原因。

老年性痴呆症，中医学亦称为痴呆或呆病、神疑病。针灸治疗本病，在我国古医籍中，首见于唐代的《灸法图》。

现代针灸治疗，真正引起重视则在 20 世纪 90 年代初。进入 21 世纪后，有关报道急剧增加，有学者统计，2002～2004 年国内公开发表的有关临床资料就达 83 篇之多。总体上，以国内为主，亦有国外学者的临床研究。早期针灸主要用于血管性痴呆的治疗，近年来阿尔茨海默病的针灸报道也日见增多。在治疗上，多采用体针之法，且以头面部穴为主穴。穴位注射亦有较好的效果。不少医者还运用针刺与中药结合的方法，以提高疗效。另外尚有眼针、穴位激光照射、头针等多种穴位刺激之法应用于本病都取得了不同程度的效果。但从总体上说，血管性痴呆的针灸疗效优于阿尔茨海默病。

著者从事本病的治疗是近年的事。要取得较好的疗效，著者体会首先是尽量争取早期治疗，其次是综合治疗也十分重要，除结合中西药物外，对患者进行心理疏导也十分重要。

【效方】

1. 取穴

主穴：头五针（百会、四神聪）、颞三针、印堂、强间、脑空、风府。

配穴：①神门、丰隆；②合谷、太冲。

颞三针位置：颞 1 针为耳尖上 2 寸处，颞 2 针和颞 3 针分别为颞 1 针向前及向后旁开 1 寸处。

2. 操作 主穴为主，配穴可取一组，两组交替，也可两组均取。主穴均取 0.30mm×25mm 毫针。百会，2 针分别从前向后，从左向右平刺；四神聪，针尖向外平刺；颞三针，垂直向下平刺 0.8～1.2 寸。印堂、强间、脑空，由上向下平刺，风府穴向鼻尖方向直刺，均进针 0.8 寸左右，以有胀重为主的得气针感为度。神门取 0.25mm×25mm 毫针，略斜向上直刺至有酸麻感；其余穴位取 0.30mm×40mm 毫针直刺至得气。采用补中寓泻的手法，运针 1～2 分钟，留针 20～30 分钟。留针期间，百会、印堂及选一组配穴连以电针。用疏密波，强度以头部穴舒适为主；肢体穴可耐受为度。每周 2～3 次。不计疗程。

3. 临证心悟 本方是著者综合多家的经验，通过实践所总结。百会、印堂、强间、脑空、风府均分布于督脉上，督脉为阳脉之海，老年痴呆多由于阳气不足，难以上荣于脑，取以上 5 穴以通调阳气、补益脑髓；四神聪为经外穴，则取以醒神开窍。神门，属心经原穴，为历代治痴呆的要穴；丰隆，为化痰之验穴，痴呆多为痰迷心窍，取之豁痰以开心窍。合谷、太冲，古称四关穴，合用之可开窍益智。

本方在应用时，要注意刺法的运用。其中四神聪宜向外平刺，以扩大刺激范围；风府向鼻尖刺较为安全。刺激量宜中强。

【验案】

1. 血管性痴呆

施某，女，83 岁，离休干部。初诊日期：2008 年 3 月 5 日。

主诉：严重遗忘 1 年余。

现病史：患者素来身体较为健康。于 1 年多前开始突然出现易于忘事的表现，且不断加重。开始时尚未引起家人的重视，近来更对一些十分熟悉的事物也发生遗忘，包括所居住的路名、门牌号码、亲人的姓名等。经 CT 检查，为有多处梗死灶，老年脑。经某三级医院神经内科诊断为血管性痴呆。其儿子因腿病在著者处治疗获效，故介绍前来试用针灸治疗。

检查：患者神情呆板，语言不多，不仅记忆差，计算能力亦差，难以算出 100 连续减 7 的问题。眠差，早醒。舌淡紫，脉细。

诊断：血管性痴呆。

治疗：应用上述效方治疗，配合耳穴：神门、缘中、肝、肾、心。以王不留行籽贴压。嘱其家属协助其每日按压 3 次，每穴按压 1 分钟。每周治疗 2 次。经 10 次治疗后，记忆力明显改善，已能迅速说出居住地的详细地址、电话号码等，神态已较前活跃，睡眠好转，唯计算能力仍较差，要求其继续治疗。加风池、天柱二穴，用徐入徐出的导气手法，使针感往头部传导。包括计算障碍在内的各种症状都有进一步好转，特别是精神面貌一新，恢复到原来性格开朗的情况。因住地离门诊部较远，患者又是 83 岁高龄，嘱其每周 1 次坚持治疗。又治疗 1 个疗程而停针。

【按】 本例属血管性痴呆。患者以记忆障碍和计算障碍为主要表现，但发病时间不长，且尽管已80多岁高龄，而素体健康，情绪一直较乐观，治疗效果明显。风池、天柱二穴，著者临床发现，对神志病疾病有效，要点是用导气手法，促进针感上传。另外对于治疗间隔时间较长的患者，可采用配合耳穴压丸。耳穴选穴，除缘中（又名脑点）是针对局部取穴和神门是针对症状取穴外，其余穴位均是按中医本病与心、肝、肾三脏有关的理论选取。

2. 阿尔茨海默病

陆某，男，63岁，退休教师。初诊日期：2013年5月22日。

主诉：（由家属代诉）健忘，性格改变半年余。

现病史：（家属代诉）患者半年前起出现近事遗忘，之后日趋严重，连刚吃过饭也会记不清，之后，出现性格变化，原性情温和，做事勤快，逐渐脾气变坏，竟欲动手打妻子。且原来爱整洁，变得不刮胡子，衣服扣子乱扣，整日无所事事。经某市精神卫生中心确诊为阿尔茨海默病中期。服药治疗后，症状有所控制。因其亲属在著者处治疗眼病，故介绍前来配合针灸治疗。患者有高血压病史。

检查：神情略显迟钝，语言对答尚可，不喜与人交流，不修边幅，记忆及计算力均差。脉弦细，舌暗红无苔。

诊断：阿尔茨海默病。

治疗：以上述效方加风池、大椎。针法同上，风池、大椎均用 0.30mm×40mm 毫针，风池向同侧瞳孔正视方向刺入 1.4 寸，用提插加小捻转之法，至明显得气，针感向头额部放射；大椎与皮肤呈 40°向下刺入，反复提插至针感沿脊柱向下放射。每周 2 次，不计疗程。初起时，患者不愿前来治疗，1 个月后，逐渐转为自觉要求针灸。半年后，性格变得温和，记忆亦有改善，生活有一定规律。经 1 年治疗，各种症状均明显好转，接近病前状况。

【按】 本例属阿尔茨海默病。患者因有高血压病史，加风池意在降压健脑；而本病较之血管性痴呆为重，取手足三阳与督脉之会大椎，更可加强升阳、通督之功效。患者虽属发病中期，因采用药物与针刺配合，加之能长期坚持治疗，仍可取得较好的疗效。

第十七节 甲状腺功能亢进症

【概述】

甲状腺功能亢进症，简称甲亢。以易激动、精神过于敏感、心悸、多汗、消瘦、突眼（多为良性突眼）、多食易饥、甲状腺弥漫性慢性肿大为主要临床特征。女性可有月经量少，男性可有阳痿。本病病因不明。以女性多见，各组年龄均可发病，但以 20～40 岁最为多见。

甲状腺功能亢进症在中医学中属"瘿病"范畴，具体则可归于"瘿气"。针灸治疗瘿病的最早记载见于《针灸甲乙经》。

现代治疗甲状腺功能亢进症最早的报道发表于 1934 年。20 世纪 70 年代临床文章逐步增多，20 世纪 80 年代成为针灸临床研究的一个热门。在继承前人针灸经验的基础上，以多种指标进行观察，进行了反复的、大量的研究。进入 21 世纪之后，本病的治疗依然获得针灸界的重视。在穴位刺激方法上，以针刺为主，还应用电针、穴位激光照射、割治、耳针等，都有不同程度的效果。

从著者已积累的经验看，对于本病早中期患者，针灸可作为主要疗法之一，但宜配合中西药物。

【效方】

1. 组成

主穴：人迎、上天柱、百会。

配穴：内关、足三里、间使、三阴交。

上天柱穴位置：天柱穴上 5 分。

2. 操作　主穴每次取 2～3 穴；配穴每次取 2 个，一般为上下肢各 1 对。人迎穴刺法：约呈 25°向甲状腺中心方向刺入。如腺体肿大或有结节，进针点可略作变动，以针尖能刺中腺体肿大或结节中心为宜。针至得气后，用提插加小捻转手法运针半分钟后取针。上天柱，针尖朝向鼻尖方向，呈 75°进针 1.2～1.4 寸，以徐入徐出的导气手法，使针感往眼区放射，留针；百会，向后平刺 0.8 寸，略作提插，至有明显胀重感，留针。配穴均采用针尖略向头部方向直刺，以得气为度。留针后再分别接通电针仪，连续波，频率为 3Hz，强度以患者感舒适为宜。留针 20～30 分钟，每周2～3 次。

3. 临证心悟　本方是著者在研究有关现代文献的基础上，通过临床验证而总结出来的。人迎相当于甲状腺体的中心，具有疏通局部气血的功效，经国内医者大量验证，对本病确有良效；上天柱属经外穴，为上海已故针灸名家金舒白所发现，本穴既可用于甲状腺功能亢进症治疗也可用于本病最常见之并发症内分泌突眼症，关键在于针刺方向不同。著者在"文化大革命"时期回沪探亲期间特地向她学习过，曾目睹其确切的效验。百会主要用于镇静安神。配穴内关、间使分属心包经之络穴，可宁心定悸而缓解甲状腺功能亢进之高循环动力症状；足三里、三阴交分别为足阳明之下合穴和足三阴之交会穴，均为调理脾胃、促进运化之要穴，对甲状腺功能亢进之高代谢症状有效。

在操作上，人迎要求针尖必须刺入甲状腺体中心，不留针；上天柱对初学者有一定困难，要达到气至病所，首先是掌握针刺方向，其次是用缓进缓出之导气手法，反复探寻；百会需注意针入帽状腱膜，使头顶部有重胀感，去针后，患者多有轻松之感。

【验案】

赵某，女，51 岁，退休工人。初诊日期：1997 年 6 月 16 日。

主诉：消瘦、心悸、易怒、多汗 2 年半，加重及复视半年多。

现病史：患者于 1994 年 11 月因发现颈肿，经查左侧甲状腺囊性变，在当地职工医院行手术治疗。术后不久，发现时有心悸、入睡困难，伴有多汗、心烦易怒、全身乏力、逐渐消瘦，经上海某三级医院检查，发现与甲状腺功能相关的检测指标明显异常，被确诊为"甲状腺功能亢进症"。1995 年 2 月起在某军医大学附属医院接受药物治疗（甲巯咪唑等），药后尽管心动过速一度得以减缓，心率由 90～100 次/分减为 72 次/分左右，失眠亦好转。但甲状腺仍Ⅰ度肿大，且双侧眼球逐渐突出。近半年来，因诸事不顺，症状又有复发，心悸、多汗、乏力亦未见改善，脾气更见急躁易怒，又因左上眼肌麻痹，而出现复视。多处求治效不显。慕名前来求治。

检查：神清气急，语声响亮，脾气急躁，多项甲状腺功能亢进指标偏高，双眼球突出，眼球转动欠灵活，眼睑不能完全闭合。眼球突出度左为 18mm，右为 16mm；左眼上睑下垂不能上抬。左侧颈部微肿，皮色正常，颈围为 34cm，左侧甲状腺肿大，大小为 4cm×5cm。舌红略瘦，脉细数。

诊断：甲状腺功能亢进伴内分泌突眼症。

治疗：以上述效方为主，因考虑到复视，加鱼尾透攒竹、攒竹（得气后用连接电针仪，用疏密波）。每周 2 次。针刺 10 次后，心悸、多汗、乏力等症状，明显改善。治疗半年后，甲状腺肿消失，突眼显著回缩，双眼已可闭合如常人，左右眼球突度均为 13mm。甲状腺功能亢进指标全部恢复正常，左眼睑麻痹痊愈。脾气亦有改善。为了巩固效果，每周 1 次，继续针刺半年，临床痊愈而停治。随访 10 年，未见复发。

【按】 本例患者，兼有甲状腺功能亢进多种症状及并发症，包括突眼、眼肌麻痹所致的复视等。病情较为复杂，是著者治疗过的甲状腺功能亢进患者中较棘手的一例。从著者经验看，这类患者，在治疗时，一是要求其能坚持较长时间的针刺治疗，二是要辅以心理治疗。本患者是早年赴新疆建设的支边青年，经历较为坎坷，心情一直不舒畅。著者也有类似经历，通过对话沟通，使其心情大为好转，为进一步治疗奠定了良好的基础，并获得良好的效果。

第十八节 支气管哮喘

【概述】

支气管哮喘（以下简称"哮喘"）是一种很常见的发作性肺部过敏性疾病。其临床表现为突然发作的呼吸困难、呼气延长费力，胸部紧压感，患者端坐，两手前撑，双肩高耸，出汗，烦躁不安，并有喘鸣咳痰，甚至出现发绀等。其中以呼吸困难最为明显。哮喘多反复发作，每次发作长者可达数小时以上。

支气管哮喘，中医称为哮病，《黄帝内经》中虽未见此病名，但在许多篇章中有关于其病因、病机、症状及针灸治疗的记载。

现代针灸治疗哮喘的文章首见于 1954 年。60 余年来，与哮喘有关的临床文献一直居于呼吸系统针灸病谱的首位，表明针灸工作者对本病的探索热情不减，不断发掘出不少有效的方法，如化脓灸、磁疗、穴位敷药、穴位注射、穴位埋线、穴位激光照射、穴位结扎、穴位挑治、穴位割治、热针等。不仅能有效控制急性发作，而且可以预防复发。从疗效上看，以轻度和中度的疗效较佳，并以缓解期治疗更为适宜。如经对照治疗发现，化脓灸对哮喘缓解期的疗效明显优于发作期。

著者治疗哮喘的经验多积累于新疆生产建设兵团工作时期。

【效方】

1. 组成

主穴：鱼际（或列缺）、肺俞（或风门）、大椎、定喘。

配穴：膻中、内关。

2. 操作　每次以取主穴为主，酌加配穴。先针刺鱼际，再针刺其他穴位。鱼际、列缺双侧均取，取 0.30mm×25mm 毫针刺入，鱼际进针 0.8 寸，刺时针尖向掌心斜刺；列缺直刺进针 0.5 寸。均用小幅度快速提插法，运针 1 分钟，至有明显酸胀或胀痛（鱼际痛感明显），留针 30 分钟，每隔 5 分钟运针 1 次。肺俞，风门，均取 0.30mm×50mm 毫针向脊椎方向与皮肤呈 45°刺入，进针 1.5～1.8 寸，要求针尖抵达椎骨，反复提插加小捻转，使针感向前胸部放射。大椎取 0.30mm×40mm 毫针与皮肤呈 30°刺入，进针 1.4 寸左右，施以缓慢提插之法，直至出现针感向下放射。定喘呈 65°向脊椎方向刺入 1.2 寸，至有得气感。膻中沿皮下刺入，用鸡爪刺法，即先向下，再提针向左、右方向透刺。内关针尖略向上刺，以提插加小捻转之法，使针感向肘肩部放射。胸背部穴留针 20 分钟后取针，在肺俞（或风门）、大椎、膻中拔罐，留罐 10～15 分钟。发作期每日 1 次，喘平后每周 2～3 次以巩固疗效。

3. 临证心悟　本方是著者在新疆工作时总结，又在之后的实践中完善。在取穴上，列缺是肺经之络穴，鱼际乃手太阴之荥穴，均能宣肺利窍，是治哮之效穴。著者临床中发现哮喘急性发作时，针刺此二穴常有明显的止喘效果。肺之背俞肺俞、督脉与膀胱经交会穴风门，取此二穴可以布肺气消阴寒；定喘为近人发现之奇穴，止哮有效。配气会膻中，能疏气理中，化痰湿，通气道；内关能开胸而通利气机。在操作上，一是强调得气感宜强，尽量激发气至病所；二是针罐结合。值得注意的是肺俞、风门、大椎三穴均属易发生意外之危险穴，针刺时，应当按著者所示的方法，用斜刺法，不可大意。

【验案】

谈某，男，51 岁，农工。初诊日期：1975 年 3 月 11 日。

主诉：胸闷气喘 30 余年，加重 4 日。

现病史：患者 10 余岁时在河南老家即患有此病，症状尚轻。1956 年支边进疆后，由于气候等原因，发作间隔缩短，症状加重。每当感冒、着凉或闻及油烟之类皆易诱发。发作时呼吸困难，气喘胸闷，不能平卧。须服麻黄碱、氨茶碱等药物始能减轻。此次，是因半夜起来喂马受凉后，引起大发作。喘息憋闷，昼夜不止，动则汗出，纳差便溏。内科收住入院，药物治疗有所减轻，但并不能控制。该患者主动提出，要求著者给予针灸治疗。

检查： 精神萎靡不振，面部浮肿，色灰暗，呼吸抬肩，吸气短促，呼气延长，坐卧不安。脉沉细无力，舌淡胖有齿痕，苔薄白滑润。

诊断： 支气管哮喘急性发作。

治疗： 以上述效方为主，加中脘、足三里。患者不能平卧，取半坐位。针刺双侧鱼际后，呼吸明显顺畅许多。首次针刺后，症状基本控制。下午加针 1 次。晚上已可高枕平卧，第 2 日食欲亦有增加。之后每日治疗 1 次，共治疗 6 次，出院。出院后继续针灸，每周 3 次。上方仅用胸背部穴，针后加罐。治疗 1 个多月。因考虑到该患者以冬春二季发作较为频繁，著者当时恰好看到杂志上刊登陆瘦燕先生伏针伏灸的医案，便建议其夏日做预防式针灸，以背部穴加足三里穴，针后不用罐而加灸。之后，哮喘一直得以控制，偶有发作，症状亦轻。

> **【按】** 本例是著者早年治疗病例。支气管哮喘是一种反复发作，且难以根除的病症。针灸治疗在取穴治法上也应根据症情的变化进行微调。本例在发作期，重点止哮，所以取鱼际、列缺为先；待哮喘稍平，又宜将重点转至背部腧穴，这实际上体现了"急则治标，缓则治本"的思想。在夏季做预防性治疗时，改拔罐为艾灸，实际上也含有这一层意思。另外，因患者有纳差、便溏之症，所以加足三里、中脘，以调节肠胃，增强体力。

第十九节　慢性支气管炎

【概述】

慢性支气管炎，简称慢支，是由于感染或非感染性因素导致的气管、支气管黏膜及其周围组织的慢性非特异性炎症。本病临床上以慢性咳嗽、咳痰或喘息为主要临床表现，即所谓"咳""痰""喘""炎"为特征。一般患者每年发病持续 3 个月，连续 2 年或 2 年以上的时间。本病病程比较长，气道慢性的炎症反应会使气道受到损伤，容易发展到慢性阻塞性肺疾病阶段，出现活动后呼吸困难，甚至引起右心衰竭，并伴有腹胀、乏力等症状，影响正常的生活和工作。

慢性支气管炎，中医归属于咳喘，尤属痰饮、咳嗽范畴。针灸治疗咳喘病，在《黄帝内经》中即有多处记载，后代的医著，从晋代《针灸甲乙经》至清代《神灸经纶》等，都有大量载述。

从 20 世纪 50 年代起，针灸已经成为国内治疗慢性支气管炎的常用方法之一。近 40 年来，本病的针灸防治工作更趋深入。几乎所有的穴位刺激之法都被试用于本病的治疗。值得一提的是，从进入 21 世纪之后，慢性阻塞性肺疾病（chronic obstructive pulmonary disease，COPD）的针灸治疗开始引起人们的重视。慢性阻塞性肺疾病是一种不可逆的慢性肺部疾病，多由慢性支气管炎等发展而来，临床以持续呼吸困难和持续肺功能障碍为特征。据统计，慢性阻塞性肺疾病是造成劳动力丧失的第 2 位原因，仅次于心脏疾病，并是第 4 位最常见的死亡原因。目前尚无法治愈。而应用穴位埋植或铺灸法取得了一定效果。

著者早年在边疆工作时期，由于当地军垦战士在屯垦戍边的艰苦岁月中，气候严酷，环境恶劣，罹患此病者不少，占日常针灸门诊病例约 1/3。积累了一些经验。现整理以往病历记录，介绍如下。

【效方】

1. 组成

主穴：大椎、风门、肺俞、膻中。

配穴：内关、丰隆。

2. 操作 主穴均取。大椎，呈 85°向下刺入，进针 1.8 寸左右，反复提插至明显得气，并使针感下行。风门、肺俞，均在穴区向外旁开 5 分处进针，呈 45°刺向脊椎方向，进针 1.4 寸，至得气，风门用提插加捻转之泻法，肺俞用提插加捻转之补法。膻中，呈 15°向下平刺，局部有胀重感。配穴酌加，胸闷气短加内关，痰多加丰隆。内关，进针 0.8 寸，针尖略朝上，用提插捻转手法，使酸胀针感向周围扩散或向上传导。丰隆，直刺至得气。均留针 30 分钟。去针后，大椎与膻中，以大或中号火罐吸拔 10～12 分钟，以出现明显潮红或瘀紫罐斑为宜。去罐后，风门、肺俞每次取 1 对，两穴交替，以核酪注射液行穴位注射，每穴 1ml。上法，每周 2～3 次，15 次为 1 个疗程，疗程间隔 5 日。

3. 临床心悟 本方为著者 40 年前所总结。取大椎，因其总督诸阳，旨在通阳益气，助肺宣降；肺俞为肺之背俞穴，调益肺气；风门是督脉与足太阳之交会穴，以清化湿浊。一补一清，相辅相成。膻中为宗气之所出，主气机升降，又为气会，可通调气机。胸部有病内关谋，取以宽胸利气；丰隆属胃络脾，用之可助脾胃运化而化痰浊。

具体操作上，著者体会，本病患者多病程长，症情较复杂，除了针刺时，讲究得气和补泻外，还须配合他法，故加拔罐和穴位注射之法。

另外，本病为一种反复发作性病症，本方主要用于发作期治疗，在缓解期也要重视保健和预防，如对冬季易发的患者，可在三伏天进行穴位药物敷贴等。平时注意保暖、加强锻炼及戒烟等。

【验案】

李某，男，56 岁。鸡场饲养员。初诊日期：1973 年 1 月 10 日。

主诉：咳嗽咳痰反复发作十余年，近 1 个月复发，加重 1 周。

现病史：患者于 1958 年进疆不懂防护，冬天拉爬犁运沙受凉后发生咳嗽、咳痰，连队卫生所诊断为上呼吸道感染，服药及打针后痊愈。但以后不慎着凉后易于复发，特别是冬季发作频繁，且持续时间延长。重时恶寒发热，咳白色清痰或黄黏痰。近年来，不仅症状不断加重，体质也日渐下降。连队领导照顾将其从大田调至鸡场干轻活。近 1 个月来，因气温骤降本病复发。1 周前，鸡场火炉倒烟被呛，症情加重。气短胸闷，咳嗽不断，动则气急，咳白黏痰，伴胃纳不佳、四肢乏力。曾在连卫生所吃药打针，疗效不显。故来某医院针灸科求治。

检查：体形消瘦，动作迟缓，面色疲惫，呼吸短促。胸部叩诊呈清音，肺部听诊可在底部闻及散在粗细不等的干、湿啰音。胸部 X 线透视显示支气管纹理增粗，尤以肺门处明显。

诊断：慢性支气管炎。

治疗：以上述效方为主。因考虑其病程长，体质差，加肾俞和中脘。首次针刺后，患者即觉呼吸较前通畅，咳嗽、咳痰略有好转。因其工作连队距某医院不远，嘱其隔日 1 次治疗。6 次后，症状逐渐减轻，肺部干湿啰音减少，已从连队派牛车送治而改为自骑自行车来门诊治疗。继续针刺 10 次后，症状体征基本消失，恢复上班。

【按】　本案系著者保存的 40 余年前多个针刺治疗慢性支气管炎病例中较为典型的一个医案。尽管针灸对本病有较为满意的近期疗效，但并不能阻止其反复发作。记得当时（20 世纪 70 年代）国家卫生部门曾开展全国性的防治老年性慢性支气管炎（简称"老慢支"）的运动。我们通过下连队巡回医疗的方式，在连队卫生员中推广用核酪注射液穴位注射以预防本病发作，取得一定成效。值得一提的是，近年来，采用冬病夏治的穴位敷贴之法，使本病的复发率不断下降。

第二十节　稳定型心绞痛

【概述】

稳定型心绞痛，又称稳定型劳力性心绞痛、普通型心绞痛，为最常见的冠心病心绞痛（以下简称心绞痛），是指因冠状动脉供血不足，心肌急剧的、暂时的缺血缺氧所引起的临床证候。其主要表现为突然发作的阵发性的胸骨后和左胸前疼痛，呈压榨性或窒息性，可向左肩、左臂直至环指与小指放射。疼痛持续 1~5 分钟，很少超过 15 分钟，休息或含用硝酸甘油可缓解。心绞痛多因劳累、饱餐、情绪激动诱发，发作时，患者面色苍白，表情焦虑，甚至可出冷汗。轻者仅感胸闷如窒，呼吸欠畅。

中医称本病为胸痹心痛，指因胸阳不振，阴寒、痰浊留居胸廓；或心气不足，鼓动乏力，使气血瘀阻、心失所养而致病。针刺治疗心绞痛，自 1958 年 9 月 27 日《健康报》报道后，开始引起人们的关注。但 20 世纪五六十年代有关资料尚不多。从 20 世纪 70 年代后期起，稳定型心绞痛才日益成为临床和实验观察的重要课题。据当时近 2000 例有完整病历的患者统计，表明针灸治疗心绞痛，疗效确切。还观察到，心绞痛缓解多出现在第 1 个疗程，且有较好的远期疗效。21 世纪以来，不仅临床文献量有较大的增多，机制研究也引起学者广泛重视。值得一提的是，由于冠心病的不同类型，其病变的部位、范围、血管阻塞程度不一，有必要对针灸在其临床亚型中的作用进行观察，这一方面近年来也取得了一定的进展，如不稳定型心绞痛的针灸治疗等。在刺激方法上，目前已应用体针、艾灸、耳针、头针、电针、穴位注射、穴位贴敷、穴位注射、腕踝针等多种疗法，但仍以体针为主。

著者在 20 世纪 80 年代初，将针刺内关"气至病所"对本病疗效影响作为硕士论文研究课题。在以后的临床实践中也积累了较多经验。

【效方】

1. 组成

主穴：心俞（或厥阴俞）、内关（或郄门）、膻中。

配穴：足三里、三阴交。

2. 操作
主穴均取，心俞与厥阴俞、内关与郄门交替选用；配穴每次选 1 穴。一般背部穴双侧同取。先嘱患者取俯卧位，取 0.30mm×75mm 毫针，在穴点旁开 0.5 寸处，呈 60°斜向脊柱椎体深刺，进针 2.8～3.2 寸（据胖瘦而定），使针尖抵达椎骨，略退针，施提插捻转强行气手法，至有酸麻感串至前胸（如不能引发，不勉强，但须有较强酸胀感），改施提插捻转轻行气手法 1 分钟，取针。复取仰卧位，余穴取 0.25mm×40mm 毫针，内关、郄门以"气至病所"手法激发针感向上传导，能达侧胸或前胸最佳，然后各穴施轻行气法 2 分钟，留针。膻中自上向下平刺，进针 1.8 寸，至有重胀感。余穴用常规针法。均留针 30 分钟，每隔 5 分钟上肢穴运针 1 次，亦为 2 分钟。内关、足三里可分别连接电针仪，连续波，强度以患者可耐受为度。发作期间，每日 1 次，一般每周 2～3 次。首个疗程，每日 1 次，10 次为 1 个疗程。之后改为每周 2～3 次。

3. 临证心悟
本方为著者依据临床实践，并结合他人经验而制定的，曾治疗多人，疗效明显，特别是对于急性发作者更为适用。本病病机属于心和心包经脉气血瘀阻，所以取心经和心包经的背俞穴以活血通经，振心阳而鼓心气；心包经的络穴内关与郄穴郄门以宁心安神、通痹止痛。研究提示两穴合用能明显增强心肌收缩力，使冠状动脉扩张，血流量增加，提高心排血量，从而改善患者心功能。这些都从一个方面验证了手厥阴心包经在治疗该病方面的重要性。任脉之膻中，心包经之募穴，可宽胸利气。有研究表明，心包经的俞募穴相配在改善冠心病患者心肌缺血症状方面优于心经的俞募穴相配。足三里、三阴交，健脾胃以去阴寒、化痰浊，为治本之举。故主穴能标本兼顾。郄门，为心包经之郄穴，而足三里之膻中以补后天之本，取其扶正之意，属气会，以调心脉之气，两穴均可加强化瘀止痛之功。以上 6 个穴位，有 4 个与心包相关，厥阴俞和膻中属俞募配穴，内关为手厥阴心包经的络穴，又为八脉交会穴之一，郄门为手心包经的郄穴。

本病的针刺操作也非常重要，本病多为实证，一是强调背俞穴宜透刺，一针二穴，即背俞穴和夹脊穴，加强得气感，二是要求气至病所，特别是内关。著者通过 100 多例本病患者观察，发现气至病所者较不气至病所者，即时效应效果有明显差异，以前者为佳。本法操作要点在于掌握背俞穴深刺、强刺激不留针，要求针感向前胸心脏处放射；其余穴位要求激发气至病所，要求针感向膝部（下肢穴）、肩部乃至胸部（上肢穴）传导，故多留针。应用气至病所手法对改善症状、消除心绞痛有较好的效果。本病一旦缓解后，可仅取主穴内关和足三里以维持疗效。

本病作为慢病，针灸治疗一般疗程较长，待症情稳定后可改为每周 1 次。著者经验，还可改用耳穴贴压，取穴为心、神门、迷根、交感、皮质下、支点，更为方便，也更能坚持。平时注意休息，避免过劳、情绪激动及戒除烟酒。

本方对于心绞痛发作的预防及即时缓解均有较好的效果。著者曾以此方在荷兰治疗一例患有本病的老年退伍军人，发作频繁，症状明显。针刺后，不仅能迅速缓解疼痛，而且发作次数明显减少，以至不再发作。

【验案】

1. 稳定型心绞痛

朱某，女，59 岁，退休干部。初诊日期：1997 年 5 月 14 日。

主诉： 胸部闷痛反复发作 8 年，加重 1 周。

现病史： 患者有高血压史，8 年前出现胸部闷痛，持续时间不长，其发作常与心情不佳和劳累有关。近年来，发作日趋频繁，严重时，疼痛可呈压榨性绞痛，向左侧肩背部及左上肢放射，并伴汗出、恐惧等症。经多家医院心电图检查，提示：冠状动脉供血不足，心肌损害。结合病史，诊断为冠心病。最近 1 周，因儿子婚事变故，情志不遂，症状加重。每日心区绞痛发作多次，自觉胸闷气急，坐立不安。虽服用中西药物，但仍只能一时缓解，不能控制发作。故要求针刺治疗。

检查： 面色㿠白，唇微暗紫，血压为 150/95mmHg，舌暗红，苔白微腻，脉弦细。

治疗： 以上述效方为主，考虑有高血压，加百会、大椎，针后即感胸闷气急明显减轻。要求其每周针刺 3 次。5 次后，未见心绞痛发作，胸闷症状不明显。改为每周针刺 2 次，只取主穴。又治疗 2 周，症状消失，血压维持在 140/90mmHg 左右。仅取内关、足三里，每周 2 次，继续治疗 1 个疗程（10 次）。经心电图检查，显示冠状动脉供血情况明显改善。改用耳穴：心、支点、神门、降压沟、肝，以王不留行籽贴压，每次一侧穴，两侧交替，每周换贴 1 次。又持续治疗 8 次，患者自动停治。2 年后，患者因其他病症来著者处诊治，告知：2 年来心绞痛再未发作，血压也颇稳定。

【按】 本例患者是较为典型的病例，在来著者处之前，已多次经中西医治疗，但仍难以控制症状。经上述效方治疗后，不仅即时效果明显，而且有较好的远期疗效。方中所加百会、大椎是治疗高血压的验穴，均属督脉，具有潜降亢盛之阳的作用，而足三里也有降压的功效。一旦病情稳定，可逐步减去背部穴位，因背俞穴刺激性强，不易为患者长期接受。当症状消失后，建议改用耳穴贴压，更适宜于患者坚持治疗。因为根据著者经验，本病最好能在控制症状后，再坚持治疗一段时间，多能获得较好的预后。

2. 稳定型心绞痛

沈某，女，48 岁。初诊日期：2020 年 6 月 10 日。

主诉： 阵发性胸闷胸痛 2 年，加重 1 个月。

现病史： 患者 2 年前开始出现胸闷、胸痛，并逐渐加重，劳则更甚，伴心慌气短，全身乏力，自服速效救心丸或休息后缓解。经本市某三甲医院心电图检查，诊断为冠心病心绞痛。近 1 个月来，活动后心前区闷痛加重，发作较前频繁。食少，睡眠欠佳。要求针灸治疗。

检查：面色不华，形体消瘦，心电图提示：Ⅱ、Ⅲ、aVF、V₄ 导联 ST 段水平下移＞0.5mm。心肌劳损，冠状动脉供血不良。舌质紫暗，苔薄白，脉沉细。

诊断：冠心病心绞痛。

治疗：以上述效方为主治疗。针刺后，即感胸闷明显缓解。隔日针刺 1 次，1 个疗程（10 次）后，胸闷、胸痛症状消失，仅劳累时还觉气短。睡眠及饮食均明显好转。改为每周 2 次，又治疗 20 次。复查心电图，示大致正常。

【按】 本例是著者治疗中疗效较好的患者之一，随访至今未见发作。与患者病程不长，能坚持规律治疗有关。

第二十一节 心 律 失 常

【概述】

心律失常指由于心脏内冲动的发生与传播不正常而使整个心脏或其一部分的活动发生过快、过慢或不规则，或者各部分的活动的顺序发生紊乱等方面的任何一项异常。一般分为冲动起源性失常（或称冲动发生异常）、冲动传导性失常（冲动传导异常），以及冲动发生与传导合并异常 3 种类型。其临床表现因各种不同类型的心律失常而有所差别，较为共同的症状有心悸、胸闷、气急、眩晕，甚则心前区疼痛等。针灸治疗多用于前两种。

针灸治疗心律失常的报道，始于 20 世纪 50 年代，20 世纪 60 年代出现一些比较集中观察的资料。进展最大的时间是自 20 世纪 70 年代末以来的 30 余年，其中 20 世纪 90 年代中期至 21 世纪初更集中。这段时间不仅文章多，样本数量大，还多采用客观指标进行观察。在临床疗效验证和治疗机制探索方面，都取得了一定收获。在治疗方法上，以体针为主，耳针亦颇受重视，尚有应用腕踝针及刺激第二掌骨穴区的报道。目前，针灸治疗心律失常不仅能有效控制各种临床症状，而且能改善异常心电图。

著者在长期临床中，发现针刺对各种类型的心律失常，疗效并不一致。一般而言，冲动起源性失常患者疗效高于冲动传导性障碍患者。功能性心律失常疗效优于器质性原因所致的心律失常；房性或室上心动过速疗效优于室性心动过速，心动过缓疗效优于心动心速；对心房颤动，特别是心室颤动效果不明显。另外，针刺即时效果较为明显，远期效果不够稳定。

【效方】

1. 组成

主穴：内关、心俞（或厥阴俞）、郄门（或间使）。

配穴：膻中、三阴交，心动过速加足三里，心动过缓加素髎。

2. 操作 主穴内关必取，余穴每次各取 1 个，交替应用。配穴，症情较重或用穴疗效较差者，加膻中、三阴交，余穴据症而取。

先取俯卧位，取 0.30mm×50mm 毫针，在心俞或厥阴俞旁开 0.5 寸处呈 45°向脊椎方向进针 1.8 寸左右，得气后，以提插为主加捻转手法，使针感向前胸肋部放射。行针 2～3 分钟后去针；改为仰卧位，取 0.25mm×（25～40）mm 毫针，先针刺内关，针尖略向上臂方向，深 0.8 寸左右，得气后，以小幅度提插捻转之法，促使针感向胸部放射，但不强求，如出现针感向下放射，宜略退针改变针尖方向。运针 1～2 分钟后留针。余穴同法。配穴膻中向下以 15°平刺，以有重胀感为宜。余穴常规针法。均留针 30 分钟。上肢穴位，可连接电针仪，用连续波，强度以患者舒适为度。每周 2～3 次，15 次为 1 个疗程。

3. 临证心悟　据著者体会，本病的治疗关键有两点。

一是穴位的选取。无论是心律失常还是其他心脏疾病，内关一直是著者治疗本病的首选穴位，它既是心包经的络穴，又是八脉交会穴之一，通于阴维脉，具有宁心神、调血脉的重要功能。心俞、厥阴俞均为与心脏密切相关之背俞穴，元代医家滑伯仁言："脏腑腹背，气相通应"，所以为调节心脏功能之要穴。郄门、间使均位于心包经，前者为郄穴，后者为经（金）穴，都具宁心安神的作用。配穴中，膻中为心包经之募穴，又为气之会，称"上气海"，针之可宽胸理气；针刺足三里、三阴交，可健运脾胃以资生化之源，补益心血；素髎为治本病之验穴。

二是操作也至关重要。背俞穴之下均为重要脏器，但针刺要求深刺且得气感较强，因此著者多选用 2～2.5 寸长针，而在穴位旁开 0.5 寸处斜刺进针，深度以针尖触及椎骨为度，施以提插探寻之法，通常可引出较强的向前胸放射的针感，但宜适可而止，不可乱捣猛刺，也不宜留针时间过长。内关等心包经穴，针刺时尽量引发上传针感。著者体会，此类穴位多可出现下传麻电针感，而上传酸胀针感较难。要求诊疗环境安静，患者平心静气体验，医者仔细探寻。上传针感出现率总体来说不高，故不必强求，但要避免下传的麻电针感。此类针感多为刺中正中神经，容易导致该神经损伤。

另外，避免诱发因素。应进行病因治疗。严重的心律失常，针灸不能奏效时宜速改用其他中西医疗法。

【验案】

石某，女，42 岁，白领高管。初诊日期：2021 年 1 月 15 日就诊。

主诉：胸闷，阵发性心悸 2 年余，近来加重 3 月余。

现病史：2 年前患者因生气后出现心悸，之后常于情绪激动后心悸发作，偶伴一过性心前区刺痛，休息 10 分钟左右症状均可缓解，未就诊。近 3 个月来，因工作劳累，心悸常于休息状态发作，每遇月经期加重，伴头晕、气短、倦怠乏力。某三甲医院诊断为心律失常。经中西药物治疗，症状有好转，但不能控制发作。最近因不断加班，心悸发作频繁。慕名前来诊治。

检查：气短头晕，面色无华，神疲纳少，眠差，小便正常，大便稀。动态心电图提示：窦性心律不齐，偶发多源性室性期前收缩，偶发房性期前收缩，ST-T 无明显改变。舌暗红，苔薄白，脉沉细无力，脉律不齐。

诊断：窦性心律不齐。

治疗：以上述效方治疗。首次治疗后，患者气短、胸闷、头晕等自觉症状明显减轻，心悸亦有好转。因患者工作较忙，建议每周治疗 2 次，10 次后，症状基本消失，心悸偶有发作。巩固治疗 5 次。经心电图检查，未见明显异常。随访至今，未见复发。

【按】 本案是著者近期治疗的一个病例。据著者长期观察，心律失常患者，只要取穴操作得当，常有立竿见影的效果。在心律得以控制的同时，各种临床症状的改善更为明显。如一例急性发作的阵发性心动过速的患者，在针刺过程中，在心律逐步恢复正常的情况下，胸闷气短立即缓解，刚才满脸痛苦、弯腰扶胸的患者，立即笑逐颜开。另外，著者应用本方治疗心瓣膜病患者，也有较好的效果。

第二十二节 呃 逆

【概述】

呃逆，又称膈肌痉挛，是膈肌不自主的间歇性收缩运动所出现的一种症状。临床表现以气逆上冲，喉间呃逆连声，声短而频，不能自制为特征。正常人有时也会发生呃逆，属于生理性的。但如果呃逆为持续性的，并与进食无关，则常为病理性的。呃逆的病因分为反射性、中枢性、代谢障碍性和精神性四类，多与各种疾病有关。

针灸主要用于治疗各类呃逆症，包括顽固的病理性呃逆症。现代首篇报道见于 1957 年。呃逆症是传统的针灸适应证之一，故 60 余年来，针灸治疗本症的临床资料十分丰富。故被立为呼吸系统中医病症中的第一大针灸病谱。在组方取穴方法上，通过对包括辨证组方、辨病选穴及应用经验穴等的大量观察，筛选总结出多种有效穴方；穴位刺激方法，更是五花八门，常用的有体针、针灸、指针、耳针、眼针等，均有使用，且都有较为满意的效果。另外，还报道了不少严重顽固的呃逆用针灸治愈的个别案例，亦值得重视。

著者对本病症的临床积累，基本上在 20 世纪 70 年代的中后期。

【效方】

1. 组成

主穴：膈俞、鸠尾（或膻中）。

配穴：天鼎、内关。

2. 操作 主穴每次均取，其中鸠尾或膻中，任选 1 穴。疗效不明显时，可加用或改用配穴。先取膈俞，令患者取俯卧位，将胸部抬高，两手弯曲置于头前。取 0.30mm×50mm 毫针，从穴区旁开 0.5 寸处呈 45°刺入，深约 1.8 寸，以针尖抵达椎体为宜，得气后，反复做大幅度提插捻转，使针感往前胸放射，至呃逆减轻后，留针。如疗效不明显，复取仰卧位。初学者，可先取膻中，令患者张口做深长呼吸，取 0.30mm×50mm 毫针，针尖向上沿皮刺入 0.5～1.8 寸。鸠尾，取 0.30mm×100mm 芒针，以

25°将针迅速刺入皮下，然后平透至建里或下脘，留针 30 分钟。天鼎，用拇指或中指指腹，对准此穴（单或双侧）点按，持续约 1 分钟。内关，以拇指腹按压，由轻而重，直至感到穴区酸胀发麻，每次按压 5～10 分钟。一次不愈，可再按数次。顽固者改用毫针刺，取 0.30mm×40mm 毫针，直刺至得气，反复运针 2～3 分钟，留针至症状缓解。本病属于功能性者，多一次而愈。如未愈，宜每日 1 次，3 次为 1 个疗程。1 个疗程不愈，须改用他法。

3. 临床心悟　呃逆一症，中医认为其病因复杂，但病因总系胃气上逆动膈，失于和降所致。所以首取膈俞，以宽胸通膈、利气降逆；鸠尾属络穴，为膏之原，有宁心利膈之功；膻中属气会，能利气宽胸、平降气逆。天鼎深层为膈神经的起点，以指针按压，能止呃降逆；内关为八脉交会穴之一，用于和胃止呃。上述诸穴，或单独应用，或综合使用，均可达到降逆止呃的效果。

在操作上，著者经验，一是讲究深刺和得气感强，二是指针和体针相结合，目的在于立竿见影，获取速效。

著者体会，呃逆可为功能性的，也可因器质性疾病所致，功能性呃逆易治，多可一次见效；器质性所致者，因不同病因治疗有难有易，针灸治疗时，宜搞清病因，并同时结合中西医疗法，综合治疗。

【验案】

朱某，女，51 岁，退休职工。初诊日期：1996 年 7 月 10 日。

主诉：呃逆间歇发作持续 3 月余，加重 4 日。

现病史：患者有更年期综合征病史。3 月余前与人口角后，因生闷气，出现呃逆之症，时轻时重，时作时停。曾经中西医治疗，服用中药及多种西药，未能控制症状。4 日前，因琐事与丈夫争吵，致病情加重。不仅喉中呃声持续不已，且食入即吐，不能安睡。心胸烦闷，情志焦虑不安。严重影响日常生活。多处治疗，未见效果。经人介绍，来著者处试治。

检查：患者形体消瘦，倦怠乏力，面色暗淡，无光泽。时现烦躁之象。呃声连续，声短而频，每分钟 2～3 次，不能自止。舌苔白腻，舌质淡而尖红。

治疗：以上述效方治疗，针后患者呃声即停止。隔日复诊，告知针刺当日回家 2 小时后，呃逆又有复发，不过症情较前为轻，虽时停时作，但间隔时间明显较前延长。加百会和印堂，并接通电针仪，用连续波，强度以患者感舒适为度。在针刺过程中，患者竟进入熟睡，鼾声大作。醒后去针，呃逆未再发作。共治疗 2 次获愈。

【按】　本例为较难治的呃逆病案。首诊虽有一定效果，但并未能控制呃逆的发作。在二诊时，著者考虑到，患者有更年期综合征史，且本病的起因与加重均和情志波动有关，故在原有基础上加百会、印堂二穴。百会为百脉之会，有安神及升提阳气之诸多作用；印堂有定神宁心之效，著者常两穴合取且喜用于治疗多种情志病症。并发现配以电脉冲适度刺激，其效更佳。在本病案中又得以验证。

第二十三节 慢 性 胃 炎

【概述】

慢性胃炎是指不同病因引起的胃黏膜慢性炎症或萎缩性病变。本病为常见病，发病率居各种胃病之首。男性多于女性，且年龄越大，其发病率越高，占胃镜检查患者的 80%～90%。临床上分慢性浅表性胃炎、慢性萎缩性胃炎和特殊类型胃炎，针灸主要治疗前面两种。慢性胃炎缺乏特异性症状，大多数患者可无症状，或有程度不同的消化吸收不良的症状，如中上腹部疼痛不适、食欲减退、饭后饱胀嗳气、反酸等。萎缩性胃炎可有贫血、消瘦、舌炎及腹泻等。本病病因至今尚未阐明，现代西医学亦无特效治疗药物。

慢性胃炎，中医学归属"胃脘痛""痞满"范畴。针灸治疗胃脘痛，早在《阴阳十一脉灸经》中就有记载。

针灸治疗慢性胃炎的现代报道，首见于 1954 年。大量开展慢性胃炎的针灸治疗则在 20 世纪 80 年代之后。在最近 30 年中，多种穴位刺激之法应用于本病。应用较多的是穴位注射，也有应用针刺、温针灸、针挑、火针、穴位埋植、经络电冲击及耳针等方法进行治疗的。

从古今已积累的经验看，针灸对慢性胃炎中的浅表性胃炎可以作为一种主要的治疗方法，而对萎缩性胃炎则是一种重要的辅助治疗之法。

【效方】

1. 组成

主穴：肝俞（或夹脊胸 9）、胃俞（或夹脊胸 12）、中脘、梁门、关元。

配穴：足三里、三阴交。

2. 操作 主穴均取，配穴酌加。先令患者取俯卧位。取 0.30mm×50mm 毫针，背俞穴与皮肤呈 65°（与夹脊穴呈 85°）斜向脊柱刺入，深 1.5～1.8 寸，针尖最好能触及椎体，行提插加小捻转手法，以患者感到局部酸、麻、胀、沉重或针感放射至胃部、腹部为佳，均施补法或平补平泻法 1～2 分钟。取针，患者改为仰卧位，取 0.25mm×40mm 毫针，直刺到腹膜，注意避免刺破腹膜，进针 1.2～1.4 寸，此时针尖似有黏滞阻力，针感以胀痛并向四周扩散为主。足三里、三阴交穴直刺至得气，诱导针感向上放射。留针 30 分钟，每周 2～3 次。

3. 临证心悟 著者在边疆工作时期，本病为针灸科最常见病症之一，可能与兵团大垦荒时期风餐露宿有关。在大量的临床中积累了一些经验。主穴以背俞穴或相应的夹脊穴为主，意在疏肝和胃，中脘为胃之募穴，有俞募合用之意；梁门为胃经穴，又位于病所，可加强调胃之功。因本病病程较长，患者多呈虚证，关元有扶正强壮之功。加配胃经合穴足三里，以及足三阴经之交而位于脾经之三阴交，更有助于健脾益胃的作用。而本病治疗的另一个关键是操作，特点之一是，背部穴要求深刺，施以泻法，不留针；腹部用补法，留针。特点之二是，要求气至病所，尤其是背部穴，针感以传到上腹部为佳；下肢穴要求针感向上放射，对初学者有一定困难，著者经验是，必须先令患者全身放松，调匀呼吸，针尖略向上，用缓慢提插加小捻转之手法，通常可以达到效果。另外，本病迁延难愈，要求患者坚持治疗，并注意饮食调摄。

【验案】

赵某，女，61岁，退休。初诊日期：2010年5月21日。

主诉：胃部隐痛饱胀多年，加重1月余。

现病史：多年前因从事银行计算机管理工作，事多繁杂，心理压力大。逐渐出现上腹隐痛、食欲减退、餐后饱胀、反酸等。初因工作忙，未加重视。之后症状常常反复发作，以无规律性腹痛为主，疼痛以隐痛经常出现于进食过程中或餐后，常位于上腹部。经胃镜检查，提示为慢性萎缩性胃炎。经中西医治疗后，症状有所好转，但始终未能消除。1个月前，因父亲去世，悲伤过度加之来回奔忙过于劳累，旧病复发，胃脘胀痛加重，痛时连及两胁，呕恶，食欲极差。经介绍来著者处试用针灸治疗。

检查：身材消瘦，神疲乏力，少气懒言。胃镜显示：中度慢性萎缩性胃炎，中度肠上皮化生。脉缓，舌淡边有齿痕，苔白腻。

诊断：慢性萎缩性胃炎。

治疗：以上述效方为主，加TDP灯照射腹部。足三里以黄芪注射液分别注入两侧，每侧2ml。每周2次。首次针后，即感胃脘胀痛消失，精神为之一振。10次（1个疗程）后，腹胀腹痛症状再未发作，食欲增加。2个疗程后，诸症均消。改为每周1次，加贴耳穴：脾、胃、肝、神门、迷根。每次1侧，以王不留行籽贴压。每周换贴一次。前后共治疗半年。诸症未发，体重增加。胃镜复查，示慢性浅表性胃炎，表明体征亦有所逆转。

【按】 本例是著者治疗诸多本病患者中较典型的一例。因考虑到患者平时畏寒及食生冷之物易加重症状，故加用TDP灯照射，取寒则热之之意；又，患者神疲气短、舌淡边有齿痕，加穴位注射黄芪注射液，以增强益气之力。加贴压耳穴，意在维持和巩固疗效。患者又能遵医嘱注意日常饮食保持乐观情绪，坚持半年之久的治疗，均是取得满意疗效的重要因素。

第二十四节 肠易激综合征

【概述】

肠易激综合征是一组包括腹痛、腹胀、排便和大便性状异常的综合征，近50%的患者尚有胃灼热、早饱、恶心、呕吐等上消化道症状。它们持续存在或间歇发作，临床上缺乏明显形态学和生化学的异常。该病病程可长达数年至数十年，常反复发作，症状时轻时重。它是功能性胃肠疾病中最常见的疾病之一。患者年龄多在20～50岁，老年后初次发病者极少，女性多见。肠易激综合征的病因和发病机制尚不清楚，目前公认的相关因素有心理障碍、内脏感觉过敏和胃肠运动紊乱。由于本病病因病机仍未阐明，迄今尚无一种方法或药物有肯定的治愈效果。

肠易激综合征在中医学归属"泄泻""腹痛""便秘"等范畴。针灸治疗"泄泻""腹痛""便秘"等病症，在古医籍中多有记载。而与本病描述症状相关的治疗条文也有所见。如《针灸甲乙经·卷十一》曰："洞泄、淋癃、大小便难，长强主之。"类似腹泻与便秘交替型肠易激综合征。

现代针灸治疗本病最早见于 20 世纪 50 年代初，虽未指明为本病，但证候颇为类似。而明确以本病病名的针灸治疗文献则出现于 20 世纪 90 年代初。近 40 年来，有关临床资料的数量有不断提升的趋势，表明本病已受到针灸界的关注，成为新的有潜力的针灸病谱之一。目前治疗方法有体针、耳针、电针、艾灸、穴位贴敷、火针、腕踝针及皮肤针叩刺等，都有应用。在疗效上，通过大量的实践，由环境因素和精神情绪诱发者和某些食物原因导致者，针灸均有较好的疗效；而由遗传因素引起者，则相对较差。

著者近年来接触本病较多，也积累了一些经验，尚不够成熟，供读者参考。

【效方】

1. 组成
主穴：肝俞、脾俞、大肠俞、天枢（或大横）、关元、上巨虚（或足三里）。
配穴：腹痛加气海，便秘加支沟，腹泻加阴陵泉。

2. 操作
主穴均取，配穴据不同症状而加。取 0.30mm×50mm 毫针。先取卧位，肝俞、脾俞、大肠俞针尖向脊椎方向与皮肤呈 75°刺入 1.5～1.8 寸，行提插加小捻转手法，待局部明显酸胀后行针 1 分钟，留针 3～5 分钟，再按上法运针 1 次，出针。再取仰卧位，腹部穴针刺 1.2～1.3 寸，至有酸胀痛感后，用小幅度提插手法行针 1 分钟。上下肢穴，至得气后行同样手法。留针 30 分钟。留针期间，在腹部的 3 个穴点（天枢或大横、关元）处用温针法：将长 1.5cm 的艾段分别插在针柄上，并点燃，皮肤上垫以硬纸片，燃尽后移去灰烬。灸 3～5 壮，以感觉热量渗入穴内为度。发作期每日 1 次，缓解期每周 2～3 次。3 个月为 1 个疗程。

3. 临证心悟
肠易激综合征，症情复杂，且迁延难愈。上方是著者的经验效方。本方具有三个特点：一是组方是背俞穴与腹部穴相结合，并配以四肢穴，且突出以治疗大肠腑病为主这一特点。如大肠俞为大肠经之背俞，天枢为大肠经之募穴，上巨虚为大肠经之下合穴，此为俞募合之结合。二是操作上针灸结合，即在针刺调节的基础上，加具有温通温补作用的艾灸之法，通过双重作用提高疗效。三是强调打持久战，针对本病时作时止的特点，提出 3 个月为 1 个疗程。

【验案】

计某，女，81 岁，美籍华人。初诊日期：2010 年 11 月 9 日。
主诉：反复大便异常伴腹胀痛 3 年余，加重 1 个月。
现病史：患者 3 年前无明显诱因出现大便次数增多，2～3 次/日，质烂黏腻，便前伴轻微腹部疼痛不适，腹痛即便，便后有不尽感，无脓血便及果酱样大便。曾于美国纽约某医学中心住院诊治，行血、尿理化检查及胃镜、肛门镜、腹部 CT 检查，已排除肿瘤、炎症、溃疡。诊断为肠易激综合征。服西药后，当时症状有所减轻。但出院后症状反复发作。如饮食不慎，尤其是吃到寒凉食物，大便则稀烂不成形，日数行；随后又干硬难排，如此反复发作，辗转就诊多家医院，疗效欠佳。此次回国，近 1 个月来因旅途劳顿，出现食欲减退、脘腹胀痛，大便日 3～4 行，稀糊状，间或稀水状，常伴有黄色或酱色泡沫，便前腹部不舒。曾在本市某中医院服用中药，但疗效不明显，体重减轻。经亲属介绍要求针灸治疗。

检查： 患者精神尚可，脸色萎黄，略显烦躁不安。肠镜检查提示：结肠、直肠黏膜未见明显异常。舌质淡暗，褐黄薄苔，脉濡细。

诊断： 肠易激综合征。

治疗： 上述效方主穴均用，配穴取气海、阴陵泉，另加中脘。考虑到患者年事已高，针具采用 0.25mm×40mm 毫针，并减轻手法强度。因患者对艾烟有厌恶感，改用 TDP 灯行腹部照射。双侧天枢（或大横）分别连接双侧足三里（或上巨虚），通脉冲电，用连续波，强度以患者感舒适为度。隔日 1 次。

治疗 2 周（5 次）后，自述腹泻已止，食欲好转，但仍有腹部不适、食后不易消化等症状。取针后在脾俞、中脘、天枢等穴加拔罐，每次留置 10 分钟。经 2 个多月针灸治疗，诸症已消。因签证时间已到，返回美国。2011 年春节前回国，再次来著者处，要求继续巩固治疗 1 个疗程。患者自述，自回美国后病情总体稳定，偶因饮食不当或情志不遂引发腹泻腹痛，服药后即可控制。

【按】　本例是著者所治年龄最大的本病患者，且症情复杂，囊括腹痛、腹泻、便秘三种类型。在上述效方的基础上，著者进行了适当的改动：一是在穴位上，据症情变化，适当增加中脘一穴，以增强脾胃运化功能。二是在操作上，由于考虑到高龄、体虚等因素，减轻手法刺激量，加用脉冲电以弥补。另外，以 TDP 灯照射代替艾灸。上述操作和效果均表明，综合运用多种方术，对如本病这样复杂的病症是很有必要的。

第二十五节　慢性溃疡性结肠炎

【概述】

慢性溃疡性结肠炎，亦称特发性结肠炎、慢性非特异性溃疡性结肠炎。于 1875 年首例报道。本病是一原因不明的主要发生在直肠和乙状结肠（亦可扩展至横结肠、降结肠，甚至全结肠）黏膜和黏膜下层的炎症性病变，以溃疡糜烂为主。临床表现为腹痛、腹泻，以及粪中含血、脓和黏液，常伴有里急后重，便后腹痛可暂时缓解。病程日久，反复发作，患者可出现贫血、消瘦、低热等现象。实验室检查无特异性结肠炎的病原体发现。本病可能与免疫、遗传、感染及精神因素等有关。以青壮年多见，男性稍多于女性。本病原好发于欧洲和美洲，但近年我国也有增多趋势。

慢性溃疡性结肠炎，归属中医学"肠澼""赤沃""痢疾"等范畴。针灸治疗肠澼，首载于《灵枢·经脉》，曰："肾足少阳之脉：是主肾所生病者……黄疸，肠澼。"

针灸治疗慢性溃疡性结肠炎的现代临床报道，虽然明确标明本病病名的文章至20世纪80年代方始出现，但是早在20世纪50年代有关针灸治疗慢性肠炎、慢性腹泻的资料中已有提及。而从1993年起至今的20多年，临床文献量急剧增多。综合海内外的临床工作，目前在穴位刺激方法上，用得比较多的是艾灸之法，既有用传统的着肤灸，也有应用现代经穴灸疗仪照射，其中以隔药饼灸报道较多。另外，也有采用体针、耳针、穴位注射、穴位贴敷及粗针等法的报道。而从报道的病例看则以穴位埋植为多。各种穴位刺激法治疗本病的效果，大致相似，但都存在复发率较高的问题。对于复发病例，再次针灸仍然有效。这个结论虽然还不严谨，但从已经积累的大量古今临床实践和著者的经验表明，针灸应该成为本病中轻型患者的主要疗法之一。

【效方】

1. 取穴

主穴：脾俞、大肠俞、天枢、关元、神阙。

配穴：上巨虚、足三里。

2. 操作　主穴均取，配穴取1穴，两穴交替。取0.30mm×（40～50）mm毫针。先取卧位，针刺脾俞、大肠俞，针尖朝向脊椎方向，与皮肤呈75°刺入1.5～1.8寸，行提插加小捻转手法，待局部明显酸胀后行针1分钟，留针3～5分钟，再按上法运针1次，出针。再取仰卧位，针刺天枢和关元，针深1.2～1.4寸，至局部胀痛后，用小幅度提插手法行针1分钟。下肢穴，至得气后行同样手法。留针30分钟。留针期间，神阙穴用热敏悬灸法：先回旋灸2分钟，以温热局部气血；继以雀啄灸2分钟，以加强敏化；再循经往返灸2分钟，以激发经气；再施以温和灸，使患者感知热感直达穴区深部，直至热传感消失。

上法隔日1次或每周2次，15次为1个疗程。

3. 临证心悟　本方与上述肠易激综合征的主方基本相同，这也体现了著者异病同治的一个特点。因为病变部位均在肠腑，在病机上也有相同之处，多为脾失健运，损及肠道。当然，在病机上也有不同之处，本病以湿热或寒湿蕴结肠道为主，而肠易激综合征则因肝郁湿滞肠道所致，所以在取穴上也有所区别。在操作上同样如此，如同用灸法，肠易激综合征以温针灸为主，重在疏肝健脾化滞；而本病则用热敏灸法，使温热之感直达穴区深部，而重在温通健脾消滞。

另外，本方中下腹部穴位宜采用深刺法，最好由有经验的医师操作，送针宜缓，针尖不宜穿透腹膜，施行手法时不可乱刺猛捣，以免刺伤内脏。

【验案】

周某，男，41岁，职员。初诊日期：2010年11月16日。

主诉：下腹痛，腹泻伴脓血 3 年余。

现病史：患者 3 年前出现腹痛、腹泻。腹痛以脐左为甚，有时窜至全下腹，大便每日 3～4 次，带有脓血，如烂鱼肠状，伴里急后重，小腹下坠。经纤维肠镜检查，诊断为慢性溃疡性结肠炎。时轻时重，曾多次住院治疗，长期服用柳氮磺吡啶及激素，虽有好转，但难以根除。因听说针灸对此病有效，前来著者门诊部试治。

检查：患者面色萎黄，体质瘦弱。肠镜示结肠多发性浅表溃疡。脉沉细而数，舌质淡而暗，舌苔白腻。

诊断：溃疡性结肠炎。

治疗：用上述效方治疗，每周 3 次。经半个月治疗后，大便已转为每日 1～2 次，腹痛明显好转，唯脓血便未见明显改善。因患者住所与门诊部距离较远，加之工作忙不易请假，改为每周治疗 2 次。3 个月为 1 个疗程。经 2 个疗程（半年）的坚持治疗，中间曾因劳累发作一次，但总体效果明显。在治疗结束时，已停服各种药物，腹痛症状消失，大便每日 1～2 次，便色正常。镜检显示肠道黏膜病变恢复正常。随访 8 个月，未见复发。

【按】 本例为著者所治疗的慢性溃疡性结肠炎中疗效较好的一例。主要原因之一是该患者能坚持长时间的治疗。由于本病治疗难度较大，且易反复发作，病程冗长；而针灸治疗是对机体失衡的一种调节，有一个过程，故坚持打持久战颇为重要。另外，针灸治疗的初期不能停用药物，可随着症状改善逐步减量，同时要避免过劳。

第二十六节 痛 风

【概述】

痛风是由单钠尿酸盐晶体所诱发的炎症性疾病。以男性为主，其临床特点为高尿酸血症，以及由此引起的痛风性急性关节炎反复发作、痛风石沉积、痛风石性慢性关节炎和关节畸形，常累及肾，引起慢性间质性肾炎和形成尿酸肾结石等一系列病症。其中，急性痛风性关节炎是痛风最常见的首发症状，起病急骤，好发于下肢关节，且以半夜起病多见。患者睡前无任何症状，但到了半夜因剧烈疼痛而惊醒，数小时内症状可达到高峰，关节及周围软组织出现明显红、肿、热、痛，50%以上首发于跖关节，持续数日至数周完全缓解，但可反复发作。急性痛风性关节炎为针灸治疗的主要对象。

本病在我国以往为少见病，近年来由于营养条件的改善，平均寿命延长，发病率有上升趋势。所以，针灸治疗本病，虽首见于 1981 年，但之后一直未见报道，直至 1993 年后才有大量公开发表的临床文章。在治疗方法上，除体针外，尚有梅花针或三棱针刺血、火针法、拔罐、皮内针及耳针等，亦有配合推拿或内服、外敷中药进行治疗的。但治疗对象则以急性痛风性关节炎患者为主，亦有治疗痛风石沉积者。针灸虽不能根治本病，但止痛的总有效率在 90%以上。且不少患者经 1 年以上随访未见复发，表明有较好的远期疗效。

著者也是在 20 世纪 90 年代中期开始接触本病，当时是在国外，首例患者是针灸进修班的一位中年荷兰学员，记得经反复劝说才同意进行刺络拔罐，结果获效明显。之后，通过参考有关文献和临床实践总结成方。主要也是用于痛风性关节炎急性发作时止痛。

【效方】

1. 组成

主穴：阿是穴（红肿明显处）。

配穴：①足三里、太冲；②三阴交、太溪。

2. 操作 主穴必取。配穴：病灶（指红肿处）在外侧取第一组，病灶在内侧取第二组。患者采用仰卧位或端坐位，选择受累关节局部为施术部位，常规消毒，皮肤针或三棱针重度叩刺至局部出血。注意：要将红肿处全部叩刺一遍。选取不同型号一次性塑料吸拔罐，用抽气法在叩刺局部拔罐 10～15 分钟，观察充血、出血状况，每罐出血量，小罐在 3～8mm，中罐在 10～15ml 为宜，等瘀血出净，取罐，用干棉球擦去瘀血。每处每次宜拔出瘀血 5～10ml。取罐后，进行针刺，取 0.30mm×（25～40）mm 毫针刺入，得气后采用捻转加提插手法；急性期用泻法，恢复期用平补平泻法，均留针 30 分钟。每周 3 次，5 次为 1 个疗程。

3. 临证心悟 急性痛风性关节炎，中医学归属"痹症"范畴，多为饮食不节，脾胃运化失调，湿浊内生，郁久化热，痹阻关节。所以，本方根据"急则治其标"的原则，针对温热瘀阻于关节局部，以及在痛有定点的瘀积之处，用刺络拔罐，拔取瘀血，清热化湿；兼顾治本，取胃经之合穴足三里，脾经之足三阴交会穴三阴交以健脾胃、化痰浊；复取肝经之原穴太冲，肾经之穴太溪，因肝主筋，取之束骨而利关节；肾主骨，取之而健骨壮髓。注意标本同治，但缓急有别。

操作时，关节处因凹凸不平，吸拔罐常易漏气，可先置一面团于穴区之上，再行吸拔。刺血吸拔，应当选压痛最明显处，且不宜在同一部位反复施行，要略加变动。

另外，急性期患者宜抬高患肢，卧床休息，一般应休息至关节痛缓解。为了预防痛风急性发作，须控制饮食，避免进食动物内脏、海鲜、骨髓等高嘌呤食物。并要避免过劳、紧张、饮酒、受冷和受湿等。肥胖者要降低体重。

【验案】

李某，男，38 岁，公司白领。初诊日期：2018 年 4 月 12 日。

主诉： 右侧内踝红肿疼痛 3 日。

现病史： 患者反复痛风发作 5 年余。患者于 5 年前一次聚会喝酒后，出现右足大趾疼痛，至当地医院就诊，查尿酸示升高，诊断为痛风性关节炎，服药（药名不详）后好转。近年来，平均半年发作 1～2 次，多为双足踝非对称性发作，多与饮酒或进食海鲜有关，曾测得血尿酸最高达 650μmol/L。每次服用双氯芬酸钠缓释片 2 日即有好转。近 1 年，发作频率增加，且服药后病程迁延至 10 多日。此次发作，自述无明显诱因。因服用药物疗效已不如之前，经朋友介绍，要求针灸治疗。既往有血糖升高病史。

检查：右足踝关节内侧疼痛肿胀，皮色暗红，肤温较高，按之压痛明显，关节活动无障碍。伴乏力、脾气急躁，纳可，二便调，寐可。舌暗红略干，中有裂纹，脉弦略数。

诊断：痛风。

治疗：用上述效方治疗。局部以皮肤针刺络拔罐，出血约 15ml。继续针刺双侧配穴第二组。首次针刺后，患者即感轻松异常。之后，每周 2 次。共治 4 次而获愈。嘱其注意饮食。之后，曾多次询问，未见复发。

【按】　痛风是著者近些年所接触的，但门诊病例积累不多。上述效方曾用于数例患者，取得程度不等的效果，因此该效方有待进一步完善。但有一点值得注意，即患者须严格控制饮食，以预防复作。

第二十七节　阳　痿

【概述】

阳痿是指男性虽有性欲要求，但阴茎不能勃起，或勃起程度不足，以致妨碍进行正常性生活的一种病症。阳痿可分功能性阳痿和器质性阳痿两类，前者占 50%～70%，为针灸的主要治疗对象，其原因与多种精神因素有关。后者则是解剖原因、药物或其他疾病的影响所致。

本病症在《黄帝内经》中即有记载，称为"阴痿"或"阴器不用"。针灸治疗阳痿，在古籍中首见于《针灸甲乙经》，曰："脊内廉痛，溺难，阴痿不用，少腹急引阴，及脚内廉痛，阴谷主之。"

针灸治疗阳痿的近现代报道，最早发表于 1935 年。较多的临床观察则在 20 世纪 50 年代之后，但以传统针灸治疗为主。20 世纪 80 年代至今的 30 多年，有关临床研究的文献数量呈波浪式不断上升，近 10 年的增长更为明显，并获得了较大的进展。在方法上，逐步由单一的针灸之法发展为用多种穴位刺激法，如电针、艾灸、穴位埋针、穴位埋线、穴位注射等进行治疗。同时，对治疗用穴也进行了筛选，总结出一些确实有效的腧穴，并结合西医学解剖知识，发现了某些新穴。另外，在疗效和适应范围方面进行了更细致的观察，从病因上看，功能性阳痿的疗效优于器质性阳痿；从程度上看，不完全性阳痿（指阴茎能勃起，但硬度不足或勃起后即发生萎软）的针灸效果优于完全性阳痿（指阴茎任何时候不能勃起），而在不完全性阳痿中，勃起不能持久的疗效要好于勃起无力，勃起无力的疗效要好于不能勃起；从治法上看，针刺或各种其他刺激法在有效率上大致相似。

著者治疗本病有近 40 年的经验，一个重要的体会是，在针灸治疗同时，如能配合心理治疗，常能收到事半功倍的效果。

【效方】

1. 取穴

主穴：秩边、中极、关元、曲骨。

配穴：蠡沟、三阴交。

2. 操作 每次主穴均取，配穴选取 1 穴，两穴交替。针刺前，嘱患者排空小便。先令患者取俯卧位，取 0.30mm×（100～125）mm 毫针，在秩边，呈 85°向内向下缓慢刺入 3.8～4.5 寸，缓慢提插探寻，至针感向会阴部放射，再用小幅度提插加捻转之法，促使酸胀针感明显，运针 0.5～1 分钟，留针 10 分钟，留针期间，以同样方法，运针 2 次。去针后，取仰卧位，取 0.25mm×40mm 毫针直刺，针尖略向下，反复提插探寻，以获得电击感向尿道根部放射为佳。配穴，针尖朝向腹部方向，留针至局部出现酸胀为度。针感强，得气好者，以平补平泻法，轻快捻转提插，运针 1 分钟；得气差者，用缓慢有力的提插捻转，施以补中有泻之法，运针 2 分钟。均留针 30 分钟。起针时，略加运针。每日 1 次或每周 3 次，10 次为 1 个疗程，2 个疗程间间隔 3～5 日，再进行下一个疗程。一般治疗 2～3 个疗程。

3. 临证心悟 针灸治疗阳痿，著者体会，重点在于秩边和腹部穴的操作。秩边位于膀胱经，不仅可用于治疗腰腿痛，对多种泌尿生殖系统病症，如尿道综合征、小儿遗尿、前列腺增生、前列腺炎、射精不能、阳痿等也均有明显疗效，而治疗的关键是把握针刺方向和促使气至病所。如治疗腰腿痛，要求直刺，使针感向足部放射，而治疗泌尿生殖系统疾病，针尖宜向内向下，深刺至针感向下腹部，特别是会阴部放射。在斜向深刺时，注意要求患者平卧，胸下置一枕头，全身放松，医者宜寻准穴位缓慢进针，针尖如遇到阻力，可稍变换方向，不可硬入，达到应至深度后，反复提插探寻，直至获得满意的气至病所的针感，切忌乱捣猛插。腹部穴，一般来说，中极、曲骨二穴易引发向下传导的针感，关元不易获得针感。可令患者吸气后张口慢慢呼气，使腹肌放松，多可出现针感，如无，亦不必强求。对于病程长，症情重者，可将关元、曲骨二穴接通电针仪，应用连续波，强度以患者可耐受为度。下肢穴，针尖略指向腹部，要求得气，但不强求气至病所。

值得一提的是，在针刺治疗的同时，要多与患者沟通，包括建立信心，克服自卑心理，适当介绍性知识等。

【验案】

1. 功能性阳痿

梁某，男，30 岁，工人。初诊日期：1981 年 6 月 11 日。

主诉：同房时阴茎不能勃起半年余。

现病史：患者一贯身体健康，性格较为内向。于 1981 年春节结婚。新婚当晚，因在宴席上喝了些酒，加之性知识缺乏，阴茎虽能勃起，但不久即痿软，以致不能同房。此后，出现心理障碍，一遇同房，勃起即射。渐渐勃起功能减退，以致同房时难以勃起。曾请多名中医诊治及自行服用多种补药。均未见效。夫妻关系日趋紧张，心理负担日见沉重。以致失眠多梦、食欲不振等症频生。著者当时在读研究生，正值暑期回沪，经亲戚介绍，求针灸一试。

检查：面色略显萎黄，神情沉郁。脉略迟，舌淡红，苔白微腻。

诊断：阳痿。

治疗：以上述效方治疗，配穴均取，加神门。每日 1 次。进行心理开导，并嘱其针刺期间不可同房。针刺 5 次后，自述性欲意识增强，晨间有阴茎勃起，精神明显好转。之后隔日 1 次，继续针刺 5 次。后告知同房成功。第二年 4 月底，其夫人顺产健康女婴 1 名。

【按】 本例患者心理压力较重，故加神门以安神定志。而配穴蠡沟，为肝经之络穴，有疏肝理气之作用，三阴交则能疏下焦，以加强治疗阳痿的功能。所以每次诸穴同用，以增强效果。加之，及时心理疏导，一举获效。必须指出的是，据著者经验，在针灸疗程期间，不宜同房。因此时疗效尚不巩固，如果失败，对后续治疗常带来困难。

2. 器质性阳痿

张某，男，45 岁，导演。初诊日期：2017 年 5 月 9 日。

主诉：性欲减退，同房时阴茎勃起无力，伴阴囊隐痛 2 年余。

现病史：患者素体健康，于 2 年前在潜伏拍摄禁毒纪录片时，不慎被毒贩踢伤阴部。当时即感阴囊部疼痛异常，经治疗后好转。之后，逐步出现同房时阴茎勃起无力，且伴双侧睾丸疼痛，以右侧更甚，并有阴部湿痒不舒等。本市某三级医院泌尿科诊断为附睾炎，经多种药物治疗及理疗等，但改善不明显。经介绍，来著者处针灸治疗。

检查：阴囊隐痛，胀坠感，疼痛常牵扯到下腹部及同侧腹股沟，双侧附睾均有增大变硬，轻度压痛，以右侧为甚。脉弦，舌淡苔白微腻。

诊断：附睾炎继发阳痿。

治疗：以上述效方治疗。因考虑到患者有附睾炎，以阴囊两侧隐痛为主症，故改关元为横骨，使针感向阴囊放射，气至病所。首次复诊时即兴奋告知症情大有改善，隐痛不舒及湿痒等均明显缓解。嘱其每周 2 次，并在治疗（8 次）期间暂停性生活。经 2 个疗程治疗，症状基本消失，在同房时，阴茎勃起正常，除右侧睾丸略有隐痛外，无其他特殊不适。建议巩固治疗 1 个疗程。

【按】 本例为病程较长的继发性病例，患者素惧怕针刺，此次来著者处曾犹豫再三，故拖延日久。首次针刺后，因明显好转而连称针灸疗效之神奇。证明本方不仅可用于功能性阳痿，同样可用于器质性阳痿。

第二十八节 射精不能症

【概述】

射精不能症是指男性在性交时阴茎虽能勃起，但不能排出精液的一种病症。它是由于射精中枢被过分抑制，导致即使是正常刺激亦不能引起其兴奋而射精。本病多数是精神因素引起，特别是对性知识的缺乏。亦有器质性原因，如泌尿生殖系统解剖上的病变或畸形，使用影响交感神经功能的药物等。目前，现代西医学对射精不能症，特别对功能性射精不能症除心理治疗外，尚无理想方法。

射精不能症属于中医学中阳强的范畴，认为是败精阻窍所致。针灸治疗本病症，在古籍中有类似记载，如《备急千金要方》中曾提到针灸治疗阴茎痛一症。

现代针灸治疗射精不能症，较早的报道见于 20 世纪 70 年代末。而近 40 年来，随着中医男性学的兴起，这方面的临床观察日益增多。穴位刺激方法以针刺为主，多取下腹部穴位为主穴，提倡深刺和感传。选用骶丛神经刺激点等，进行挑治，也有一定的效果。另外，尚有用电针、艾灸之法。目前，针灸主要用于治疗非器质性的功能性射精不能症。

著者曾治疗本病患者多例，均为功能性射精不能症，有较明显的效果。

【效方】

1. 组成

主穴：秩边、肾俞、关元、曲骨。

配穴：横骨、蠡沟。

2. 操作

开始治疗时，主穴、配穴均取，待症状改善后可仅用主穴。先取 0.30mm×40mm 毫针刺肾俞，得气后施以烧山火手法 2 分钟，出针；再针刺秩边，取 0.30mm×125mm 毫针略向下向内斜刺，缓慢进针，使针感放射至小腹或会阴，轻提插 10 多下，增强得气感后出针。再针刺曲骨、横骨，宜使针感放射至阴茎头部；蠡沟，针尖向上，使针感向上放射。腹部及下肢穴，留针 20 分钟，隔 5～10 分钟行针 1 次。

3. 临证心悟

性交不射精在临床上并不少见，多与精神因素有关。不少患者主诉有腰疲乏力、畏寒怠惰等症。本方以补肾壮阳为主。取肾俞以温壮肾阳；秩边为膀胱经经穴，横骨属肾经经穴，肾与膀胱互为表里，故此二穴亦有加强壮阳之功；关元为足三阴与任脉之交会穴，为历代强壮要穴；曲骨为任脉与足厥肝经之会，蠡沟则为肝经络穴，肝肾同源，此二穴对调节生殖功能有效。所以上穴合用能起到标本兼治的作用。著者体会到，在操作上，关键是要掌握秩边与曲骨之针感，前者务必使气至小腹或会阴，后者务必使气达阴茎，否则可影响效果。其中针刺秩边时，要反复探索深度与方向，因为秩边可出现 3 种不同的针感，第一种为局部酸胀，第二种为向足部放射的酸麻感，第三种为向会阴或小腹放射的针感，一定要仔细辨别和选择。另外各穴刺激宜轻，不可猛捣重插，以免影响疗效。蠡沟的针感传导较难引发，不必强求，以得气为宜。对针感较差或病程较长者，可加用脉冲电刺激，连接曲骨和一侧横骨，应用连续波，频率为 2Hz 左右，强度以患者可耐受为宜。另外，向患者多宣传性知识，帮助其树立信心，也殊属重要。

【验案】

叶某，男，35 岁，店员。初诊日期：1987 年 9 月 4 日。

主诉：性交不射精 5 年。

现病史：患者结婚 5 年，每逢性交，阴茎可勃起，但不射精。手淫则可射精，平时每月遗精 1～2 次。曾去多所医院检查，外生殖器及精液均属正常。服用多种中、西药物并接受过性心理咨询，均未获效。患者平素身体健康，唯性格内向，郁郁寡欢，情绪低沉，睡眠亦差，畏寒，腰酸。失望之余，经反复劝说，来著者门诊一试。

检查：脸色㿠白，精神沉郁，舌淡胖边有齿痕，脉略细。

诊断：射精不能症。

治疗：按上述效方取穴，因患者年轻又素体健康，去关元。操作方法同上。每周针刺 3 次。嘱其治疗期间禁房事。针刺 5 次后自觉性欲旺盛，遂仅针刺肾俞、秩边和曲骨 3 穴。针刺至第 9 次，患者告知性交已能射精。再针刺 1 次后，停针。次年 10 月，其妻子顺产一女婴。

【按】　本例患者是友人介绍至著者处诊治。来求治时，心理压力颇重，妻子已准备与其离婚。为了取得较好的效果，著者通过和他妻子接触，并对患者本人做工作，使他们共同建立起信心。在此基础上治疗，通常能得到较好的配合。结合患者脉舌，应归于肾阳不足。但该患者畏针，在取效的基础上，尽量减少取穴，最后只用 3 个穴而获效。

第二十九节　前列腺增生症

【概述】

前列腺增生症亦称前列腺肥大症，是引起中老年男性排尿障碍原因中最为常见的一种良性疾病。主要表现为组织学上的前列腺体间质和腺体成分的增生、解剖学上的前列腺增大和临床上出现尿频、排尿困难或无力、尿线变细或尿滴沥、血尿、尿潴留等常见症状。其病因尚不清楚。本病发病年龄多在 50 岁以上，随着年龄增长，发病率也逐渐升高。

前列腺增生症在中医学归属"癃闭"范畴，且以癃为主。针灸治疗癃证，首见于《阴阳十一脉灸经》。在《黄帝内经》中也多处提到，并提倡用长针、刺血等法。

现代关于针刺治疗前列腺肥大症的报道，较早见于 20 世纪 60 年代。1990 年起，临床文献开始增加，并有不断递增的趋势。从 21 世纪初开始，随着我国老年人口的剧增，有关本病的治疗已成为针灸工作者重点关注的泌尿系统病症之一。不仅文献数量迅速增加，文献质量也不断提高。在取穴上，除用传统经穴外，还发现了一些新穴；在方法上，除针刺外，尚有采用艾灸、挑治、耳穴电针、穴位激光照射等法。尽管迄今为止，针灸治疗前列腺增生症的经验还有待进一步积累和完善，但因药物治疗本病症的效果不佳，针灸仍不失为一条值得探索的途径。

【效方】

1. 组成

主穴：秩边、曲骨、横骨。

配穴：次髎、三阴交。

2. 操作 主穴均取，配穴酌加。患者先俯卧于治疗床上，常规消毒局部皮肤，使用 0.35mm×（100～150）mm 毫针，针尖与皮肤呈 65°向下向内刺入，进针深度因胖瘦不同而为 4.5～5.8 寸，行中等幅度提插至针感向会阴部或生殖器放射，再用小幅度加捻转手法，行针 1 分钟，留针 15 分钟。其间用同法运针 2～3 次。起针后，嘱患者取仰卧位。局部消毒后，取 0.30mm×50mm 毫针，操作者左手示指先切压曲骨穴旁，毫针针尖迅速刺入穴位，与皮肤约呈 85°向下缓慢送针，深 1.5～1.8 寸，行小幅度提插加小幅度捻转手法，促使针感放射至会阴即停止操作，留针。再以同法针刺横骨。配穴次髎与秩边同用，取 0.30mm×50mm 毫针，直刺 1.5～1.8 寸，以局部酸胀为主；三阴交于仰卧位时取用，取 0.25mm×40mm 毫针进针 1.2～1.4 寸，留针 30 分钟。留针期间，双横骨接电针仪，应用疏密波，强度以患者能忍受为宜。每周 2～3 次，3 个月为 1 个疗程。

3. 临证心悟 本方是经著者多次实践证明是有效的，一般用主穴即可，对少数疗效不明显者，可试加配方。或增加任脉之关元、中极等穴。本方取效的关键也在于以下两点。一是气至病所，即针刺秩边要求气至小腹下部或会阴，针刺曲骨、横骨要求气至生殖器；二是针刺过程，要不断保持和加强这种气至感应。间隔运针和加用脉冲电刺激就是这个意思。

前列腺增生症是常见而难治的老年病之一。著者经验发现针刺治疗本病虽短期可以见效，但要基本上消除症状，尚须患者长期坚持。所以在开始治疗时，应当向患者强调这一点。

【验案】

张某，男，61 岁，高校教师。初诊日期：2009 年 4 月 16 日。

主诉：排尿次数尤其是夜尿增多已数年，近 3 个多月出现排尿困难。

现病史：数年前，出现排尿次数增多，尤其是夜间，初起每夜起床 2～3 次，后来逐渐增至 5～6 次，且排尿时间延长。经某三级医院泌尿科诊断为前列腺增生症。经理疗及服用药物，症状好转不显。近 3 个月来，出现排尿困难，尽管感到有明显尿意，亦须站立一阵，才可排尿，且尿流变细，排出无力，射程也不远，有时竟从尿道口呈线样滴沥而下。医院建议手术治疗。患者因惧怕手术，求治于著者。

检查：患者面色偏暗，精神略显萎靡。肛指检查示前列腺体前后径和横径均明显增大，表面隆起，硬度中等偏硬。脉沉弦，舌淡紫苔白。

诊断：前列腺增生症。

治疗：以上述效方治疗，主方及配方同用。每周 3 次。首次治疗后，自述排尿困难当日有所好转，但第二日又恢复原状。著者鼓励其坚持治疗。1 个月（治疗 12 次）后，夜尿已减至每晚 2～3 次，排尿困难也有明显好转。因教学任务重，改为每周治疗 2 次，继续治疗 2 个月。夜尿已降至 1～2 次，白天排尿次数也有减少，排尿困难症状，除尿流仍较细外，其余均已基本正常。肛指检查前列腺体大小与针灸治疗前改变不明显，但硬度已回软，表面隆起程度亦有改善。

【按】　本例是较为严重的前列腺增生症患者。通过 3 个月的治疗，在症状改善方面取得明显效果，但客观体征即增生的前列腺体改变却并不明显。这似乎表明，功能及器质的改善并不同步。这种情况在著者治疗的相当多的难治性病症中都曾遇到过，一般而言，以功能改善先于器质改善多见，但也有相反的情况，特别是一些眼底病。产生这个时间差的确切原因有待进一步探讨。

第三十节　附　睾　炎

【概述】

附睾炎是泌尿生殖系统病症之一。附睾炎以附睾肿胀和疼痛为主要临床特征，是一种常见的男性生殖系统炎性疾病，多见于中青年。附睾炎最常见的致病原因是感染，炎症也可继发于慢性前列腺炎或由于损伤造成。患者常感患侧阴囊隐痛，有胀坠感，疼痛常牵扯下腹部及同侧腹股沟，有时可合并继发性鞘膜积液。检查时附睾增大、变硬，有轻度压痛，患侧附睾常有不同程度的增大、变硬，出现可以触及的硬结。同侧输精管可增粗。

现代针灸治疗本病的临床资料，从 20 世纪 50 年代末起，陆续刊登在一些医学刊物上。虽然，报道的病例尚不够多，穴位刺激之法也较单一，以体针为主，但从各地文章看，针灸的疗效尚属满意，不仅能迅速止痛，而且对消除肿胀也有一定效果，所以目前也被列入针灸病谱。

著者接触本病较早，可追踪到新疆工作时期。尽管治疗病例不够多，但也积累了一些经验。

【效方】

1. 组成

主穴：会阳、关元、中极、归来。

配穴：蠡沟、太冲。

2. 操作

主穴均取，酌加配穴 1～2 个。先令患者俯卧位，会阳取双侧，取 0.3mm×100mm 毫针 2 枚，呈 85°向内向下深刺，如遇阻力多为触及韧带等组织，可略用指力继续深刺，进针 4.8 寸左右，小幅度提插探寻，至针感往小腹及睾丸放射为宜。持续运针 2～3 分钟。去针，嘱患者仰卧位，取 0.25mm×40mm 毫针，腹部穴位进针后，令患者做深呼吸，先张口缓缓呼气，使腹壁放松，再趁吸气时将针送至深处，反复提插探寻，使针感放射至龟头及会阴部。下肢穴位施提插加捻转手法，行中强刺激。腹部穴位 2 组均接通电针仪，频率为 2Hz，强度以患者耐受为度。均留针 30 分钟。每周 2～3 次。3 个月为 1 个疗程。

3. 临证心悟　附睾炎，中医属"子痈"范畴，多因外感湿热或湿热内生所致，亦可因瘀血内停，日久郁结，经络阻滞，湿热困脾致运化失司，津液凝聚为痰，痰瘀结聚成硬结。会阳为督脉与足太阳膀胱经之交会穴，下布有阴部神经，为清利下焦湿热之要穴；关元、中极均属任脉，具有理下焦、益肾气之功；归来为胃经穴，可理气化瘀，是近年来治疗人附睾及睾丸炎之验穴。蠡沟、太冲分别为肝经之络穴与原穴，肝经环绕阴器而行，其络脉更上结于睾丸，取之，可活血通经、清泄下焦，达利气止痛、化瘀散结的目的。

在操作上，主穴无论是臀部穴位还是腹部穴位均强调气至病所。急性者用泻法，慢性者用平补平泻。

著者体会，本病早期治疗效果较好，进入慢性期，特别局部有硬节出现，见效较慢。另外，对本病所继发的阳痿也有一定疗效（可参见本书有关章节）。

【验案】

金某，男，43 岁。初诊日期：2019 年 5 月 16 日。

主诉： 左侧阴囊坠胀不适半个月，加重伴左侧阴囊疼痛 5 日。

现病史： 患者于半个月前，参加婚宴，进食辛辣油腻食物并饮酒多杯，第 2 日，感右侧阴囊不适，行走或站立时更明显，无自觉发热。经某三甲医院检查，示血常规正常，阴囊彩超提示急性附睾炎影像（左侧）。予以消炎镇痛药治疗后疼痛时而好转，时而反复。未引起患者关注。5 日前，患者左侧阴囊出现突发性疼痛，向腹股沟放射，伴局部皮肤红肿，肤温升高，发热，达 38.2℃。经西医治疗后，发热及局部红肿已消退，但仍感疼痛及坠胀感。

检查： 情绪紧张，焦虑不安。尿痛，尿稍频数，尿微黄，大便正常。阴囊局部有压痛感，阴部湿痒不舒。舌红有瘀斑，苔微黄腻，脉弦滑。

治疗： 主穴操作同上述效方。配穴均用 0.30mm×40mm 毫针，针尖朝向腹部方向，至局部出现酸胀重为度。之后用缓慢有力的提插捻转，施以平补平泻之法，运针 2 分钟。均留针 30 分钟。起针前，运针 1 次。每周治疗 3 次。

患者连续治疗 5 次后疼痛消失，坠胀感明显好转，但由于患者工作忙，只要中断针灸，就有隐痛及坠胀感，即症状反复，故要求患者连续治疗，随后治疗 15 次后患者症状基本消失，又巩固治疗 5 次后停治。随访至今，未见复发。

【按】 本例患者，属于附睾炎的急性发作期，治疗不彻底可转为慢性附睾炎。本病患者一般都会选择西药消炎治疗，但该病比较顽固，易反复发作，甚至久治不愈。本例患者虽经西医治疗，但症状未能根除，时好时坏，未能引起重视，结果出现急性发作。针灸治疗有较好的效果，但同样存在坚持规律治疗的问题。所以，一定要告知患者按疗程治疗，即使症状完全消失，也最好继续巩固治疗几次，不可半途而废。

第五章　外科皮肤科病症

第一节　颈　椎　病

【概述】

颈椎病，又称颈椎骨性关节病，是指因颈椎间盘退行性病变，继发上、下椎体骨质增生，压迫邻近的神经根、脊髓、交感神经、血管所引起的涉及颈、肩、上肢等部位的一系列症状。临床上一般分为颈型、神经根型、脊髓型、椎动脉型、交感神经型、混合型和其他类型七型。颈型是颈椎病中最轻的一型，以枕颈部痛、颈部活动受限、颈肌僵硬及有明显压痛点为主要特征；神经根型临床颇为常见，表现为颈肩疼痛，并放射至臂部或手指，颈部活动受限，重者可指麻无力及耳鸣头晕等症；椎动脉型以椎基底动脉供血不全，常伴有头晕、黑矇等症状，且多与颈部旋转有关。这三型为针灸主要治疗对象。本病以中老年男性多见。

本病亦归属中医"痹证"范畴，而与《素问·痹论》所述之"筋痹""骨痹"更为相近。针灸治疗颈项痛，首见于《足臂十一脉灸经》。

现代以针灸治疗颈椎病，20世纪50~60年代文章颇少。至20世纪70年代末，随着老年医学的发展，本病才开始受到国内外针灸界的重视。特别是从20世纪90年代初至今，有关临床文献呈明显的增长之势，使本病一跃成为肌肉骨骼系统和结缔组织西医疾病的第一大针灸病谱。在配方选穴上，多选用颈肩部穴，且以夹脊穴为主，还筛选出一些新穴；在刺灸上，多种穴位刺激法，如电针、温针、隔药饼灸、竹罐法、穴位激光照射、穴位注射等都应用于本病的治疗。国外，如罗马尼亚、日本、美国、荷兰、爱尔兰等国也开展此项工作。在疗效上，通过反复对照比较，以颈型颈椎病效果最佳，神经根型和椎动脉型次之，其他类型较差。

著者临床治疗最多的为颈型颈椎病，且以此型疗效最为肯定。

【效方】

1. 组成

主穴：天柱、颈百劳、风池、大椎。

配穴：肩井、颈臂、百会。

颈百劳位置：在项部，当大椎穴直上2寸，后正中线旁开1寸。

颈臂位置：在颈部，锁骨内1/3与外2/3交界处直上1寸处。

2. 操作　一般仅取主穴。如牵涉两肩加取肩井，手指麻木加取颈臂，颈性眩晕加取百会。主穴均取0.30mm×40mm毫针。天柱，针尖略向下斜刺；颈百劳为经外穴，略斜向脊柱方向直刺；风池，互相向对侧进针，均反复缓慢的提插加捻转，使针感集中于颈部，并沿颈部传导。大椎呈 45°向下斜刺，深达 1.4 寸左右，反复提插探寻，直至有酸胀针感顺督脉向下放射。配穴采用 0.30mm×25mm 毫针。肩井一般先行按压，以压痛明显处进针，刺入约 8 分，行快速小幅度提插加捻转之法，至有明显酸胀感。注意本穴不可过深，尤其是老年人，过深易发生气胸等意外。颈臂穴为一新穴，注意本穴针刺不当也易出现气胸，著者有过这方面教训，故初学者不宜。也可先在穴区按压找到压痛点后，与皮肤垂直刺入，当刺至出现麻胀感向臂膊及手指放射时，即行留针。百会，由前向后平刺，有胀重感。上述均留针 30 分钟。去针后，大椎穴以三棱针或皮肤针重叩十余下，以大号罐吸拔 10～15 分钟。每周针刺 2～3 次（刺络拔罐 1 次）。

3. 临证心悟 上方主穴取颈椎上及其周围不同的 3 条经脉的穴位，是"经脉所过，主治所及"的意思。而本方的关键则在操作，即一定要求取得满意的针感，否则影响疗效。而加用大椎刺络拔罐也颇能提高效果，著者曾与单用针刺治疗进行对比观察，发现有明显差异，特别是局部有胀痛或刺痛的患者。配穴在缓解症状上也有较好的疗效。肩井亦可针后加罐。颈臂穴主要用于神经根型颈椎病和颈肩综合征患者，针刺时，可用提插结合小幅度捻转法激发针感向同侧上肢放射。注意，颈臂针感不可强求，不宜深刺，也不可向下斜刺，因为本穴也是易引起气胸的穴位之一。这两个穴位，著者发现只有在压痛点进针才能引发满意的针感，取得较好的效果。百会主要用于颈性眩晕，如疗效不明显时，可在该穴做十字式交叉针刺 2 针。如病程长者，可加用电针，分别连接天柱和肩井，连续波（密波），强度以患者可忍受为度。

另外比较常见的，多在中青年白领中因长期伏案工作引发的颈型颈椎病，一般只要取风池、天柱和大椎（针上加罐）即可。

【验案】

1. 颈型颈椎病

史某，女，44 岁，职员。初诊日期：2005 年 6 月 14 日。

主诉：颈项强痛、眩晕、指麻 1 年余，加重 1 周。

现病史：患者从事文秘职业，长期使用电脑及伏案工作。多年前即有颈部牵扯不适的感觉，开始不以为意。1 年多前出现颈部强痛，且可放射至右侧头顶、眉头及颞侧，右指时有发麻，转动颈部时则出现头晕。近 1 周来，因连续加班，症状加重，已无法坚持工作。曾在某三级医院经 CT 检查，示 T_4～T_6 明显增生，颈部生理弯曲消失。诊断为颈椎病。经服用多种中西药物及推拿治疗效果不明显。

检查：颈项不能活动，动则头晕，大椎及右侧肩井部压痛，局部肌肉明显发硬。舌淡有瘀斑苔薄白，脉细涩。

诊断：颈型颈椎病。

治疗：上述效方穴均取，运用上述手法，并加右侧太阳及攒竹穴，取 0.30mm×25mm 毫针直刺至明显得气。取针后在大椎和肩井行刺络拔罐。方法是以皮肤针重叩局部数十下，以大号抽吸罐吸拔，留罐 10～15 分钟。针后患者顿觉轻松。每周治疗 2 次，10 多次后症状消失。1 年后，症情又有复发，但较前为轻。经用前法治疗 5 次，症状又复消失。嘱其不要伏案过久，注意调摄，随访期至今未见复发。

2. 神经根型颈椎病

施某，女，68 岁。初诊日期：2007 年 6 月 28 日。

主诉：左上肢疼痛、左手麻木无力 3 年。

现病史：患者于 3 年前逐步出现左上肢疼痛，之后手臂不能上举，左手麻木无力。无外伤史。被当地医院诊断为肩关节周围炎，行肩部针灸推拿及服中药等均未见效。此次来沪，在多家医院求治亦未见效。于某三级部队医院行磁共振，示：C_3～C_4、C_6～C_7 颈椎间盘突出压迫硬膜囊，C_4、C_5 水平脊髓信号改变。结合体征症状，确诊为颈椎病，建议立即手术治疗。患者惧怕手术，来著者处求治。

检查：颈部无压痛，左上肢上举、外展、后伸均在 30°～40°，功能障碍明显。左上肢反射亢进，霍夫曼征阳性。舌淡紫有瘀斑，苔薄，脉细涩。

诊断：神经根型颈椎病。

治疗：上述效方去百会，加肩髃、曲池、合谷。针刺颈臂，用小幅度提插手法使针感放射至手指。针后在大椎、肩髃以皮肤针重叩，刺络拔罐。针刺后即感肢痛明显减轻，手麻感尚在。隔日针刺 1 次。除大椎外，又分别在天宗、肩井刺络拔罐。治疗 5 次，左手已可上举、外展约 150°，后伸约 70°。疼痛消失，麻木亦明显减轻。加合谷穴。改为每周 2 次。前后共治疗 2 个多月，除偶有手麻外，其余症状均消失。患者于 2008 年 5 月陪其丈夫来本市治病，又来著者处，诉情况一直稳定，要求再针刺几次，以防复发。

【按】　上述两例患者，首例是著者治疗的大量的颈椎病中较为典型的一例。考虑到患者局部压痛明显，肌肉发硬，加之脉、舌都显示有瘀血存在，所以加用刺络拔罐之法。著者体会，这类患者，刺络可略重一些，出血量宜多一些。针刺后一般都会感到轻松。刺络的间隔时间，可根据患者和症情而定，一般每周 1～2 次，叩刺部位可略作变动。对较轻的颈型颈椎病一般只需针刺加拔罐即可。

　　第二例是症状表现特殊的病例，症状只出现于上肢而颈部无异常，在治疗上，除了取效方之穴，可加用局部穴。而著者体会，颈臂一穴对此类患者，有重要作用，针刺前，宜先寻找压痛点，用 0.30mm×25mm 毫针刺入，使酸胀之感传至肩背，甚至直达手指。多可见效。

3. 颈椎病合并腰椎病

梁某，男，36 岁，企业白领。初诊日期：2015 年 1 月 11 日。

主诉：胸前区疼痛 2 个月，加重 1 周。

现病史：2 个多月前，患者出现胸前区疼痛，反复发作，症状不断加重，半夜痛醒。曾去某中心医院诊疗，怀疑为心血管系统病症，但经心电图等各项检查，均未见异常，排除心脏疾病。行颈、胸、腰椎 MRI 检查，示 C_4～C_5、C_5～C_6 椎间盘膨出，T_8～T_9 下缘黄氏结节，L_3～L_4 椎间盘突出，L_4～L_5 椎间盘膨出。经用推拿及药物治疗，疗效不明显。近 1 周来，因工作劳累，胸痛加重，常在夜间痛醒。来著者处要求针灸治疗。

检查：颈部、背部及腰部按压均无明显压痛点，肩井附近有压痛，局部肌群紧张。脉略弦紧，舌偏暗有瘀斑、苔薄白。

诊断：颈椎病合并腰椎病。

治疗：鉴于颈部及腰部虽有椎间盘突出及膨出等病变，但无明显症状，患者又是首次针刺，心存畏惧。第一次针刺时仅用 $T_8 \sim T_9$ 之夹脊穴和内关（均双侧）。夹脊穴取 0.25mm×40mm 毫针，针尖略向脊椎方向刺入 1.3 寸，用小幅度快速提插法使针感向前胸放射。内关针尖朝向肘臂方向刺入至得气。留针 30 分钟。患者工作繁忙，只能每周治疗 1 次。复诊时，诉胸痛未见减轻。夜间痛醒次数反有所增加。于是，在原方基础上加用上述效方主穴，并用 TDP 灯照射。针刺后，在大椎处刺络拔罐。第二次复诊时，诉自上次针刺后，胸痛明显减轻，夜间再无发作，已可安眠。继用上法治疗 5 次。胸痛症状完全消失后停治。之后，因劳累后偶有腰部酸痛，采用"腰椎间盘突出方"（参见该节）治疗 4 次后，症状明显缓解。

【按】 本例患者是著者治疗众多颈椎病中的一个特例。患者突出症状表现为胸痛，而主要病变则为颈椎间盘突出和膨出，腰椎间盘突出和膨出。在针刺治疗时，依据胸痛症状，著者先予以针刺阿是穴（$T_8 \sim T_9$ 之夹脊穴）和五总穴中主胸部病症的内关，未见明显效果，而加针刺颈椎病方之主穴，疼痛即明显好转，当时颇为不解。经著者事后查阅文献，此类胸痛可能与 C_6 和 C_7 神经根受颈椎骨刺压迫有关，表现为起病缓慢的顽固性单侧胸大肌和乳房疼痛，检查时有胸大肌压痛。所以采用针刺，特别是大椎拔罐能取效。这也提醒我们，颈椎病表现形式多样，治疗时要注意鉴别。

第二节 落 枕

【概述】

落枕是我国的通俗称谓，是指一侧项背部突然发生的肌肉酸痛、僵硬，活动受限的病症。其临床表现为多于晨起时发现，颈项强直，左右转侧困难，局部酸痛，并有压痛，但无红肿。

本病症在古医籍中，一般称为项强。早在唐代孙思邈的《备急千金要方》中即有针灸治疗的记载。

现代以针灸治疗本病的资料首见于 1958 年。在 20 世纪 60～70 年代，主要是对有效穴位的探索，并有百例以上样本的观察，但多采用体针治疗。据统计，从 20 世纪 90 年代中期开始，文献量增加迅速，有关针灸治疗落枕的报道非常之多，其穴位刺激法包括针刺、拔罐、指针、手针、耳穴压丸、眼针、电兴奋等，疗效均佳。

著者日常接触本症颇多，特别在基层医疗机构工作时期。本症虽多可自愈，但针灸治疗确可缩短病程，减轻症状，有的甚至可立竿见影。

【效方】

1. 组成

主穴：养老、阿是穴。

配穴：肩井。

阿是穴位置：颈部压痛最显处。

2. 操作　一般仅选主穴，疗效不满意时，加配穴。先针刺养老穴，嘱患者取正坐位，选患侧穴，上肢屈肘直立桌面。局部常规消毒后，取 0.30mm×50mm 毫针，与皮肤呈 30°斜向肘部方向刺入 1.6～1.8 寸，进针深度因人而异，施以提插探寻之法，以针感传至肘尖为理想，若传至腋下，甚至直达病所更佳，一般针感满意后，嘱患者活动颈部，改以捻转小提插手法，边施手法，边嘱患者活动颈部。留针 30 分钟。取针后，用力揉按阿是穴片刻，常规消毒后，用皮肤针中等力度叩刺至少量出血，叩打面积可相当于罐具口径。然后，选用中等抽吸罐吸拔。留罐 10～12 分钟。用主穴治疗后，症情重或治疗后改善不明显者，取 0.25mm×25mm 毫针，针刺患侧肩井，直刺进针 0.5～0.8 寸，以快速小幅度提插手法至得气。注意：此穴不可深刺，也不宜做大幅度提插，尤其是老年人和瘦弱者，以免伤及肺。留针，并于针上拔罐。吸拔时间同上。如一次治疗症状未完全消失，可于第 2 日再次针刺，仅用主穴，且无须加刺络拔罐。

3. 临证心悟　本病颇为常见，处方力求简便。养老为手太阳小肠经之郄穴，功专舒筋活络，是治落枕之验穴；阿是穴则取"以痛为腧"之意，刺络拔罐，以祛瘀活血；肩井为手足少阳、足阳明及阳维等多经脉之交会穴，取之更可加强疏经脉、通气滞之功。

本方操作是关键，尤其是养老一穴，要求体位正确，并掌握斜深刺和气至病所之法；阿是穴因血瘀不重，只需中等力度叩刺即可，不宜重叩，以免出血过多；肩井不可深刺，要求浅刺而得气，得气要点是在小幅度反复快速提插。

《伤科汇纂》提到："有因挫闪及失枕而项强痛者"，本病的发作与睡眠时枕头过高或过低，或睡眠姿势不良有关。因此，注意预防十分重要。

【验案】

周某，女，31 岁，白领。初诊日期：2020 年 5 月 13 日。

主诉：右侧颈部酸痛不适，活动受限 2 日。

现病史：前日因加班至深夜，过于疲倦，睡眠姿势不好加之枕头过高，昨日早晨发觉右侧颈部酸胀不适，并向同侧肩背和上肢扩散，不能俯仰，亦不能向左侧转动。当日去附近一家美容店按摩，未见好转。今日较之前更为严重，故前来就医。

检查：患者头歪向左侧，表情痛苦。以手帮助其向右侧转头时，酸胀明显。在距大椎右侧 1 寸处有明显压痛点，外观未见异常，舌淡红，苔薄白，脉浮紧。

诊断：落枕。

治疗：以上述效方治疗。针刺右侧养老穴后，患者自觉有一股胀麻感上传至肩，顿觉颈部异常轻松,嘱其活动颈部,板滞感消失,左右顾盼自如。按压痛点,仍有酸胀感,患者惧痛,仅以皮肤针轻叩至微出血,拔罐吸出少量瘀血。嘱其第2日再来巩固1次。第2日,微信告知,症状已消,因工作忙而不复诊。

【按】 据著者体会,上述方法,只要掌握恰当,治疗本病,效果确切。在临床实践中,宜据患者情况而定。在选穴上,能仅用主穴,就不加配穴;在操作上,适当运用皮肤针叩刺的力度,能用轻度就不用中度;在疗程上,最多不超过3次。

第三节　肩关节周围炎

【概述】

肩关节周围炎,又称肩周炎,是肩关节囊及其周围韧带、肌腱和滑囊等周围软组织的一种慢性退行性、特异性炎性病变。所以,广义的肩周炎应当包括冈上肌腱炎、肩袖病变、肱二头肌长头肌腱炎等。肩关节周围炎是以肩关节疼痛和活动不便为主要症状的常见病症。早期肩部疼痛,呈钝痛或刀割样痛,夜间为甚,并不断加重;晚期则以功能障碍为主,外展、上举、外旋及后伸等动作受限最明显。肩关节周围可有广泛压痛,并向颈部及肘部放射。本病好发于45岁以上中老年人,女性发病率略高于男性。如得不到有效治疗,有可能严重影响肩关节的功能活动,还可出现不同程度的三角肌萎缩。

中医学中,本病称"漏肩风""肩凝""五十肩"等,属痹症范畴。针灸治疗肩痛在《针灸甲乙经》《备急千金要方》《针灸资生经》及《针灸大成》等著作中,均有记载。

现代明确提到肩关节周围炎的针灸治疗首见于1954年。20世纪60年代报道颇多,但以传统的针刺法为主。而从20世纪90年代中期开始至21世纪,文献量不断增加,成为肌肉骨骼及结缔组织系统中第二大针灸病谱。半个多世纪以来,几乎各种穴位刺激疗法可用于本病的治疗,如刺血、针刺、艾灸、拔罐、穴位激光照射、热针、穴位微波法、电针及穴位注射等,为提高疗效,还通常将2或3种方法结合运用。从文献看,针灸及各种穴位刺激法的疗效大致类似,但临床上,还是以针刺最为常用。

著者早期在新疆生产建设兵团工作时,曾遇到过大量本病病例,积累了一定经验。采用针刺与推拿相结合,取得较好疗效。近年门诊已不多见。

【效方】

1. 组成

主穴:天鼎、天宗、肩贞、肩髎、肩髃、曲池。

配穴:条口、梁丘。

2. 操作 主穴均取患侧,配穴任选1穴,可取健侧或患侧。选用0.30mm×(40~50)mm毫针。先在天鼎穴区摸到阳性结节,在压痛最明显处直刺,略做提插捻转,使针感向患侧肩臂放射。天宗,先找到压痛点,先直刺再做鸡爪刺,即向不同方向透刺。肩部三穴，可根据肩部疼痛或粘连情况酌选 1 个或 2 个穴位，肩贞向肩内陵方向透刺，肩髎、肩髃向极泉方向深刺，曲池亦宜向小海方向直刺。用平补平泻手法，但刺激量宜略大，酸胀感应明显。留针 30 分钟。取针后在天宗、肩贞、肩髎或肩髃加罐。留罐 15 分钟。

如有粘连者，于取罐后，令患者取卧位，针条口透承山或梁丘透血海，可用较强的提插加捻转手法运针 1～2 分钟，使有强烈的针感。去针后，再用推拿手法：患者将患肢搁在医者肩上，医者一面以双手按摩患肩，一面以肩顶住患肢反复逆粘连方向提举，动作要轻柔有力，幅度不可太大，以患者可耐受为度，时间为 3～5 分钟。每周 2～3 次，1 个月为 1 个疗程。

3. 临证心悟　本法适用于各期肩周炎。在取穴上，天鼎、天宗二穴是著者长期临床总结出来的验穴，对肩臂部的疼痛和功能障碍有良效。特别是天鼎，不仅用于前面所述的中风偏瘫患者，肩周炎患者同样可在此穴处摸得条索状结节或找到十分明显的压痛点。直接刺结节或压痛点，并使针感往肩背或肩臂放射，通常能收到意外的效果。读者不妨一试。肩部三穴和曲池均意在疏通局部经气，而条口透承山和梁丘透血海分别为古人和近人治疗本病的经验穴。

在操作上，一般早期患者只需针刺拔罐，多可见效；而中期乃至后期出现粘连者则需结合推拿，此亦为著者之经验，意在逐步松解粘连的组织，但不可操之过急。针后一定要嘱患者加强功能锻炼，如爬墙练习、双手反向扶床下蹲锻炼等。

【验案】

1. 冈上肌腱炎

De Greet，男，42 岁，荷兰人，工程师。初诊日期：1989 年 7 月 11 日。

主诉：左肩疼痛及功能障碍 1 周。

现病史：患者于 1 周前，在野外工作时因受寒后逐渐感到左肩疼痛，且不断加重，难以上举。曾去医院应用物理治疗及服药，但疼痛及功能障碍均未减。经西医建议来针灸中心治疗，今日就诊。患者平素身体健康。

检查：左肩部外观正常，无红肿，于肩胛中部及肩前有压痛，在天鼎穴附近可扪到一阳性结节，局部压痛明显。左肩外举，在 60°～120°时感觉剧痛，需右手扶持方能上举，或＜60°，或＞120°时，疼痛不显。舌淡苔薄，脉平。

诊断：冈上肌腱炎。

治疗：仅取上述效方主穴。先在天鼎穴区摸到阳性结节，在压痛最明显处直刺，略做提插捻转，使针感向左肩臂放射。再针刺余穴，用平补平泻手法，但刺激量宜略大，酸胀感应明显。取针后在天宗、肩贞、肩髃加罐。留针 30 分钟，拔罐 15 分钟。第 1 次治疗后，疼痛明显减轻，但功能障碍尚存在。第 2 次治疗起，加用 TDP 灯照射，共治 5 次痊愈。

【按】　本例是著者在比利时、荷兰讲学期间治疗的病例。该患者因野外工作风寒外袭而发病，故取局部经穴疏通经气外又加罐和 TDP 灯照射以加强活血、祛风、散寒之功效。因为病程较短，治疗 5 次就获愈。

2. 肩周炎

张某，男，53 岁，职员。初诊日期：2016 年 4 月 19 日。

主诉：左肩疼痛伴功能障碍 1 年余。

现病史：患者从年轻时便长期举重健身，有拉伤史。1 年前，无明显诱因出现左侧肩部疼痛伴活动不利，疼痛于夜间尤甚。初以为旧伤复发，未予以重视。以后疼痛逐渐加剧且呈持续性，气候变化或劳累后常使疼痛加重，疼痛可向颈项及上肢（特别是肘部）扩散。肩部偶然受到碰撞或牵拉时，则可引起撕裂样剧痛，且对气候变化特别敏感。不久前肩关节平举明显受限，各方向活动均可受限，以外展、内旋、外旋更为明显，肩关节各方向的主动和被动活动均受限，特别是梳头、穿衣、洗脸、叉腰等动作均难以完成，严重时肘关节功能也可受到影响，屈肘时手不能摸到同侧肩部，尤其是当手臂后伸时不能完成屈肘动作。遂至附近医院骨科就诊，诊断为"肩周炎"，并予以膏药外敷、口服止痛片等治疗未果，后又从海外代购某膏药外敷亦无明显疗效。遂求治于著者处。

检查：X 线检查示关节囊、滑液囊、冈上肌腱、肱二头肌长头腱等处有密度淡而不均的钙化斑影，部分钙化影致密锐利。左肩外观未见明显异常，向各方向活动均受限，以后伸动作更甚，脱衣穿衣均感困难。肩部有广泛压痛，但以天宗处最为明显。天鼎可摸得一结节，压之疼痛。脉弦紧，舌暗边有瘀斑，苔白。

诊断：肩周炎。

治疗：以上述效方治疗。并在左侧天宗、肩髃、肩贞、肩髎四穴针刺后接通电针仪，应用连续波，频率为 4Hz，强度以患者可耐受为度。去针后，在四穴处拔罐，分为两组，天宗、肩髃为一组，肩贞、肩髎为一组。每次一组行刺络拔罐，一组行一般拔罐，两组交替进行。刺络拔罐时，以皮肤针或三棱针重度叩刺，吸拔 10～12 分钟，黑色瘀血常有半罐之多。整个针刺及拔罐过程均以 TDP 灯照射。针刺结束，令患者平卧，在其可忍受范围内，行推拿之法 4～5 分钟，以松解其粘连的软组织。首次治疗后，患者即感肩部有轻松之感，当晚睡眠较好。嘱每周 2 次，并加强锻炼和注意保暖。经 10 次治疗，疼痛明显减轻，肩部活动度大为改善。因患者工作较忙，改为每周 1 次。又经 2 个月治疗，疼痛基本消失，做上举平伸时已与右臂相差无几，唯后伸仅能及腰，继续针刺 2 次而停治。2017 年 2 月 14 日，患者又来著者门诊求医，告知左肩已痊愈，近 1 周来，右肩又出现疼痛，症状同当时的左肩，但尚无功能障碍。以上述效方治疗 2 次，症状消失。

【按】 本例和上例不同，病程长，病情重，已进入中晚期，所以在治疗时，加用刺络拔罐和推拿之法。治疗时间也较长，前后有 3 个多月。由于患者配合锻炼，也可促进症状的改善。值得一提的是，当患者右肩一出现类似症状时，即来治疗，可以起到事半功倍的作用。

第四节　肩袖综合征

【概述】

肩袖综合征又称肩袖损伤、肩峰下撞击综合征等，是因各种原因导致的组成肩袖的相关肌腱等组织损伤，而出现以肩部疼痛和功能障碍等一系列症状的肩袖综合征。临床上可占肩关节疼痛患者的 44%～65%。本综合征多有急性损伤史，以及重复性或累积性损伤史。急性期呈持续性剧烈疼痛，慢性期为自发性钝痛。本病具有明显的日轻夜重的特点。常见的疼痛部位位于三角肌前方及外侧。功能障碍表现为患肢不能上举或外展，上举无力，严重者有肩部不稳感，患臂上举 60°～120°出现肩前方或肩峰下区疼痛。如被动抬高患臂至上举 90°～120°，撤除支持，患臂不能自主支撑而发生臂坠落和疼痛。发病时间长者可以出现冈上肌、冈下肌和三角肌萎缩。

本病归属中医学"肩痛"范畴。在针灸病谱中通常将其归入肩关节周围炎（简称肩周炎），肩周炎是肌肉骨骼系统和结缔组织西医疾病中第二大病谱，已经积累了大量的临床文献和治疗经验。但值得指出的是，本症与一般的以肩关节囊及其周围韧带、肌腱等组织发生慢性退行性病变的被称为漏肩风、冻结肩的肩周炎不同。由于病因、病变特点不同，针灸治疗方法也不同。如果不注意到这一点，对其也按一般的肩周炎治疗，通常会适得其反，造成不良后果，应当引起注意。近年来，已经出现了单独的以本症命名的针灸治疗的临床资料，表明针灸界的重视。肩袖综合征，西医一般主张手术治疗，著者通过多年实践，认为除了一般不能自行愈合的大型肩袖撕裂，对肩袖损伤或部分撕裂的患者，均可采用针灸治疗，并总结了一套方法，现介绍如下。

【效方】

1. 组成

主穴：肩髃、肩外陵、臂臑、天宗。

配穴：肩井、肩贞、肩髎、曲池。

2. 操作

选患侧穴。主穴均取，配穴加用 2～3 个，可轮用。取 0.30mm×（40～50）mm 毫针，将 2 根毫针并在一起，同时刺入穴中，得气后，以较大幅度的提插加捻转手法反复运针 1～2 分钟，留针。配穴用常规针法。肩外陵、臂臑分别连接电针仪，应用连续波，频率为 10Hz，强度以患者可耐受为度。均留针 30 分钟。留针期间以 TDP 灯照射患肩。去针后，3 个主穴以皮肤针做中度叩刺数十下，以局部轻度出血为宜，即以中罐或大罐吸拔 10～12 分钟。针毕，在医者协助下嘱患者缓慢抬举活动患肩 2～5 分钟，注意动作宜轻缓，顺势而为，不可强行撕拉。每周 2 次。10 次为 1 个疗程，疗程结束，可视情况，做磁共振复查。

3. 临证心悟

肩袖综合征，著者根据文献记载和临床观察，发现其主要压痛点多位于肩前之肩髃及肩内陵、三角肌下部之臂臑和肩胛部之天宗四穴区。按"以痛为腧"，以此为主穴。配穴则选肩周之常用穴，意在加强行气通络之功。操作上，因本症痛有定点，活动受限，多因瘀血阻滞，经脉受损，主穴用双针合刺，重在疏通经脉；针后拔罐，更能活血化瘀。加用 TDP 灯照射，意在行气散血；协助活动患肩，可舒筋活络。

著者认为，本症患部虽属于气滞血瘀，但以气滞为主，血瘀为辅，强调针刺行气为主，刺络拔罐活血为辅，因此针刺用双毫针刺，而刺络仅要求中度叩刺，少量出血即可。这一看法，局限于本人不多实践，是否正确，还望读者在临床做进一步验证。

【验案】

1. 肩袖综合征

杨某，女，62岁。初诊日期：2019年11月14日。

主诉：右肩关节疼痛伴活动受限1年余，加重4个月。

现病史：2018年10月开始患者因提重物出现右肩关节疼痛，活动尚可，患者未重视。12月肩关节疼痛加重，牵连至右侧肩胛，甚则需要撞墙来缓解疼痛。12月17日就诊于某二甲医院，查胸椎MRI，示：胸椎骨髓水肿。予以静脉滴注（具体药物不详）、TDP灯照射等治疗后症状减轻。之后患者经常出门旅行提重物，间断性地进行打羽毛球、游泳、拉伸等锻炼，且定期于美容院进行按摩、推压。至2019年7月，患者肩关节疼痛再次加重，活动明显受限，不能抬举，胸椎疼痛明显，走路时胸闷，上下坡时尤甚，查胸椎MRI，示：胸椎骨质轻度增生，$T_1 \sim T_3$、T_5少许压脂后高信号，T_7椎体压脂后小片高信号影。予以神经脱水、消炎、活血化瘀等治疗，症状无改善。2019年8月9日就诊于另一三甲医院骨科，经磁共振证实为肩峰下撞击综合征，予以玻璃酸钠注射，每周1次，共治疗5次后，症状稍改善，但不明显。3周后，右肩关节痛加重，夜间疼痛明显，右上肢不知如何摆放，影响睡眠。后经人介绍，就诊于著者处。

检查：神清，精神可。右肩关节疼痛，以肩前、肩井、天宗穴处压痛明显，疼痛感时有放射至胸椎，深呼吸时有胸闷，视觉模拟评分为8分（剧烈疼痛）。右肩关节无畸形，活动度减小，背不能上举，手受限明显，无上肢麻木。疼痛弧试验（＋），落肩试验（＋）、外展零度位外旋抗阻试验（＋），外展零度位内旋抗阻试验（－），抬离试验（＋）。右上肢肌力III级，肌张力正常，无明显右肩关节肌肉萎缩。双上肢无浮肿。查右肩关节MRI，示：①右侧肩峰下撞击综合征，冈上肌、冈下肌肌腱撕裂；②右侧肩峰下滑囊、肩胛下滑囊及肩关节囊积液；③右肩及肩锁关节退变。舌脉：舌暗，苔薄白，脉弦。

诊断：肩袖综合征。

治疗：上述效方主穴均取，加配穴颈百劳、肩井、曲池。均取患侧穴。其中肩髃、肩外陵和臂臑采用双针并刺法。天宗行双针鸡爪刺法，即先以1针在该穴进针后向外、向内、向下3个方向反复透刺，留针；再在旁开0.5寸处又刺入1针，操作手法同前。针刺后肩内陵与曲池，臂臑与天宗，分别连接低频脉冲治疗仪，用连续波，留针30分钟，并予以TDP局部照射。取针后肩内陵刺络拔罐，放血约10ml，去其瘀血。然后予以丹参注射液1～2ml注射于天宗、臂臑。

11月18日复诊，患者诉右肩关节疼痛略减轻，活动度仍小，右肱骨大结节仍有明显压痛，颈部不适感减轻，疼痛视觉模拟评分为7分。因患者畏惧皮肤针刺络，改用丛刺法，再行拔罐，其余同上方。11月21日复诊，患者诉肩部痛点范围减小，不再需要撞墙来缓解疼痛，背手活动度稍增大，继续上方治疗。之后，嘱其每周2次，按上法规律治疗。继续治疗10次，症状基本消失。嘱其每周1次以巩固疗效，并避免提重物等。

2. 肩袖综合征

闺某，女，63 岁，退休职工。初诊日期：2021 年 2 月 26 日。

主诉： 左肩肿胀疼痛 1 月余，加重近 1 周。

现病史： 患者于年初外出不慎摔跤，左肩受到撞击。局部出现肿胀疼痛，当时并不在意，自购膏药贴敷。症情未减，疼痛日趋加重。且发现左臂不能上举。自行采用小区保健器械进行拉伸锻炼，结果疼痛和功能障碍反而更为严重。疼痛以夜间为剧，不能用左侧姿势睡眠，已多日夜不能寐。经某三甲医院骨科检查和磁共振证实，确诊为肩峰下撞击综合征，建议手术治疗。因患者惧怕手术，经介绍，前来著者门诊求治。

检查： 面色憔悴，表情痛苦。以右手扶左肩。左肩部略有肿胀，以肩前、臂臑、肩髎三穴处压痛最为明显，天宗、肩井处次之。右肩关节活动度减小，手上举及外展受限明显，无上肢麻木。疼痛弧试验（+），落肩试验（+）、抬离试验（+）。右上肢肌力Ⅲ级，肌张力正常，无明显右肩关节肌肉萎缩。双上肢无水肿。磁共振示：冈上肌肌腱变性伴部分撕裂（中重度），肱二头肌长头肌腱及盂唇损伤（SLAP 损伤），肩峰下滑囊、喙突下滑囊、肩胛下肌滑囊及关节腔积液，肱二头肌长头周围少量积液，肩锁关节退变。舌质淡胖边有瘀斑，苔微腻，脉略紧。

诊断： 肩袖综合征。

治疗： 因患者精神差、体质弱，仅取主穴加配穴肩井，操作时天宗穴用双针作鸡爪刺法，余穴用单针刺。留针期间，用 TDP 灯照射。取针后，主穴皮肤针轻叩刺络拔罐。2 月 28 日复诊，诉症情无改善。改用主穴均双针并刺，皮肤针中度叩刺后拔罐。并增配穴曲池、肩贞、肩髎。3 月 3 日复诊，疼痛明显好转，晚上已可安眠，但手臂活动仍受限，尤其是外展困难明显。继用上方，针刺后，进行按摩并帮助其做适量的上举和外展的活动。嘱患者每日自行做适度锻炼。每周针刺 2 次。

经 3 个月左右治疗，疼痛基本消失，肩部活动度有所增加。续用上法，改为每周 1 次，巩固治疗 1 个月，并嘱其适当锻炼，除上举及后伸稍异于常人，基本痊愈。

【按】 上述两案。症状类似，著者以同处方治疗，均获得明显效果，表明本方具有一定推广价值。两例实践也表明以下 2 点，一是适度的刺激量对疾病的转归颇为重要，如病案二，开始针刺强度不够，疗效不显；加强后，症情明显好转。二是早期针刺，以减轻疼痛为主，一旦疼痛消减，就应配合功能锻炼，可采取主动（医生为主）和被动（患者为主）相结合。值得注意的是，动作宜轻柔，锻炼需适度。否则可造成新的损伤。

第五节　腕管综合征

【概述】

腕管综合征是正中神经在腕管内被压而表现出的一组症状与体征。腕管的解剖结构特殊，为一骨纤维隧道，由坚韧的腕横韧带及骨构成，内有肌腱和正中神经通过，隧道狭窄，缺乏弹性。各种原因如外伤、慢性损伤、内分泌障碍或代谢紊乱、腕管内占位性病变、炎症等，都可引起腕管内压增高而产生相关症状。其临床主要表现为拇指、示指、中指、环指桡侧麻木、疼痛，以中指为甚。有时可迫使拇指外展，对掌无力，其余手指的感觉功能正常。夜间或清晨症状最重，适当抖动手腕症状可以缓解。该病好发于中年人，女性多见，约为男性的 3 倍。多以重复性手部运动特别是抓握性手部运动者多见，近年由于电脑的普及，鼠标、键盘的使用，成为本病的又一个重要的新病因，使本病的发病率明显提高。

本病归属中医"痹症"范畴。在我国古医籍中虽无本病名的记载，但在针灸治疗的病症中，有"腕劳"一症，较为类似。如唐代的《新备急灸经》载："患手腕劳，疼痛不可忍，加手麻痹……手腕节灸七壮。"之后，相当一部分书籍中有不同程度的载述。当然，在历代文献中，这类文字并不多见，且对腕劳的理解各有不同，但所留下的穴方和治疗经验，有相当重要的借鉴意义。

现代针灸治疗腕管综合征，虽然最早的临床文献见于 1995 年，但实际上早在1974 年出版的由上海中医学院（现上海中医药大学）编著的《针灸学》一书中，就已有关于本病治疗的介绍。经检索，本病的主要文献集中在 1999 年之后。近年来，随着发病率的不断上升，加上针灸治疗具有相当大的优势，临床报道有逐年增长之势。据各地所积累的经验，针灸在取穴上，多取局部穴位，以大陵、内关使用最频繁。在方法上，鉴于中医认为本病多由于寒湿淫筋或劳伤血瘀而致局部气血瘀滞，所以在治疗上，除体针为主外，一般还应用温针、艾条熏灸法和火针等以温阳、祛寒、化湿，以加强温通经脉之力，以及皮肤针叩刺以活血化瘀，或者穴位注射以针药结合等。在疗效上，从已有的报道结合笔者经验看，以早期、首次发病且正中神经损伤较轻者，针灸效果最为明显；综合治疗较单一治疗效果为好，尤其是对于一些病程长、症情重的患者。

【效方】

1. 组成

主穴：内关、大陵、三间。

配穴：上 2、上 3。

上 2 位置：腕踝针穴，在腕掌侧面的中央，掌长肌腱与桡侧腕屈肌腱之间，腕横纹上 2 横指，相当于内关穴。

上 3 位置：腕踝针穴，靠近桡动脉外侧，在腕横纹上 2 横指，桡骨边缘处。

2. 操作
主穴均取，如疗效不明显时酌加配穴。内关，取 0.30mm×40mm 毫针，针尖略向下，进针至得气后，慢慢探寻，使麻胀针感向手指轻度放射；继续针刺大陵，取 0.25mm×25mm 毫针，针尖亦略向下，出现麻胀针感向指尖轻度放射；三间，取 0.30mm×50mm 毫针，进针后向后溪方向透刺，用中等强度做 180°捻转，使掌指有明显增加的酸胀感。配穴，一般仅取上 2 穴，重者加上 3 穴。针刺前宜嘱患者尽量放松肌肉。常规消毒后，医生左手固定穴点上部，以拇指拉紧皮肤；右手拇指在下，示指、中指在上，夹持针柄，针尖朝向手指方向，针体与皮肤呈15°，快速进入皮下。然后轻捻针柄，使针体贴着皮肤浅层进针，以针下有松软感为宜。如患者有酸、麻、胀、痛、沉等感觉，表明针体已深入筋膜下层，属进针过深，宜将针退至浅表处复刺。刚开始进针时，局部可稍感疼痛，待刺入皮下后痛感立即消失。为了保证针在皮下，针尖刺入皮肤后，放开持针手指，则针自然垂倒贴近皮肤表面，然后进针，以可触摸到皮下针体为宜。均留针30分钟。取针后，以皮肤针叩刺大陵至出血，并每侧用艾条温和灸5～10分钟。每周2～3次，以愈为期，不计疗程。

3. 临证心悟 本病多因过劳损及筋脉，加之寒湿浸淫，气血瘀滞所致。故取心包经之络穴内关、原穴大陵及手阳明之输穴三间，其意均为祛寒化湿、活血逐瘀、通经利气。

本针灸处方，在组方上有经穴和腕踝针穴相结合的特点。在操作上，要重视得气和气至病所。针灸取效的关键在于内关和大陵的操作。尤其是针刺大陵时痛感较强，且易引发触电样麻感，如手法不当，可遗留麻刺感而多日不退。故患者不易接受。因此，要预先向患者说明。另外内关和大陵刺至有轻微胀麻感向下传导即可，手法不可过强甚至乱捣乱刺，以免加重神经的损伤。著者体会，宜先对此二穴进行按压，快速针尖破皮，缓慢送针，微微提插至出现温和的麻感向手心或手指方向放射，即可留针，切不可乱捣猛插。

对症情较重、病程较长的本病患者，可于取针后，在大陵穴皮肤针叩刺加灸。在叩刺时，宜用中等强度手法，通常渗血较多，以消毒干棉球吸净后再叩刺，一般要反复3次。再用艾条行温和灸。针灸后，多数患者即有轻松之感。如上法效果不明显时，大陵可加用或改用穴位注射，以1ml一次性注射器刺入，得气后缓缓注入甲钴胺注射液1ml（0.5mg/ml），每侧穴0.5ml。著者原用维生素B_{12}行穴位注射，后发现该药刺激性较大，应尽量避免应用。

【验案】

1. 腕管综合征

纪某，男，31岁，公司职员。初诊日期：2001年6月。

主诉：双手麻痛1年余。

现病史：患者1年前在美国工作时，因每日长时间使用电脑，开始觉双手发胀，继而出现手指麻木刺痛，并以夜间为剧，时可痛醒，劳累后症状加重，以致不敢使用电脑。经当地医院肌电图测试等检查，确诊为腕管综合征。药物治疗未见效果，建议手术治疗。患者考虑其治疗费用需数万美元，加之术后难以保证痊愈，故拒绝手术治疗。患者在当时已无法胜任工作的情况下，选择辞职回国治疗。回国后，在本市某三级医院神经科也诊断为本病，保守治疗效果亦不明显。无奈之下，经辗转相托，来著者处请求针灸治疗。

检查：双手局部未见异常，按压大陵穴区时出明显疼痛，并有触电样刺痛向拇指、示指、中指、环指放射。舌淡红边有瘀斑，脉略涩。

诊断：腕管综合征。

治疗：以上述效方治疗，主配穴均取。每周 2 次。首次针刺后，即感两手轻松异常。为增强刺激量，从第 3 次治疗开始，加用电针，连接内关和三间，应用连续波，强度以患者感舒适为度。10 次后，症状已明显改善，可持续叩击键盘 1 小时左右。嘱其不可劳累。20 次后，基本痊愈。因工作较忙，改为每周 1 次，将电针改为大陵穴位注射维生素 B_{12} 之法。又治 5 次而获愈。随访 3 年未见复发。

【按】　本例为一留美归国人员，开始抱着怀疑的态度来针刺，结果疗效大出其意料。在治疗时，考虑到其症状较重，且病程颇长，故采取主配穴均用，并加用电针、穴位注射之法。需要强调的是，一是要求坚持有规律治疗，该患者十分准时，从不缺席，在治疗期间也遵照医嘱，不使双手劳累；二是各法有机结合，依据不同阶段采用不同方法，如电针改为穴位注射等。故获效显著。

2. 腕管综合征

陈某，女，47 岁，财务管理。初诊日期：2017 年 1 月 17 日。

主诉：右手指麻木不适近 2 个月，加重 10 余日。

现病史：患者于 2 个月前出现右手手指麻胀不适，休息后，可减轻，不以为意。但一用电脑，症状又显现。左侧手指亦出现类似情况。曾到某社区卫生服务中心诊治。当时诊为颈椎病，服药及颈部贴膏药，均未见减轻。近 1 个月来，因逢年终结账，财务繁忙，叩击电脑键盘过多，手部症状明显加重，出现麻木刺痛，以环指、中指、示指为甚，难以工作。遂去某中心医院，经运动和感觉神经传导测定，提示"正中神经部分损伤，符合 CTS 电生理表现"，确诊为"腕管综合征（右侧）"。曾采用药物封闭、推拿等治疗，未见明显效果。经人介绍来著者处治疗。

检查：外观双手无异常，正中神经压迫试验（+）（检查者用拇指压迫腕管部位，如果 30 秒内出现正中神经支配区域皮肤的麻木不适为阳性）。脉细略涩，舌暗苔白。

诊断：腕管综合征。

治疗：以上述效方主穴加配穴上 1，双侧均针刺，考虑到患者畏针，均用 0.25mm×25mm 毫针。体针法和皮肤针叩刺法相同。针刺期间，用 TDP 灯照射，局部温热为度。不用艾灸法。取针后，在右侧穴位注射甲钴胺注射液（0.5mg/1ml），分别注入大陵和内关，各 0.5ml。每周治疗 2 次。5 次后，症状基本消失，又巩固治疗 5 次。经肌电图测定，神经传导正常。嘱其适当使用电脑。

【按】　本例较之上例，病程短、症情轻，主要表现为正中神经部分损伤，所以配穴仅取上 1，针刺手法均轻，以得气为度。另外，一开始即结合运用甲钴胺注射液，也有利于损伤神经的康复。本病与手指过劳有关，易于复发，故在获愈之后，应当注意避免过度击键，预防复发。

第六节　截　瘫

【概述】

截瘫是指脊髓损伤后，受伤平面以下双侧肢体感觉、运动、反射等消失，以及膀胱、肛门括约肌功能丧失的一种病症。其中，上述功能完全丧失者，称完全性截瘫；还有部分功能存在的，称不完全性截瘫。早期为弛缓性瘫痪，3～4 周后，逐渐转为痉挛性瘫痪。截瘫病因与脊髓外伤或本身病变有关。现代西医学除在脊髓损伤的急性期可采用手术治疗外，对本病症尚无理想的方法。本病症是重要的难治病之一。

截瘫在中医学归属"痿症"，特别是"筋痿""骨痿"的范畴。针灸治疗骨痿、筋痿，首见于《黄帝内经》。

现代应用针灸治疗截瘫的临床文章，最早发表于 1954 年。直到 20 世纪 60 年代中期，报道仍很少，且多为脊髓结核所致的截瘫病例。20 世纪 60 年代末至 70 年代中期，在我国针灸界曾掀起一股治疗外伤性截瘫的热潮，各地都进行过一些有益的探索，取得了一定成效，并编撰了《外伤性截瘫防治手册》一书。20 世纪 80 年代后，针灸治疗截瘫的研究工作继续开展，无论是在取穴、手法上，还是在疗效评价上，都采取了更为客观和科学的态度。特别是在 1994 年之后，有关临床文献量呈递增之势，如高峰期 2001 年，针灸治疗本病的文献就达 12 篇之多。这从一个侧面反映了当今针灸对截瘫的重要治疗价值。

目前，一般主张针灸治疗之前先要解决脊髓损伤后的再生与恢复的条件，即解决必要的通路，早期应积极配合手术和闭合复位。在针灸方法上，仍以刺灸法为主，包括芒针、电针、穴位注射等，多数采取综合治疗，以多种刺灸法（含推拿等）结合，也有配合应用中、西药物。不少资料表明，针灸等穴位刺激，在一定条件下，对脊髓损伤有一定促进恢复和再生作用，并可在不同程度上恢复其功能。故针灸对本病症的临床价值应予肯定。

【效方】

1. 取穴

主穴：分 3 组。①阿是穴；②极泉（臂丛神经）、曲池（桡神经）、冲门（股神经）、委中（胫神经）、腰俞（马尾神经）；③督脉大椎至腰俞段。

配穴：①膈俞、肾俞、次髎、秩边；②臂臑、手三里、外关、合谷、髀关、伏兔、血海、足三里、阳陵泉、三阴交、绝骨、解溪；③天枢、中极、关元、会阴。

阿是穴位置：损伤平面上（1～2 个棘突）和下（1～2 个棘突）的督脉穴和夹脊穴。

2. 操作　主穴每次取一组。其中第一和第二组交替使用，行针刺和穴位注射；第三组行铺灸。配穴，每次据症在三组穴中选数穴，交替应用。

（1）针刺法

1）主穴第一组和配穴针法。阿是穴要求深刺，督脉穴刺法：左手示指和中指固定所要针刺穴位的上、下两个棘突点间的皮肤，右手持针，针尖垂直刺入，缓慢均匀提插，以测知针尖所遇的阻力，并体会指下感觉。如因骨折或脱位使棘突间发生改变时，可按照损伤平面上下选取督脉穴的原则，加用其他督脉穴。选用（0.30～0.45）mm×（40～75）mm 毫针，进针深度一般为 1.4～2.8 寸，当手下感到弹性阻力（为刺中黄韧带），局部有胀、重、酸感时，仍可继续针刺。一旦指下有空虚感，且患者自觉针感向双侧下肢或会阴部放射，则不得深刺，稍将针外提。施平补平泻手法。夹脊穴针法：进针深度一般为 1～1.4 寸，针尖朝向脊柱方向斜刺，行提插捻转泻法，使针感沿脊柱放射。秩边取 0.30mm×125mm 毫针斜向内刺，使针感传至小腹，腹部穴天枢用 0.25mm×40mm 毫针针刺、使针感传至腹股沟，任脉穴针感传至阴部。四肢穴深刺至明显得气。一般先针刺背部穴，再针刺腹部穴和四肢穴。

2）主穴第二组穴针法。本法主要是通过刺激神经干的方法进行治疗。针刺时务求刺中神经干。主穴可根据瘫痪部位选取，阿是穴每次均取。大小便障碍者加取 2～3 个配穴。具体刺法如下：上肢瘫痪，极泉针刺 1 寸，反复提插，使上肢有麻电感；曲池深刺 1～1.4 寸，使前臂有麻电感。下肢瘫痪，冲门刺入 0.8～1 寸，股四头肌出现收缩；委中进针 1～2 寸，有麻电感向足部传导；腰俞针尖向上，在骶椎与尾椎间向上深刺入 2.5～3 寸，针感放射至会阴。任脉针感向会阴放射，天枢传至腹股沟。一般要求局部出现抽动或麻电感 3～4 次后即去针。

3）主穴第一组之夹脊穴和配穴于针刺后通以脉冲电，并于夹脊穴排列的首尾两针分别接入阴极阳极的脉冲电刺激。痉挛性瘫痪波形用疏密波，弛缓性瘫痪波形用断续波，波宽为 0.4～0.7ms，频率为 1～100Hz，通电后逐渐加大电流强度，以患者能耐受为度。一般穴位行电针时，用连续波。刺激量以患者可耐受为度。每次夹脊穴通电时间为 5～10 分钟，肢体穴为 30 分钟。针刺法每周 5 次，间歇 2 日。

（2）穴位注射法

药液：丹参注射液、黄芪注射液、甲钴胺注射液（0.5mg/1ml）。

在体针治疗结束后，行穴位注射。上述药液任选 2 种，其中甲钴胺注射液必选，另 2 种中任选 1 种，交替选用。一般用于主穴阿是穴之夹脊穴和配穴之第二组。每次夹脊穴取一对，用甲钴胺注射液；上下肢各取一对，用丹参注射液或黄芪注射液。用 5 号齿科针头，深刺并反复提插后，以较快速度推入药液，夹脊穴每穴 0.5ml，四肢穴每穴 2ml。隔日 1 次，穴位交替轮用。

（3）铺灸法：取主穴第三组（督脉大椎至腰俞段）。

1）灸具制备：斑麝粉（麝香粉 50%，斑蝥粉 20%，丁香粉、肉桂粉各 15% 的比例，混匀装瓶，密封备用），新鲜大蒜 500g（去皮捣烂成泥，备用），优质纯艾绒，消毒医用纱布，龙胆紫药水。

2）具体操作：让患者俯卧床上，充分裸露背部，脊柱穴区用碘伏行常规消毒（或先用碘酒消毒，再用 75% 的酒精棉球擦拭脱碘），涂上蒜汁，在脊柱正中线撒上斑麝粉 1～1.8g，粉上再铺以 5cm 宽、2.5cm 高的蒜泥 1 条，蒜泥条上铺 3cm 宽、2.5cm 高的艾绒（约 200g），下宽上尖。形成截面为等腰三角形的长蛇形艾炷。然后，点燃艾炷头、身、尾 3 点，让其自然烧灼。待艾炷燃尽后，再铺上艾绒复灸，每次灸 2～3 壮。灸毕，移去蒜泥，用湿热纱布轻轻揩干穴区皮肤。灸后皮肤出现深色潮红，让其自然出水疱，嘱患者不可自行弄破，需严防感染。至第 3 日，用消毒针具引出水疱液，覆盖 1 层消毒纱布。隔日 1 次涂以龙胆紫药水，直至结痂脱落愈合，一般不留瘢痕。灸后调养 1 个月。一般 1 个月灸 1 次。3～6 个月为 1 个疗程。

3. 临证心悟 上述为著者通过文献筛选综合并结合自己临床实践总结出的一个效方。截瘫是治疗难度非常高的一个病种，本方有以下几个特点：一是取穴范围广，涉及腰、背、下腹及四肢；二是使用的针灸技法多，包括体针、穴位注射、电针、灸法等，在体针中还应用了穴位神经干刺法。神经干刺法，著者广泛用于多种瘫痪患者，确实有较好的效果，尤其是早期患者。铺灸法原用于类风湿关节炎，著者通过治疗实践，发现对截瘫也有较好疗效。但由于截瘫患者卧床时间长，要注意避免感染。值得一提的是，截瘫患者的康复是一个漫长的过程，因此坚持长期规律的治疗，加强功能锻炼，以及早期针灸疗法的介入是十分必要的。

从所治的多例患者看，本方对早期、低位（胸椎及以下损伤）截瘫效果较好。

【验案】

1. 高位截瘫

袁某，女，22 岁，护士。初诊日期：1974 年 10 月 17 日。

主诉：四肢瘫痪 2 年 9 个月。

现病史：患者素体健康，1972 年 1 月 7 日，其在某医院组织挖地道时，一架子车突然从洞口落下，不慎砸在其颈部，当时昏迷 20 分钟，即送石河子兵团医学院第一附属医院救治。入院时见右耳及左鼻腔出血，颈部肿胀压痛，四肢瘫痪。1972 年 1 月 29 日，X 线检查示：$C_5 \sim C_7$ 颈椎椎体骨折，C_7 向前脱位，C_5 颈椎椎体上缘毛糙。于 3 月 22 日，行椎板松解术。术时见硬膜完整，未切开探查脊髓。症情稳定后，又由单位送至上海市东方红医院（现瑞金医院）进一步治疗。返疆后在兵团五七农场卫生队行康复锻炼和针灸治疗。上肢瘫痪症状有所好转，下肢瘫痪及小便失禁等症状未见改善。因从新疆人民广播电台获知著者治疗小儿麻痹症有效的消息，征得单位同意转至医院外科，求治于著者。

检查：四肢瘫痪，上肢呈迟缓性瘫痪，下肢呈痉挛性瘫痪。肌力：上肢 Ⅱ ～ Ⅲ 级，下肢 0 级。上肢骨间肌明显萎缩。肌张力：上肢减低，下肢增强。腱反射：上肢减弱，下肢亢进。感觉：位置觉（深感觉），上肢（肩、肘、腕、指）关节存在，下肢（髋、膝、踝、趾）关节消失；痛觉（浅感觉）L_4 以下减弱，L_7 以下消失。排尿情况：近似反射性。排便及性功能正常。汗量较少。舌暗红苔薄白。

诊断：高位截瘫。

治疗：基本按上述效方为主进行治疗。药物注射，上肢采用加兰他敏，下肢采用维丁胶性钙，均用维生素 B_1、维生素 B_{12} 及中药红花注射液。初时针刺每日 1 次，1 个月后改为隔日 1 次。铺灸法 2 个月 1 次。经过半年治疗，上肢肌力恢复至 Ⅳ ～ Ⅴ 级，小便功能达到近似随意性膀胱。下肢肌力无明显改善。

【按】　本例患者是著者在新疆工作时期治疗的首例外伤性截瘫患者。当时尚无经验，一边参考当时出版的《外伤性截瘫防治手册》，一边不断进行摸索。虽下了很大的功夫，但最终仍无法使患者站起来。可能与以下情况有关，一是损伤部位较高（$C_5 \sim C_7$）、较重（骨折）；二是患者病程较长，已有 2 年零 9 个多月，恢复较为困难。但针灸治疗还是显示了疗效：上肢肌力有一定程度恢复（从 Ⅱ ～ Ⅲ 级提高到 Ⅳ ～ Ⅴ 级），排尿功能也从近似反射性提高至近似随意性。

2. 不完全性低位截瘫

陈某，男，65岁，企业家。初诊日期：2018年3月17日。

主诉：双下肢无法行走、疼痛兼大小便失禁8月余。

现病史：患者因腰椎间盘突出，于2017年6月下旬，在中国香港某医院应用新进口之激光治疗仪（具体名称及型号不详）行无创激光手术。术后即出现双下肢及大小便功能障碍，并日益加重。经中外专家会诊，确定是手术过程中误伤脊神经所致。经中国香港、中国上海、东京等多地境内外西医专家及著名中医采用中西药物、理疗、推拿、针灸等治疗，未见明显效果。经友人推荐，就治于著者处。

检查：患者表情痛苦，面色黧黑。不能自行站立，需二人扶持勉强可步行一二米。双腿略显萎缩，肌张力降低，可见大腿肌肉不自主的跳动，足腓肠肌及踝部阵发性抽动。自述肌肉阵发性剧痛，以抽痛为主，夜间常因疼痛发作而惊醒，以致整夜无法入眠。小便无法控制，由于尿失禁，需多次更换纸尿裤。大便原以便秘为主，近因服用中药而出现稀便，稍一咳嗽，即从肛门漏出。脉涩略弦，舌暗苔黄腻。

诊断：不完全性低位截瘫。

治疗：先嘱取俯卧位，暴露腰臀部，取0.3mm×100mm毫针2枚，针刺双侧秩边。先直刺95mm，略做提插加小幅度捻转，使胀麻针感抵达足心，运针约1分钟；提针至皮下，呈75°，向内斜刺，进针90mm左右，用同样针法，使针感向会阴部放射，运针2分钟；复提针至皮下，呈30°，向内斜刺，进针80mm左右，以同一手法，使针感向肛门放射，运针2分钟，留针。再取0.3mm×75mm毫针2枚，直刺双侧白环俞，深70mm，用上述提插加小幅度捻转手法，使针感向下肢放射，运针1分钟，继而，提针至皮下，呈65°刺入，使针感向肛门及会阴部放射，运针2分钟后留针。再取0.3mm×75mm毫针4枚，分别以45°刺入双侧大肠俞和关元俞，进针65mm左右，至针感向下肢放射，运针1分钟，留针。再取0.3mm×40mm毫针4枚，直刺T_4、T_5之夹脊穴，进针38mm左右，以局部得气为度。上述均留针15分钟后起针。

复取仰卧位。均选用0.25mm×40mm毫针。取腹部天枢、关元、中极、水道，以及下肢足三里、上巨虚、阴陵泉、三阴交。除关元、中极外，其余穴均取双侧。均直刺至得气，其中关元、中极、水道针尖略朝向会阴部，使针感向尿道放射；其余穴以局部酸胀为主。留针20分钟。

隔2日复诊。首次针刺后，尿液漏出量略有减少，且有尿意；大便略成形，咳嗽时从肛门进出量大减。以同法隔日针刺1次，3次后，小便已可自行控制，偶有滴尿。大便成形，剧咳时，略有漏出。已脱去长期使用的纸尿裤，改用正常之棉质内裤。5次后，可自行小便，每次达300～500ml；大便基本正常，不再从肛门进出。苔腻明显变薄。

唯患者双下肢疼痛症状改善不明显，尤其是阴雨天，抽痛发作频繁，且以膝内侧及腓肠肌部更为剧烈。调整处方如下。

俯卧位，减白环俞，加殷门、委中、承山（均双侧），取0.3mm×（40～50）mm毫针，直刺至得气，每穴行上述手法运针1分钟，均留针15分钟。复取仰卧位，加用血海、阳陵泉。血海取 0.3mm×40mm 毫针，呈 45°向下刺入，先针刺左侧，当刺入 20mm 左右时，患者突呼下肢抽痛难忍，只见大腿前部肌肉及小腿部肌肉出现阵发性抽搐，足部同时不自主前后摆动，继续深透刺，抽搐及摆动消失，疼痛亦消失，针刺右侧时亦出现类似现象。余穴直刺，未有此现象。均得气后手法操作 1 分钟。其中，血海、阳陵泉连接电针仪，应用连续波，频率为 4Hz，强度以患者可耐受为度。留针 30 分钟。留针期间，肌肉偶有抽动，疼痛不明显。

以上法治疗，每周 2～3 次。经半年治疗，患者大便正常，小便基本正常，滴尿消失，每日排尿 4～5 次，每次 400～500ml，但尚觉排尿乏力。腿部痉挛性肌痛亦明显缓解，阴雨天略有抽痛。已可独立扶助行器站立和行走，每次能坚持行走 40 分钟以上。

> 　**【按】**　本例患者经多方中外专家会诊，确诊为腰骶部脊髓损伤。表现为大小便失禁及下肢功能障碍。治疗上突出三点，一是取穴上，腹背部结合，配合下肢穴，是中取结合近取之意，而所取之穴，多为著者长期应用之验穴；二是操作上，强调深刺透刺，重视气至病所；三是精神上，予以患者鼓励，树立信心，加强锻炼。获得较好的疗效。

第七节　急性腰扭伤

【概述】

急性腰扭伤多因剧烈转动躯体，腰部肌肉用力失调所致。损伤常发生于骶棘肌及腰背筋膜附着部。临床特征为剧烈转动躯体或腰部肌肉用力失调后突然出现腰部剧烈疼痛，活动受限，咳嗽、深呼吸等加重，腰部可有明显压痛点。症状于扭伤后数小时至数日内加重。

急性腰扭伤是针灸病谱中最为有效的病症之一。最早报道见于 20 世纪 20 年代中期，近百年来已积累了极为丰富的经验。一方面各种穴位刺激法的广泛应用，除传统的刺灸拔罐外，耳针、电针、穴位激光照射、火针、穴位微波照射等几乎都用于治疗本病，并取得较好的效果；另一方面，在大量病例的对比观察基础上，发现了不少有效穴位，并在一定程度上总结了配方规律。

急性腰扭伤也是著者在边疆工作时，经常在门诊中遇到，且常能即刻见效的病症。通过借鉴他人的经验和反复实践，总结了重复性较强的治疗方案，供读者参考。

【效方】

1. 组成

主穴：腰痛穴（或水沟）。

配穴：阿是穴（腰部，压痛最明显处），大肠俞（或腰阳关）、L₄夹脊穴、委中。

腰痛穴位置：手背，指总伸肌腱两侧，当第 2、3 掌骨及第 4、5 掌骨之间，腕背横纹下 1 寸处，一手两穴。

2. 操作　先仅取 1 个主穴，再加配穴。主穴均按损伤部位选穴。腰部一侧损伤，嘱患者直立位，取腰痛穴，可任选患侧或对侧一侧穴区。取 0.30mm×40mm 毫针 2 枚，分别呈 65° 进针，针尖相对，均向掌心方向斜刺，深 1.0～1.2 寸，得气后，大幅度捻转提插，强刺激 2 分钟。同时，嘱患者做下蹲直起及左右旋腰和前后弯腰等活动，2 分钟左右。如为腰脊正中损伤，取水沟，取 0.30mm×（13～25）mm 毫针，向鼻中隔方向刺入 0.3～0.5 寸，反复捻转，持续 2 分钟；同时嘱患者做上述动作 2 分钟。

继续针刺配穴，嘱患者俯卧位，在腰骶椎间及两侧腰肌逐一按压，查出压痛点。取 0.30mm×（40～50）mm 毫针，先针刺压痛点，得气后，反复提插 1 分钟；如为两侧损伤，取大肠俞，以 85° 向脊柱方向进针，深约 1.8 寸，激发针感放射至下肢，夹脊穴直刺 1.4 寸，至得气；委中直刺至得气。如为腰脊正中损伤，阳关穴直刺至得气，另取 L_4 夹脊穴和委中，针法同上。留针 30 分钟，于留针 20 分钟时，在阿是穴加拔针罐。每日 1 次，3 次为 1 个疗程。

3. 临证心悟　本病症是因腰部动作不慎所致的强烈扭拉伤，致气机不畅，血行受阻，气滞血瘀，不通则痛。所以针灸治疗以疏经活络为治则。腰痛穴，原名威灵、精灵，首见于明代《小儿推拿方脉活婴秘旨全书》，至现代才发现该穴对急性腰扭伤有明显效果，故成治疗腰伤于两侧之验穴。本症伤于腰脊正中者，因位于督脉，而水沟为督脉穴，是重要的开窍通经之穴，故取之。阿是穴，取以痛为腧之旨。大肠俞，属膀胱经而位于腰，L_4 夹脊与之相对，取之以通经止痛、舒筋活络；腰背委中求，委中一穴，对急性腰痛者，最为有效。

著者体会，在取穴上，一般主穴与配穴每次需同取。著者发现，如单独取用主穴，虽有即时缓解症状之效，但往往不能持久，有的在返回路上时即发作。而加用配穴之后，可以维持和加强疗效。特别是对于有腰椎间盘突出症等有腰部基础病患者更应如此。具体选穴时，则宜依据腰部损伤位置而定。

操作上，主穴重在二点，一是深刺并连续施以幅度较大的提插捻转手法，以期获得较强而持续的针感。二是患者要配合医者，不断活动肢体。患者在这一过程中，往往会惊喜地感到，不少原来无法进行的动作，一下子就能做到。配穴要求深刺得气，但不求过强针感。另外，急性期应卧硬板床休息，局部宜热敷。

值得一提的是，上方对于慢性腰痛及腰椎间盘突出症等疗效欠佳。

【验案】

张某，女，67 岁，退休教师。初诊日期：2019 年 7 月 3 日就诊。

主诉：慢性腰痛多年，突发腰部剧痛伴活动明显受限 3 日。

现病史：患者有慢性腰痛反复发作史，曾在多家医院检查，诊断为腰椎间盘突出症，并经药物、推拿、针灸等缓解。前日，在弯腰捡物时，突感左侧腰部如折断般剧痛，无法站立，跪蹲于地，经女儿扶持勉强站立，但无法伸直腰部。稍一活动，便疼痛异常，浑身冒汗。当日及第 2 日去不同医院诊治。治疗后，当时症情稍减，但回家后，即恢复原状。因该患者曾在著者处治疗过眼病，特地由其女儿推车送至著者处求治。

检查：痛苦面容，弯腰不能伸直，步履艰难。左侧腰部局部无红肿，按压腰眼部疼痛（++）。磁共振示：L_1～L_2椎间盘膨隆并向正中后方突出，L_2～L_3、L_3～L_4、L_5～S_1椎间盘膨隆，L_4～L_5椎间盘膨隆伴轻度后右突出。舌质略暗有瘀斑，苔白微腻。脉细弦。

诊断：急性腰扭伤，腰椎间盘突出症。

治疗：取左侧腰痛穴，进针后至患者有强烈胀麻感，嘱其做俯仰及下蹲起立动作，患者先是畏惧不敢，在著者反复要求下，患者一试之后，竟感腰部顿时轻松，经2分钟活动取针后，可自行上床俯卧。按上述效方，加取L_1～L_3夹脊穴（双侧）、殷门（患侧），均针刺，操作如下。各夹脊穴同L_4夹脊穴；殷门取0.30mm×50mm毫针深刺1.8寸，使针感向足部放射。阿是穴（腰眼）取针后以皮肤针中度叩刺后拔罐，出瘀血适量。

第2日再次针刺时，患者已可自行来诊，腰部疼痛明显减轻，活动略感板滞不适。即按效方治疗。共治4次，诸证消失。患者曾于2020年8月又发作一次，症情较之为轻，同法治疗3次后，症状平复。

【按】　本例患者是著者所治急性腰扭伤患者中较为严重的一案，主要是由于夹杂有腰椎间盘突出的病史。治疗此类患者，在重点治疗腰扭伤同时，一般须兼顾腰椎间盘突出症。故增用L_1～L_3夹脊穴，以利脊通络；加殷门，其为膀胱经穴，古籍有"治腰痛不可俯仰"之记载，取之通调经气以增强治疗腰痛的作用。因本患者症情较重，故阿是穴采用刺络拔罐之法，以散瘀止痛。

另外，据著者经验，主穴在整个疗程中，通常只用一次即可。如疗效不好，可试用健侧。对于慢性腰痛或器质性腰痛，主穴作用多不明显。

第八节　腰椎间盘突出症

【概述】

腰椎间盘突出症是腰椎间盘发生退行性变之后，多因外力使纤维环破裂，髓核突出，刺激或压迫神经根、血管或脊髓等组织而引起腰痛，并伴有坐骨神经放射性疼痛等症状为特征的一种病症。其中，以L_4～L_5、L_5～S_1间隙发病率最高。多见于男性。本病发病率高，病程长，常给患者带来较大痛苦，是影响人类健康的常见病之一。

本病归属中医学"腰痛"范畴，《医学心悟》所述"腰痛拘急，牵行腿足"更为贴近。在《黄帝内经》中有诸多篇章论及腰痛的针灸治疗，当然也包括本病。

现代针灸治疗本病，首见于1965年。之后，直到1983年才有新的临床资料出现。自1994年之后有关文献呈明显上升之势，而且持续至今。这也表明本病的发病率和本病患者至针灸科就诊率不断增加。在治疗方法上，除针刺外，尚有用麝丹灸法的大样本报道。此外，有用眼针、穴位注射、电针、浮针等，由于本病症情较为复杂，针刺常结合其他方法，如推拿、药物、牵引等。

包括本病在内的患有颈椎、腰椎病的患者，著者日常门诊中接触颇多，仅次于眼病患者，因此积累了相当多的经验。

【效方】

1. 组成

主穴：大肠俞、关元俞、阿是穴（病变椎体的夹脊穴）。

配穴：承扶、殷门、阳陵泉。

2. 操作　一般以腰痛为主者，仅取主穴，如向下肢放射明显者，加取配穴，均取患侧。大肠俞、关元俞，均选用 0.30mm×75mm 毫针，呈 45°斜向椎体深刺 2.5～2.8 寸，以出现局部明显的酸胀感或向下传导的麻电感为宜。阿是穴，即病变处上、下两个椎体的夹脊穴（阿是穴 1 和阿是穴 2），两侧共 4 个穴点，取 0.30mm×40mm 毫针，针尖略朝向椎体方向深刺 1.0～1.2 寸。如 2 个以上病变部位，可按上法增加穴点。配穴，直刺，至出现同样针感。得气后，均用轻度提捣手法运针 0.5～1 分钟。留针 30～45 分钟。背俞穴和阿是穴分别连接电针仪，用疏密波，强度以患者可耐受为宜。取针后，在腰部 4 穴以三棱针速刺十数下，用大号罐吸拔 10～15 分钟，出血 30ml 左右。急性期隔日 1 次，缓解期每周 2 次。刺络拔罐每周 1 次。

3. 临证心悟　著者最早接触本病是 20 世纪 80 年代末在荷兰。当时相当多的本病患者因手术后并不能缓解症状而要求针灸治疗。记得有一位黑种人女性患者，曾二次手术，结果非但病情没减轻，反而不能弯腰，连请她取卧位都异常困难。通过 10 多例患者的治疗，发现针刺对这类手术过的患者效果并不理想，但对未经手术者则有明显的疗效。并逐步总结出本方。本病病机，或因寒湿，或因劳伤，或因外力，致痰湿、血瘀等阻滞膀胱经气，本方取阿是穴 1 和阿是穴 2，重在祛痰湿、化瘀血，针后加刺络拔罐，更加强此功能。余穴为膀胱经之要穴，选以疏调膀胱经经气。本方在国内外应用，多能获效。

本处方特点在于：首先是主方为背俞穴与夹脊穴相结合，夹脊穴的数量依据病变情况而定，可以是两对，也可以是数对。其次操作上采用长短针针相结合，背俞穴用长针深刺，方向朝向脊柱；夹脊穴短针直刺，两针尖相交于病灶处，使刺激量充分聚焦，起到较好的治疗效果。取得疗效的关键在于：一要深刺得气，二要针尖两两对应，三要针电罐三者结合，才能取得较好的效果。望读者在临床中体会。

【验案】

1. 腰椎间盘突出症

A. Vanludevelde，男，52 岁，职员。初诊日期：1992 年 2 月 20 日。

主诉：右侧腰痛及腿 5 年，加重 1 周。

现病史：患者 5 年前因车祸伤腰后，出现右侧腰痛，并向右下肢放射。经用药后好转，但一遇劳累或气候变化，即可发作。曾经专科医生检查及拍摄 X 线片，确诊为 $L_2 \sim L_3$ 椎间盘髓核脱出症。建议手术治疗。患者因目睹多例类似患者手术预后不理想，所以一直坚持保守治疗。此次因 1 周前钓鱼劳累发作，更较以前为重。不仅右侧腰麻痛异常，且不能久坐久立，走路需人扶行。由沙享达拉医生介绍请著者治疗。

检查：痛苦病容，L_2～L_3 椎间右侧压痛明显，直腿抬高试验阳性。舌红，苔白微腻，脉沉略紧。

诊断：腰椎间盘突出症。

治疗：取右侧 L_2、L_3 夹脊和肾俞、气海俞、大肠俞，再加效方中之配穴，因患者惧针，均选用直径为 0.25mm 细针，手法亦轻微。得气后，主穴加用电针，因觉疏密波不适改用连续波，频率为 4Hz，留针 35 分钟。因患者拒绝拔罐，仅用针法。针后，自觉未见症状减轻，反感腰部更为沉重。当时告诉他这是正常反应。患者将信将疑。隔 2 日后复诊，患者自行开车前来就诊，述第 2 日症状即大为减轻，尤其是右足麻痛消失更为明显。在沙享达拉医生劝说下，针后加用刺络拔罐。针后即觉腰部轻松。之后每周治疗 2 次，在治疗至第 8 次时，他特地带来一张照片，是他日前钓起一条半人高之大鱼，并说他已完全好了。著者要求其再针刺 2 次以巩固疗效，并劝其仍然一不可过劳。大半年后，电话随访，未复发。

【按】　这是著者第 2 次赴荷治疗的病例。阿是穴的穴点，一般随脱出髓核的数量而增加，脱出一个髓核各为 2 个穴点，两个髓核各为 3 个穴点，以此类推。另外多数病例，针后感觉症状减轻，但也有少数患者反有加重的情况，也是正常现象。但如果数次不改善，就需考虑取穴或针法是否正确，或诊断是否有误。本病容易复发，一定要告诉患者坚持巩固一个时期及避免过劳受寒等。

2. 腰椎间盘突出症

陈某，女，72 岁，退休。初诊日期：2017 年 3 月 1 日。

主诉：腰痛 3 年余，加重 1 个月。

现病史：患者于 3 年前，出现腰部疼痛，不能久坐久立，咳嗽喷嚏时加重，经某三级医院骨伤科磁共振示：L_2～L_3、L_3～L_4 不稳，L_3～L_4、L_4～L_5 间隙狭窄，L_3～L_4 左右横移，左侧明显。经服用药物及局部贴膏药后，症状好转。但之后，时发时轻。此次发作，是春节前，在弯腰拿重物时，不慎滑倒在地，当时腰骶痛难忍。自行贴膏药及艾灸等，略有好转。但入夜后，疼痛增剧，整晚辗转难眠，晨起无法单独起床，勉强扶起，因剧痛难以移步。开始疼痛以左侧腰部为甚，咳嗽时痛连及左下肢，沿外侧向下放射。之后，右侧腰部及臀部下侧也出现疼痛。经多家医院服中西药物、理疗、针灸、推拿等法，以及自行艾灸等，均未能减轻症状。且出现步行困难只能骑自行车外出的现象。经多方咨询，由其丈夫扶行特来著者处求治。

检查：面色苍白，表情痛苦。腰部肌肉板滞，但无明显压痛点，于左侧环跳穴区，按压时有一痛点。直腿抬高试验左 25°，右 70°。脉弦紧，舌质暗红苔薄白。

诊断：腰椎间盘突出症。

治疗：以上述效方为主，但随症进行增减。主穴，加阿是穴 1～3，即在 L_3～$L_5$3 个椎体两侧的夹脊穴进行针刺，反复提插获得明显针感，且向下肢放射。配穴去秩边，取左侧环跳、风市、双侧承扶、殷门、昆仑。阿是穴 1、阿是穴 3、左侧环跳、风市，加接电针仪，应用连续波，强度以患者可耐受为度，加用 TDP 灯照射。留针

30 分钟。针后在左环跳刺络拔罐，腰两侧拔罐，留罐 10 分钟。首次针刺后，于第 3 日复诊时告知，针后当晚即未出现疼痛，早晨可自行起床，只是久立久坐及咳嗽喷嚏后仍有明显疼痛。继用上法，嘱每周 3 次坚持治疗。又经 5 次治疗后，疼痛基本消失。直腿抬高试验示左 75°，右 85°。可自行来门诊治疗。巩固治疗 4 次，共 1 个疗程后停针。嘱其注意日常起居，防止过度劳累。

【按】 这是一较为严重的病例。由于其病变发生在 3 个椎体间，且疼痛较为明显，所以在主方中加用阿是穴 3，以加强镇痛之效；又因其疼痛向外侧胆经方向放射，故加用胆经环跳、风市。针刺手法宜重，务必使患者有明显的得气感和传导感。左侧环跳穴有压痛，且患者自述此为每次疼痛的触发点。因此，重点将刺络拔罐放在该穴。另外，TDP 灯照射亦有助于温通经脉。本病易于复发，因此一定要叮嘱患者避免受寒、过劳等。

3. 腰椎间盘突出

张某，女，78 岁，画家。初诊日期：2020 年 4 月 16 日。

主诉：腰骶部疼痛伴左下肢麻木 2 年，加重 1 个月。

现病史：患者 2 年前因长期久坐出现腰骶部疼痛，臀部疼痛尤甚，活动明显受限，伴左下肢麻木，反复就诊于多家三级医院，其间于上海市瑞金医院查腰椎 MRI，示：$L_4 \sim L_5$ 左侧椎间盘突出，$L_2 \sim L_3$ 椎间盘后突，骶管囊肿。多方予以针灸、推拿、低频理疗等治疗，症状稍有改善，但时有反复，患者甚觉心烦。1 个月前，劳累后患者腰骶部疼痛加重，臀部尤甚，甚至不能步行，戴腰托后勉强能走几步路，遂就诊于上海市中医文献馆名医门诊部。刻下：腰骶部疼痛，臀部疼痛尤甚，伴左下肢疼痛、麻木，内侧为主，步行困难，戴腰托后能略微走路，严重影响生活和工作，疲劳乏力，腿膝酸软，时有头晕健忘，饮食较少，夜寐一般。

检查：神清，精神一般，形体消瘦，面容憔悴。腰椎生理曲度变直，活动明显受限，$L_3 \sim S_1$ 棘间及棘旁压痛明显，梨状肌压痛，直腿抬高试验及加强试验（+），股神经牵拉试验（+），左下肢肌力Ⅳ级，肌张力不高，双下肢无浮肿。舌淡，苔薄白，脉沉细。

诊断：腰椎间盘突出症伴坐骨神经痛。

治疗：在上述效方基础上，加秩边、居髎。秩边直刺约 2.8 寸，居髎直刺约 2.3 寸。余穴操作同上。刺至得气后，取 G6805 电针仪，腰椎夹脊之间、居髎与阳陵泉各为 1 对，接通电针仪，应用连续波，腰椎局部予以红外线照射，留针 30 分钟。去针后，腰椎局部及左下肢予以拔罐疗法，留罐 10 分钟。穴位注射：丹参注射液 5ml 注射于双侧大肠俞、左侧阳陵泉，每穴 2～3ml。以上治疗每周 2 次。

复诊：4 月 30 日复诊，治疗 2 周后，患者腰骶部疼痛减轻，能稍微活动，可自行坐卧，但左下肢麻木感仍重，加用了 3 对穴位透刺，即阳陵泉透阴陵泉、三阴交透悬钟、太溪透昆仑。针刺后即觉麻木减轻。共治疗 10 余次，症状基本消失。因患者另有创作任务，停针。嘱其不宜久坐久立，避免过度劳累。随访至今，未见复发。

【按】 本例患者以腰骶部疼痛为主，并伴有左下肢麻木，同时病程较长。所以加用了秩边、居髎等臀部穴，重用深刺法，以消除局部症状；而左下肢麻木症状明显，采用了患侧三穴对透法刺，以改善下肢功能。同时，针刺后采用拔罐、穴位注射等法。更可活血除瘀，通经舒络。

4. 腰椎间盘突出伴坐骨神经痛

祝某，女，54 岁。初诊日期：2020 年 5 月 28 日。

主诉： 腰臀部疼痛伴右下肢麻痛 2 年，加重半个月。

现病史： 患者 2 年前无明显诱因下出现腰臀部疼痛，活动受限，久坐后加重，就诊于浙江省嘉兴市中医医院，查腰椎 MRI，示：L_4～L_5 椎间盘膨隆，L_5～S_1 椎间盘后突。行双侧梨状肌+臀部坐骨神经彩超，示：右侧坐骨神经稍粗。予以营养神经、改善循环药物口服，针灸、推拿治疗后效果不明显，随后症状加重，逐渐发展至双下肢麻木，甚至出现疼痛感、紧绷感，步行尚可，并有右侧肩胛部疼痛，严重时有胸闷，甚至喘不过气来。先后就诊于嘉兴市、杭州市多家医院，查心电图、Holter 均正常，予以口服镇痛药、牵引、手法复位、封闭针等多种治疗，均无明显效果。

刻下： 腰臀部疼痛，伴双下肢麻痛，右侧为主，双侧臀纹处甚觉胀麻感，坐位时如尾椎骨直接碰在凳子上，严重影响生活工作，右侧肩胛骨疼痛，牵涉至胸口，时有胸闷、心慌，甚则呕吐，劳累时加重，平时心情略烦躁，无间歇性跛行，无踩棉花感，胃纳可，大便有便之不尽之感，每日大便 3～4 次，便质正常，夜寐欠佳。

检查： 情绪略焦虑。右侧肩背部压痛，双侧臂丛神经牵拉试验及椎间孔挤压试验阴性。脊柱无侧弯，无后凸畸形，腰椎生理曲度变直，活动度减小，L_3～S_1 棘间、棘旁及下肢局部压痛，双侧臀部压痛，右侧直腿抬高试验及加强试验（+），四肢肌力 V 级，肌张力正常，双下肢无水肿。舌质暗紫，有瘀斑，舌苔薄白，脉沉涩。

诊断： 腰椎间盘突出伴坐骨神经痛。

治疗： 以上述效方为主加中臀俞、秩边（双侧）及天宗（右）、百会、印堂。操作：先取 0.30mm×100mm 芒针，取双侧中臀俞、秩边，直刺进针约 4.8 寸，使针感向下肢放射；取 0.30mm×（25～40）mm 毫针，天宗做鸡爪刺，深 1.4 寸，使针感扩散至整个肩胛区。百会穴针尖向后、印堂穴针尖向下平刺 0.8 寸。其他穴按效方操作。针刺后双侧大肠俞与承扶穴各为 1 对，百会、印堂 1 对，接通电针仪，应用连续波，留针 30 分钟。起针后，在 L_4、L_5 夹脊穴处、承扶、天宗处拔罐，留罐 10 分钟。穴位注射：取丹参注射液 4ml 注射于双侧大肠俞、承扶，各 1～2ml。以上治疗每周 2 次。治疗 1 周后，6 月 4 日复诊，患者诉双侧臀部胀麻感减轻，晚上睡眠改善，心理负担减轻。继续原法治疗。6 月 8 日复诊，因整理家务过于劳累，症情有反复，患者情绪波动。仍用原方，并进行心理疏导。6 月 11 日复诊，症状明显改善。患者前后治疗 12 次，症状已基本消除，无明显腰痛，下肢偶有轻微麻木，生活工作如常。因患者来自浙江嘉兴，长途往返不便，暂停治疗。嘱其不可过劳，注意保养，同时舒畅情志，如有不适，及时当地就治。

【按】 本例患者曾经浙江嘉兴、杭州等地多家医院治疗，疗效不够满意。经人介绍特地从浙江远道来沪就治。问诊时发现，该患者情绪十分焦虑，认为自己所患的是"不治之症"。著者首先从治神出发，一方面与其交流、用语言抚慰；另一方面加用印堂、百会，以安神定志。再根据病情，在上述效方基础上进行加减。因其以腰臀疼痛双腿麻木为主症，多因寒湿瘀积膀胱经络所致，故加中膂俞、秩边，深刺并引发向足部放射之针感，以疏膀胱经之经气，化瘀积，祛寒湿，行气止痛；因其有肩胛骨疼痛，牵涉至胸口，时有胸闷、心慌等症，加手太阳之天宗，此穴古人用治"胸胁支满""咳逆抢心"，是利胸胁的要穴，为本人所喜用。

因本案病程较长，易于反复。所以，调畅情志、避免过劳，注意保暖也十分重要。

5. 腰椎间盘突出症

孔某，女，60岁，初诊日期：2020年3月17日

主诉：反复腰痛5年余，腰痛伴右腿酸痛麻木加重40余日。

现病史：患者长期腰痛，以左侧为主，1个半月前因拾物用力不当出现腰骶部酸痛板滞，活动欠利，伴有右侧臀部牵涉痛，右脚第4、5趾麻木，咳嗽时疼痛轻度加重，不耐久坐久立，伴轻度晨僵。经某三级中西医结合医院腰椎CT平扫提示：$L_4 \sim L_5$椎间盘膨出，$L_5 \sim S_1$椎间盘突出，相应椎管略狭窄，L_2、L_4略前移，腰椎及诸小关节退变。经住院推拿、针灸及中药熏蒸、西药静脉滴注以消肿止痛等治疗24日后，症情稍有好转。出院后，症状又有所加重，需人扶持才能持杖行走，晚间卧床因痛麻加重而转辗彻夜难眠。时值疫情著者停诊。于开诊首日，即来求治。

检查：痛苦病容，活动困难，上诊疗床及脱衣均需家属协助。外观腰臀及双下肢均无异常。腰椎活动度：前屈65°，后伸20°，腰生理曲度变直，双侧竖脊肌张力轻度增高。压痛点分布于L_4两侧、$L_4 \sim S_1$棘上、棘间，右侧臀中肌及大腿内侧和侠溪穴等处。以右侧白环俞、承扶和股二头肌运动点下点（委阳上4.5寸）尤其明显，按压时麻痛感可向右下肢放射。直腿抬高左80°，右60°。双下肢无明显肌萎缩、皮肤针刺觉无明显异常。舌暗苔薄白，脉弦紧。

诊断：腰椎间盘突出症。

治疗：在上述效方基础上，加取右侧秩边、白环俞、股二头肌运动点下点、侠溪。秩边、白环俞均取0.30mm×100mm芒针深刺，使针感向足部放射。余穴按上述效方要求或常规针法。在双侧夹脊穴及右侧秩边、白环俞，接通电针仪，应用连续波，频率为4Hz，强度以患者能耐受为宜。TDP灯照射。留针30分钟，取针后在L_4附近及承扶穴痛点处刺络拔罐，丹参注射液2ml，在压痛明显处，每次选2个穴，轮替注射，每穴1ml。每周2次治疗。10次后，患者自觉腰部较前轻松，可缓慢行走约30分钟，但仍不耐久坐，晚间酸麻感仍较白天为重。骶骨右外侧缘压痛明显，足底有牵掣感，于涌泉穴刺络拔罐后牵掣感消失。20次后，患者可行走约1小时无异常感觉，坐40分钟左右需平卧休息，以缓解腰部不适症状，腰骶局部压痛减轻，可自行来门诊治疗。效不更方，因患者工作原因，改为每周1次，目前已治疗70余次，虽在治疗期间因劳累、用力不慎等时有反复，腰骶压痛点仍有，但已可以坚持坐位工作2个多小时无异常，步行1个半小时尚觉无恙，患者对治疗效果甚为满意，仍坚持每周1次巩固治疗。

【按】本例为著者治疗时间最长的腰椎间盘突出症的患者，症情缠绵，前后持续达1年之久。腰椎间盘突出症典型临床特征为腰部疼痛伴下肢放射痛。常规主要责之于足太阳和足少阳两经，判断以哪一经为主，原则上根据腰及下肢疼痛的具体

部位而定。本例患者腰部疼痛症状并不明显。其痛点主要在白环俞、承扶、委阳上2寸之股二头肌运动点下、侠溪，考虑为膀胱经证，痛点多且明显，以痛为腧，并以刺络之法，疏通局部气血，且可以观察到，随着痛点的减轻，刺络拔罐后的瘀斑也逐渐变淡。《灵枢·官针》曰："傍针刺者，直刺、傍刺各一，以治留痹久居者也。"这种刺法，多应用于压痛比较明显，且固定不移、久久不愈的痹证。对难治性腰痛，疗效尤佳。本病多选用长针，取其主治深邪远痹之意，并使针下得气或有放射感为宜。痛点穴注射丹参注射液亦有助于活血通经，本病恢复缓慢，易于反复，因此日常防护一定要注意，在治疗初期常需带腰托，症情缓解后可间断带，同时需加强腰部肌肉训练，避免受寒着凉等。

值得一提的是，该患者是大学教授，工作繁忙。在诊治2个多月后，从每周治疗2次，改为每周1次，治疗近10个月，不仅能维持疗效，而且仍然具有明显的治疗效果。因此，关于针灸治疗时间的间隔问题值得探讨。依据著者的经验，除了急性发作的病症，可每日1次或多次外，一般病症均可每周2~3次；对疗程较长者，可根据情况，改为每周1次。不过关于针灸治疗时间的间隔问题，需强调的是，一要不影响疗效；二要有规律，不可任意中断或变更。

第九节　膝关节骨关节炎

【概述】

膝关节骨关节炎是指由于膝关节软骨变性、骨质增生而引起的一种慢性骨关节疾病，又称膝关节增生性关节炎、退行性关节炎及膝骨关节病等。本病多发生于中老年人，也可发生于青年人；可单侧发病，也可双侧发病。其特点是初起疼痛为阵发性，后为持续性，劳累及夜间更甚，上下楼梯疼痛明显，膝关节活动受限，甚则跛行。少数患者可出现交锁现象或膝关节积液。关节活动时可有弹响、摩擦音，部分患者关节肿胀，日久可见关节畸形。

本病可归属中医学"痹症"范畴。在古医籍中，针灸治疗本病多记述为膝痛、膝肿等。首见于《足臂十一脉灸经》。

现代针灸治疗本病，最早报道于1932年，当时名为鹤膝风，至20世纪50~60年代，不仅报道数量多，而且出现了大样本观察资料，成为这一时期主要的针灸病谱之一。20世纪70~90年代初有关临床文献并不多见。自1993年之后，文献量呈逐年上升的趋势，且一直持续至今。目前，在选穴处方上，还是以局部穴位组方为主，在方法上，则采用针刺、艾灸、拔罐、电针、温针、刺血、火针等多法。在疗效上，从已有的资料看，针灸虽不能使增生的骨质消除，也无法修复严重破坏了的关节软骨面及晚期出现的关节畸形，但具有明显的止痛，改善症状，消除肿胀、关节内渗液，恢复功能，延缓病情等作用。针灸治疗应着眼于早治疗及长疗程。

本病是著者在未开展眼病专科前门诊常见病症之一。

【效方】

1. 组成

主穴：髌中、膝眼。

配穴：阳陵泉、血海、足三里、梁丘。

髌中穴位置：内外膝眼连线的中点。

2. 操作

主穴髌中、膝眼，每次任选 1 穴，2 个穴位交替，余穴均取，配穴酌加 1 穴。髌中穴针刺时，先令患者正坐，将患膝略前伸约呈 135°，取 0.30mm×60mm 毫针，与皮表呈 90°直刺，向委中方向缓慢进针 2～2.4 寸，略加小幅度提插捻转，使关节内有明显酸胀感，留针。膝眼用 0.30mm×50mm 毫针，亦与皮表呈 90°直刺 1.4～1.8 寸，至得气。其余 4 个配穴，以相同规格的针具分别向膝眼方向进针，用导气之法，使针感尽量放射至膝盖。留针时，髌中或膝眼加用温针，方法是：以 25mm 长的纯艾段，插于针柄上自下方点燃，燃尽更换，一般 2～3 壮。留针 20～30 分钟。疼痛明显者，可在血海和梁丘加三棱针刺络拔罐 10～15 分钟，出血 10～15ml。每周 2～3 次。

3. 临证心悟

本方为著者的效验方，以对疼痛明显，冬季加重者更为适合。髌中，又名膝前，为经外穴，但一般专业书籍多不载，为著者所喜用。该穴和膝眼均为局部取穴，确可疏膝部经气，活血散寒，而加用温针更可增强此功能。阳陵泉为筋会，足三里、梁丘属多气多血之足阳明胃经，血海更能活血逐瘀，加之此 4 穴又在膝之四周。诸穴合用，可以发挥祛寒活血利膝的协同作用。

针刺时有几点需要注意，一是针刺髌中时，针具宜长，坐姿要正确，否则不易进针至满意的部位；二是四围之穴要尽可能使针感向膝盖放射，要达到此点，宜用缓进缓出的导气法，并不断调整针尖的方向；三是对疼痛明显者可增加温针的壮数和刺络拔罐；四是最好在三伏天治疗，也就是冬病夏治伏针灸的意思。

【验案】

冯某，女，62 岁，退休职工。初诊日期：2005 年 4 月 13 日。

主诉：双膝疼痛活动不便 3 年多，加重 1 周。

现病史：患者自 3 年前因上下楼锻炼过度，出现双膝部有摩擦音和疼痛，行走不便，上下楼梯时尤甚。经某二级医院影像学检查，诊断为"双膝关节骨质增生"。服用中西药物及理疗后症状缓解，但劳累后或气候变化时可加重。2 周前，因外出登山扫墓后，双膝又出现疼痛，且行走困难。服用镇痛药物等，效果不明显。来著者处求治。

检查：患者体态较丰满，双膝外观略显肿胀。血海及膝眼处有明显压痛，尤以血海穴为甚。脉沉细，舌淡润有瘀斑，苔薄。

诊断：膝关节骨关节炎。

治疗：以上述效方治疗。首次治疗后症状未见减轻，反觉膝内沉胀感较前更为明显。复诊时，继用上述效方，出针后，在血海穴以皮肤针重叩出血后以大号罐吸拔，并在双膝眼拔小号罐。留罐 10 分钟，血海处吸出紫血约 20ml。膝眼处瘀斑明显。针后患者，即觉步行转为轻松。继用此法，每周治疗 2 次（刺络拔罐 1 次），共治 12 次后，症状消失。第 2 年三伏天，她根据著者建议，又来针灸 1 个疗程。至今未见复发。但 X 线片检查示其骨质增生情况未见改善。

【按】　本例患者首次治疗，疗效不明显，考虑可能与病程长，病久必瘀有关，且患者舌质也有瘀象。所以第 2 次治疗时著者加用刺络拔罐，果然获效。因此，在具体治疗时，应据症而有所变化。另外，本病患者，在症状消失之后，除了嘱其平时注意保健，如保暖、避免登高锻炼、减重等，有条件者可于每年三伏天针灸 1 个疗程（3～5 次）。值得一提的是，和颈椎病一样，针灸治疗重在消除症状，而难以改善骨质增生病变。

第十节　急性乳腺炎

【概述】

急性乳腺炎是乳腺的急性化脓性感染，主要是由乳汁淤积、细菌入侵引起的感染所致。该病好发于哺乳期、青春期及妊娠期女性，多见于产后 3～4 周的哺乳期妇女。有文献报道急性乳腺炎初产妇患病占 50%，可由乳头皲裂、乳腺管堵塞、乳汁淤积诱发。临床表现为患病乳腺肿胀疼痛，局部红肿、变硬，皮肤发红并有触痛，常有患侧淋巴结肿大、压痛。可在数日内化脓。常伴高热、寒战、倦怠及食欲不佳等症状。

针灸治疗急性乳腺炎，现代报道始见于 20 世纪 50 年代初。但临床资料最为丰富的则是 20 世纪 90 年代至今。各种刺灸之法，如体针、艾灸、挑治、刺血、拔罐、腕踝针、指针、穴位冷冻、火针等，均用于本病治疗，且都有较好的效果。不过，一般认为，病程愈短，针灸效果愈好，在 24 小时内治疗更佳；病程过长或已化脓者，疗效通常较差。

本病是著者最早接触的病症之一。记得 20 世纪 70 年代，著者在边疆农场的基层连队巡回医疗，经常接触到本病，在缺医少药的情况下，以针灸之法屡屡获效，积累了相当的经验。

【效方】

1. 组成

主穴： 天宗（或阿是穴）。

配穴： 曲池、大椎。

阿是穴位置： 患侧背部与乳房病灶相对应点。

2. 操作　主穴均取，有发热恶寒者加配穴。主穴取患侧。患者坐于椅上，面向椅背，背对医生，暴露背部。先在天宗寻找明显压痛点，如压痛点不明显，可取阿是穴，取 0.30mm×50mm 毫针 1 枚，呈 30°斜刺，刺至触及骨，再在左、中、右三个方向行鸡爪刺法，用较强的提插加捻转手法，反复运针，至针感在整个肩胛和乳房部放射为佳。留针 30 分钟。去针后，以皮肤针在天宗（或阿是穴）重叩 10 多下，再以大号抽吸罐吸拔 10～15 分钟，以出血适量且罐区皮肤出现潮红或瘀紫为宜。大椎呈 65° 刺入 1.8 寸，反复提插至有针感向下放射；曲池取双侧，直刺得气后用泻法。留针时间同天宗。每日 1 次。第 2 次起天宗针刺后仅行拔罐。

3. 临证心悟　著者经过多年实践，发现天宗是一个能治疗多种病且见效迅速的重要穴位，如肩周炎、肩袖综合征等肩部疾病，胆囊结石、胆绞痛等胆管疾病，乳腺增生、急性乳腺炎等。天宗属手太阳小肠，据古籍记载，尚可治疗"咳逆呛心""颊颔肿"等，读者可从实践中体会。值得一提的是，天宗穴在取穴时，著者多以压痛明显区为准，不必严守标准定位。曲池，大肠经之合穴，取之以疏邪热；大椎，为督脉与手足三阳之交会穴，用之旨在退热补虚。

在操作上，因本病症属实证，强调一个"泻"，针刺刺激宜强，最好引发针感气至病所，达到前胸乳房；拔罐加用刺血。亦有采用走罐法：在穴区四周先涂以少量凡士林或油脂，以直径为 2 寸之火罐对准穴位吸拔，略等片刻，向上下左右推动各 4 次，待局部出现瘀斑后取下。读者可试用。对有明显乳汁滞留者，可令患者坐在椅上，医者坐于患者患侧，以左手托其患乳，右手按其乳上，有节律地震荡其乳，至乳汁流空为度。吸出乳汁后用胸罩托起并停止哺乳。针灸治疗后，宜配合局部用毛巾作湿热敷，每日 3 次，每次 30 分钟。

最后必须指出的是，本方治疗本病症，宜选择在早期未化脓阶段。如已化脓，则宜合用或改用他法。

【验案】

涂某，女，22 岁，农场工人。初诊日期：1973 年 5 月 13 日。

主诉：右侧乳房肿痛并伴有肿块 5 日。

病史：患者于 4 周前曾分娩一健康男婴。5 日前右乳房出现红肿疼痛，疼痛牵引左上肢，全身乏力，食欲不振，曾在连队卫生所治疗，服用磺胺类消炎药物及热敷等，但效果不明显。自行煎服蒲公英等草药亦见效。该连队距团部医院有 25km，难以前往。恰好著者巡回医疗至此，特来求治。

检查：患者身体健壮，右侧乳房外侧明显红肿，触之有成年人巴掌大硬块，表皮已成赤色，未有波动感，体温 38.2℃，舌红苔黄腻，脉数有力。

治疗：以上述效方治疗。首次针后，自觉疼痛症状明显缓解决，精神转佳。嘱其停止哺乳，湿热敷患部。至第 2 日清晨来复诊时，乳房硬结已明显消退至核桃大小，体温 37.4℃。自述昨夜睡眠安好，食欲亦改善。继用上述效方，前后共治疗 3 次，获愈。

【按】　本例为著者从所保存的早期一个针灸病案中整理而成。可惜因一生转辗多地，有关本病的其他资料早已丢尽。但就记忆所及，曾治类似患者多例，均在短期内获效。亦有一些已经化脓的患者，用本法也能减轻症状，有利于外科后续的手术治疗。

第十一节　乳腺增生病

【概述】

乳腺增生病，又称乳房囊性增生病、乳腺结构紊乱，是一种乳腺导管和小叶在结构上的退行性和进行性病变，属于病理性增生。以周期性加重的乳房胀痛和多发性乳房肿块为主要临床特点。常发生或加重于月经前期。本病为妇女最常见的乳房疾病，亦见于男性。多发于 30～50 岁。本病确切病因不明。

乳腺增生病归属中医学"乳癖"范畴，此名首见于《中藏经》。在历代文献中，未能查阅到有关针灸治疗乳癖的明确记载，但关于乳核、乳内结核、乳疬及乳房肿痛等的针灸之法，似应包含乳癖。其中的经验，对现代仍有借鉴意义。

现代用针灸治疗乳腺增生，首见于 20 世纪 50 年代后期。从 20 世纪 70 年代末起，本病的治疗才逐渐引起针灸界的重视。其中值得一提的是陕西中医药大学郭诚杰教授和他的科研团队，通过多年从事本病的临床和实验研究，积累了颇为宝贵的经验。自 1994 年之后，本病针灸文献出现迅速增长的态势，据统计 1994～2005 年的文献量是 1978～1993 年的 4 倍以上，特别是进入 21 世纪之后，文献量仍在不断增加。在治疗方法上，体针、耳针、穴位注射、穴位埋线、皮肤针叩刺、穴位冷冻、穴位微波法及穴位激光照射等法均可应用于本病。大量临床实践表明，本病的针灸治疗不仅有满意的近期疗效，且有相当好的远期效果。特别是针对本病易于反复发作者，针灸对复发者治疗仍然可以获得良好的效果。

【效方】

1. 组成

主穴：肩井、天宗、膻中。

配穴：足三里、三阴交。

2. 操作　主穴均取，配穴酌加。均取 0.30mm×（25～40）mm 毫针。肩井，先直刺 0.5～0.8 寸，得气后运针半分钟，再向前方平刺 1 寸左右。天宗，先直刺至明显得气后，再提针至皮下向下方进针至 1.4 寸左右，复以同法向外、向内平刺，即所谓鸡爪刺法，如此数遍，以出现明显的胀重等得气感，最后保持在向下平刺位。膻中，先向下平刺，然后用同法分别向左右反复平刺。配穴用常规针法。留针 20～30 分钟。取针后，主穴均加拔罐 10～15 分钟。每周 2 次。

3. 临证心悟　本法是著者在师承导师国医大师郭诚杰教授经验方的基础上，通过反复实践探索而得。原取穴略多，且屋翳、期门等穴，对初学者定穴、操作有一定困难。故适当进行简化。因本病病机，主要为气滞痰凝。一与肝胆有关，肝脉布于胸胁，肝胆之气郁结，可致乳脉不通；一与脾胃有关，乳房为胃经所过，脾胃运化失常，则可出现痰凝，结于乳部。肩井为胆经之穴，肝胆互为表里，取之以疏泄肝胆之气，膻中位于两乳之中，取以利胸胁气机；天宗为历代治疗乳病之要穴，有化气滞、消痰核之功。主穴重在治标。足三里、三阴交分别为胃经、脾经之要穴，取之健脾胃、促运化而达消除乳痰之目的。故配穴重在治本。

在操作上，除掌握刺法外，注意肩井不可深刺，要求向前平刺留针；天宗和膻中用鸡爪刺法，反复运针，使之有强烈针感。拔罐法为著者之经验，据30多年的临床观察，效果较单纯针刺为佳，这可能与拔罐能进一步加强理气消痰作用有关。读者不妨一试。

【验案】

汪某，女，32岁，公司职员。初诊日期：2003年5月13日。

主诉： 双侧乳房肿块3年多，自觉增大及胀痛3月余。

现病史： 患者于3年前，于洗澡时偶然发现双侧乳房上方各有一肿块，无压痛，与周围皮肤不粘连，可以移动，疑为乳房癌。经某三级医院用钼靶、近红外扫描等检查，诊断为乳腺小叶增生病。经用药物治疗，效果不明显。但患者因其无明显自觉症状，未再积极求治。3个月来，经前数日出现明显的乳房胀痛，经后减轻，因生气等情绪变化时胀痛亦较明显，而且发现肿块在不断增大。曾服用中药，效果也不明显。不愿手术，遂要求针灸治疗。

检查： 双乳对称，乳头、乳晕及皮色无异常，乳头无溢液。在双乳外上象限及内上象限，分别触及3.5cm×3cm×（2～3）cm、3cm×2cm×1cm等大小不等的结节状包块共3个。边界尚清，质韧，活动好，与周围组织无粘连。脉弦细，舌质略暗苔薄。

诊断： 乳腺小叶增生病。

治疗： 以上述效方治疗。每周2次。针刺2次后，乳部胀痛明显减轻，10次后，症状基本消失，肿块也有缩小趋势。因公出停针。返回后，因劳累和办事不顺利，乳痛又作，但较前为轻。继用上述效方，加肝俞。又针刺30多次。症状消失，肿块亦仅存右外上限一处，且明显缩小。停止治疗。约8个月后，患者因他病来著者处治疗，告知肿块已全部消失，未再复发。

【按】 本例病程较长，症情亦较重，所以治疗时间长达半年之久，中间症状有反复。而肿块的全部消失，前后要1年多的时间。故本病的治疗，首先，一般来说，症状轻、肿块小且单一的，效果好，治疗时间短。但对病程长、多发性的、肿块较大的、症状易反复的患者，取效需要一定时间，要求患者能长期坚持；其次，除了针刺，还应对患者进行心理疏导，因本病与情志关系十分密切。

第十二节 胆 石 症

【概述】

胆石症是指胆道系统的任何部位发生结石的疾病。其临床表现取决于胆石动态、所在部位及并发症，主要症状为胆绞痛（疼痛剧烈汗出，面色苍白），恶心呕吐，并可有程度不等的黄疸，发热。胆绞痛一般短暂，但也有延及数小时的。

胆石症归属中医学"胁痛"范畴。针灸治疗类似胆石症的胁痛最早见于《黄帝内经》。

胆石症的治疗以往主要依靠手术。20世纪50年代始用中医排石法，1959年首次报道针刺治疗本病。20世纪70年代后期，有的单位以针灸作为主要疗法配合硫酸镁治疗胆管结石，获得满意效果，此后，进一步发现耳针、电针、眼针、穴位埋植及穴位激光照射等穴位刺激之法都有较好的疗效。自20世纪80年代中期起，耳穴压丸法治疗本病风靡全国，且至今不衰。尽管本法的实际排石效果，针灸界尚有不同看法，但包括著者在内的多位同道，通过一系列临床疗效和实验研究的观察，基本上证实本法在消除症状及影响胆系运动功能等方面的作用是确切的。而从20世纪90年代初至21世纪初文献量更有大幅度增加。通过半个多世纪的观察，发现针灸排石疗效胆红素结石优于胆固醇结石，胆红素结石又以泥沙样结石效果更好；而从解剖部位看，对针灸治疗胆结石的疗效优劣排序，依次为胆总管结石、肝内胆管结石和胆囊结石。

著者通过多年的观察，认为针灸主要用于缓解临床症状，其排石作用则取决于胆石的大小、部位及胆囊功能情况；综合疗法较之单一疗法效果好。适于针灸治疗的患者应具备下列条件之一：①胆总管结石，其直径在1cm左右，胆管下端无器质性狭窄者；②肝内胆管多发性结石者；③直径小于1cm的胆囊结石，胆囊排出功能较好者。

【效方】

1. 组成

主穴： 肩、胰胆、十二指肠、迷根、肝、三焦、神门、胃（均为耳穴）。

配穴： 发作期：阳陵泉、胆囊穴；缓解期：日月、丘墟。

胆囊穴位置： 右侧阳陵泉下1～2寸，按之有明显压痛处。

2. 操作 主穴每次取5～6穴，可轮用，但肩及胰胆必取。均以王不留行籽贴敷，即将王不留行籽置于0.7cm×0.7cm的胶布上，贴于上述耳穴，令患者每次饭后20分钟按压1次，每穴按压3～5分钟，可数穴同按，至耳廓发热、发红，睡前亦按压1次，每日共4次。每次贴压一耳，两耳交替。配穴于急性发作时加用，可二穴同取，亦可单取一穴，均取右侧穴。取0.30mm×50mm毫针刺入，施捻转加小提插手法之泻法2分钟，使有强烈针感。留针至症状缓解。

上述方法，每周2次，3个月为1个疗程。

3. 临证心悟 本方是著者在他人实践的基础上，通过临床筛选出来的。选穴组方是按照中西医理论及各穴功能而定，如胰胆、十二指肠、迷根、肝，西医认为均与胆囊相关；三焦、神门则是依据中医理论中三焦可通腑气、神门可定神止痛，而所选肩穴，则为著者经验穴，发现对胆石症患者有良好的镇痛之效。上述耳穴，对30例胆石症患者B超下进行耳穴压丸实时观察，发现确有促使胆囊明显收缩的作用，而且对患者还具有良好的排石和一定的溶石作用。急性发作则可加胆经合穴阳陵泉或胆囊，前者为胆经合穴，取合治内腑之意；后者则为近人发现的治疗急性胆囊炎的新穴。

缓解期取胆经募穴日月和胆经原穴丘墟以清利湿热，疏理肝胆，加强耳穴通导之功。

上述工作，著者曾总结为《耳穴压丸对胆系排石及舒缩功能的影响——附 57 例临床分析》一文，发表在《中医杂志》上。并在此基础上总结了上述 8 个耳穴。耳穴按压治疗不仅有效、安全，而且操作简便，患者可带回家中随时随刻按压刺激，起到持续的治疗作用。

【验案】

1. 胆石症

林某，男，61 岁，退休教师。初诊日期：1984 年 8 月 16 日。

主诉：急性胁痛反复发作持续 1 年余。

现病史：患者于 1983 年 4 月中旬突发右侧胁腹剧痛，伴呕吐、发热。急诊住院，经本市某三级医院诊断为胆囊结石病急性发作伴急性胰腺炎。保守治疗后缓解。自此之后，饮食起居稍有不慎，均可诱发类似病症，且需住院治疗始能平复。曾经多处求治中、西医，疗效不明显，于今日来我院门诊治疗。患者自诉右胁部隐痛不舒，口干苦，大便不爽。既往无其他病史。

检查：B 超显示胆囊壁毛糙，未见明显增厚，胆囊颈部见数个强光团，最大 1 枚直径达 6mm，均伴声影。胆总管不扩张。舌质淡，苔腻微黄，脉弦。

诊断：胆石病。

治疗：取上述效方耳穴加配日月、丘墟。耳穴均以王不留行籽贴敷，令患者每次饭后 20 分钟按压 1 次，每穴按压 5 分钟，睡前亦按压 1 次，每日 4 次。每次一耳，两耳交替，每周换贴 2 次。日月、丘墟取 0.30mm×（25～40）mm 毫针刺入，施捻转加小提插手法之泻法 2 分钟，不留针。亦每周 2 次。体穴仅取右侧。

治疗 3 次后，自述隐痛已消，口干苦亦改善，并从大便中掏出砂石少量。我们将此标本送某研究所做光谱分析，证明为胆结石。9 月 23 日，曾发作上腹痛一次，按压耳穴后即缓解。以 3 个月为 1 个疗程，于 11 月 19 日 B 超复查，未发现结石，停针观察 1 个月后，再行 B 超复查，证实结石已排净。

【按】 该例患者因胆石症并发胰腺炎，经常反复发作，病情较重，为多发性胆囊结石，最大者直径达 0.6cm，属于耳穴压丸之适应证，故以此为主要治法。另外，患者有胁痛，口干苦，大便不爽，苔腻等症，表明为湿热煎熬，结成砂石，阻滞胁络，使肝胆失于疏泄，故除耳穴外，取胆经募穴日月和胆经原穴丘墟以清利湿热，疏理肝胆，加强耳穴通导之功。

2. 胆结石

王某，男，64 岁，上海人，退休工人。初诊日期：2016 年 7 月 16 日。

主诉：右侧胁肋部胀痛不适 1 月余。

现病史：患者自述有胆囊炎病史 10 余年，当地医院予以口服利胆片治疗，服药后自觉好转。近年来时有发作，每于劳累或饮食不规律后加重。1 个月前，患者因劳累再次出现右胁肋部胀痛，以至不能挺身直立，唯有俯身弯腰方可行动，遂至瑞金医院就诊，查腹部 B 超，提示：胆囊在正常范围，胆囊壁毛糙，囊壁厚 2mm，胆汁透声一般，腔内见几枚强回声，其中一枚直径约 6mm，其后伴声影。附壁可见一高回声，大小约 8.5mm×4mm，后方无声影，改变体位不移动。门诊诊断为"胆囊结石、胆囊息肉"，并给予利胆片（每次 6 片，每日 3 次，口服）治疗。服药 1 个月后患者自觉症状未见好转，遂停药，并至我科求治。刻下：患者情绪焦虑，面色欠华，右侧胁肋部胀痛，胃纳不馨，夜寐一般，二便尚可，舌暗，苔根部稍白腻，脉弦细。

查体： 腹软，右上腹压痛，墨菲征（+），无反跳痛，余未见明显阳性体征。患者情绪焦虑，面色欠华，右侧胁肋部胀痛，胃纳不馨，夜寐一般，二便尚可，舌暗，苔根部稍白腻，脉弦细。

诊断： 胆结石。

治疗： 以上述效方耳穴、胆囊穴加阿是穴（右腹部患者自述胀痛明显处），患者取仰卧位，常规消毒后，取 0.25 mm×（25～40）mm 一次性不锈钢毫针针刺，其中阿是穴针尖向下直刺，深约 0.8 寸，施捻转泻法；在胆囊穴范围按压患者感明显酸痛处以双针斜刺深 1.0～1.4 寸，取提插泻法，且针尖略向上取逆经为泻。以上诸穴皆得气后，留针 30 分钟。每周治疗 2 次。耳穴王不留行籽贴压，嘱患者于每顿饭后 20 分钟，每穴按压 5 分钟，力度以患者有胀痛感，且皮肤出现局部潮红为佳。每次贴压一耳，两耳交替。

2016 年 7 月 30 日复诊，患者自觉右侧胁肋部仍有隐隐作痛，遂于原法基础上在起针后于隐痛处拔罐，并留罐 10 分钟。8 月 3 日复诊时，患者诉胁肋部胀痛明显好转，可挺身行走，胃纳亦转佳。8 月 8 日第 7 次就诊时，胁肋部已无不适，遂以原方巩固治疗 1 次后停止治疗。后患者于 2016 年 8 月 23 日至某三级医院复查 B 超，提示：胆囊在正常范围，胆囊壁稍毛糙，囊壁厚 2mm，胆汁透声一般。附壁可见一高回声，大小约 8mm，后方无声影，改变体位不移动，提示为胆囊息肉。

【按】 本案处于发作期，故配胆囊，并加阿是穴疏导局部气机。因初次治疗效果不明显，复加用拔罐之法。经用本法治疗 1 个多月即达到消除症状排除结石之效。著者认为，在治疗疾病时，既要把握共性，又要注意个性，随机而变，不能死守成方。

第十三节　肋软骨炎

【概述】

肋软骨炎又称为 Tietze 综合征。一般是指胸肋软骨与肋骨交界处非特异性、非化脓性炎症。德国学者 Tietze 于 1921 年首先发现和报道该病。好发于 20～30 岁女性。发病有急有缓，急性者可骤然发病，感胸部刺痛，跳痛或酸痛；隐袭者则发病缓慢，在不知不觉中发病。常见的病变好发部位为左侧第 2 肋软骨，其次是右侧第 2 肋软骨及第 3、4 肋软骨。病变软骨膨隆、肿大、压痛，表面皮肤并无红、肿、热等炎症改变，但有明显的自发性疼痛，有时放射至肩背部、腋部、颈胸部，有时胸闷憋气，休息或侧卧时疼痛缓解，深呼吸、咳嗽、平卧、挺胸与疲劳后则疼痛加重。

X 线检查未见明显异常。肋软骨炎其病因不明，一般认为与劳损或外伤有关，好发于上臂长期持重的劳动者。

本病归属中医学"胸痛"范畴，认为是气滞血瘀所致。古籍中针灸治疗胸痛虽早见于《针灸甲乙经》，但无明确类似本病的记载。

现代针灸治疗，著者早在 1973 年在新疆生产建设兵团工作时期就有这方面实践，并以"非化脓性肋软骨炎 58 例调查报告"为题发表于 1979 年第 1 期《石河子医学院学报》，介绍以穴位注射加梅花针叩刺之法。国内有关本病的公开发表的针灸临床论文始于 1992 年，直至目前，各地不断有文章出现。且有百例以上大样本的观察。在方法上，除了毫针，还应用激光穴位照射、温针、艾灸、拔罐等多种方法。因为疗效确切且无药物的不良反应，所以有学者将其归为肌肉骨骼系统和结缔组织的一级针灸病谱。

【效方】

1. 取穴

主穴：阿是穴。

配穴：支沟。

阿是穴位置：病灶区，病灶对应的背部区域。

2. 操作　症状轻者，单取主穴，重者或病程长者，加用配穴。阿是穴，先按肿块大小，用梅花针轻叩整个区域，反复叩刺 5 遍，至局部明显潮红，但无渗血。用同法在背部对应区域叩刺。继用一次性 2ml 注射器吸入 0.5%普鲁卡因注射液 2ml（注意首次应用者应做皮试，以防过敏），注入病灶区皮下。支沟穴双侧同取，可用梅花针叩刺，方法同前。亦可取 0.30mm×40mm 毫针向内关方向透刺，至明显得气后，留针 20 分钟。隔日 1 次，7 次为 1 个疗程。一般只需治疗 1 个疗程。

3. 临证心悟　本方为著者 40 多年前所总结。1973 年 9～10 月，著者所在兵团某团场的一些连队不断发现年轻女性胸痛患者，经确诊多为非化脓性肋软骨炎，达 58 例之多。采用上方治疗，极大部分在 15 日内获愈。并经 4 年多随访，无一例复发。当时设计本方时，无可参考文献，取阿是穴，重点从针刺安全（胸部穴针刺不当易损伤及肺）及患者以年轻姑娘为主，羞于长时暴露穴位和惧怕疼痛；而梅花针操作方便又易于接受；穴位注射普鲁卡因溶液，可即刻止痛。支沟为手三焦之经（火）穴，是利胸胁的要穴，而内关是五总穴中专治胸部病症之穴，所以针刺支沟，而透向内关，有一针取二穴之意，更有利于达到活血利气、宽胸止痛的目的。

【验案】

丁某，女，19 岁，兵团职工。初诊日期：1973 年 12 月 7 日。

主诉：右侧胸部疼痛不适 10 余日。

现病史：患者一向健康，半个月前因用爬犁拉沙（用于改良土壤）劳累后感觉右胸隐痛不适，未进行处理。之后，日渐加重，曾去连队卫生室就医，服用止痛片数日，病情未减，且发现局部有桃核大肿起之物。与此同时，她所在的铁姑娘班也有多位青年女职工出现类似病症。因此病有流行之势，一时造成恐慌。某医院特派著者和另一位内科医师前往诊疗。

检查：右胸第 3 肋软骨部有一约 3cm×4cm 的局部隆起物，肤色正常，按压无波动感，压痛明显，右上肢做上举及后旋动作时有牵涉痛。曾做 X 线透视，未见异常。脉略紧，舌淡红苔薄白。

诊断：非化脓肋软骨炎。

治疗：以上述效方治疗。首次仅用主方。隔日复诊，诉针后减轻，但上班工作后，又恢复原样。加配穴针刺，并建议调换轻工作。治疗 5 次后症状消失，肿物尚在，但已缩小。再针刺 3 次。1 个月后随访，肿物消失，局部平复，症状再未发作。

【按】　本例为同时发病群体中比较典型的 1 例。当时新疆生产建设兵团工作环境较为艰苦，天气严寒，劳动繁重，本病发生可能与过劳及受寒等有关。经过我们建议，团党委专门发文强调加强职工劳动防护，特别是妇女的防护。之后本病仅有零星发生。这一病例，和其他病例，在刚开始治疗时，因仍从事较重的劳动，疗效均不佳；后改为室内轻工作后，症状迅速改善。

第十四节　带状疱疹

【概述】

带状疱疹是由病毒引起的一种急性炎症性皮肤病，同时累及皮肤和神经，其临床表现为病发突然或患部先有灼热感或神经痛，触之有明显的痛觉敏感，持续 1～3 日。皮损初起为规则片状红斑，迅速形成群集性粟粒至黄豆大小的丘疹，簇状分布而不融合，继之迅速变为水疱，疱壁紧张发亮，疱液澄清，外周绕以红晕，各簇水疱群间皮肤正常；皮损沿某一周围神经呈带状排列，多发生在身体的一侧，一般不超过正中线。皮损好发部位依次为肋间神经、颈神经、三叉神经和腰骶神经支配区域。常伴有神经痛症状，严重者可发热。带状疱疹皮肤损害愈合后，疼痛仍可持续一段时间。部分老年患者神经痛可持续数月或数年，严重影响睡眠和情绪，疼痛程度较重，称为疱疹后遗神经痛。

中医称为缠腰火丹，认为是毒热交结，阻滞胸胁之络，凝结于肌肤，致缠腰而发。关于本证的针灸治疗，古代记载缺如。

针灸治疗带状疱疹，20 世纪 50 年代初就见诸报道。从 1995 年之后，有关本病的针灸临床资料迅速增多，从而成为传染病和寄生虫病这一系统西医疾病的第一大针灸病谱。一个多甲子以来，特别是 20 世纪 80 年代以后的实践表明，针灸常可迅速制止剧烈的神经痛，多数患者通常首次接受针灸后，疼痛就明显减轻甚至消失。皮损经数次治疗后亦不再扩大，结痂需 1 周左右的时间。国内外均有学者进行过对照观察，发现针刺治疗较药物组止痛时间短，皮损干涸快，红斑消退也快。在方法上，除体针、耳针、穴位注射、穴位激光照射等外，近年来刺络拔罐的应用也引起了广泛的重视。

著者早在 20 世纪 70 年代就开始接触本病，积累了一定经验。

【效方】

1. 取穴

主穴：阿是穴、夹脊穴。

配穴：支沟、阳陵泉、耳尖（耳穴）。

阿是穴位置：皮损周围约离疱疹 0.5 寸处。

夹脊穴位置：与皮损相应之夹脊穴。

2. 操作 主穴均取。配穴每次取一穴（双侧），其中支沟、阳陵泉用于皮损位于胸胁或腹部，两穴交替；耳尖用于皮损位于头面部。阿是穴针法：取 0.25mm×（25～40）mm 毫针，从皮损四周呈 15°朝疱疹方向透刺，深 0.5（头面部）～1.2（胸腹部）寸，按皮损范围大小，进针 4～10 支，略加捻转提插，有轻度得气感即可。相应夹脊穴，斜向脊柱刺 1.2～1.4 寸，用小幅度提插加捻转手法，使针感循神经分布线路传导。配穴耳尖三棱针刺血，放血 5～10 滴；余穴均施提插捻转泻法。留针 30 分钟。

疱疹发于胸腰部的，可针后加罐。令患者选好体位，一般取坐位。然后充分暴露病灶区。用闪火法，先在皮损两端吸拔，接着沿带状分布，将罐依次拔在疱疹密集簇拥之处。罐具大小，依部位而选，但必须拔紧。如松弛不紧者，一定要重新吸拔。罐数，按病灶范围而定，以排满为度，留罐约 15 分钟拔罐后如有破溃者，外涂龙胆紫药水。发于头面部者，可用皮肤针沿疱疹周边反复轻叩至潮红，每次 4～5 遍。

上述治疗一般每日 1 次（拔罐法多只需使用 1 次），不计疗程，直至痊愈。

3. 临证心悟 上法是在汇集文献的基础上结合著者实践总结而成的。本方体现了著者综合方术的特点。因为带状疱疹的一个重要症状是疼痛剧烈，特别是老年患者。因此，镇痛和缩短病程是当务之急。从著者的经验看，本方确可起到这一效果，并发现对预防后遗神经痛也有较好的效果。在操作时，要采用平刺法，沿皮下透刺，不可与皮肤相交角度太大，以防刺伤内脏。拔罐时一定要注意罐具消毒，防止感染。

需要指出的是，本方不仅可用于发作期的带状疱疹，也能治疗带状疱疹引发的后遗神经痛。

【验案】

1. 带状疱疹

祈某，男，57 岁，职工。初诊日期：2010 年 7 月 29 日。

主诉：左侧胸胁部疼痛 1 周，加重 3 日。

现病史：患者于 1 周前出现左侧胸胁部疼痛，开始为隐痛，之后为烧灼样疼痛，且持续不止。至附近社区卫生服务中心，诊断为软组织损伤，服药后未见缓解。3 日前，疼痛部位出现散在如粗沙粒大丘疹多个，色红，之后，逐渐发展成成簇水疱。经某中心医院皮肤科确诊为带状疱疹，服药后，有所好转。但疼痛仍剧，如灼如刺，夜间无法入眠。经介绍来著者处求治。

检查：患者掌按左胁，痛苦面容。左侧第 8、9 肋间自胸至胁沿肋间神经走向布有成簇大小不等水疱，疱壁紧张，疱液清澈，外周绕以红晕，周围肤色正常。脉弦紧，舌红苔薄黄。

诊断：带状疱疹。

治疗经过：以上述效方治疗，针后加罐。第 2 日复诊时诉，疼痛大减，晚上已可安眠，检查见胸胁部疱疹，已有萎软收缩之势，继用围刺之法，并在四周以梅花针轻叩至局部皮肤潮红。嘱隔日针刺 1 次。前后共治疗 5 次，痊愈。随访至今未发，亦无任何后遗症状。

【按】 本例为较典型的病例。因患者疼痛明显，故在围刺之后加用拔罐之法以加重祛毒泻热之功，以梅花针叩刺，也包含此意。此例患者系发病多日，至病情较重始来寻求针灸治疗，所以疗程较长。著者曾遇到多例初起患者，常针刺 2～3 次即可获愈。

2. 带状疱疹后遗神经痛

胡某，女，67 岁，退休职工。初诊日期：2016 年 9 月 8 日。

主诉：右下背连胁持续性疼痛半年余。

现病史：患者半年前得过带状疱疹，经西医治疗 3 周左右，疱疹干涸结痂，脱落愈合，但疼痛未减，以烧灼痛为主。疼痛范围较原疱疹区域有所扩大。有时轻微触碰即可诱发。夜间常因痛醒再难入眠。由于持续时间较长，患者出现精神焦虑、抑郁等症状。曾在多家医院经中西医治疗，均未见明显效果。因听闻针灸治疗带状疱疹有效，前来著者处一试。

检查：患者神情沉郁，于右下第 11、12 肋区域背部至胁部皮肤可见不规则的大小不一的片状色素沉着。颜色较周围肤色晦暗。脉细，舌暗红苔白。

诊断：带状疱疹后遗神经痛。

治疗：取上述效方主穴加配穴支沟。先行针刺，留针半小时，去针后，以梅花针叩刺至局部皮肤潮红。隔日 1 次。复诊时称，针后疼痛略减，但晚间仍剧烈。继续用上述效方治疗，针后，以皮肤针重叩色素沉着区域，并以大号玻璃罐吸拔，每罐出血 10～15ml。再次复诊时，告知疼痛大减，晚间已能安眠。继用上法。改为每周治疗 2 次，刺血拔罐每周 1 次。共治 7 次。疼痛症状完全消失，再未发作。

【按】 带状疱疹后遗神经痛，是带状疱疹最常见的并发症，以 60 岁以上老年人发生率最高。患部肤色多晦暗，属气滞血瘀或气虚血瘀之症，所以针刺配合刺血，具有行气或益气和活血双重作用，达到化瘀止痛的效果。临床还发现，病灶区肤色晦暗的程度，对决定出血的量有一定参考价值，一般而言，疼痛较重，肤色晦暗明显者，出血量可多一些；反之，宜少。如疼痛较轻，肤色略深于周围皮肤者，则不一定拔罐，梅花针叩刺即可。正如《黄帝内经》所说："病小针大，气泻太甚，疾必为害。"总之，一定要根据病情适当运用。

第十五节　慢性荨麻疹

【概述】

荨麻疹是一种变态反应性皮肤病，为真皮局限性暂时性水肿。其临床表现为皮肤突然发生浮肿性风团损害，呈淡红色或白色，大小不一，皮损的发生和消退均甚迅速，伴有瘙痒或烧灼感。部分患者可有发热、恶心呕吐及腹痛等全身症状。本病多为急性。病程超过 6 周者一般称为慢性荨麻疹，发作次数从每日数次到数日 1 次不等，可持续数月乃至数十年的，治疗上有一定难度。

本病归属中医学"瘾疹"范畴，首见于《素问·四时刺逆从论》。针灸治疗本病，早在《备急千金要方》中即有记载。

针灸治疗本病的现代报道，首见于 20 世纪 50 年代初期。1958 年之后，出现多病例集中观察的资料。1994 年至今，文献量始终处于上升之中，但多以急性病例为主。就方法而论，早期以体针为主，多采取传统取穴。近 30 年来，则渐趋多样，除仍以体针为主外，包括耳针、拔罐、刺血、穴位注射、穴位激光照射及穴位充氧等都有报道，尤其是神阙拔罐，法简方便，在临床上广为应用。各种刺灸法对急慢性荨麻疹都有较好的作用，有效率各地报道不太一致，而从总体上分析，慢性荨麻疹的针灸法效果仍不够理想。

本节主要介绍著者所摸索出的有关针灸治疗慢性荨麻疹的经验，供读者参考。

【效方】

1. 组成

主穴：大椎透至阳、膈俞（或肺俞）、神阙。

配穴：风池、曲池、血海、三阴交。

2. 操作 主穴均取，配穴每次取 2～3 个。先令患者取俯卧位，取 0.30mm×75mm 毫针 2 枚，先从大椎平刺向下透向身柱，再从身柱透向至阳。取 0.30mm×50mm 毫针，膈俞针尖向脊柱方向进针，刺入 40mm 左右。留针 20 分钟。起针后，对症情重、病程长者，膈俞（或肺俞）用皮肤症或三棱针重叩后加罐，吸拔出血 10～20ml。再取俯卧位，神阙用大号罐吸拔，至局部皮肤出现紫红色为宜（一般留罐 10～15 分钟）；委中用三棱针刺血；其余穴按常规针法，得气后留针 20 分钟。每周 2～3 次。2～3 个月为 1 个疗程。

3. 临证心悟 本法为著者根据他人和本人经验所总结，主要用于顽固性慢性荨麻疹。荨麻疹一病，进入慢性期，多为血分之热，稽留日久，病久入络，久病必瘀。著者在治疗各种顽固性皮肤疾病时，也发现虽症状、体征不同，病因复杂难明，但在其发展的某个阶段或治疗的转归方面，特别是反复发作、久治不愈、病情顽固者的病机多表现为以热、瘀为主。临床上，皮肤病症病机可有风热、湿热、血热之别，但缠绵日久最终皆可转化为以热邪为胜。而皮肤病症多因外邪壅滞或气血痹阻所致，体表玄府毛窍瘀滞，而久病必瘀。故其身体局部的皮损多考虑与热、瘀等病邪的瘀滞有关。《素问·脉要精微论》曰："夫精明五色者，气之华也"。五脏之气外发，五脏之色可隐现于皮肤之中，是为常色。当脏腑有病时，则可显露出相应的异常颜色，是为病色。体现在各种难治性皮肤病多在肌表、面部呈现为赤色症状，主热。而皮肤病迁延反复日久，则多出现湿热或血分之热侵入肌肤，与气血相搏，致使气血运行受遏，主瘀。热瘀凝聚不散，逗留体内，浸淫肌肤，使肌肤失养，发生皮损，进而出现皮疹、瘙痒、渗液等症状。

　　著者认为，此即不同病症而具同一病机，临床上，掌握疾病的共性便可有的放矢。因此，对于难治性皮肤病可以用化瘀清热之法施治，以达到调整脏腑和阴阳的平衡，促使疾病的痊愈。若有伤阴耗血、化燥生风之变，亦可以此法为主加减，灵活使用。

　　在取穴上，以督脉和背俞穴为首选穴位的同时，也重视根据疾病的缓急轻重配合传统的取穴方法，即选用曲池、血海、足三里、三阴交、耳尖等穴。皮肤位于人体的最外围，是人体与外界的第一道屏障，其卫外的作用与卫气的功能密切相关，其濡养作用与营气的功能密切相关。气血失调，营卫不和是皮肤病发病的内因。故采用上穴意在调畅气血，调和营卫。曲池、足三里分别是手足阳明之合穴，阳明经多气多血，两穴合用以调畅气血，其中曲池为大肠经合穴，肺与大肠相表里，肺主皮毛，故曲池又可调整肺卫的功能；血海属脾经，为足太阴脉气所发，气血归聚之处，与曲池合用调和营卫，清热活血；三阴交为足三阴经交会穴，亦可调阴血。耳尖穴刺血，重在活血清热。

　　在刺法上，提倡透刺、刺络并重，以芒针长距离透刺与刺络拔罐相结合。督脉逆经透刺可以起到调节阴阳及清诸阳之瘀热的作用，疗效颇佳就在于针身长，进针深，可以达到一针二穴或一针多穴的目的，在刺激人体特定的腧穴、经络时，容易增强针感，激发经气，以调动人体内的抗病能力，提高其治疗作用，最终达到清泻邪热、化瘀通络之效。而刺络放血对因瘀、郁引起病症的治疗具有关键作用，为内经中"去菀陈莝，菀陈则除之"治则的临床应用。针后加罐，更能提高疗效。

　　故本病的组方先取大椎透身柱、身柱透至阳的两对透穴，两针所透数穴均位于督脉，督主一身之阳，采用透刺之法，意在清诸阳之瘀热；又取血会膈俞、血郄委中以活血化瘀，为加重活血化瘀之功，一般可在膈俞刺络拔罐。神阙拔罐，为近年来临床多用于本病的验穴；本病病机，系血分有热，外受风邪，故取风池以疏风，曲池、血海以清血中之热，三阴交调三阴之虚实。

　　上方特点表现为：取穴上以背部督脉穴和背俞穴为主，而传统治疗本病的穴位则为配穴；在操作上，则以芒针长距离透刺与拔罐相结合，要熟练掌握透刺之法，进针要快，送针要缓，方向要准。著者发现大椎透刺之法对多种顽固性皮肤病有效。而拔罐又是刺络拔罐与一般留罐相结合，刺络拔罐，其出血量因人而异，不必强求一律，另外对效果不明显者，可在血海拔罐。对于迁延不愈顽固重症者，可选择大椎、膈俞、血海交替刺络拔罐，而为巩固疗效，除了委中放血，还可耳尖穴放血。

　　针刺操作时要求术者熟练掌握透刺之法，进针要快，送针要缓，方向要准。著者行大椎透至阳分二步透刺法：取 0.30mm×75mm 毫针 2 枚，其中 1 枚快速在大椎穴破皮进针后向下平透至身柱，另 1 枚身柱透至阳，进针后要求缓缓沿脊椎中线向下透刺，患者多会感到有一股酸胀之气循经下行。针刺双侧肺俞或膈俞时，针尖斜向脊椎刺入，针体呈 45°进针 1.5～1.8 寸，透向夹脊穴。血海、曲池、三阴交行常规直刺，进针 1～1.4 寸，得气后留针，诸穴留针 30 分钟。去针后，在大椎、肺俞（双）、膈俞（双）、血海（双）等穴再刺络拔罐。每次取 1 穴，可交替选用。以皮肤针重度叩刺出血，用大号罐吸拔，留罐 10～12 分钟。对于迁延不愈顽固重症者，出血量宜多耳尖穴，每次选一侧，交替取用。具体操作为，先将耳尖穴按揉充血后，75% 酒精棉球常规消毒，以一次性无菌采血针进行点刺，挤出 5～8 滴血。以每周 2～3 次为宜，10 次为 1 个疗程。病情明显好转或痊愈后，巩固治疗每周 1 次，治疗 2～3 周。

本方操作关键在于，一是应用透刺法，以同一芒针作用于两个或多个穴位，刺入穴位后，要缓慢行针，尽量使患者感到酸胀之感向下放射，使经气流通，上下相接，达到接气通经之功；二是刺络拔罐，用梅花针叩打时，要运用腕力，垂直叩刺，不要斜刺、拖刺，刺后迅速用大号玻璃罐吸拔。叩刺力度根据病情轻重而定，目的是使出血量轻者少而重者多，临床发现，大椎部位的出血量与症状轻重有一定关系，而且随着病情的减轻，出血量常会逐渐减少。

本方对慢性荨麻疹有较好的效果，应用本方，多数患者常治疗一两次后，即有好转。以本方为基础方，著者还用于多种慢性皮肤病的治疗，如过敏性皮肤病、脂溢性皮炎、神经性皮炎、玫瑰痤疮等。当然，可根据病症不同，在取穴与操作上也有所区别。在取穴上，应根据不同的疾病，增用配穴；在操作上，根据年龄、病情不同，刺激应有轻重之分，如对病程短、年龄较小的患者，可只取 1 枚芒针透刺等。

【验案】

1. 慢性荨麻疹

Pet Lee，男，39 岁，饭店侍者。初诊日期：1993 年 3 月 18 日。

主诉：全身风团反复发作 12 年。

现病史：患者于 12 年前，无特殊原因，皮肤表面出现红色大小不等之风团疹块。先自双腿开始，继而泛发全身，此起彼落，无一日休止，瘙痒剧烈，寝食不宁。遇风、劳累或进食海腥之品则可加重。曾在荷兰多所医院及中国香港等地用中西药物及针灸治疗，除面部症情减轻外，余未见效果。因痛苦不堪，请著者以针灸试治。

检查：体态较胖，自胸背腰腹及上下肢，均见大小不等之红白相间风团疹块，大如杯口，小若黄豆，凸出皮表，尤以双下肢为密集。通身遍布褐色抓痕。舌淡、苔略黄腻、脉缓。

诊断：慢性荨麻疹。

治疗：先取血海、曲池、神阙、三阴交、风池。神阙穴用拔罐法，留罐 10 分钟。余穴用泻法。每周针治 2 次。以上述效方治疗 7 次后，风团疹块明显减少，瘙痒亦轻。但于第 8 次来诊时，自述因前 2 日工作过忙，病症又复发如旧，乃加用下穴：膈俞、大椎透身柱、至阳透神道、委中。膈俞针后加罐。委中用三棱针点刺后拔罐。本组穴和第一组交替使用，仍为每周治疗 2 次。共经 24 次治疗，除大腿根部偶有黄豆大丘疹发作外，其他部位已不再出现。

【按】 荨麻疹一般认为多因血分有热，外受风邪之侵袭所致。故首取风池以疏风，曲池、血海以清血中之热，三阴交调三阴之虚实。神阙拔罐近年多有报道。但虽获效果，但并不巩固。原因在本病患者已有 12 年病史，病久入络，久病必瘀，故加用血会膈俞、血郄委中以活血化瘀；又督主一身之阳，以大椎透身柱、至阳透神道两对透穴，意在清诸阳之瘀热，所以能够获效。

2. 慢性荨麻疹

孙某，男，32 岁，工程师。初诊日期：2015 年 1 月 17 日。

主诉：反复四肢及躯干风团样皮疹伴瘙痒 15 年，加重 2 个月。

现病史：15 年前，因食海鲜后，四肢及周身皮肤突然出现苍白色风团，痒而不痛，抓搔后加重。经附近皮肤科诊断为急性荨麻疹。经用葡萄糖酸钙注射及服用抗过敏药物后，消失，不遗留痕迹。不久，无明显原因，本病又复发，且药物控制后不久仍反复出现风团样皮疹。每次发作时口服开瑞坦、盐酸西替利嗪等药物可改善，但始终无法根除。2014 年 11 月发病后，口服上述药物效果不佳，后经医生推荐改服盐酸非索非那定片，服后皮疹虽然消退较快，但每隔 2～3 日后复发，必须每日服药。每次发作，风团样皮疹常布满全身，瘙痒难忍，严重影响睡眠和工作。故来著者处针灸治疗。

检查：患者颈项、胸腹及四肢散布大小不等之风团样皮疹，大如手掌，小如黄豆，遍布新旧之抓痕。脉略沉，舌暗红苔白微腻。

诊断：慢性荨麻疹。

治疗：以上述效方治疗。由于患者工作较忙，每周只能坚持治疗 1 次。为维持疗效，加用耳穴贴压：风溪、神门、内分泌、肝、肾。嘱其每日自行按压 3 次。复诊时，患者告知：针刺当日，未服用西药全身风团即已消失。针刺至第 8 次（2015 年 3 月 14 日）时，西药盐酸非索非那定片从每日 180mg，减为 60mg，且 3～5 日服用 1 次。双下肢基本无皮疹，上肢皮疹瘙痒程度减轻。2015 年 4 月中旬起每周服用 30mg 西药，上肢偶有皮疹，瘙痒轻。至 2015 年 7 月，西药停用，再未发作。

【按】　本例亦为病程长达十余年的慢性荨麻疹患者。依据著者经验，以每周针刺 3 次为佳。但本患者因工作忙每周仅能针刺 1 次，虽增加耳穴贴压，仍影响疗效，以致前后治疗达半年之久。另外，和其他难治病一样，当针灸配合药物治疗时，药物不可骤停，宜逐步减量，直至停用，本例即是例证。

3. 慢性荨麻疹

顾某，男，66 岁，退休干部。初诊日期：2018 年 4 月 20 日。

主诉：反复四肢及躯干风团样皮疹伴瘙痒 3 年。

现病史：患者自述有多年过敏性鼻炎史。2015 年鼻炎症状消失，转而出现皮肤过敏症状，先从四肢后扩展至全身，以瘙痒难忍、皮肤发红发烫、起大小不一的丘疹为主，夜间更甚。食用海鲜后症状会加重。经某皮肤病医院诊断为"荨麻疹"。为患者检测过敏原则，均为阴性。从 2016 年 3 月开始长期服用盐酸西替利嗪、维生素 B_1、维生素 B_2 等，服药可以控制症状，一旦停药就会病情反复，正常服药时食用海鲜等食物也可诱发。该患者原因老年性黄斑变性在著者处求治，获知针灸对慢性荨麻疹有效，要求两病同治。

检查：神志清楚，语言流利，体格偏瘦。胸背及四肢皮肤暗红粗糙，遍布抓痕血痂。上下肢内侧可见多个大小不等之风团。舌质淡，边有瘀斑，苔薄微腻。

诊断：慢性荨麻疹。

治疗：以上述效方治疗。主穴去神阙，配穴仅用曲池、血海、三阴交。去针后，大椎、膈俞（双）、血海（双）轮流刺络拔罐。每周治疗 3 次。治疗 9 次后，盐酸西替利嗪片减量至 1/4。仍服用维生素 B_1、维生素 B_2。治疗 2 个月后，患者期间曾食用海鲜等，但是一直没有皮疹及瘙痒发作，停用盐酸西替利嗪片，仅服用维生素类药品。之后，改为每周 1～2 次。3 个月后停针。情况稳定。随访至今，未见复发。

【按】 本案为老年性黄斑变性与慢性荨麻疹同时进行针灸治疗。故对选穴加以精简；为避免对同一穴刺络拔罐过于频繁，采用三穴轮用。结果在改善黄斑变性的同时，对慢性荨麻疹也取得较好的控制效果。这就提出一个问题，针灸是否可以同时治疗 2 个或 2 个以上的病症？在著者长期的临床中，经常碰到类似情况。减轻患者的痛苦和节约诊疗成本是医者的职责，所以一般总是满足其要求。但在组方上应当重新考虑，特别是抓共同特点进行配伍，分别主次，精简穴位。

第十六节　神经性皮炎

【概述】

神经性皮炎，又称慢性单纯性苔藓，是一种常见的慢性神经功能障碍性皮肤病，以剧烈瘙痒和皮肤苔藓样变为主要特征。皮损好发于颈部、肘关节伸侧、腘窝、股部及腰骶等处，多为局限性，亦可分布比较广泛。本病多见于青年人和成年人，其病因不明，但与神经精神因素有明显关系。临床表现为初时先感觉局部瘙痒，由于搔抓皮肤迅速呈苔藓化。典型损害为多数皮损遍布米粒至高粱米大小，淡红色至黄褐色或与皮色一致的圆形或多角形坚硬有光泽的扁平丘疹，密集成片，表面附少量鳞屑，伴有抓痕。以中央最为明显，越靠近边缘越轻微，境界不清。由于搔抓刺激，皮肤浸润肥厚，嵴沟明显。患者自觉阵发性瘙痒，夜间尤甚，可影响睡眠、工作和生活。

神经性皮炎归属中医学"牛皮癣""摄领疮"范畴。

现代针灸治疗神经性皮炎的报道，约始于 20 世纪 50 年代中期。采用艾灸针刺之法，通过多病例观察，确有效果。至 20 世纪 60 年代，不少单位用皮肤针叩刺，因方法简便，取效迅速，此法曾经风行一时。20 世纪 70 年代后期起，针灸治疗本病取得较大进展，头针、埋线、电针、穴位注射及刺血等方法广泛用于本病治疗，疗效日趋肯定。而有关临床文献量明显出现上扬之势是始于 1993 年之后，直至 21 世纪初未见下降。随着临床实践的增加，目前在用穴上多以病灶处即阿是穴为主，方法上则一般倾向于多种穴位刺激综合运用，而皮肤针叩刺仍是主要方法之一。

著者通过长期临床实践，发现采用芒针透刺结合皮肤针叩刺治疗本病，不仅能较迅速起效，而且适用于局限性和泛发性的各类患者。如能坚持规律应用本法，还有助于防止本病的复发。

【效方】

1. 组成

主穴：大椎透至阳，阿是穴（选取主要皮损区）。

配穴：风池、曲池、血海、三阴交。

2. 操作 主穴均取，配穴酌加，每次取 2～3 个。先取 0.30mm×75mm 芒针 2 枚，先针刺大椎，与皮肤呈 15°进针，第一针平刺透至身柱；第二针再以同法从身柱透刺至至阳，双手各执一针，反复大提插小捻转，使针感向骶尾部放射。行针 1 分钟左右，留针。再针刺配穴，双侧均取，一般血海、曲池均取，以上半身皮损多见者加风池，以下半身皮损多见者加三阴交。常规针法。主穴和配穴均留针 30 分钟。去针后，取阿是穴，主要选取皮损面积较大症状较为严重的部位。取皮肤针，以中度力度叩刺，叩刺顺序是由外向内（即从皮损周围向中心）；也可先在周围，轻度刺激绕打 1 周，再在病损上反复叩打，叩打时间视病损大小而打，直径 10cm 的病损区叩打 4～6 分钟。以七星针（即针头装有七支短针）叩刺，运用腕力，针具与皮表垂直，用力且均匀的叩打患处，节奏稍慢，以被叩局部皮肤明显发红，微量出血为度，再以干棉球擦尽渗血。上述治法，每周 2～3 次。一般不计疗程。待症状消失后，可每周 1 次，再巩固治疗 3～4 次。

3. 临证心悟 芒针透刺督脉穴，最早用于慢性荨麻疹的治疗。根据异病同治的治则，著者将其运用于本病。著者认为，人体是一个和谐统一的有机整体，皮肤病虽发生于机体表面，皮损多种多样，病情错综复杂，但其症状主要为痒、痛、渗出（或脱屑）。各种皮肤疾病，虽症状、体征不同，病因复杂难明，但在其发展的某个阶段或治疗的转归方面，特别是反复发作、久治不愈、病情顽固者的病机多以热、瘀为主。临床上，皮肤病病机可有风热、湿热、血热之别，但缠绵日久最终皆可转化为以热邪为胜。而皮肤病多因外邪壅滞或气血痹阻所致，体表玄府毛窍瘀滞，而久病必瘀。故而其身体局部的皮损多考虑与热、瘀等病邪的瘀滞有关。当脏腑有病时，则可显露出相应的异常颜色，是为病色。体现在各种难治性皮肤病多在肌表、面部呈现为赤色症状，主热。而皮肤病迁延反复日久，则多出现湿热或血分之热侵入肌肤，与气血相搏之相，致使气血受遏，主瘀。热瘀凝聚不散，逗留体内，浸淫肌肤，使肌肤失养，发生皮损，而出现皮疹、瘙痒、渗液等症状。此即不同病症而具同一病机，在临床上，掌握疾病的共性便可有的放矢。因此，对于难治性皮肤病均可以采用化瘀清热之法施治，以调整脏腑和阴阳的平衡，促使疾病的痊愈。

神经性皮炎的病机亦以热瘀为主，故主方取督脉之穴，以清热。督脉为阳脉之海，督领全身阳气，与各脏腑所属经脉直接或间接交会，体内各脏腑通过足太阳膀胱经背俞穴与督脉脉气相通，为全身经络、脏腑气血转输之枢纽。选用背部督脉的大椎、身柱、至阳为主穴，用透刺之法达到通阳泻热、平衡阴阳、调和气血及疏理五脏六腑的功能。取阿是穴，则重在祛瘀。

同时，本病瘙痒明显，则多因血热生风，风池是胆经之交会穴，为泄风解表之要穴；气血失调、营卫不和是皮肤病发病的内因，曲池是手阳明之合穴，阳明经多气多血，两穴合用以调畅气血，其中曲池为大肠经合穴，肺与大肠相表里，肺主皮毛，故曲池又可调整肺卫的功能。血海属脾经，为足太阴脉气所发，气血归聚之处，与曲池合用，可调和营卫、清热活血；三阴交为足三阴经交会穴，重在养阴调血。

【验案】

何某，男，17岁，学生。初诊日期：2019年7月17日。

主诉：全身多处皮肤瘙痒及丘疹反得发作4个多月，加重1周。

现病史：患者于4个月前食用海鲜后，感觉耳后及后颈发际处皮肤瘙痒，搔后出现红色丘疹，未予以重视，此后由于课业繁重，皮肤瘙痒逐渐扩展到头皮、面颊、双前臂、腹部及后背等部位，并且瘙痒逐渐加重，入夜尤甚，难以入睡。患者苦于瘙痒，由其父陪同至本市皮肤病医院就诊，诊断为神经性皮炎。给予口服维生素C、开瑞坦、普鲁卡因泛酸钙，外用复方醋酸地塞米松乳膏（皮炎平）、丁酸氢化可的松（尤卓尔）软膏等治疗，但初时有效，过后复发；又经中医治疗，服用汤药，亦未能控制症状。经介绍至著者门诊部，请著者试治。

检查：患者体形消瘦，在头皮、面颊、耳后、后颈部至后背上半部、下腹部及双侧前臂遍布米粒至绿豆大小不等之丘疹，顶部扁平，多呈圆形，为淡红色。尤以面颊、后颈至背部最为明显，可见大片丘疹密集融合成斑片，斑片边界清楚，大小不等，表面覆盖有少量糠粃状薄屑，局部皮肤增厚，周围有明显抓痕、血痂，无渗出。舌红，苔薄黄，脉弦数。

诊断：神经性皮炎。

治疗：以上述效方治疗，主穴和配穴同用。阿是穴，取后颈延至后背皮损最明显处，皮肤针大面积叩刺后，在大椎和膈俞（双侧）以3个大号抽吸罐吸拔10分钟。2日后复诊，瘙痒明显减轻，夜可安睡，丘疹较前变平，颜色变淡，丘疹密集融合成的斑片逐渐减小。复用上方，不拔罐。嘱每周治疗3次，其中拔罐每周1次。2周后，症状基本消失。改为每周2次，以巩固疗效，防止反复。嘱避免食用辛辣、海鲜等食品。2021年2月，曾复发1次，以头面和后颈部为主，症情较轻，应用上方（未拔罐）治疗3次，未用其他药物，皮损即全部消失。

【按】 本例著者所遇到的较重的病例，不仅皮损遍布全身、瘙痒剧烈，而且用中西药物未能控制其反复发作。笔者体会有2点：一是，因为皮损分布广泛，所以选阿是穴，宜选皮损最重之处。对重症泛发性的神经性皮炎，除皮肤针叩刺外，可加拔罐。穴选六阳之会大椎和血会膈俞，意在加强清解热毒、活血化瘀之功。一般可不用。二是，在症状基本消失后，宜再巩固治疗一个阶段。实践表明，针灸后复发率不高，且复发后再给予针刺，疗效仍然明显。

附一　脂溢性皮炎

【概述】

脂溢性皮炎是发生于皮脂溢出部位的一种慢性炎症性皮肤病。皮损初为毛囊性小丘疹，逐渐融合成大小不等的黄红色斑片，表面覆有油腻性鳞屑或痂皮，油腻发亮、脱屑较多，伴有不同程度瘙痒。好发于皮脂溢出区，多发生于头面部及胸背，也可局限于头皮，严重者可向面部扩展。以成年人多见。

脂溢性皮炎中医称为面游风、白屑风，也有称为风热疮的。中医学认为本病病机或因脾胃虚弱，湿热内生而致，或因风热外受，郁久化燥，耗伤阴液，以致血虚不能濡养肌肤。治疗上以健脾清热除湿、滋阴养血润燥为主。

针灸治疗本病，古今文献不多。著者基于异病同治的治疗原则，将慢性荨麻疹的芒针透刺加刺络拔罐之法结合本病病机选穴处方，曾治数例，颇获效验，现介绍如下，供读者参考。

【验案】

邵某，男，30 岁，公务员。初诊日期：2018 年 1 月 27 日。

主诉： 面部红斑伴脱屑、瘙痒 1 月余，加重 1 周。

现病史： 患者自述有面部皮肤病史。此次于 1 个多月前，突发阵发性上腹痛，未做处理，自行缓解。而后在使用常用的洗面奶时，脸上开始出现红斑，有少量鳞屑。其后分别在不同医院诊断为面部阵发性红斑、脂溢性湿疹。1 周前，同学聚会食用坚果类、火锅、烧烤等食物后，症情加重。1 月 24 日在某三级专科医院，确诊为脂溢性皮炎。因以往用西药后疗效不明显且反复发作，又对激素治疗有顾虑。故前往某三甲中医院皮肤科诊疗，改口服中药汤剂。用药后第 2 日红斑症状反而明显加重，患者不敢再服。经介绍来著者针灸门诊处治疗。

检查： 面部以鼻为中心至两眉之间呈现红色皮损，鼻翼两侧有大量片状淡黄色油腻性鳞屑，可蔓延至眼圈和眉毛、发际线。自觉皮肤干燥，瘙痒感明显，皮损处难以清洗干净。擦去鳞屑后不久，面部血丝和鳞屑即出现增多迹象。舌质红苔黄腻，脉搏动有力，未见异常。

诊断： 面部脂溢性皮炎。

治疗： ①主穴：大椎透至阳，攒竹、迎香。②配穴：曲池、血海、肺俞、膈俞。

操作： 主穴均取，配穴曲池、血海同取，肺俞、膈俞每周轮换取 1 次。取 0.35mm×75mm 芒针 2 枚，以压刺法以 85° 分别从大椎透至身柱、身柱透至至阳，针感沿督脉向下放射至骶部。迎香取 0.25mm×25mm 毫针向上斜刺 0.5 寸，攒竹取 0.25mm×25mm 毫针自眉头向下透刺，平补平泻以局部有酸胀感为主。曲池、血海，双侧针刺至得气后，用泻法。留针 30 分钟。去针后，并在大椎、肺俞、膈俞交替刺络放血，用中号罐吸拔，每次吸拔 12 分钟左右。每周治疗 3 次。

结果： 治疗 3 周后原皮损较前有明显好转，仍有部分脱屑，巩固治疗 2 周，症状全无。嘱患者避免日晒，清淡饮食，生活规律。2018 年 11 月 3 日，患者在失去工作后心情抑郁，加之食用海鲜火锅等物，又发面部红斑，与 2017 年 12 月症情类似。再次请求针刺治疗，遂应用原方治疗。治疗 3 次后起效，面部红斑减少，鳞屑不再增生；治疗 5 次后，面红已不明显，皮疹、脱屑全无；治疗 10 次后症状基本痊愈（图 5-1）。

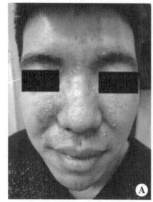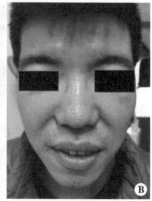

图 5-1　脂溢性皮炎患者治疗前后皮损

A. 治疗前；B. 治疗 5 次（10 日后）

【按】　脂溢性皮炎是一种常见的慢性丘疹鳞屑性皮肤病。本病病机，一为风热，清代《医宗金鉴》在白屑风中提出"由肌热当风，风邪侵入毛孔，郁久燥血肌肤失养，化成燥证也。"一为脾胃运化功能失常，湿热内生。因此，本病以热为主。

本例患者著者认为症属湿热，而其病程长，反复发作，郁久成瘀。故湿热血瘀为本病患者的基本病机，治宜清热除湿、活血化瘀。故取诸阳之会大椎，逆督脉透刺以泻热，加曲池清泄湿热，血海行血祛瘀，迎香、攒竹为面部穴调节局部气血。肺主皮毛，本病病位在皮表，取肺俞以清皮表之瘀热；血会膈俞，刺络而活血散瘀。所以，能快速见效。

本病易于复发，除了注意日常饮食外，同时建议患者保持心情舒畅，尽量避免不良情绪影响，由郁致瘀，这也是引起病情反复的重要方面。

附二　过敏性皮炎

【概述】

过敏性皮炎也称变态反应性皮炎，是指接触过敏原后所引起的以皮肤瘙痒、荨麻疹、斑丘疹及不同程度渗出为特点的皮肤疾病，是过敏原（变应原）通过变态反应机制引起的皮炎。其中，面部过敏性皮炎临床表现为面部皮肤可见水疱、丘疹，部分患者伴明显瘙痒。临床过敏性皮炎的病因很复杂，其发病与内在和外在多种因素有关。常见过敏原为日晒、食入性或接触性过敏原等。由于致敏原较多，同时不同过敏原引起过敏反应也不尽相同，故患者面部皮炎表现也复杂多变，难以确定其病因，造成患者病情迁延不愈，并演变为慢性疾病。

过敏性皮炎属中医学"湿疮""浸淫疮"等范畴。主要病机是湿热毒邪瘀滞皮肤为主，治疗以清利湿热凉血、散风止痒为原则。《医宗金鉴·外科心法要诀》曰："血风疮，此证由肝脾二经湿热，外受风邪，袭于皮肤，郁于肺经，致遍身生疮，形如粟米，搔痒无度。"

针灸治疗本病的古籍记载和现代文献甚少，著者在长期临床实践中多有接触，也常按皮肤病症异病同治的思路，采用芒针透刺加刺络拔罐之法而获效。

【验案】

周某，女，48 岁，会计。初诊日期：2018 年 7 月 9 日。

主诉：双眼睑周围皮疹伴瘙痒反复发作 1 年余，加重半个月。

现病史：患者自 2017 年 3 月在无明显诱因下，出现双侧上眼睑红痒增厚，明显肿胀，未予以治疗。因症情逐渐加重，于 1 个月后，在某医院皮肤科诊为过敏性皮炎，予以口服西替利嗪片，病情有所减轻。但一停药，常复发。其后，于春秋两季症状都会加重，出现脸上起皮屑、皮肤增厚瘙痒等，需加量服用西药后才能控制症状。常因食用海鲜、竹笋等食物，过敏症状加重或复发。2018 年 6 月，因食用基围虾后症情加重，先是双侧上眼睑色红肿胀，之后眼睑逐渐增厚，表皮粗糙，呈环状暗黄色，瘙痒异常。曾内服药物和用药膏外涂均未见明显效果。因该患者曾在著者处治疗过眼病，在万分无奈的情况下请求著者试治。

检查：患者面色黧黑，双眼圈出现宽约 0.8cm 暗黄色环形增厚皮损圈，上覆少许白色皮屑，周围皮肤略显肿胀。眼部可见抓痕、血痂。舌质暗红苔腻，脉濡细。

诊断：过敏性皮炎（面部）。

治疗：以针刺治疗为主。

组方：①主穴：大椎透至阳、丝竹空、攒竹、瞳子髎。②配穴：膈俞、血海、三阴交。

操作：主穴每次均取，膈俞每周取一次。先以芒针大椎透身柱、身柱透至阳。再取 0.25mm×40mm 毫针，从丝竹空透向攒竹，从攒竹透向上睛明，从瞳子髎透向承泣。血海、三阴交常规刺法。留针 30 分钟。去针后，选大椎、膈俞、血海其中 1 个穴位，刺络拔罐。吸拔 12 分钟左右。三穴可轮用。每周治疗 3 次。治疗 6 次后，患者症状明显减轻，眼睑仅余色素沉着，瘙痒消除。前后治疗 2 个月，获临床痊愈。随访至今，症情稳定，患者自述目前吃海鲜等，亦未发生过敏。

【按】 本例患者为湿热毒邪瘀滞于眼周肌肤。取眼周穴位以透刺之法，疏通局部经络，以活血祛邪。大椎透刺至阳能调和诸阳，清泻瘀热。三阴交、血海均为脾经要穴，既能健脾化湿，又能活血清热。针刺后加用刺络拔罐，以增化瘀去毒、散风止痒之功。本方操作时，注意眼周穴位透刺，要求用针熟练轻巧。另外，眼周尚可用皮肤针轻度叩刺，以局部潮红为度。本病易复发，要嘱咐患者尽量避免易引发过敏的食品和其他过敏原。

第十七节 扁 平 疣

【概述】

扁平疣是病毒性疣的一种，是由人类乳头瘤病毒引起的表皮疾病。临床多表现为粟米粒大小至高粱米大小的扁平丘疹，表面光滑，触之较硬，呈浅褐或正常皮色，多骤然出现，呈散在性分布或密集一处，青少年多见。以往认为这些疾病是慢性良性的，但最近发现此类病毒感染后亦可导致皮肤癌等恶性肿瘤，因而引起人们重视。

扁平疣中医学称为"扁瘊"，认为多因风热之邪客于肌表或内动肝火而成。针灸治疣，在古籍中首见于《灵枢·经脉》。

现代用针灸治疗包括扁平疣在内的疣病，在 20 世纪 60 年代初即有相当多的报道。早期亦提倡用艾灸之法。从 1994 年直至 21 世纪临床文献明显增加。在取穴上，多用阿是穴（即病灶区）；在方法上，艾灸针刺之法应用较多，还以皮肤针叩刺、激光照射、耳穴贴敷等治扁平疣。

著者发现，采用体、耳针结合之法，通过全身调节对本病有着较为明显的效果。

【效方】

1. 组成

主穴：大椎、曲池、外关、血海、三阴交。

配穴：肺、风溪、肾上腺、支点（均为耳穴）。

2. 操作

主穴和配穴每次均取。主穴针刺，取 0.25mm×40mm 毫针，先针刺大椎，针尖略向下，刺入 1.3 寸左右，反复提插，使针感向下放射。其余穴位均直刺至明显得气，采用提插加小捻转手法分别运针半分钟。以曲池、血海穴为一对，接通 G6805 电针仪，应用连续波，频率为 2Hz，强度以可耐受为度。留针 30 分钟。配穴取一侧耳，用磁珠贴压，嘱每日按压 3 次，每次每穴 1 分钟。每周治疗 2 次。

3. 临证心悟

扁平疣多因外感风热之邪搏于肌肤，内因肝虚血燥，筋脉不荣，以致气滞血瘀而生，所以同上述荨麻疹病因病机相似，也与"风""血"有着密切关系，对此著者也运用"治风""治血"为主的治疗原则，治宜散风活血、通络化瘀、清热解毒。本方是基于上述理论又通过著者实践总结而成，主要用于病程较久的患者。主穴同上述治疗荨麻疹的 3 个效穴一样：有祛风清热、解毒止痒之功的手阳明经合穴曲池；能化湿清瘀、理血调经的血海，以及诸阳之会，有调节机体气血功能，可通阳清瘀热，能增强免疫功能的大椎。大椎是著者常用的治疗多种顽固性皮肤病的验穴。另增加手少阳三焦之络外关，以加重清疏邪热之功；脾经之三阴交，意在增加理血祛风之力；耳穴肺，有主皮毛之意；风溪、肾上腺，有祛风热抗过敏之效，支点有化瘀的功效。此 4 穴对主穴有配合作用。

在实际操作中，同顽固性荨麻疹不同，著者认为其瘀的程度不重，多不必行刺络拔罐等法。

【验案】

汤某，女，56 岁，退休职工。初诊日期：2006 年 1 月 17 日。

主诉：颈部、肩胛、前臂多处出现扁平丘疹 3 年。

现病史：自 3 年前无特殊原因从颈部开始出现扁平丘疹，逐渐增多，蔓延至肩胛、前臂。经某三级医院皮肤科确诊为扁平疣。2 年多来求诊于本市各大医院，接受中西医药物治疗，但均无明显效果。刻下：整个颈部、肩胛、前臂密布扁平疣，平时多无痛痒。

检查：整个后颈部、肩胛、前臂至手背部密布棕色的米粒大小扁平隆起丘疹，表面光滑、界线清楚、量多聚集成群，平时多无痛痒。舌质淡红苔薄白，脉细弱。

诊断：扁平疣。

治疗：用上述效方治疗。经 2 次针刺治疗后，患者诉隆起的丘疹开始发生变化，似乎有异样的痒感，尤以颈部明显。又针刺 2 次后，发现颈部丘疹开始变平，颜色开始变淡，但前臂及手背变化不明显。加用腕踝针，取上 4、上 5、上 6 三穴，双侧均用，采用每穴双针法：从同一穴位进针，一针向上，一针向下，平刺不得气。针后，患者因外出旅游，2 周后复诊，发现前臂及手背的丘疹也开始明显消退。第 9 次来诊时，疣疹大部分消失，病灶部皮肤色泽已基本与邻近部位相似，不到 1 个疗程就取得了满意疗效。后又巩固治疗 10 次。除手背及前臂沿有少许散在疹子外，已获基本痊愈。

【按】 本例患者，是著者经治过的症情最重而获效最快的一例。在来著者处之前，曾在本以皮肤病为特色的某三级医院治疗过相当长一段时间，未见任何起色。针刺后，不仅扁平疣每日都有改善，而且头晕乏力等自觉症状也明显好转。这表明针刺确是通过对全身功能的调节来达到治疗作用的。另外，本例采用配合腕踝针治疗，也有一定的辅助效果。但因只试用于本例，尚无更多的病例加以证实，读者不妨一试。

第十八节 痤 疮

【概述】

痤疮，亦称寻常痤疮，是一种累及毛囊、皮脂腺的慢性炎症性疾病。其好发于颜面及胸背部，可形成黑头粉刺、丘疹、脓疱、结节、囊肿等损害，呈对称分布。粉刺加以挤压可见有头部呈黑色而体部呈黄白色半透明的脂栓排出。一般无自觉症状，有时可有疼痛及触痛。本病以往多发于青年男女，但近年来在成年以后也出现卷土重来之势。痤疮为多因素性疾病，其发病机制至今尚未阐述清楚。但有一条已达成共识，生活方式很大程度上决定了痤疮的消长，包括不良的生活习惯和行为方式，过度进食煎炸油腻或经添加剂加工的食品等。

在中国医学文献中，本病称为"酒刺""痤""肺风粉刺""面疮"等。针灸治疗本病，在古籍中未见有明确记载。

现代报道，较早见于 20 世纪 60 年代。近 20 多年来，随着生活水平的迅速提高，人类对自身的健康美也提出了更高的要求。有关针灸治疗痤疮的文章从 20 世纪 90 年代中期起急剧增加。有学者统计，1994～2004 年有关文献总量竟占 1978～2005 年针灸治疗痤疮临床文章总和的近 90%，从而痤疮成为皮肤和皮下组织系统西医疾病中的第一大针灸病谱。在穴位刺激法上，应用颇为广泛，如用刺络拔罐、体针、火针、电针、挑治、耳穴埋针、三棱针刺血、穴位注射及耳穴割治等法。但根据著者经验，大椎刺络拔罐是一种方法简便而又疗效明显的治法。在疗效上，为了较客观验证针灸效果，有学者曾对比了刺血法与中药、西药三者间的疗效，结果发现刺血法明显优于中、西药物，且以西药治愈率最低。总之，针灸可作为本病的主要治疗方法。

【效方】

1. 组成

主穴：大椎、合谷。

配穴：额部：阳白；颊部：四白；颏部：承浆。

2. 操作

主穴均取，配穴据发病部位而选取。主穴取 0.30mm×40mm 毫针，大椎针尖向上斜刺 1.3 寸左右，得气后，反复施提插泻法 1 分钟；合谷略斜向腕部进针 1～1.4 寸，施同样手法。配穴取 0.25mm×25mm 毫针。阳白向下平刺，四白和承浆用鸡爪刺法。留针 20 分钟。去针后，在大椎处用三棱针点刺 10 多下或皮肤针重叩后，以大号罐吸拔，每次出血 10～25ml。每周 2 次。

3. 临证心悟

本方为著者在临床中反复探索所得。据清代《医宗金鉴·外科要诀》中提到本病症"由经血热而成"，故取诸阳之会大椎，以通阳清热；加手阳明大肠经之原穴合谷，取其"面口合谷收"之意，因痤疮多属于面部；配穴均为局部取穴，目的在于疏通局部气血。

在本方中，大椎针后刺络拔罐最为关键。对于病程短，症状轻的患者，通常只需用此法即可。出血量根据病情轻重而定，轻者少而重者多。

另外，在治疗期间要求患者注意个人卫生，用温水洗脸，禁止捏挤、搔抓患部，忌食肥甘、辛辣、海鲜，不得饮酒，多食新鲜蔬菜和水果，保持大便通畅。注意休息，保持充足的睡眠。经过对复发患者调查发现，多数是由于过食辛辣厚腻、乱用护肤品、睡眠不足等。因此这些因素也应引起重视。

【验案】

1. 痤疮

沈某，女，26 岁，公司职员。初诊日期：2007 年 11 月 12 日。

主诉：额部及肩背部丘疹反复发作 1 年余，加重 3 个月。

现病史：患者于 1 年多前，面部出现散在红色丘疹，初因量少而不甚在意。之后，数量不断增多，不仅红肿疼痛且出现脓疱等。近半年来，逐渐密集于额部，此起彼伏，日益加重。因影响容貌，痛苦不堪。曾经多家医院确诊为痤疮，经各种方法治疗均未能遏制病情发展。在万般无奈的情况下，来著者处尝试针灸治疗。

检查：整个前额布满大小不等的丘疹、脓疱和愈后的暗红色瘢痕。舌红，脉略细。

治疗：合谷、阳白、印堂、三阴交风池，用泻法，留针 20 分钟。每周 2 次。治疗 2 周未见明显效果。正在著者束手、患者失望之时，有一医者介绍艾条雀啄灸双天枢法，以热引热。用后，果然有所好转，但数次后，又故态复萌。受此启发，著者觉得大椎清热作用最为明显，于是改用针刺大椎，并行刺络拔罐。1 周后复诊时，额部丘疹竟褪去大半。患者一改首次对刺络拔罐的畏惧心理，主动要求应用此法。经 3 次治疗，困扰 1 年多的痤疮（包括额部和肩背部）竟霍然若失。为了防止再次发作，又针刺 3 次。并嘱注意饮食清淡和适当使用化妆品，随访至今未发。

【按】　本例是著者首例使用上述效方的病例，也是通过这一病例才形成上述效方。后因本例患者的介绍和后来治愈患者的辗转介绍，曾用此法治愈痤疮患者 30 多例。临床发现，大椎部位的出血量与症状轻重有一定关系，而且随着病情的减轻，出血量通常会逐渐减少。

2. 痤疮

张某，女，25 岁，未婚，公司职员。初诊日期：2016 年 4 月 9 日。

主诉：面部反复长青春痘 3 年，加重 1 个月。

现病史：患者于 3 年前，面部出现散在红色丘疹，之后，因反复发作出现脓疱、结节等，且扩展至颈部及背部。在某知名三级医院诊断为痤疮，并用该院院内制剂治疗，曾一度好转。但因平时饮食嗜辛辣，不久又复发。继用此药，疗效不明显。后又多方用各种中西药物治疗，均未见明显效果。近 1 个月来，因吃火锅后，症状加重。因思虑过度，心情忧郁，失眠多梦。月经史正常。经介绍，抱着试试看的想法，来著者处求治。

检查：患者面色略暗，面部、颈部、后背，均有散在粉刺、丘疹、脓疱、结节和囊肿，以及因反复发作遗留的色素沉着、凹陷性或肥厚性瘢痕等，尤其以下巴更为明显，密布大小不一的丘疹、脓疱、结节和囊肿，小如绿豆，大如黄豆，皮色发紫。患者平时须戴口罩加以掩饰。脉弦，舌暗红苔白。

诊断：痤疮。

治疗：以上述效方为主。主穴加膈俞，与大椎交替行刺络拔罐；配穴局部加地仓、廉泉，另加百会、印堂。操作时，大椎、膈俞（双侧）均以三棱针点刺出血，再以大号玻璃罐吸拔，每次均可拔出紫血多半罐。百会、印堂接通电针仪，应用连续波，以有轻微跳动为宜。因患者工作较忙，仅周末有时间，每周针刺 1 次，加贴压耳穴：内分泌、肺、脾、面颊、神门、支点。每次一侧耳廓，两侧交替，亦为每周 1 次。复诊时，已未见新发病灶，自觉症状减轻，且睡眠大有改善。1 个月（治疗 4 次）后，下巴部痤疮大部消失，脸及颈背部已无痤疮，情绪大有好转，睡眠正常；2 个月（治疗 8 次），痤疮已完全消失，所遗留之色素沉着变淡，各类瘢痕渐趋平复。再巩固治疗 1 个月。除少量色素沉着未褪尽，部分瘢痕未完全平复外，面部已恢复原有的光洁。嘱其注意平日少食肥甘、辛辣之品，改变不良的生活方式。

【按】　本例为著者诊治过的最为严重的痤疮病例之一。按临床分级属于重度。病程长，症状重，所以在取穴时，主穴加血会膈俞，以加强活血化瘀之力；配穴加地仓、廉泉，是因其病变主要集中于下颌部位。而患者因本病长期反复发作，导致失眠、多梦和情绪抑郁，另加百会、印堂，以调节情志。因患者工作忙而不能做到每周治疗 2 次，故增加耳穴压丸以维持疗效。这也是著者经验之一。一般而言，针灸治疗每周不能少于 2 次，但由于现代生活节奏紧张，临床中常遇到一些中青年患者无法抽出更多治疗时间，所以著者采取以耳穴贴压一法来维持疗效，延长针灸间隔时间。

第十九节　玫瑰痤疮

【概述】

玫瑰痤疮，又称酒渣鼻、酒渣性痤疮、酒皶鼻、酒糟鼻等，是一种以鼻部发红，上起丘疹、脓疱及毛细血管扩张，形似草莓或熟透的西红柿为特征的皮肤病。由于本病皮损常呈玫瑰红色，且形类似痤疮，故有"玫瑰痤疮"之名。其确切病因不明。精神紧张和血管功能异常被认为是主要原因之一，可导致患者面部血管运动神经功能失调，导致血管长期扩张；另外，消化系统某些疾病可能也属于致病因素。临床上以红斑持久不退，出现散在红色丘疹、脓疱，至后期鼻部组织肥厚、增生如瘤状为主要表现。好发于面中部，鼻尖和鼻翼两侧最明显，其次为两颊、下颌、前额等。常发于中年人，且以妇女多见，故亦为有损美容的病症之一。

中医学早在 2000 余年前就有关于本病的记述，《素问·生气通天论》云："劳汗当风，寒薄为皶。"后世多有发挥，陈无择《三因极一病证方论》提出："肺热，鼻发赤瘰，俗名酒渣。"《素问·刺热论》云："脾热病者，鼻先赤。"《外科大成》指出："酒皶鼻者，先由肺经血热内蒸，次遇风寒外束，血淤凝结而成。"这些记述从不同角度阐明了本病的病因病机。

现代针灸治疗本病始于 20 世纪 60 年代，至 70 年代，除针刺外，还尝试用穴位注射治疗本病。之后，直到 21 世纪初，一直有针灸治疗本病的临床报道。从方法上看，多采用体针治疗，取穴以面部穴为主。也采用刺血、穴位注射、穴位激光照射及耳针等穴位刺激法，都有一定疗效。但从已有的经验看，针灸治疗主要用于本病的早期（红斑期）和中期（丘疹期），对酒渣鼻的后期即鼻赘期，效果较差。

著者在总结的治疗皮肤病基本穴方的基础上，采用异病同治的治疗法则，又根据玫瑰痤疮的特点，总结了治疗穴方，用之颇有效验，介绍如下。

【效方】

1. 组成
主穴：大椎透至阳、印堂、素髎、迎香。
配穴：四白、曲池、血海、三阴交。
2. 操作　主穴均取，配穴据症状轻重而定，四白一般用于病灶范围较大者，余穴，每次取 1~2 个。令患者取坐位，先取 0.30mm×75mm 芒针 2 枚，先针刺大椎，与皮肤呈 15°进针，平刺，透刺至身柱；再以同法从身柱透刺至至阳，双手各执 1 针，反复大提插小捻转，使针感向骶尾部放射。运针 1 分钟左右，留针。另取 0.25mm×（25~

40）mm 毫针，因面部穴进针多有痛感，宜采取快速捻压方式刺入皮下，即以右手拇指和示指执针，针尖贴近穴区皮肤，进针时，拇指用力向前下推压，使针尖快速破皮。然后，缓缓送针至得气。其中，素髎直刺约 0.5 寸，至有胀痛感。迎香透向睛明方向，进针 1.2 寸左右，患者有明显的酸麻感；印堂向鼻根部透刺约 0.8 寸。行提插捻转手法，促使 3 个穴点的针感向患处传导。素髎在出针时可挤出血数滴。如出血较少，可加用三棱针点刺。配穴四白，先直刺至得气，再向鼻部横向透刺，约 1.2 寸；余穴用常规针法。上穴均留针 30 分钟。每周针 2～3 次。不计疗程。

3. 临证心悟　本病症中医认为是"血热内蒸""血瘀凝结"所致，亦将其归属于肺胃积热，日久则可夹杂血瘀，属于实证、热证范畴。本方取大椎透至阳，为著者治疗多种以热瘀为病机的难治性皮肤病之基础穴，也是最主要的穴位，重在清热化瘀。迎香、印堂，均为在病灶区取穴，即局部取穴，称"面三针"。迎香，手足阳明之会，意在清气火、疏血脉；印堂，现已归入督脉穴，可清化瘀热，又为面针之肺点穴，肺主皮毛，更具疏通皮表之功能。素髎刺后放血能够快速祛除肺胃壅滞的邪热和瘀血，达到清泻邪热、化瘀通络之效。配穴的功能，前面章节多已叙述，不再赘言。

操作时，其关键点，除大椎把握透刺技术外，面部三针亦很重要。一是面部三针均需向鼻部透刺，成三足鼎立及包围之势。配穴中四白亦应透向鼻部。二是尽量达到气至病所，运用手法时宜采用捻转为主结合小幅度提插，频率在 120 次/分左右。对于病程久长者，可试用大椎刺络拔罐。

食用辛辣刺激食物、饮酒、高温和冷热刺激、精神紧张及情绪激动、内分泌障碍等均可成为本病的诱发和加重因素。因此，避免这些因素十分重要。

本病起效因病程长短和个体因素而有所区别，因此坚持有规律的治疗十分重要。

【验案】

康某，女，39 岁。初诊日期：2018 年 11 月 22 日。

主诉：以鼻尖为主伴鼻周红色斑丘疹 3 年，加重 2 个月。

现病史：患者自 2016 年车祸腰椎骨折后情绪低落，无明显诱因，发现在鼻及鼻周围出现红斑，伴明显毛细血管扩张症状。后经多家西医院诊断，结论不一，用药后，皮损症状仍反复发作，未见明显好转。患者转中医诊治，口服中药后皮损消失，后连续服用中药汤剂 2 年余。2018 年初，因参加成人教育赶写论文未及时服药，皮损复发。再次服用中药，效果不佳。2018 年 5 月 24 日至某三甲医院皮肤科治疗，确诊为玫瑰痤疮。予以甲硝唑、氯化钠注射液、β-胡萝卜素胶囊内服及重组牛碱性成纤维细胞生长因子外用溶液局部湿敷等，均未见好转。后转求著者处要求针刺治疗。

检查：精神尚可，唯言语喋喋不休。面部以鼻部为中心，成片红色斑丘疹伴毛细血管扩张，呈细丝状，分布如树枝，有皮脂溢出，毛孔扩大，皮肤增厚并有小脓疱，轻度瘙痒。舌暗边有瘀点，脉细。

诊断：玫瑰痤疮。

治疗：以上方治疗，因患者病程长且症状较重，主穴、配穴均用，大椎和膈俞（两穴交替）刺络拔罐。每周治疗2次。1周后复诊，血丝减少；治疗4次后，鼻周颜色明显变淡，丘疹基本消失。患者深感针灸疗效之神奇。因患者工作较忙，在治疗5次后，未能规律治疗，每隔1至数月前来用同法治疗1次。随访至今已2年半，未用中西药物，虽脸部尚隐约可见红斑，但未见复发或加重。

【按】 玫瑰痤疮是发生于鼻与鼻周的慢性炎症性皮肤病。临床命名主要是依据其皮疹形态。该患者属红斑毛细血管扩张型玫瑰痤疮，来时满面赤红，羞于见人。故在治疗上，另加大椎、肺俞刺络拔罐加重清诸阳瘀热之功，从而达到治疗疾病的目的。不料首次针刺后，竟获奇效。复诊时，面部色泽明显变淡，周围患者啧啧称奇。更值一提的是，该患者病程较长且有反复发作史，仅连续针刺5次，之后只是偶尔零星治疗，但至今未见复发，表明针刺有远期疗效。

由于玫瑰痤疮患者皮肤高度敏感，对一般的面部洗护用品不耐受，嘱其注意外用温和无刺激保湿产品，尽量做好防晒措施，避免理化因素刺激，同时保持大便通畅，减少情绪紧张等。

第二十节 湿 疹

【概述】

湿疹是一种常见的过敏性炎症性皮肤病。以多形性皮疹，成片状或弥漫状，有明显的渗出倾向，对称性分布，易于复发和慢性化，自觉剧烈瘙痒等为主要临床特征。根据其发作情况，可分为急性湿疹、亚急性湿疹和慢性湿疹三类。急性湿疹以红肿、糜烂渗出为主，亚急性湿疹以鳞屑、痂皮为主，慢性湿疹则以增厚、浸润及苔藓化为主。本病常发于头面、耳后及四肢远端，所以在一定程度上也影响美容。

本病归属中医学"湿毒"范畴，据发生的部位和皮损表现的不同而有不同的名称，如浸淫疮、四弯风等。古籍中未查见针灸治疗的文献。

现代针灸治疗本病始于20世纪60年代，开始以电针治疗。但在1994年以前，临床资料较少且多为间断报道。文献比较集中在20世纪90年代后期至21世纪，但总量不多。鉴于本病发于肌表，部位多较局限，又试用皮肤针治疗，疗效均令人满意。另外还应用穴位注射、针刺、刺血、艾灸、耳针、刺络拔罐等。从疗效来看，急性湿疹效果最佳，亚急性次之，慢性较差。而局限性湿疹效果优于全身泛发性湿疹。

【效方】

1. 组成

主穴：大椎透至阳、血海、肺俞、膈俞、阿是穴（病灶处）。

配穴：曲池、阴陵泉。

2. 操作 主穴每次取4穴，其中肺俞、膈俞交替选用。大椎透至阳分两步透刺法：先取 0.30mm×75mm 毫针 2 枚，1 根自大椎平透至身柱，另 1 根自身柱透至阳，进针后缓缓沿脊椎中线向下或向上透刺，患者感到有一股酸胀之气循经下行；再取 0.30mm×50mm 长毫针，自双侧血海透百虫窝，略加提插捻转，用泻法。使之酸胀明显。再取 0.30mm×40mm 毫针针刺双侧肺俞或膈俞，针尖斜向脊椎刺入，针体呈 45°进针 1.5～1.8 寸。配穴均用，直刺至得气。配穴加用电针，疏密波，强度以患者可耐受为度。上述穴位留针 30 分钟。去针后，肺俞或膈俞（每次一穴，取双侧，两穴交替）以皮肤针重度叩刺出血，用大号罐吸拔，留罐 10～12 分钟。对于局限性湿疹，在阿是穴以皮肤针做中等力度叩刺，少量刺血后加罐。每周 2 次。

3. 临证心悟 著者经验，全身性慢性湿疹则为难治性皮肤病之一，本方即针对此而设。湿疹多因湿热侵入肌肤郁结不散，逗留体内，与气血相搏，肌肤失养，而发生皮疹、瘙痒、渗液等。大椎、身柱、至阳均位于督脉，督脉为阳经之海，透刺督脉，意在通阳清热，取肺俞，因肺主皮毛，又为祛风要穴，有祛风能胜湿之意，久病必瘀，故取血会膈俞，以活血化瘀；血海属脾经，透刺百虫窝以祛湿、活血、止痒。曲池为手阳明经之合穴，加之以加强清热作用；阴陵泉为脾经之合穴，取之以增祛湿之效。诸穴合用可达到清热祛湿、活血通络、止痒消疹之目的。

操作上，有两条是关键，一是应用透刺法，用于多个穴位；二是刺络拔罐，要求一定的出血量。

【验案】

谢某，男，51 岁，职员。初诊日期：2007 年 1 月 28 日。

主诉：全身反复发作湿疹 3 年，加重 2 个多月。

现病史：3 年前，一次吃海鲜食品后，背部出现一鸽蛋大皮损，搔之奇痒。之后逐步扩展至全身。经某三级医院诊断为"湿疹"，住院治疗后好转。但不久即复发。自此，时好时作，经中西药物多方医治都难以控制。近 2 个月来突然加重，全身奇痒难忍，尤其以双下肢为重，寝食不安，人渐消瘦。患者怕用激素类药物，慕名而来。

检查：全身除头面外布满大如碗口，小如钱币的皮损，双小腿更是皮损密布，疮面或暗红发紫，或因抓破渗液出血。脉濡数，舌苔白腻，舌质紫有瘀斑。

诊断：湿疹（全身泛发型）。

治疗：用上述效方治疗。针刺 3 次后，自述瘙痒程度明显减轻，晚上已可安眠数小时。治疗 10 次后，身上原有皮损大多有不同程度愈合，双腿部分皮损也逐步愈合。治疗 20 余次后，皮损大部消退，瘙痒基本解除，再无新的皮损出现，症情明显好转。后因动迁至郊区，路远不便于工作而停治。曾电话随访，症情稳定，未再复发。

【按】 本例为著者收治的最严重的湿疹患者之一。在组方取穴时，也是着眼于风、湿、热、瘀的病机，着重是后三者。联想到以往治疗过的顽固性荨麻疹案例，感到其病机有相同之处。于是参考其组方取穴和操作方法，同时又根据其湿毒重的特点，改用血海透百虫窝以去湿毒，阴陵泉以利湿，果然获效。这充分证明中医理论中异病同治与辨证结合的临床价值。

第二十一节 黄 褐 斑

【概述】

黄褐斑又名肝斑、蝴蝶斑，为颜面部出现的局限性淡褐色或褐色皮肤改变。常见于面颊、鼻两侧及前额下部，呈不规则的片状、黄褐色的色素沉着斑，分布对称，形似蝴蝶。本病多发于中青年女性，以青春期后、妊娠期妇女常见，是一种影响美容的病症。

中医学把本病称为"面尘"。在古代医学文献中未能查见针灸治疗本病的资料。

现代针灸治疗本病始于 20 世纪 80 年代中期。近 30 多年来，随着人们对美容性疾病的重视，有关本病的临床资料迅速增加，已成为重要的运用针灸治疗的皮肤病之一。在本病针灸取穴上，有学者发现以下规律：多以足三里、三阴交、曲池、血海为基本主方；配穴以辨证取穴为主；局部取穴与全身取穴相结合。在治疗方法上，早期以耳针为主，而耳穴的刺激法各不相同，有耳穴毫针刺、埋针、压丸、割治、刺络等，有的还配合体针。近年来，应用体针、艾灸、刺络拔罐、穴位注射、穴位埋线等也获得了相当好的效果。但总体上说，还是以耳针为主。

著者通过文献分析和临床验证，总结了以体穴与耳穴相结合的一个验方，该方在《大众医学》刊出后，曾获得读者认可。

【效方】

1. 组成

主穴：阿是穴（皮损局部）、血海、三阴交、太冲。

配穴：耳尖、面颊、内分泌、皮质下、肝、脾（均为耳穴）。

2. 操作 主穴阿是穴必取，其余体穴取 2～3 穴，可交替选用。耳穴，每次取一侧穴，两侧交替选用。阿是穴针法：用 0.25mm×25mm 毫针，先在面颊部每一色素沉着处正中直刺 1 针，进针 0.5 寸左右，再根据其面积大小，在四周斜向中心横刺 2～4 针不等，以局部有胀感为宜。其余体穴取 0.25mm×40mm 毫针，常规针法，以得气为度，用平补平泻之法。耳尖穴，先将耳穴按揉充血后，严格消毒，以消毒后的细三棱针点刺，并挤出 5～10 滴血。再取 0.30mm×13mm 毫针，在其他耳穴找到敏感点后针刺。体穴、耳穴均留针 30 分钟。每周 2～3 次。

3. 临证心悟 本病多为情志不遂，郁怒伤肝，肝气郁结，疏泄失常；或因脾不健运，升降无序，气机逆乱，致气血悖逆，不能上荣于面。面部气血运行受阻，病程日久，气滞血瘀，瘀久才化为两颊斑片。本病久治不愈属于难病。遵循中医学整体观及辨证论治的原则，取穴上采取整体与局部相结合，耳穴与体穴配合运用。取阿是穴，意在疏通面部经气，以活血化瘀；取脾经之血海、三阴交和肝经之原穴太冲，以疏调肝脾气机，增强行气活血之效。耳穴先取耳尖交替针刺放血，以行血活血通络去瘀；再针刺内分泌、皮质下、肝、脾，以调节肝脾功能和调整内分泌失调。

本方综合应用了耳穴、体穴、阿是穴等，通过调脏腑，理气机，行气活血而达到祛瘀除斑的目的。

另外在操作上，著者采用了浅刺、围刺、刺络放血等多种刺法，因此获效。

【验案】

王某，女，42 岁，大学教师。初诊日期：1997 年 11 月 10 日。

主诉：面部黄褐色斑 15 年。

现病史：病始于妊娠期，两颧、颊部出现淡褐色斑点，产后一直未见消退，并逐渐增多且颜色加深，曾以中西药物及外擦祛斑药治疗，疗效不明显。伴有月经不调，周期不定，平素性情急躁易怒。

检查：两侧面颊全呈深褐色蝶翼状斑片，边缘清楚易辨，表面光滑无皮屑。舌质淡红，苔薄，脉弦。

诊断：黄褐斑。

治疗：用上述效方治疗后，色斑变浅，范围逐渐缩小，月经亦见正常。经 20 多次针刺治疗后，色斑仅见于左颧上，仅拇指大，且颜色明显变浅。后因工作忙而停治。

【按】　本例面部色斑面积较大，开始治疗时，采用多针围刺，多时一处达 8 根，随着范围的缩小，用针逐渐减少，最后减至 2 根。所以，在应用上方时，要按临床实际确定针数。围刺时，针体横卧于皮下即可，不宜过深。另外，针刺面部穴位较痛，一般不易坚持。一是要向患者说明，鼓励其接受治疗；二是可在进针处，先用指甲按压再刺入，以减轻患者疼痛。

本症多数患者有月经不调之症，通常治疗后，随着色斑的消退，月经也会变得正常。本案就是例子。

第二十二节　斑　禿

【概述】

斑秃，又称局限性脱发，为一种突然发生的局限性小片状秃发，主要发生在头部，以青年人多见。头部秃发斑呈圆形、椭圆形，数目不等，大小不一，局部皮肤正常，无自觉症状。其病因迄今尚未完全清楚，但精神因素是诱发及促使症情加重的原因。

在中医学中，斑秃属于"油风"范畴，俗称鬼剃头。针灸治疗斑秃，在古籍中鲜有记载，直至清代的《医宗金鉴》，始有用局部刺络法治疗的载述。

现代以针灸治疗斑秃的临床文章，较早见于 1958 年。从临床文献看，直至20 世纪 90 年代初仍不多见，如有学者统计，1978～1994 年仅检索到 13 篇相关文章，而 1995～2005 年则达到 67 篇之多。虽然这一统计并不完全，但在一定程度上反映出作为与心理因素密切相关的本病发病率提高，同时也表明针灸界对本病的重视。本病取穴，多用阿是穴，即病变局部，头部及四肢的经穴也有应用，还发现了一些新穴；在治疗方法上，自 20 世纪 60 年代起，开始运用皮肤针治疗斑秃，并沿用至今，成为治疗本病的主要方法。还应用穴位刺血、穴位注射、艾灸、穴位埋线及穴位激光照射等法。在疗效上，针灸对精神因素所致的斑秃效果最佳，与病程长短也有较大的关系。另外，针灸对无毛囊结构破坏者效果为佳；对全脱和普脱，或脂溢性脱发者效果较差。总之，对病程不长的斑秃患者，针灸可以作为主要的治疗方法。

【效方】

1. 组成

主穴：阿是穴（脱发区）、风池、印堂、安眠。

配穴：三阴交、太溪。

2. 操作　主穴均取，配穴每次取一穴。阿是穴视面积大小，取 0.25mm×25mm 毫针 2～4 枚，由脱发区边缘向中心平刺，使针尖相接，有胀痛感即可；风池和安眠取 0.25mm×40mm 毫针向同侧目外眦进针，用徐进徐出之导气法，促使酸胀针感向头顶部传导；印堂向上平刺至有胀痛感。配穴按常规针法刺至有得气感。留针 20 分钟。去针后，以皮肤针用轻至中度的力度叩刺所有脱发区域，叩至局部有明显潮红或微出血为度。每周 3 次，10 次为 1 个疗程，2 个疗程间间隔 3～5 日。

3. 临证心悟　上方组穴以近取、中取为主。阿是穴一般仅选一穴，以发病最早或面积最大的脱发区为宜，意在疏调局部气血；风池为治疗脱发的验穴，该穴属胆经，胆经则迂回曲折于头顶部，亦可促进气血通畅条达；因本病多与情志有关，故取安眠、印堂，以宁心安神，且二穴又位于头面部，亦有通经活血之作用。三阴交属脾经，又为足三阴经所交，可促进气血之健运，滋养毛发；太溪为肾经原穴，发为骨之余，肾主骨，取之意在益精生发。局部皮肤针叩刺时，对于面积较大的部位，采用先横条再竖条（反之亦可）的网格式的叩刺顺序。

著者体会，在治疗时，风池和安眠二穴针感的引出颇为重要，皮肤针叩刺也是获效的关键之一。另外，要多和患者沟通，增强其信心，要求其注意休息，放松心态，并配合用新鲜老姜汁液涂抹脱发区域，每日 2～3 次。

对于斑秃者，针灸效果一般较好，疗程也较短，但也有少数病例，治疗时间较长，甚至有达半年之久者。对于普秃（指包括头发在内的全身毛发如阴毛、腋毛全部脱落）者，效果较差。

【验案】

张某，男，27 岁，演员。初诊日期：2007 年 6 月 14 日。

主诉：片状脱发 1 个多月。

现病症：患者为某交响乐团大提琴及钢琴演奏手，平时工作压力较大，1 个多月前因连续演出，过度劳累。于夜间洗头时发现有大把头发脱落，并从镜子照见头顶部有一大片脱发区，但自觉无不适症状。随即去本地某三级医院皮肤科就诊，诊断为斑秃。配用外涂内服的西药。用药后，未能控制继续脱发，每日晨起，枕头上总遗下多量脱发，头部脱发区域，不断增多。曾多方就治，效果不明显。因考虑到会影响演出形象，患者十分苦闷，经常失眠。患者母亲曾因眼肌痉挛在著者处就治获效，故经询问后，介绍至著者处求治。

检查：患者精神沉郁，头部有10多处大小不等的圆形及椭圆形脱发区，最大的有乒乓球大，最小的有拇指大，头皮表面光滑，色泽正常。脉象正常，舌淡边有齿痕。

治疗：以上述效方为主，配穴去太溪加足三里、神门。因患者工作较忙，每周治疗2次，开始1周，效果不明显，晨起仍有多量脱发，脱发区域有增多趋势。在要求其增强信心，坚持治疗的同时，告之以要注意劳逸结合，心情舒畅，并教其母亲用皮肤针叩刺之法，令其每日睡前叩刺1次。从第2周起，脱发逐步减少。1个月后，其最大面积的脱发区开始长出纤细的黄白色毳毛。嘱其将毳毛刮去，不久，开始长出略细于原来头发的黑发，其余脱发部位亦相继长出头发。前后共治疗2个半月，而获痊愈。

【按】 本例患者为较严重的1例斑秃。在取穴时，考虑到其有失眠及舌质有气血虚弱表现，故改取心经原穴神门和胃经合穴足三里，以加强宁心安眠和生化气血的功能。由于本例症情较重而病程又有一定时日，开始难以取效。此时一定要增强患者信心，坚持治疗，同时加强各种配合措施，不能轻言放弃。

临床还发现，刚开始长发时通常为毳毛，此时要嘱其刮净，可促进新发的生长。

第六章　妇科儿科病症

第一节　痛　经

【概述】

痛经是指妇女经期或经行前后的一种急性发作性小腹疼痛。其主要临床表现为月经期开始时疼痛逐步或迅速加剧，呈阵发性下腹部和腰骶部绞痛，重者可出现脸色发白、出冷汗、全身乏力、四肢厥冷乃至晕厥等。痛经可分为原发性和继发性两类，原发性痛经是指生殖器官无器质性病变的痛经，针灸主要用于原发性痛经。

中医认为，痛经多因气滞血瘀或寒凝胞中所致，治疗以疏肝理气，化瘀止痛，或温经暖宫，散寒止痛为主。

现代针灸治疗痛经的首篇报道见于1951年，在20世纪50年代资料以针刺治疗为多。20世纪60～70年代进一步开展了艾灸、耳针及穴位注射等治疗本病。从20世纪90年代至21世纪，针灸治疗痛经的临床文章急剧增多，无论是在有效穴位的筛选，还是在穴位刺激法的扩展及病例数的积累上都取得了很大的进展，成为泌尿生殖系统的第一大针灸病谱。

著者所积累的经验主要是在新疆生产建设兵团基层工作时期，在缺医少药的农场连队，针灸是当时本病有效的止痛手段。

【效方】

1. 组成

主穴：三阴交、气海、阿是穴（下腹部压痛点）。

配穴：地机、血海。

2. 操作　主穴均取，配穴取1～2个。一般从经前3～5日开始治疗。嘱患者取仰卧位，均取0.30mm×40mm毫针。先针刺三阴交，针尖略向上，进针得气后，反复做提插加小捻转的强行气法，约2分钟；再针刺气海，针尖略向下，反复提插探寻，使针感向会阴部放射；待剧痛缓解可根据症情，持续提插捻转运针2～5分钟。血海、地机针刺法同三阴交。上穴均予以留针30分钟。在留针期间，阿是穴用艾卷做按穴悬灸法之温和灸，距离以穴区局部温热不灼烫为度，灸10分钟，至热量向腹内弥散为度。上法每日1次，治疗至月经期末为1个疗程，宜连续3个或3个以上疗程，以愈为期。

3. 临证心悟　本方适用于不同类型的痛经。三阴交属脾经，又为足三阴之交会穴，可调节肝、脾、肾三脏的功能，是较为共识的治疗痛经的首穴。气海，肓之原，用于本病，重在于其行气、化瘀、止痛；阿是穴，病位所在，艾灸之以温胞宫、祛寒凝。血海，调血清血，疏通下焦；地机，脾经郄穴，活血通经。诸穴共用，达到活血化瘀、散寒止痛的作用。

操作上，因本病多为实证，手法上以泻为主，刺激宜强；气血虚弱者，宜用补法。施灸时，一般用温和灸，但阴寒较重者，可用雀啄灸法。不可一概而论。另外，本病针灸讲究时机，特别是配合月经周期。

要求患者注意经期卫生，经期避免剧烈运动、受寒湿及消除精神紧张等因素。本方主要用于原发性痛经，对继发性痛经者，应针对病因治疗，包括内分泌治疗及手术治疗等。

【验案】

王某，女，22岁，未婚，农场职工。初诊日期：1973年4月3日。

主诉：月经来潮腹痛8个多月，剧烈腹痛3日。

现病史：患者身体素健，经期先后不定，经量正常。去年秋季拾棉花时，因与人发生口角，正值行经期间，开始小腹隐痛，以后适逢月经和行经期间小腹坠痛，经量时多时少，血色红紫夹有血块，经行不畅，胁痛乳胀，烦躁胸闷。此种症状逐次加重，现在月经来潮时小腹疼痛难忍，每来潮时在连队卫生所口服或注射镇痛药物，痛可缓解，但未能除根。此次，因早起上工受寒，月经来潮3日，持续性剧烈疼痛不止，出现头胀、胸胁闷满、两乳发胀。虽经服药打针，症情未减。因著者曾为其针灸有效，由连队派马车专程送至新针疗法室，请著者治疗。

检查：痛苦面容，呻吟不断，满头大汗，捧腹转侧，被扶入病室。小腹疼痛拒按，经色紫暗，有瘀块。舌淡有瘀斑，苔白微腻，脉紧略数。

诊断：痛经。

治疗：以上述效方治疗。针刺气海、三阴交后，腹痛明显减轻。腹部阿是穴施灸后，自觉随着热气进入腹内，疼痛及不适症状均逐渐消失。针灸结束，患者精神大好，说笑如常，如换一人，大步回连队。嘱其下次月经来潮前几日复治。第二次治疗时小腹仅有隐痛，仍按上述效方治疗。后通过连队卫生员告知，针刺后痛经再未发作。

【按】　本例为著者保存40多年的一则医案，表明针灸对本病不仅有即时疗效，而且有较好的远期效果。针灸治疗痛经应该作为向基层推广的一项适宜技术。

第二节　子宫脱垂

【概述】

子宫脱垂是指支撑子宫的组织受损伤或薄弱，致使子宫从正常位置沿阴道下降，子宫颈外口在坐骨棘水平以下甚至子宫全部脱出阴道口外的一种生殖器伴邻近器官变位的综合征。根据其脱垂的程度分为三度。子宫脱垂患者平时多感腰背酸痛，严重时则累及膀胱与直肠，出现尿频、尿不净或大便不畅等症状。子宫脱垂多与分娩时产伤等有关。

子宫脱垂在中医学称为"阴挺""阴茄""阴疝"等。针灸治疗阴挺，首见于《针灸甲乙经》。

现代用针灸治疗子宫脱垂的早期资料见于 20 世纪 50 年代后期至 20 世纪 60 年代，耳针开始被试用于本病。从 20 世纪 70 年代中期开始，芒针法在子宫脱垂的治疗中得以应用。20 世纪 90 年代中期至 21 世纪初是有关临床文献发表较多的时期。在取穴配方、治疗技术及适应范围方面都积累了相当多的经验。除芒针继续使用外，穴位注射、电针、穴位埋线、穴位敷贴等都有应用。目前，针灸治疗本病，主要对象是第Ⅰ度和Ⅱ度脱垂的患者，可以作为主要的非手术治疗之法。应该注意的是，子宫脱垂并发感染者，应先控制感染，然后进行针刺。而对有严重腹水、门静脉高压、下腹部恶性肿瘤者则不宜针刺。

著者不仅在 20 世纪 70 年代在兵团农场治疗过多例，而且于 20 世纪 90 年代在欧洲也应用针灸有效地治疗本病。体会最深的也是芒针法的应用。

【效方】

1. 组成

主穴：子宫、秩边。

配穴：关元、气海、三阴交。

子宫位置：在下腹部，当脐下 4 寸，旁开 3 寸处。

2. 操作
主穴均取，配穴酌加。先针刺秩边，取 0.30mm×（100～125）mm 毫针，以 80°向内向下进针，缓慢送针 3.5～4.5 寸，当患者自觉下腹部或会阴有针感后，术者拇指向前、示指向后，缓慢而有力地捻转 3～5 次，此时患者多有子宫上提之感。然后出针，令患者取仰卧位，再针刺子宫，用 0.30mm×（60～75）mm 毫针，向曲骨方向呈 30°斜刺，进针 2.2～2.8 寸，亦用上法施捻转法，使患者有子宫上提感。继刺余穴，用常规针法，得气后施补法 1 分钟。通以电针，应用断续波，频率为 1Hz，以见腹部肌肉收缩为度，电针 30 分钟。每周针刺 2 次。

3. 临证心悟
子宫脱垂多因气虚下陷，收摄无权；或冲任不固，无力系胞所致。故取三阴交、气海以健脾益气；关元为足三阴与任脉之会，且为冲脉之源，更能调补气血，固益冲任。从理论上看，本方应当以此三穴为主穴。但就著者实践而言，上述三穴重在治本，而本病则应标本兼治。在早期，治标更为重要。所以将子宫、秩边列为主穴，目的就在于此。子宫一穴，为经外穴，首见于唐代《备急千金要方》，当时即用于治疗子宫下垂；秩边为著者治疗中度以上子宫脱垂常用之验穴，配合子宫，常可收脱垂宫体即时上升之效。

在操作上，采取手法和电针同用。手法的关键在于，患者应有即时的子宫上提感。施用捻转手法时，要缓慢柔和，不可粗暴。如未能获得上提针感，亦不宜强求。加用电针，有助于提高和巩固效果。一旦子宫上提后，着重用配穴治疗，采用补法为主。另外，患者在治疗期间及痊愈后，还应注意调摄。

本方三个特点：一是相对取穴。即腰臀与下腹部穴对取，作为主要穴位。二是重视深刺。秩边进针 3.5～4.5 寸，子宫进针 2.2～2.8 寸，要注意进针角度。三是强调手法针感。秩边和子宫行手法时子宫有上提感效佳，但手法必须轻柔，此针感如未引出亦不得强求。

【验案】

V. Manon，女，35 岁。初诊日期：1993 年 4 月 8 日。

主诉： 子宫脱垂 3 年半。

现病史： 患者于第一次分娩后，即有轻度子宫下垂。在生下第 2 胎后症状加重，自觉有物脱出于阴道，并伴有尿失禁。经妇科检查，诊断为子宫Ⅱ度脱垂、膀胱下垂。近来身体日渐消瘦，困乏无力，畏寒，大便尚正常。

检查： 形体瘦削，妇科检查示子宫Ⅱ度脱垂。舌淡胖边有齿痕，苔白，脉沉缓。

诊断： 子宫脱垂。

治疗： 用上述效方治疗。开始以主穴为主，每次取 2 个配穴（一个腹部穴加三阴交）。针刺 2 次后，患者自觉症状消失，妇科检查子宫已明显回缩。患者之后外出度假半个月，结果症状复发。嘱其坚持治疗 10 次，并注意休息。10 次后，经妇检已完全恢复。又巩固针刺 5 次，以配穴为主。

【按】 此为著者旅荷期间的一个案例。该患者因子女生育较多所致。当地医院主张手术，因其丈夫在著者处戒烟成功，故动员其前来一试。开始疗效颇佳，自行取消第 3 次预约，导致复发。根据著者经验，针灸治疗常能迅速取效，但对一些病程较长的患者，有一个巩固过程，而且会有反复。所以一是要求患者坚持治疗，不可浅尝辄止；二是在组方取穴上，要依据不同阶段有所变化，不可死守成方。

第三节　子宫内膜异位症

【概述】

子宫内膜异位症简称"内异症"，是指子宫内膜组织在子宫腔以外的部位出现、生长、浸润，导致周期性出血，形成结节包块等。其临床主要表现为疼痛（包括痛经、慢性盆腔痛、性交痛等）、不孕、月经异常、盆腔包块等。其虽为良性病变，但具有类似恶性肿瘤远处转移和种植生长能力。异位内膜最常见的种植部位是盆腔脏器和腹膜，其中以侵犯卵巢者最为常见，也可出现在身体其他部位。该病的高发年龄段是 25～45 岁的育龄妇女，近年来的发病率有所上升，可达 10%～15%，是不孕症的主要原因之一，严重影响中青年妇女的健康和生活质量。

子宫内膜异位症归属中医学"血瘕"范畴。针灸治疗血瘕，在古医籍中一般表述为女子瘕聚，积聚，首见于《素问·骨空论》。

现代针灸治疗本病，较早的文献出现于 20 世纪 80 年代后期。20 世纪 90 年代，出现了样本较大的临床观察文章。而从 21 世纪开始，本病的治疗日益为针灸界所重视，文献量迅速上升。从已积累的经验看，在取穴上，以下腹部穴位为主，配合腰骶部穴和下肢相关经穴；在方法上，强调灸法或针灸结合，以温经活血、化瘀消癥，另用耳针之法，重在止痛。

著者治疗过多例，积累一定经验，作为抛砖引玉。

【效方】

1. 组成

主穴：阿是穴（尾骶部）、次髎、地机、气海。

配穴：血海、三阴交。

2. 操作　一般仅取主穴。先取俯卧位，次髎，取 0.30mm×60mm 毫针，深刺至针感向会阴部放射，再仰卧位针刺地机、气海，得气后用泻法，气海与地机（一侧）加用电针，用连续波，频率为 4Hz，强度以患者可耐受为度。留针 30 分钟。去针后，复取俯卧位，以三棱针或皮肤针重叩阿是穴或次髎，以大号罐吸拔 12～15 分钟，出血 20～30ml。每周 2 次，3 个月为 1 个疗程。

3. 临证心悟　本方以活血利气逐瘀为主。次髎为膀胱经经穴，八髎之一，是理下焦之要穴，加任脉之气海，利气而行血；地机为脾经之郄穴，可理血活血而止痛。血海、三阴交均属脾经，取之亦重在加强统血行血之功。阿是穴刺血，意在逐瘀止痛。操作上以刺血拔罐、针刺、电针相结合。其中刺血拔罐是重要一步，出血量一般宜多，当然也应因人、因病情而异。另外，次髎深刺对初学者有一定困难，关键在于摸准髎孔，深刺至针感往小腹及会阴放射才能取效。

本方活血行气祛瘀力量强，对"不通则痛"者效果最为理想。

【验案】

姚某，女，43 岁，银行职员。初诊日期：2003 年 7 月 12 日。

主诉：行经腹痛 10 余年，加重 4 年余。

现病史：患者有痛经史，以往症状较轻，近 4 年来不断加重。开始时，疼痛以下腹部为主，逐渐转移到腰骶部，且常放射至肛门和会阴部。疼痛呈阵发性，发作时十分剧烈难以忍受。经本市某妇科医院 B 超及腹腔镜检查，确诊为子宫内膜异位症。曾用中西药物治疗，效果不明显，患者惧怕手术治疗，经同事介绍，前来著者处试用针灸。

检查：面色偏暗，脉沉细，舌质紫有瘀斑。

治疗：以上述效方治疗。先针刺次髎，取俯卧位，刺入 2 寸左右，自觉酸胀感往小腹部放射，针感强烈，以反复提插加小捻转之法运针 1 分钟，即去针。再仰卧位，针刺其余穴位，得气后接通电针仪，应用连续波，频率为 6Hz，留针 30 分钟。针后，自觉症状减轻，发作次数减少。但治疗 4 次后，又有复发之势。在第 5 次针刺时，在治疗过程中，腹痛突然发作，且异常剧烈，无法继续留针。当时询及，正值经期，经行量少色暗有块。结合舌象，表明血瘀明显，考虑到疼痛又以腰骶部为主，故当即去针，令患者再俯卧位，在阿是穴（尾骶部）以皮肤针重叩出血，以大号罐吸拔。约 3 分钟后，腹痛竟霍然消失，患者如释重负，笑逐颜开。之后，即以本法为主进行治疗。每周 2 次，不计疗程，共治疗半年左右，症状完全消失，内膜异位囊肿明显缩小。

【按】　本例为著者首次治疗的子宫内膜异位症患者。当时组方的意图是，根据本病气滞血瘀的病机，以利气、活血、止痛为法。结果只能起一时的作用。后从舌质和经量及病程久，考虑到应着重祛瘀，于是加用刺络拔罐之法，竟获良效，为著者始料未及的。本效方即以当时治疗的处方为基础。之后，以本效方治疗患者多例，均取得良好的效果。无独有偶，亦有医者单用次髎刺络拔罐治愈本病的报道（见《中国针灸》2008 年第一期）。这均表明中医学的传统理论确能较好地指导临床实践。

第四节　子宫肌瘤

【概述】

子宫肌瘤，又称子宫平滑肌瘤，发于子宫肌层，是女性生殖器最常见的一种良性肿瘤，也是人体中最常见的肿瘤之一。子宫肌瘤多无症状，少数表现为阴道出血，腹部触及肿物，以及压迫症状等。如发生蒂扭转或其他情况时可引起疼痛。以多发性子宫肌瘤常见。本病确切病因不明。

子宫肌瘤属于中医学妇女"癥瘕"范畴，而更类似于"石瘕"。早在《黄帝内经》中就有关于石瘕病因病机和临床症候的描述。《灵枢·水胀》曰："石瘕生于胞中，寒气客于子门，子门不通，气不得通，恶血当泻不泻，衃以留止，日以益大，状如怀子，月事不以时下。皆生于女子，可导而下。"一般认为本病是胞宫被寒邪侵袭，气血受寒凝结不散而致。治疗则多采取理气解郁，活血散结之法，有一定疗效。

针灸治疗本病，在古籍中多载于妇科病"癥瘕"中。现代以针灸治疗本病的早期报道见于 20 世纪 50 年代中期，在 20 世纪 60 年代初还出现过百例以上大样本的观察，采用火针阿是穴和针刺远道穴结合，有一定疗效。自 20 世纪 80 年代后期迄今，有关临床报道始终不减，有关文献量，居肿瘤针灸病谱的第二位。在取穴上，体穴以包括阿是穴（病灶处）在内的下腹部穴位使用频次较高，耳穴也受到重视；在治疗上，多种刺灸之法均有所应用，如毫针、耳针、火针、电针、温针、芒针、穴位敷贴、艾灸、穴位埋线等，且趋向于综合治疗，如体针为主，配合耳针，也有明显的效果。

著者对本病治疗积累了一定经验。发现芒针与体针结合，效果明显。

【效方】

1. 组成

主穴：白环俞、子宫、中极、归来。

配穴：血海、地机、三阴交。

2. 操作　主穴每次均取，配穴每次取 2～3 个。双侧均取。针刺前嘱患者排空膀胱。先取俯卧位，取 0.30mm×100mm 芒针 2 枚，分别在两侧白环俞垂直刺入，缓慢进针 4.8 寸左右，使针感放射至下腹部，以提插捻转手法反复运针 2～3 分钟。去针，转俯卧位，先取 0.25mm×75mm 芒针分别从两侧子宫呈 15°进针，缓慢透刺至中极，进针 4.5～4.8 寸。再取（0.25～0.30）mm×（40～50）mm 毫针，在子宫、中极和归来各直刺 1.2～1.8 寸，以得气为度，施提插捻转手法。配穴行常规针法。均留针 30 分钟。每周 2 次，15 次为 1 个疗程。1 个疗程结束后，复查子宫肌瘤变化情况，再继续下 1 个疗程。

3. 临证心悟 本方是依据著者中取结合近取配合远道取穴的一贯思路组方而成的。白环俞位于膀胱经之腰臀段，与下腹部两侧相对应，著者实践发现，当芒针深透时，针感可达下腹部，恰好位于子宫肌瘤的多发区域，据气至病所而有效的古代经验而选用此穴。子宫为现代发现的经外穴，因可用于各类子宫病症而命名，故取为主穴之一；中极为任脉与足三阴之会，理气通经，行瘀化滞；归来为胃经穴，位于小腹，调经脉、消癥瘕，是古人治妇科病之要穴。血海，活血调血；地机，脾经之郄穴，化瘀散结；三阴交，足三阴之会，通利下焦。主配穴合用，共奏化瘀散结、消除肌瘤之功。

在操作上，一是要掌握好芒针透刺。白环俞，为深透刺，关键在促使得气感向小腹放射，既要达到一定深度，又需耐心探寻，针感以患者感舒适为度，不宜过分强烈，以便后遗小腹部不适针感。子宫，为浅透刺，为避免患者腹肌过分紧张难以送针，可先令患者张口长呼气，使腹肌放松，再按呼吸节奏缓缓送针。二是腹部针刺时，可略深刺，以求较强得气感，但注意尽量不刺破腹膜，万一刺穿腹膜宜上提针体回复至腹膜上侧。

本病症，中医认为多与寒邪入侵致气血凝结有关，可加用 TDP 灯照射 15～30 分钟。

【验方】

涂某，女，46 岁，白领。初诊日期：2020 年 10 月 16 日。

主诉： 少腹坠胀，腰部隐痛 3 月余。

现病史： 患者有卵巢囊肿史。2015 年 9 月曾行卵巢囊肿介入治疗（B 超引导下介入卵巢囊肿，抽出巧克力样液体约 57ml，反复冲洗囊腔，固定剂固定），宫腔镜刮诊，宫颈消融术。服用中药。并于 2015 年底行右侧卵巢囊肿切除术。

2020 年 7 月，因出现经行腹痛，小腹坠胀，腰部隐痛，并伴乳房胀痛。于 2020 年 9 月至本市某三甲专科医院就诊。经超声检查，诊断为多发性子宫肌瘤。建议手术，因患者惧怕手术，要求针灸治疗。

检查： 患者体质较差，畏寒。B 超示：采用子宫形态饱满，内膜清晰，厚度为 5mm。子宫后壁肌层见多个低回声，大者约 26mm×22mm，形态规则，边界清晰。结论：子宫肌壁见占位性病变（考虑多发性子宫肌瘤）。舌质淡边有齿痕，苔薄白，脉细。

诊断： 子宫多发性肌瘤。

治疗： 用上述效方治疗。因患者工作较忙，每周只能在周六前来治疗 1 次。3 个月后，自觉身体情况较前好转，畏寒消失。于 2021 年 1 月 30 日复查超声，示：

子宫肌壁间见多个低回声团，大者约 25mm×12mm，形态规则，边界清晰，内回声欠均匀。结论：子宫肌壁见占位性病变（考虑子宫肌瘤可能性大）。较前好转，嘱其继续治疗。

【按】 著者曾治多例子宫肌瘤患者，本例病灶虽有明显缩小，但较之其他患者，效果并不能称满意。可能与针刺时间间隔较长有关。关于每次针灸间隔时间，究竟以多长为好，著者经验，急性患者，不妨每日 1 次，如急性腰扭伤；一般慢性患者，开始治疗时，以每周 3 次为好，待症情改善后，可改为每周 2 次；一些需长期治疗的难治性病症，在病情完全稳定后，可改为每周 1 次，以维持和巩固疗效。不然这仅仅是经验之谈，建议是否能就此进行课题设计，进行更严格的科学论证。

第五节 女性尿道综合征

【概述】

女性尿道综合征是指以下尿路刺激症状如尿频、尿急、尿痛及排尿困难等为主压力性尿失禁，但膀胱和尿道检查无明显器质性病变的一组非特异性综合征。主要表现为反复发作尿频、尿急、尿痛、尿量减少，不少患者还伴有会阴部，耻骨上区和下腹部的坠胀、疼痛。排尿次数可越来越多，急迫感和下坠感十分剧烈，甚至离不开便器。本病可发生于任何年龄，成年已婚妇女更为多见。

尿道综合征归属中医学"淋证"范畴。针灸治疗淋证，在我国晋代的《脉经》中就已采用刺足少阴和横骨进行治疗。

现代针灸治疗女性尿道综合征，较早见于 1986 年。从 1997 年开始，不仅文献量增加，而且临床研究的质量也不断提升，且一直持续至今，成为针灸史又一个新的病谱。通过针灸工作者坚持不懈的深入观察。在穴位上，已发现了数个对本病具有相对特异性的效穴，如会阳、中髎俞等；在针刺技术上也总结了一些行之有效的技术，如芒针深刺加脉冲电刺激等；在疗效上，通过设计较为严谨的随机对照观察，证实针灸确可明显改善尿道综合征的症状。

总之，本病是一个有潜力的值得在临床推广的优势针灸病谱。这一点，著者在临床中得以证实。

【效方】

1. 组成

主穴：秩边、气海、中极（或曲骨）。

配穴：①次髎、蠡沟；②肾俞、阴陵泉。

2. 操作 主穴均取，配穴取任意一组，两组交替。先令患者取俯卧位，取 0.30mm×（100~125）mm 毫针，刺入双侧秩边，呈 85°向下向内侧缓慢刺入 3.8~4.8 寸，至针感向会阴部放射，如无此针感，可略变换针尖方向或反复提插探寻，直至获得满意针感。然后，做小幅度提插加捻转手法，约 1 分钟，以加强和维持针感，注意不可过强，以患者感觉明显且可忍耐为度。继续针刺次髎或肾俞，取双侧，取0.30mm×50mm 毫针，局部得气后，亦每穴运针 1 分钟。令患者取仰卧位，取0.30mm×40mm 毫针，先针刺腹部穴，针尖略向下直刺，反复缓慢以小幅度提插加捻转手法，促使针感向生殖器方向放射，运针 1 分钟；之后，针刺下肢穴，得气即可。腹部穴和下肢穴均留针 30 分钟。留针期间，腹部穴接通电针仪，应用连续波，强度以患者可忍受为度。早期每周 2～3 次，巩固期每周 1 次。10 次为 1 个疗程。

3. 临证心悟 本方是著者经长期验证的一个效方。因本病多属气淋或劳淋，而病位在膀胱，故取膀胱经之秩边、次髎、肾俞，以及任脉之中极、曲骨，以通下焦；肝经之蠡沟，任脉之气海，以疏气机；脾经之阴陵泉，以健脾利湿，从而使失司之气化得以恢复，使瘀滞之水道得以通利。本方有四个特点：一是本方是著者治疗泌尿生殖系统病症的异病同治的主方，在治疗诸如阳痿、射精不能、小儿遗尿等均有相通之处；二是本方组方具有中取（秩边）为主，结合近取（气海、中极、曲骨），配合远处（阴陵泉、蠡沟）的特点；三是本方取效关键为气至病所，特别是要求掌握秩边穴的气至病所；四是本方采取背臀部穴不留针，腹部穴留针的方式。这也是著者总结的留针法之一。既可使腹背部穴同时选用加强疗效，又能节约治疗时间。当然，哪一侧留针哪一侧不留针，可交替应用，也可固定应用，据病情而定。另外本方对多种尿失禁也有效果。

【验案】

1. 尿道综合征

裴某，女，60 岁。初诊日期：2015 年 8 月 10 日。

主诉：反复尿频、尿急、尿痛 10 余年，加重 3 日。

现病史：患者诉1999 年起，反复出现尿频、尿急、尿痛，就医后诊断为"尿路感染"。起初每年发作 1～2 次，每次发作即口服抗生素治疗。至 2015 年 4 月，患者发作次数明显增多，查尿常规白细胞徘徊于（+++）～（++++），虽经多次调整抗生素后可暂时缓解，但仍以每月发作，服用中药亦未见明显改善。至 8 月初，患者再次发作，不仅尿频、尿急、尿痛，且有排尿困难。虽口服抗生素后尿痛缓解，但尿频尿急次数未减，小便淋漓不已，余沥难尽。且有神疲乏力，腰膝酸软。遂求治于著者。

检查：患者面色㿠白，脸呈倦态。舌淡，苔薄，脉细弱。

诊断：尿道综合征。

治疗：以上述效方治疗。首次治疗时患者反映秩边针感强烈，直达会阴，腹部针感均向生殖器放射。复诊时诉尿频、尿急症状即明显改善。嘱每周治疗 2 次。经5 次治疗后，症状完全消失。即改为每周 1 次，期间未见复发，至 2015 年 11 月患者因劳累复发 1 次。继续改为每周治疗 2 次，经 1 个疗程（10 次）针刺，症状消失并停用西药。随访至 2016 年底，未曾复发。

【按】 本例患者原在著者处针灸治疗听力减退、面肌痉挛等诸症并获效。因尿道综合征急性发作，应患者要求停治上述病症而改以治疗本病。治疗 5 次后，采用上述病症与尿道综合征交替针治，每周各治疗 1 次。结果均能达到控制效果。著者数十年临床经验似乎表明，针灸治疗的间隔时间，对不少难治性慢病来说，一旦达到明显效果且稳定之后，可以采用每周治疗 1 次，相当于药物的维持量，这样既节约了患者和医者的时间成本，也节约了经济成本。另外对多种病症患者，交替针灸治疗，也能同样获效，本例就是一个说明。当然，这仅是著者一孔之见，还需更多的实践和研究进行进一步的验证。

本例患者针感明显，可能是获效较好的因素之一。

2. 压力性尿失禁

涂某，女，64 岁。初诊日期：2018 年 10 月 7 日。

主诉：不自主漏尿半年，加重 1 周。

现病史：患者 2018 年 6 月起，无明显诱因出现不自主漏尿，当时无发热、腰酸痛等全身症状，每于情绪紧张时须立即如厕，否则会出现漏尿，至本市某三甲医院查尿常规白细胞（－）、红细胞（－），B 超示肾、膀胱、输尿管未见异常。近 1 周，漏尿症状加重，咳嗽、大笑等腹压增加时会有小便溢出，每日需用尿垫，严重影响生活，且有神疲乏力，腰膝酸软等症状。刻下：患者尿急，控制不住，色清，神疲，少气乏力，无尿痛，无口干口苦等症状。

检查：面色倦怠，情绪低落，尿常规检查示白细胞（－），红细胞（－），舌淡苔薄白，脉细。

诊断：压力性尿失禁。

治疗：主穴同前，配穴改用肾俞、足三里、百会。肾俞选用 0.30mm×50mm 毫针，呈 85° 刺入，均朝脊柱方向进针 1.8 寸左右，提插捻转得气后，运针半分钟，不留针。足三里选用 0.3mm×40mm 毫针，直刺 1 寸左右，平补平泻，百会选用 0.3mm×25mm 毫针，呈 15°向后平刺 1 寸，快速捻转运针半分钟。均留针 30 分钟。每周治疗 3 次。

结果：治疗 6 次后患者漏尿次数及漏尿量均有减少，在轻度咳嗽或小声笑时已无漏尿现象，继续上方治疗 4 次后漏尿基本消失。告知患者继续每周治疗 1 次，维持治疗效果。再治疗 3 次，随访 1 个月未见复发。

【按】　压力性尿失禁患病率高，就诊率低，患者因不能控制漏尿症状而需长期使用尿垫，不敢长途旅行，畏于参加社交活动，因此容易产生抑郁、自卑等负面情绪，严重影响患者的生活质量和心理健康，电针对压力性尿失禁有较好的控制作用，本病患者为老年女性，虽发病仅半年，但已出现精神紧张、神疲乏力、腰膝酸软之症，在治疗时除主方外，辨证加用肾俞、足三里，以健脾益肾、固摄升提，还应重视调节情志，故加用百会以益气固脱、安神定志。

第六节　小儿脑病

【概述】

本节讨论的小儿脑病，主要是指各种因脑炎或其他先天或后天因素所致的脑实质性损伤，包括各类脑炎、严重的脑膜脑炎及脑发育不全、精神迟滞等病症。由于预防或治疗不及时，多可出现后遗症状。这些症状在临床上可表现为以下几类。①智力障碍：又称精神发育迟滞，其程度不等，包括白痴、痴愚、鲁钝三种，以白痴最为严重。②肢体瘫痪：可分为中枢性瘫痪（即单肢或多肢痉挛性瘫痪）和锥体外系性瘫痪。以出现无目的、不自主的动作为特征，包括共济失调、步态不稳、快慢变轮换动作差三种。③其他神经、精神改变：如失语或口齿不清，视觉或听觉丧失或减退，吞咽困难，出现抽搐或癫痫样发作等症状。现代医学迄今尚无特效疗法。

小儿脑病后遗症在中医学中无同类病名，一般归属"手足拘挛""痿症""耳聋""目盲""痴呆""五迟五软"等范畴。针灸对治疗痿症，最早见于《黄帝内经》。

现代关于小儿脑病后遗症针灸的治疗，在 20 世纪 50～60 年代以乙脑后遗症的针灸治疗为多，也有中毒性脑病等其他脑病后遗症的资料。自 20 世纪 80 年代以来，以各种脑炎后遗症和脑发育不全多见。针灸的方法也从单一针刺或电针，逐渐多样化，各种穴位刺激之法日益增多，包括穴位注射、梅花针、头针、耳针等，从 1997 年开始有关文献数量更呈大幅度的上升趋势，据不完全统计，仅 2003 年发表于各医学刊物的文章就达 43 篇之多。这充分表明针灸工作者对本病关注的程度。

从总体情况看，无论是从文献还是著者的经验，目前对重症脑炎后遗症，以及严重脑发育不全的白痴型智能障碍和重度瘫痪，智力障碍及精神上的一些主要症状上，针灸还具有其他疗法难以替代的作用。且针灸操作简便，经济安全，无疑是一种有价值、有前途的疗法。

【效方】

1. 组成

主穴：印堂、运动区、运动前区、情感智力区、四神聪、百会、强间、脑户、风池、大椎。

配穴：上廉泉、曲池、内关、合谷、阳陵泉、足三里、三阴交。

运动前区位置：位于运动区前，运动区向前平移 1 寸的狭长区域。

情感智力区位置：以前发际前 1 寸为前边界，前发际后 2.5 寸为后边界，两侧止于运动前区的扇形区域。

2. 操作

主穴为主，配穴据症而加。取 0.30mm×（25～40）mm 毫针，印堂向鼻梁方向透刺，进针 0.5～0.8 寸；运动区和运动前区用头皮针常规刺法；情感智力区，取 5 枚毫针，成扇形分开排刺，从前边界向后边界进行透刺，进针约 0.8 寸；四神聪，针尖朝向百会方向进针；百会、强间、脑户三穴，循督脉向后，浅针卧刺，进针 0.8 寸。上述头穴针刺时，均要求刺至帽状腱膜下后再进针至所需深度。风池向鼻尖方向进针；大椎略向下斜刺。配穴，语言不利加上廉泉，针尖刺向舌根方向，反复提插数次，去针；其余穴位按常规针法。运动区接电针仪，用连续波，频率为4～5Hz，强度以患儿可耐受为度。留针时间：头部穴一般电针可持续 1～1.5 小时，针刺可留针 2～4 小时；肢体穴位据患儿配合情况，可得气不留针或留针 15 分钟。

每周 2～3 次。3 个月为 1 个疗程。

3. 临证心悟　本方为著者长期临床试验的积累。本方特点有两点。一是取穴。针对脑病复杂难治，重用头穴。主方中的头穴就组合了焦氏头皮针穴、林氏头皮针穴、方氏头三针及经外穴四神聪 4 种穴区，以充分发挥各种穴位的主治作用。如运动区和运动前区、情感智力区分别为焦顺发氏和林学俭氏所发现，对改善由于中枢性病变所致的肢体功能障碍疗效明显。其中，运动前区对改善痉挛性脑瘫的肌张力增强、肌紧张效果较好；而情感智力区对患儿情感障碍、智力低下、反应迟钝、记忆力差均有良好的作用。四神聪，为经外穴，是治疗脑部多种病症的验穴；百会、强间、脑户，为方幼安先生总结之"头三针"，专用于治疗各类脑病；风池，为足少阳与阳维之会，有醒脑利窍之功；大椎，为手足三阳与督脉之会，能升阳健脑；上廉泉，为经外穴，专用于语言障碍；其余穴，均用于恢复肢体功能。二是操作。根据小儿不易配合而又要达到足够的刺激量的难题，著者强调，体穴宜强刺激，不留针或短留针；而头穴应当深留针、长留针。深留针即将针深刺至帽状腱膜再透至所需深度；长留针即可留针 4～5 小时，以维持疗效。

【验案】

1. 小儿脑病

姜某，男，6 岁。初诊日期：1976 年 5 月 16 日。

主诉：（家长代诉）自幼不能站立，说话不清至今。

现病史：患儿出生时因难产，发生苍白窒息，经吸氧抢救后脱险，半岁时曾高热惊厥过 1 次。随着年龄的增长，逐渐发现患儿双腿不能站立，构音不清。曾经新疆医学院附院诊断为"脑缺氧后遗症"。用中、西医药物治疗多年无效，今就诊著者处。

检查：患儿智力基本正常，构音不清，舌系带正常，双腿外观基本正常，扶着可站立半小时以上，独自站立仅 10 秒左右，扶行呈剪刀步态。患儿面色萎黄，身体瘦削，精神尚可。脉略细，舌淡苔薄。

治疗：取头针运动区（上 1/5）、足运感区。配加上廉泉、风池、阳陵泉、足三里、三阴交。头针刺激区通脉冲电，频率为 240 次/分，强度以患儿耐受为度，通电 15 分钟。余穴以捻转加小提插补法，每穴刺激 1 分钟。每日 1 次。

针刺 5 次，无效。第 6 次开始，电针头针刺激区持续 1 小时，余穴刺法同上，针刺 10 次，患儿即可独自站立 10 多分钟。针刺 15 次，患儿可站立半小时，并能步行 1 米左右。之后，隔日 1 次，不计疗程，嘱家长配合功能锻炼，治疗 3 个月，可独自步行 500m 左右不摔倒。但构音不清改善不明显。

【按】　该例患儿因属脑缺氧后遗症，是中枢神经损伤，故以头针为主；但面色萎黄，肌肉瘦削，证乃脾胃虚弱，取足阳明之合足三里，足三阴之会三阴交以补脾健胃；加上廉泉增音，风池健脑，阳陵泉壮筋。先针刺 5 次，因疗效不明显，后将头针电刺激从 15 分钟延长至 1 个多小时，产生意想不到的疗效，这表明对该类患儿应加长刺激时间。在以后的实践中，屡试不爽。这对临床具有一定的指导意义。

中医治疗痿证有"独取阳明"之说，而事实上，除采用阳明经穴外，也需用其他阳经乃至阴经穴，且根据现代医学知识以针刺头穴为主。因此，著者认为在临证中应当遵古而不拘泥于古。

2. 脑发育迟滞

夏某，男，22个月。 初诊日期：2015年9月21日。

主诉：（家长代诉）患儿走路不稳，需搀扶行走，只会叫妈妈。

现病史：患儿出生时为巨大儿，重4050g，顺产，母妊娠期无特殊。患儿平素胃纳颇佳，二便好，睡眠可。出生至今，无特殊疾病史，也从未出现其他特殊不适的症状。但随着患儿的成长，家长逐渐发现患儿较同龄小儿在行走、言语能力和智力等方面均显示出差异。于2015年9月4日，前往某儿童医院就诊，诊断为"脑发育迟滞"，建议康复治疗。经介绍，前来著者处求助于针灸。

检查：一般情况尚可。患儿身高为100cm（患儿父亲身高188cm，母亲165cm），体重19.5kg，相当于3～4岁儿童的高度、体重。心肺功能、全身肌力、肌张力、遗传代谢及染色体等相关检查均无特殊。但有颈软，反应迟钝等。头颅MRI示脑白质偏少。患儿发音尚可，但只会说"妈妈"二字；可单独直立，但无法单独行走，需扶行。脉细，舌淡红，苔薄白。

诊断：脑发育迟滞。

治疗经过：主穴均取，加两侧脑空，配穴仅取上廉泉一穴。考虑到患儿年龄较小，头部穴均用0.25mm×25mm毫针，颈项部穴用0.25mm×40mm毫针。余穴按上方操作。每周治疗2次。3个月为1个疗程。第1个疗程结束后，患儿可说2～3个字的话，如"阿姨好""爸爸好"等，可独立行走，出现摇晃时可以自行控制。经半年治疗，患儿可讲5个字的话，如"张医生再见"等。可行走、奔跑，略有不稳。改为每周治疗1次。目前，可以讲同龄儿童类似内容的话，唯构音还欠清晰；行走与普通儿童无异。仍在继续治疗中，每周针刺1次。

【按】 本例患儿主要表现虽仅为语言及步行障碍，但此只是标，其本还是脑发育迟滞。故在治疗上需标本兼治。而运用本方，经反复权衡，因患儿虽不能单独行走，但肌力、肌张力均正常，主要还是平衡调节的问题。故在上方基础上加双侧脑空。双侧脑空加脑户，被靳瑞教授称为"脑三针"，用于脑病患者的运动和平衡功能障碍（脑户与焦氏头皮针穴平衡区相当），符合本例患者，加上原方中的运动区，更是相得益彰。语言障碍，在针刺的同时，由于其母亲加强平时引导沟通，也取得事半功倍的效果。

第七节 儿童多动症

【概述】

儿童多动症，又称轻微大脑功能障碍综合征、注意力缺乏多动障碍、小儿多动综合征等，是一种儿童时期常见的以注意缺陷为特征的病症，以活动过度、注意力不集中、参与事件能力差、知觉力及运动功能障碍、智力差、学习困难等为主要临床表现。多数在学龄期才为家长所注意。常见于 6～16 岁儿童,男孩多于女孩。其确切病因不明,现代西医学目前尚无特效疗法。主张教育和训练,药物治疗有一定效果,但长期服用有不良反应。

中医学无类似病症名。一般认为本病属心神虚散,与小儿肾水未充,心阴亏少有关。治疗上主张益气温肾,滋阴养心。从近年已有的实践看,尚有一定疗效。

针灸治疗本病症,在古代文献中虽无明确记载,但一些针灸书籍,如《针灸大成》等所提及的"失志痴呆"的取穴治疗,则可供我们参考。本病症引起针灸界的重视,也是在 20 世纪 80 年代中期以后。据检索,1997 年之后,有关针灸治疗本病的文章出现较为迅速的上升趋势,在 21 世纪初曾出现过高峰。这与本病发病率的增高及针灸的参与度的增加有关。在穴位刺激上,体针、耳针、皮肤针、头针、腹针等都有应用,但更倾向于多种方法综合运用,如穴位电刺激与耳穴压丸相结合,体针与皮肤针同用等,近年来更主张与中药、心理干预相结合。在治疗效果上,早在 20 世纪 80 年代就有学者开始与中药、西药进行对照,发现针灸的疗效更为明显。总之,已有的研究证实,和多发性抽动一样,本病也将成为针灸新的重要病谱之一。

与多发性抽动症一样,本病引起著者关注的时间是在 20 世纪末、21 世纪初。著者在临床上积累了一些经验,还不够成熟,有关方案仅供读者参考。

【效方】

1. 组成

主穴:四神聪、率谷、脑户、脑空。

配穴:大椎、神门、三阴交。

2. 操作 主穴每次均取,配穴每次取 2 个穴,其中大椎必取,其他 2 个穴交替使用。率谷、大椎用 0.25mm×40mm 毫针,余穴用 0.25mm×25mm 毫针。四神聪,针尖均指向百会穴;脑户、脑空,针尖均指向颈项,上穴均进针 0.8 寸左右。率谷,向耳尖方向透刺 1.2 寸左右。上述头穴,均需刺入帽状腱膜下层。得气后,施捻转结合小提插手法各约 1 分钟。大椎,以 85°向下透刺 1.2～1.4 寸,至有下行针感,患儿描述不清,针感不必强求。余穴常规针法。留针 30 分钟。在留针期间,也可以双侧率谷与脑空各为一对,连接电针仪,应用连续波,频率为 2Hz,强度以患儿能耐受为度。

取针后,对病程较长或疗效不够满意者,可在四神聪加用皮肤针叩刺。具体操作为:以百会穴为中点。从内向外以螺旋形的方式向外轻至中度力度叩刺,反复叩刺 5 遍。

上法每周 2 次,3 个月为 1 个疗程。

3. 临证心悟 和多发性抽动症一样,由于病位在脑,所以著者按异病同治的治疗原则,在组方选穴上,也以头穴为主穴。《太平圣惠方》记载,四神聪"理头风目眩、狂乱风痫。"现代也作为治疗神经精神性疾病之要穴。脑户、脑空,亦是以脑命名的治疗脑病要穴,故"靳三针"称其为"脑三针",用于多种脑和脑相关的病症。

率谷，为足太阳与少阳之会，古代亦多用于与脑相关的疾病，著者近年来发现该穴对失眠症、忧郁症等精神神经性病症多有即时效验，试用于本病，疗效也不错。大椎通督定神，神门养心宁神，三阴交补益脾肾。本方以宁脑定神为主，兼以补益心肾。

操作上，头部刺激可略强，配穴刺激可轻一些。但因对象多为儿童，不易配合，所以总体上强调，医者针刺手法要熟练、轻巧、快速，尽量以儿童能接受为宜。

为了加强疗效，可配合心理治疗，让患儿学会自我行为控制。例如，出一道简单的题目让患儿解答，要求患儿命令自己在回答之前完成以下动作：停—停止其他活动，保持安静；看—看清题目；听—听清要求，最后才开口回答。还可模拟带患儿过马路时，要求在过马路之前完成停、看、听等一系列动作。在进行自我控制训练中要注意训练顺序，任务内容应由简到繁，任务完成时间应由短到长，自我命令也应由少到多。自我控制训练一般每日进行 4 次，上、下午各 2 次，每次 30 分钟。

本病治疗有一个过程，同样要求患儿和家长配合，坚持长期规律治疗。

【验案】

1. 小儿多动症

夏某，男，12 岁，学生。初诊日期：2020 年 9 月 16 日。

主诉：（其母代诉）多动、注意力不集中 1 年余。

现病史：从 2019 年下半学期开学起，老师反映患儿经常在课堂上东张西望，小动作不断，有时甚至随意走动，注意力不集中，记忆力下降，学习成绩下降。开始，家长觉得是顽皮所致，但经常训斥不起作用。经本市某儿童医学中心诊断为"小儿多动症"，建议服药治疗，家长顾虑西药有不良反应，改用中药治疗，但孩子不肯好好服药，故未见明显效果。几日前，教师将上课时扰乱课堂行为的视频传给家长。在此情况下，由家长陪同希望试一试针灸。

检查：患儿偏瘦，下眼圈略发青，坐立不安，手脚不定。乱翻诊疗桌上物品，制止不听。经其母和著者反复劝导解释后同意针灸。舌质红苔薄，脉细略弦。

治疗：首次治疗，鉴于针刺过程中患儿痛哭不依，仅针刺四神聪、率谷、神门。复诊时，称略有好转，且同意针刺全部穴位。经每周 2 次的治疗，1 个月后，可以安静上课，小动作明显减少，成绩有所提高。治疗 3 个月后，症状基本消失。嘱每周 1 次，继续巩固 1 个月。

【按】 本例患儿是较典型的案例。尽管病程较长，症情明显，但通过治疗还是能获得较满意效果的。和多发性抽动症一样，此类患儿通常依从性较差，多不肯配合针刺，这要求家长和医者配合，除了劝解外，家长的决心和医者的操作技术十分重要。家长的决心是不放弃，做坚持长期治疗的打算；医者要做到操作熟练，稳、准、轻，进针无痛。只要措施和操作得当，一般患儿多可依从。著者的绝大多数儿童患者，基本上在第二次针灸时做到按照要求完成治疗。

2. 儿童多动症

傅某，男，11 岁。初诊日期：2020 年 8 月 31 日。

主诉：反复多动、注意力不集中 7 年余。

现病史：患儿 4 岁时无明显诱因先后出现多动，注意力不集中，有攻击性行为，情绪波动大，家长未予以重视。至 6 岁时，症状加重，无法长时间集中注意力，上课不能专心听讲，不能遵守课堂纪律，学习困难，易冲动、急躁，课后常打闹并与同学常起冲突。经本市儿童医院诊断为"儿童多动症"，先后服用择思达、专注达 5 年余，症状略改善，但不甚明显，且出现便秘、口干、失眠等不良反应。患者平素挑食，形体偏瘦，大便略干，时有难以入眠。家长颇为着急，想寻求针灸治疗。

检查：神清，精神可，言语清晰。SNAP-Ⅳ量表（＋）。舌红，苔剥，脉弦数。

诊断：儿童多动症。

治疗：以上述效方为主，加百会、印堂，三阴交改足三里。每周 2 次。首次治疗，患儿较为紧张，但尚能配合。治疗 2 周后，家长告知饮食、睡眠都有好转，上课较前安静，并询问是否可停用药物。著者告其不可骤然停药，嘱其征求主治医生意见，继续针刺治疗。治疗 1 个月后，症状基本消失，药物亦减用。每周治疗 1 次，又巩固 2 个月。获愈。

【按】　本例患儿，因病程长又长期服药，除多动症外，尚有眠差及挑食所致的营养不良的症状，故在原方基础上加百会、印堂以加强安神定志；改取足三里以健脾胃，促消化。同时，患儿长期服药，针刺起效后亦不可立即停用，应当在原主治医生的指导下逐步减停。

第八节　多发性抽动症

【概述】

多发性抽动症，又称抽动秽语综合征、抽动障碍、小儿抽动症等，为近年来颇受重视的一种遗传性儿童神经症，多见于 4～16 岁儿童。以身体某部位肌肉或某些肌群突然出现不自主的反复的收缩运动为特征，如眨眼、噘嘴、摇头、耸肩、握拳捶胸、上下肢抽动及伴有喉内发出呼喊声或犬吠声等。本病可分运动型和发声型两种。本病症状发生经过缓慢，由于发病率升高及运用西药神经阻滞剂的副作用明显，因此中医针灸治疗日益受到重视。

本病类似中医学"振掉"，认为其病机多为脾虚痰扰，肝脉失调，病位主要在脾、肝、心。近 10 余年运用中医药治疗取得一定成效。

针灸治疗本病的现代临床报道，首见于 1993 年，这与人们对本病的认识较晚有关。尽管时间还不算长，但由于针灸工作者的重视，从已积累了大量病例观察显示，在针灸方法上应用头皮针、针刺、耳穴贴压或两者结合的、挑治、腕踝针，都有较好的效果，其中研究得较为深入的则是头针疗法。一些针灸工作者，将针刺与西药治疗进行对照，发现不仅近期效果针灸明显优于西药，而且远期疗效也以针灸为佳。还证实，对脑电图异常的多发性抽动症患儿，经针灸后大部分可恢复正常，说明针灸可能与对脑边缘系统及锥体外系的作用有关。因此，本病应该是具有较好临床前景的重要针灸病谱之一。

著者接触本病时间不长，积累实践不多，但也有一些体会，介绍如下，供读者参考。

【效方】

1. 组成

主穴：本神、头临泣、神庭、百会、运动区。

配穴：合谷、丰隆、太冲、廉泉。

2. 操作 主穴均取，配穴据症酌加。取 0.25mm×（25～40）mm 毫针。本神、头临泣、神庭以压刺法快速进针，刺至帽状腱膜下层，向后透刺；百会以同法向前透刺。均进针 0.9 寸（小儿）至 1.4 寸（成年人），以出现胀重针感为宜，快速捻转 1 分钟后留针。运动区可据症选取不同区段，如抽动以面部为主者，取运动区下 2/5 区段；上肢抽动症状明显者，加运动区中 2/5 区段；下肢抽动症状明显者，加运动区上 1/5 区段。其针法同前。配穴用常规针法。上述留针时间均为 30 分钟。

3. 临证心悟 著者认为，本病虽表现为肢体抽动，但其根源在脑，标本兼治而重在治本，故本方以头穴为主。所选主穴，是受"靳三针"配穴法与林氏头皮针所发现"静区"的启发，并在医疗实践中得以验证确有效果。本神，足少阳与阳维之会，可宁神舒筋；神庭，为督脉与足太阳、少阳之会，可定神祛风。此二穴，被称为智三针，用于定神开智。头临泣，足太阳、少阳、阳维之交会，亦有清神开窍之效。此三穴共 5 个穴点，针刺时可透入林氏头皮针之情感智力区，同时而成脑五针。百会，督脉与肝经之交会，针之有平肝定神之功，而向前透刺，更可达林氏头皮针之运动前区。因上述针法每针均跨 2 个穴区，有助于提高疗效；运动区，用于制止肢体的异常抽动。配穴合谷、太冲，称四关，分属手阳明与足厥阴之原穴，加足阳明经络穴丰隆，和以脾胃、化痰浊、调肝脉、止抽动。廉泉，利喉舌，可控制异常发声。

操作关键在头穴，均须针入帽状腱膜下层，并行透刺至一定深度，要使每一针（除运动区）都能达到横跨 2 个穴区。

【验案】

1. 多发性抽动（成年人）

蒋某，男，30 岁。初诊日期：2019 年 9 月 19 日。

主诉：频繁面部、双上肢不自主抽动伴时发怪声 23 年余，加重伴吐舌 1 个月。

现病史：患者 7 岁开始出现不由自主地间断性摇头、发出怪叫、跺脚及骂人等行为，经本市某三甲医院精神科检查，并查脑电图、头颅 CT 未见明显异常，诊断为"小儿多发性抽动症"，服药后疗效不佳，未予以重视。18 年前（12 岁）出现攻击性的行为，生活、学习受到了较大的影响，开始针灸治疗。针灸治疗 3 年，病情虽稳定，但没有很大改观，遂停止针灸。后改为中药内服，半年后症情略有改善，怪叫声和骂人次数减少。病情延续至今，服用氯硝西泮多年，一直未能工作。1 个月前无特别原因，抽动症状加重，且不断有吐舌动作。睡眠欠佳，入睡困难。胃纳正常，二便调。

检查：患者体格壮实，神清，精神可，言语欠清，四肢肌力及肌张力正常。不时摇头，嘴角抽动、吐舌头，时发怪声。双手时有抽动，竖中指，不定时地指向自己或别人，动作过多。性情急躁，注意力不集中，智力基本正常。舌尖红，苔薄黄，脉弦。

诊断：多发性抽动症。

治疗：以上述效方为主，主穴均取，其中运动区取中、下二区。配穴，因患者睡眠欠佳，加安眠穴。此治疗方法，每周2次。2019年10月8日复诊，患者摇头、嘴角抽动、肢体多动不宁及睡眠情况较前改善，但仍心烦急躁，频繁眨眼，故在原方基础上加内关、神门。10月30日复诊，上述症状明显减轻，继续治疗，并嘱家长以鼓励为主，避免给患者带来消极情绪，保持心情舒畅。后又继续治疗3个月，由于治疗时断时续，症情虽有改善，但疗效不如之前明显。后因疫情中断，之后情况不明。

【按】　本案为著者所治病程最长之病例。发病已达23年，严重影响生活和学习，无法工作。长期用药物治疗，疗效不明显，且有加重趋向。用上述效方治疗4次后，症状便有改善。表明本病即使病程长，症情反复，针灸治疗也有效果。但因患者患病时间久，且年龄偏大，为获取长期且稳定的疗效，应当按时规律治疗。可惜，患者在治疗过程中，难以按照医嘱坚持每周2次的治疗，有时连每周1次也难以保持，影响效果。之后，由于疫情停止治疗，门诊恢复之后亦未继续治疗，目前情况不明。殊为可惜。

2. 多发性抽动（儿童）

李某，男，11岁，小学生。初诊日期：2020年8月31日。

主诉：（家长代诉）发作性张口、噘嘴伴怪叫1月余。

现病史：1个月前家属发现患儿时常出现张口、噘嘴并伴有不自主的怪声，急躁易怒，注意力不集中，情绪激动时加重。遂至上海新华医院儿童诊疗中心就诊，查头颅CT，示右脑侧脑室较左侧稍宽，脑电图等均未见异常。儿科诊断为"抽动秽语综合征"。予以赖氨肌醇、维生素 B_{12} 口服液等药物治疗。患儿服药1个多月，症状未见明显改善。因其爷爷在著者处治疗眼病，遂介绍前来著者针灸门诊处就诊。

检查：口部不自主噘努，时发怪声。思维清晰，语言流利，一般反应好，心肺（一），病理征未引出。脉略细，舌质淡红，苔薄。

治疗：以上述效方为主。主穴去运动区加四白，配穴仅取合谷。每周2次，治疗5次后，症情完全消失。建议继续巩固治疗一个时期，但患儿因惧怕针刺不愿意来门诊。2021年2月复发，3月13日来门诊求治。据家长告知，患儿偶见点头及噘嘴发作，症情较前轻。仍按前方治疗。3月20日复诊，已多日未发作。因患儿上课不能请假，考虑其症情较轻，嘱每周末巩固治疗1次。继续治疗4次后停诊。

【按】　本例患者，病程短而症情轻，主要发生于头面部，所以去运动区加局部四白穴，以疏通面部经气；配穴则仅取合谷一穴，取"头面合谷收"之意。获效较为明显。据著者经验，本病属于精神神经性病症，诱发因素较多，在获效后，宜巩固治疗一个时期，以预防复发。同时，避免给予患儿过多的精神压力，也很重要。

第九节 遗 尿

【概述】

遗尿，俗称尿床，是指 3 周岁以上小儿，睡眠中小便自遗，至醒后方觉的一种疾病。重者可每夜 1～2 次或更多，其特点是膀胱一次排空。本病病因多与各种因素所致大脑功能紊乱有关，但确切原因尚不清楚。现代西医学亦无理想疗法。

在中医学中，对遗尿症早有论述，明确提出与本病症相类的尿床的，为《诸病源候论》。针灸治疗遗尿，以夜间遗尿为特征的针灸穴方，则首见于《备急千金要方》。

现代针灸治疗遗尿症，在 20 世纪 50 年代初，就有学者进行了临床观察，自此之后的半个多世纪，做了大量的报道，其文章篇数及报道例数之多，在针灸治疗病症中是比较少见的，从而被有学者列为泌尿生殖系统中医病症的针灸病谱首位。尤其是从 1980 年之后，无论是取穴还是穴位刺激方法都有很大的发展。在取穴上，有按脏腑虚实、三焦辨证来进行取穴，也有按病在中枢神经系统或膀胱壁末梢感受器辨病取穴。在穴位刺激方法上，几乎各种针灸变革之法都被用于本病治疗，包括头针、耳针、耳穴压丸、芒针、穴位注射、腕踝针、穴位埋植、足针、手针、电针、激光穴位照射及经络磁场疗法等。

根据著者经验，针灸不仅对遗尿有效，对隐性骶椎裂引起的尿失禁也有较好的疗效。

【效方】

1. 组成

主穴：秩边、水道、中极、三阴交。

配穴：夜尿穴。

夜尿穴位置：小指指端横纹中点。

2. 操作 主穴秩边每次必取，水道、中极可交替取用，也可同取，视症情而定。配穴可酌加。秩边，取（0.25～0.30）mm×（75～100）mm 毫针，两针同进，针尖略向内呈 85°缓慢进针，至酸胀感传至会阴部，以雀啄法略运针半分钟左右去针；继取仰卧位，针刺水道、中极，针尖略向下，缓慢提插探寻，使针感亦向生殖器放射。用小幅度提插结合捻转的平补平泻法运针 1 分钟，三阴交直刺用同样手法。夜尿穴，取 0.25mm×13mm 毫针直刺 0.1～0.2 寸。均留针 15～20 分钟。留针期间运针 1～2 次，每周 2～3 次。

3. 临证心悟 本法是著者长期总结的一个效方。治疗小儿遗尿有三个特点：一是取穴上采取臀部穴、腹部穴和手部的手针穴相结合，即中取为主，结合近取，配合远取，这也是著者处方组穴的一贯风格和特色。二是针刺上，强调气至病所，即无论是臀部穴还是下腹部穴，均要求针感达到会阴。三是进行心理治疗，鼓励安慰患儿，提高其信心。

操作的关键在于秩边的刺法。该穴用针，可依据患儿的高矮胖瘦决定针具的长短。对针法熟练者，可左右手持针同进，一般也可分别进针。针刺时一定要掌握好针尖的方向，如出现针感向下肢放射，应当略提针再偏向内侧进针；如只有局部针感，表明针刺深度不够，宜继续进针。只有出现向会阴或小腹部放射的针感后，疗效才会满意。腹部穴也要求出现向生殖器放射的针感。对疗效不佳，或针感不够满意者，可加用电针，用连续波（疏波）或疏密波。本法对病程短、症情轻者多在 5 次内见效，反之，治疗时间要长一些。但要求再巩固一个时期。配合治疗也十分重要，如晚餐少喝汤，刚开始治疗时，夜间定时叫醒排尿等。

本方不仅能治疗功能性遗尿，而且对骶椎隐裂所致的排尿障碍亦有效果，著者曾治疗多例少年患者，多能根除。可加次髎，取 0.30mm×50mm 毫针深刺，也要求出现向会阴部放射的针感，本穴针刺操作对初学者有一定难度，要求反复实践。

手针夜尿穴也可单独采用。著者曾治一例文姓女童。她是脑肿瘤手术后出现双眼视力明显下降（　眼仅存光感），在著者处治疗。术后还并发夜间遗尿（原无此症）。考虑到患儿是以眼病为主，所以仅取夜尿穴一穴，双侧均取，每周 3 次。治疗 1 个月后，基本痊愈，偶因睡前喝水多，但也只有少量遗尿。巩固 1 个月，再未发作。

【验案】

1. 遗尿症

朱某，女，26 岁，公司职员。初诊日期：2003 年 7 月 11 日。

主诉：自幼夜间遗尿至今 20 多年。

现病史：患者自幼经常在睡眠中小便不能自行控制，每夜或隔夜 1 次。曾服中西药物无明显效果。也用针灸治疗过，开始尚能控制，但后来又出现反复。经多方检查，未能查见任何器质性病变。目前每周发作 1～2 次，如工作一紧张，遗尿次数即增加。患者因此病而不敢恋爱结婚，而且因工作需要经常到外地公出，精神压力十分沉重。患者已失去治疗的信心。此次因其母腰腿痛在著者处治疗获效，坚劝其来试治。

检查：患者精神沉郁，面色㿠白，腰部有压痛。脉细，舌淡略暗边有齿痕。

诊断：遗尿症。

治疗：以上述效方为主，加肾俞、关元、气海等穴进行治疗。取 0.25mm×125mm 针，分别从左右秩边按效方所述法缓缓进针，患者即感一强烈的酸胀之气直窜会阴部及小腹，因患者惧痛，故略运针不留针；再取 0.25mm×40mm 毫针，针刺肾俞，至局部酸胀后，以捻转加小幅度提插补法行针 1 分钟，去针，嘱患者取仰卧位，以肾俞同样针具针其余穴位，使各穴针感均向生殖器放射，行同样手法半分钟。以双侧水道为一对，关元、气海为一对，接通 G6805 型电针仪，应用连续波，60 次/分，强度以患者舒适为度。留针 20 分钟。每周 2 次，经 8 次治疗，未见遗尿。因公出停治 1 周，亦未见发作。继续针刺 10 次，获得痊愈，随访至今未复发。

【按】　遗尿多为小儿，但著者也治疗过多例成年患者，同样有效。本例患者，因病程相当长，且有面色㿠白、舌质淡边有齿痕、脉细等症，为肾气不足之表现，肾气虚则膀胱开合失司。所以，取穴上增加肾俞、关元、气海，手法采用补法，意在培补肾气，而使膀胱开合有序。保留原方水道，目的在于加强通调水道之功。用电针，也是考虑到患者病程较长之故，以增强刺激量。结果疗效明显。2007年，患者因腰肌劳损来著者处求治，告知：本病4年多来一直未发，只是偶尔在睡梦中会出现遗尿的感觉，但从未能实际发生，并已于2005年结婚，生活美满。

2. 遗尿症（隐性脊椎裂）

李某，男，13岁，学生。初诊日期：2002年3月23日。

主诉：（家长代诉）自幼晚上遗尿，加重1年。

现病史：患儿自幼晚间遗尿，曾多方治疗未见效果。近1年来，由于功课压力较大，症状加重，原每晚仅1次，现达2～3次。常叫之不醒，勉强唤起，亦神情迷糊，不知所措。同时伴有上课注意力分散、多动、焦躁不安等。曾在某儿童医学中心CT检查，示隐性脊椎裂。家长在无奈的情况下求助于著者。

检查：患儿脸色㿠白，不安好动。脉细舌淡苔薄。

诊断：遗尿症。

治疗：以上述效方主穴加次髎。次髎操作：先摸得髎孔，取0.30mm×50mm毫针，进针1.6寸，反复小幅度提插探寻至局部明显得气并向会阴部放射，运针半分钟，不留针。患儿因学习紧张，每周只能治疗2次，故加用耳穴压丸，取穴：心、脑点、神门、膀胱、肾，每次取一侧，以王不留行籽贴压。令患儿自行按压，每日3次，每穴1分钟。每周换贴2次，两耳交替。治疗5次后，基本不遗尿。偶因白天兴奋，晚间出现遗尿时，也能惊醒。继续巩固5次。至今未复发。

【按】 本例遗尿与骶椎隐裂有关。有学者指出，骶椎隐裂可能是遗尿的原因之一。从本例看，针灸对这一类遗尿也有明显疗效。著者在新疆工作期间曾治疗过严重骶椎隐裂引起的尿便失禁的一例女童病例，虽未获痊愈，但效果明显，白天能控制排尿，夜间基本不尿床，大便能控制。值得指出的是，本例患者在治愈遗尿之后，曾又做过CT检查，未发现隐裂有所改变。就本例而言，这表明针刺的作用重于改善功能。

第七章　耳鼻喉口腔科病症

第一节　感音性耳聋

【概述】

耳聋是指听力减退或听觉丧失的一种病症，多是由先天性或后天性原因引起的耳蜗、听神经和听中枢的病变，使传入内耳的声波不能感受而致。从总体上耳聋可分为感音性耳聋、传导性耳聋和精神性耳聋三大类。感音性耳聋是难治性较高的一类，包括突发性耳聋。

本病归属中医学"耳聋"范畴，感音性耳聋相当于"虚聋""劳聋""久聋"。针灸治疗耳聋，在《足臂十一脉灸经》中即已有记载。《黄帝内经》则载有多种耳聋的针刺辨治条文。

近现代用针灸治疗耳聋，早在1927年就有文章公开发表。20世纪50年代和60年代末至20世纪70年代初，曾两度掀起针灸治疗耳聋及聋哑症的高潮。虽然对此有不同的看法，但所做的一系列工作和所积累的病例，无疑对深入认识针灸治疗本病的临床规律是有无可否认的帮助的。值得一提的是，在经历了1970～1980年一个低潮之后，自20世纪90年代中期起至今，有关临床文献又一次呈迅速上升的态势。从总体上看，针灸治疗耳聋已积累了大量临床资料，被有些学者评为耳和乳突病的第一大针灸病谱。在穴位刺激方法上，除了原有的电针、鼓岬针、埋线、穴位注射等多种疗法之外，着重在取穴和手法上下功夫，使有效率有一定程度的提高。

针灸治疗感音性耳聋，著者也有40年以上的临床经验。

【效方】

1. 组成

主穴：①完骨、下关；②听会、翳风。

配穴：晕听区、会宗、中渚。

2. 操作　主穴每次一组，配穴晕听区必取，余穴每次取1个穴，2个穴轮用。主穴取患侧穴位，配穴双侧同取。第一组主穴刺法：完骨，嘱患者正坐，头略向前倾，取0.30mm×75mm毫针。进针时，针体与颈部皮肤呈60°，向同侧目外眦进针，进针速度宜慢，如遇阻力，可略退针再变换方向刺入，深达2～2.5寸，至患者自觉耳内有麻、胀、痒、热感或耳内有鸣响感、豁然开朗的通气感为得气，如没有这一针感，可反复探寻，直到有满意针感为止。用平补平泻快速捻转加小提插法行针0.5～1分钟，至针感强烈后留针。下关，令患者闭嘴，摸得凹陷处后，取0.30mm×50mm

毫针，针尖向后耳屏方向呈 25°～45°刺入，进针 1.5～1.8 寸，以局部和耳道内有明显胀痛感为度，亦用上述手法半分钟。第二组主穴刺法：均取 0.25mm×（40～50）mm 毫针。听会，令患者略张嘴，快速进针，略停顿，针尖略向后斜，继续快速直刺进针，深度 1.2～1.4 寸，以耳道内有明显胀痛感为度。翳风，用左手稍提起耳垂，右手执针斜向内上进针 1.5～1.8 寸，使耳内发胀，如有风行为度。配穴取 0.30mm×40mm 毫针，针尖略向肘部刺入，得气为度。留针期间，2 个主穴为一对，分别接通电针仪，应用连续波，频率为 2Hz，强度以患者可耐受为度。通电 30 分钟。每周治疗 2～3 次。

3. 临证心悟　本方是著者根据辽宁针灸家王乐善教授应用完骨治疗抗生素所致中毒性耳聋的经验结合著者的实践总结而成。本病的病因，多因六淫外袭、药邪毒害、情志失畅等致经气不宣，气血瘀滞，耳道被阻，清宫受蒙而失聪。完骨、下关虽分别为足少阳胆经及足阳明胃经经穴，但通过气至病所手法，使针感直达耳内，而起通经利气、发蒙振聩之效。会宗、中渚均为手三焦经之郄穴、输穴，该经之一支入耳，故取之以通耳窍。一般病程短者、症状重时，多取会宗或两穴均用。

本方的关键在于主穴的操作。完骨的针刺对初针者来说有一定难度，针刺时可采用探寻之法，但需注意动作要轻，如遇阻力，可略变换方向。如难以达到满意针感，也不必强求，逐步在实践中熟练。耳区穴位是头面部胀痛最明显的穴位，患者多不易承受。要求针刺前先向患者说明，以有心理准备；针刺时，采取先快速破皮，略加停顿，即一针到位，以患者感耳内深部有强烈的胀感为度。

【验案】

1. 神经性耳聋

李某，男，53 岁，公司职员。初诊日期：2004 年 11 月 8 日。

主诉：双耳失聪 3 周。

现病史：该患者近 1 年来时有耳鸣，伴腰酸乏力。最近，因工作劳累，复又发怒，症状加重。上个月听爆竹声后，出现左耳闷胀，听力下降，次日双耳听力基本丧失。到五官科就诊，行听力计纯音测听检查，双耳听阈损失均在 80dB 左右，属重度耳聋。双耳鼓膜无异常，拟诊为"神经性耳聋"，给予药物治疗。但至今耳聋不减，故转来求助于针灸治疗。

检查：烦躁焦虑，双耳听力基本消失。舌质红，舌苔薄，脉弦紧。

诊断：神经性耳聋。

治疗：按上述效方操作，每周 3 次。第 1 次针刺后，耳闷减轻，隐约有听力。第 3 次针刺后，左耳已能听到较大声音。治疗 10 次后，双耳听力明显恢复，行听力计纯音测听检查，双耳平均听阈分别提高 20dB，但偶有耳鸣、头晕。改为每周 2 次，又治疗 20 次后，听力基本恢复（因患者不愿意再做听力计纯音测听检查，缺乏具体数据），耳鸣、头晕未再作。

【按】　本例治疗较为及时，针感亦十分明显，可能是取效较快、较明显的原因。感音性耳聋，情况较为复杂，经著者长期观察，上述效方不仅对类似本例的患者有效，对不同原因所致者也有一定效果，关键在于有一定基础听力和及时治疗。对全聋者或病程过长者，疗效差。

2. 突发性耳聋

史某，男，54岁，公司管理人员。初诊日期：2016年9月12日。

主诉： 左耳听力突然丧失1个多月。

现病史： 患者于8月初因公司业务繁忙，连续加班至多个深夜，于8月6日晨起时，出现左耳耳鸣，伴有眩晕恶心，无呕吐。约2小时后发觉听力突然下降，且不断加重，直到完全丧失，即去本市某三级专科医院急诊，确诊为突发性耳聋，即静脉滴注血管扩张剂等药物，并经高压氧舱治疗，眩晕等症状消失，听力稍有恢复。经同事介绍特来著者处求治。

检查： 患者精神沉郁，左耳听力损失70dB，听力曲线提示为高低频混合型。脉弦，舌尖红边有齿痕，苔薄微腻。

诊断： 突发性耳聋。

治疗： 以上述效方治疗，每周3次。经3次针刺后，患者自觉听力有所提高，但不明显。加用穴位注射丹参注射液，取左侧听会，每次注入1ml。首次注入后，患者感到听力似较注射前有改善，但该药胀痛感明显，难以承受。即改为复方樟柳碱注射液，取双侧听会，每穴注入1ml。至第10次，经原三级专科医院再次检查，听阈损失已减至40dB左右。因患者工作忙，改为每周治疗2次。经3个月治疗，经检测，听阈又提高10dB。

【按】 本例患者为较典型的突发性耳聋。一般而言，本病发病1个月后听力不恢复者，有可能成为永久性耳聋。从这一意义上说，针灸的治疗价值显然是不言而喻的。本例因难以承受穴位注射具有活血作用的丹参注射液，著者改用刺激较小的复方樟柳碱注射液，该药原应用于缺血性眼病，考虑到该药能通过恢复微血管的自律运动，改善缺血状态，较之丹参注射液等扩张血管药物似更有效。且穴位注射复方樟柳碱注射液针感温和，不像丹参注射液强烈，患者多能接受。所以，著者将其用于本病治疗。通过多例病例的观察，确有效果。当然，扩大这一药物的应用，还有待更多病例的验证。

第二节 耳 鸣

【概述】

耳鸣属于听觉异常的一种症状。一般指主观上感觉耳内或头部有声音，但外界并无相应的声源存在，或如蝉声，或如潮声，以妨碍听觉为主症。耳鸣是耳科临床常见的症状之一，男女发病率相似，发病年龄以50～70岁多见。

中医学亦称耳鸣。针灸治疗耳鸣在古医籍中首见于《黄帝内经》。

现代针灸治疗耳鸣的临床报道，最早见于20世纪50年代，并有多篇大样本的报道。但直至20世纪90年代初期，有关文献并不多。从1993年之后，临床文章开始增多，21世纪初至今，虽文献量在不同年份有所起伏，但总体呈现上升之势。在取穴上，目前仍以耳周穴为主，以耳门、听宫、听会、翳风等应用最多，但也发现了一些有效的远道穴，当然有待进一步证实；在治疗方法上除了应用传统的体针、艾灸，还可以采用电针、穴位注射、穴位激光照射、腹针等法，并有千例以上的特大样本的临床观察报告；在疗效上，由于目前尚缺乏统一的量表进行评估，文献报道还不一致，但总体认为针灸对本病有一定的效果。

【效方】

1. 组成

主穴：听会、翳风、晕听区。

配穴：风池、太溪。

2. 操作 主穴必取，配穴酌加。主穴均取0.25mm×（40～50）mm毫针。听会，令患者略张嘴，快速进皮，略停顿，针尖略向后斜，继续快速直刺进针，深1.2～1.4寸，以耳道内有明显胀痛感为度。翳风，用左手稍提起耳垂，右手执针斜向内上进针1.5～1.8寸，使耳内发胀，如有风行为度。风池，取0.30mm×50mm毫针向鼻尖方向刺入1.5～1.8寸，使针感在局部放射，有时可传至耳部。太溪，取0.25mm×25mm毫针，直刺至得气。主穴接通电针仪，应用连续波，频率为2Hz，强度以患者可耐受为度，通电30分钟。每周治疗2～3次。

3. 临证心悟 耳鸣一般分虚实两证。实证多因邪气壅实，虚证多因脏腑虚损，以肾虚多见。均可以上方治疗。取听会、翳风，以疏调局部经气，通利耳窍；晕听区为头皮针穴，用以增强疗效。配穴，风池既是利五官七窍之要穴，又能祛邪气通脉络，用于实证；太溪为肾经之原穴，以滋肾水、益肾气，多用于虚证。

在操作上，2个耳部主穴是关键，也就是必须使针感进入耳内。实证用泻法，虚证用补法，据著者经验，主要体现在耳部两穴的手法操作上。前者以紧提慢插为主，针感稍强；后者以紧插慢提为主，针感略弱。手法结束后可接通电针仪。一般而言，如果首次针刺，当针感进入耳内后，患者即感耳鸣减轻，通常效果较好。如1个疗程未见改善，宜用其他疗法。

【验案】

李某，女，51岁。初诊日期：2003年4月28日。

主诉：两耳鸣响2年余。

病史：2年前起，耳鸣偶发，逐渐频繁，每遇劳累加重。今双耳蝉鸣不息，入夜尤甚，心烦难寐。平素时有头晕目眩，易健忘，腰酸。由于鸣响，妨碍听力。前往某三甲综合医院五官科检查，诊断为神经性耳鸣，服用中西药治疗，疗效不明显，转来针灸治疗。

检查：一般状态良好，形体偏瘦。舌质红，苔薄黄，脉细数。

诊断：耳鸣。

治疗：以上述效方治疗，主配穴均取。首次针刺，当针刺听会出现强烈胀痛后，患者即感耳鸣减轻，但去针不久即恢复原状。针刺 4 次后，耳鸣白天明显减少。夜晚因入睡难，仍然鸣声不断，故在原方上，加印堂、百会，并作为一对，接电针仪，另加针刺神门。当晚，睡眠好，耳鸣减轻。继续针刺治疗，又 10 次后，听力恢复，耳鸣基本消失，其他兼症亦减轻。共治疗 20 次，耳鸣及其他症状均消失。随访 2 年，耳鸣未见复发。

【按】　本例为肾虚所致的虚证耳鸣。临床发现，耳鸣患者，多有兼症。如实证者，常性情急躁不安；虚证者，多有情绪忧郁、眠差等。两者均可加印堂、百会。著者发现，此二穴有双向调节作用，配合治疗耳鸣，效果甚佳。在应用电针时略有差别：实证用疏密波，强度以患者可耐受为度；虚证用连续波，强度以患者感舒适为度。著者经验，实证耳鸣疗效优于虚证患者。

第三节　脑　鸣

【概述】

脑鸣，又名头鸣、头响、颅鸣等。属于听觉异常的一种症状，一般指主观上感觉头部有声音在脑内鸣响，或如蝉叫，或如潮声，但外界并无相应的声源存在的一种症状。与耳鸣不同，多出现在枕部、巅顶、颞部。病因较复杂，延髓的耳蜗神经核至大脑皮质听觉中枢的整个通道的任何一个部位的病变均可出现此症。其临床表现不一。可能是血管性疾病，如血管畸形、血管瘤等，来自静脉的脑鸣多为嘈杂声，来自动脉的脑鸣则与脉搏的搏动一致。也可能是功能性疾病所致，或过度紧张、精神压力等因素引起。所以又有客观性脑鸣（如前者）和主观性头鸣（如后者）之分。

中医分实虚二证，实证以突发脑鸣，声响高而频率低为特点，多因火郁，痰湿阻滞；虚证以病程长，声响低或如蝉鸣或如风声为特点，多因脑髓空虚、脾肾虚弱所致。

"脑鸣"据《简明中医辞典》认为最早见于明代楼英之《医学纲目·肝胆部》。其实，成书于魏晋时期《名医别录》已有记载："蔓荆实……治风头痛，脑鸣。"

在古医籍中未查见有针灸治疗脑鸣的记载。

现代针灸治疗脑鸣的临床报道，以个案及医家个人经验为主，罕见大样本或具有随机对照的资料。在取穴上，目前仍以耳周穴为主，以耳门、听宫、听会、翳风等应用最多，但也发现了一些有效的远道穴，当然有待进一步证实；在治疗方法上除了应用传统的体针、艾灸，还采用电针、穴位注射、穴位激光照射、腹针等法，还有千例以上的特大样本的临床观察报告。在疗效上，由于目前尚缺乏统一的量表进行评估，文献报道也不一致，但总体认为针灸对本病有一定的效果。

著者接触本病较早，也积累了一些治疗经验。

【效方】

1. 组成

基础穴：完骨。

主穴：巅顶鸣响：百会、四神聪；枕部鸣响：脑户、脑空；颞部：率谷、晕听区。

配穴：实证：会宗、太冲；虚证：三阴交、太溪。

2. 操作　基础穴必取，主穴据鸣响部位而取。配穴据症而取。主穴取患侧穴位，配穴双侧同取。

完骨刺法可参照"感音性耳聋"。

头穴，取 0.25mm×（25～40）mm 毫针。快速斜刺进针至帽状腱膜，平刺 0.8～1.4 寸。率谷与晕听区成"十"字交叉；脑户脑空向下刺，三针平行；百会向前（虚）或后（实），四神聪四针刺向百会。

会宗、太冲取 0.30mm×25mm 毫针，会宗针尖略向肘部刺入，太冲直刺得气后用泻法；三阴交、太溪取 0.25mm×25mm 毫针，直刺至得气，补法。

留针期间，双侧基础穴为一对，分别接通电针仪，应用连续波，频率为 2Hz，强度以患者可耐受为度。通电 30 分钟。每周治疗 2～3 次。每周 2 次，10 次为 1 个疗程。

3. 临证心悟　本方选穴，由基础穴、主穴和配穴三部分组成。著者同意目前西医界较一致的观点，脑鸣的发生基于耳鸣。所以基础穴，即是著者治疗听力障碍喜用的完骨穴。从中医角度，一般首辨病位，次辨虚实。而头鸣之鸣响多位于枕部、颞部及巅顶，据此而选的头穴为主穴，这是一种按体表病位所在选穴的方法，用以疏通经络，清脑益髓。辅穴则据虚实而定：实证，多为肝胆之火上炎所致，会宗，手少阳之郄穴，能清脑聪耳，而太冲为足厥阴肝经之原穴，可清肝止鸣；虚证，或因脾胃虚弱，清窍不得濡养；或因肾阴匮乏，髓海不足，故取脾经之三阴交健脾；肾经之原穴壮肾。

在操作上，关键在于完骨的操作。针刺完骨对初针者有一定难度，针刺时可采用探寻之法，但需注意动作要轻，如遇阻力，可略变换方向。如难以达到满意针感，也不必强求，逐步在实践中熟练。值得一提的是一些因精神因素所致的客观性脑鸣患者，针刺完骨时，不必过度追求满意的得气感，针具可以取 0.25mm×75mm 毫针。

另外是头穴的操作，一是必须深达帽状腱膜，二是必须透刺至一定长度。

远道穴，常规刺法，但要求在以得气基础上，实证用泻法，虚证补法，主要体现在手法的操作上。前者以紧提慢插为主，针感稍强；后者以紧插慢提为主，针感略弱。

一般而言，如果首次针刺，患者即感脑鸣减轻，通常效果较好。如 1 个疗程未见改善，宜用其他疗法。

【验案】

倪某，女，42 岁，职员。初诊日期：2020 年 6 月 15 日。

主诉：两侧颞部轰响 1 月余，加重 1 周。

现病史：1 个多月前，留学美国的儿子因疫情归国不顺利，多次航班取消，心情焦虑忧郁，自觉头部出现鸣响，以双侧颞部为主，左侧较重，延至巅顶，初时因只是声音较轻的嗡嗡声，未引起重视。之后，随着忧虑情绪加重，声响不断增大，而成轰鸣之声。日轻夜重，无法入眠。曾到某三甲专科医院诊治，诊断为"神经性耳鸣"，服药未见效。又去某三甲中医院治疗，诊断为"头鸣"，服用中药半个多月，亦无明显效果。医生建议试用针灸治疗。故求治于著者。

检查：患者精神沉郁，表情痛苦，面色暗黄。胸闷气短，时出长气。双耳及耳道均无异常，亦未听及明显声响。胃纳及睡眠均差，浑身乏力。舌质淡胖边有齿痕，苔微腻发暗。

诊断：脑鸣（虚证）。

治疗：以上述效方治疗，其中主方用双率谷、晕听区，加百会和左侧通天；配方用三阴交、太溪。首次针刺时，取 0.30mm×75mm 毫针，针刺完骨，患者表现异常紧张，针刺后不久，即出现晕针。再次针刺时，取 0.25mm×75mm 毫针。所有穴位，刺激较轻，不强求得气感。针后未发生晕针。当晚，轰鸣之声减轻，但睡眠仍差。复诊时，加印堂。再经 5 次治疗，并逐步加强得气感后，白天已无脑鸣，晚间偶作，声音亦如初发时，睡眠及精神均有好转。第 6 次治疗时，又因孩子航班再次取消，心生烦恼而加重。继用上法，并加安慰，症情虽有改善，但时轻时重，不够稳定。至第 11 次时，因获知儿子已登机回国的消息，大喜过望，脑鸣顿时大减。至第 15 次，症状基本消失。复巩固 3 次。至今未发作。

【按】 本案属脑鸣虚证，其发病与加重明显与精神因素有关。在治疗过程中，因睡眠差，所以增加印堂一穴，临床发现以本穴加百会、率谷，对特别是因忧郁引发的失眠效果较佳。另外值得一提的是对这类患者，调神显得非常重要。所以在整个治疗过程中，著者一直给予心理疏导。

第四节　过敏性鼻炎

【概述】

过敏性鼻炎是一种吸入外界过敏性抗原而引起的疾病，又称变态反应性鼻炎，属于免疫性疾病。以发作性鼻痒、鼻塞、喷嚏、流涕及鼻黏膜水肿、苍白、鼻甲肿大等为临床表现，主要特征为连续打嚏、流大量清水样鼻涕，有时尚伴有眼结膜、上腭部甚至外耳道奇痒。本病的发病可呈季节性（又称花粉症、枯草热）或常年性。

过敏性鼻炎中医学称为鼻鼽。早在《黄帝内经》中，就提到用针灸防治本病。

针灸治疗过敏性鼻炎的报道，首见于 1957 年。20 世纪六七十年代各地亦有这方面的观察文章发表，除用针刺疗法外，尚有穴位注射、穴位贴敷等法。从 1997 年至今的 20 年，针灸治疗本病获得了较大的进展，不仅文献量不断增多，成为呼吸系统第三位针灸病谱；且多种穴位刺激之法，包括指针、灸法（艾灸、冷灸）、耳穴压丸、耳针、穴位激光照射及一种称为针刺蝶腭神经节的变革之法等，都被应用于过敏性鼻炎的治疗。

著者经验，过敏性鼻炎是针灸治疗鼻部疾病中最为有效的病种之一。

【效方】

1. 组成

主穴：迎香（或鼻通）、印堂、风池。

配穴：曲池、血海、大椎。

鼻通位置：鼻骨下凹陷中，鼻唇沟上端尽处。

2. 操作 主穴必取，其中迎香、鼻通，每次取 1 穴，两穴交替，或以迎香为主；配穴用于过敏体质明显者。均用 0.30mm×（25～40）mm 毫针。迎香或鼻通，针尖朝向印堂方向沿皮斜透刺，进针 0.6～0.9 寸，至鼻腔有明显的发胀感为宜。印堂，以提捏法进针，先直刺 0.5 寸，得气后针尖向下，沿皮下再慢慢刺入 0.3～0.4 寸，用捻转结合提插，使针感到达鼻准头，内及鼻腔。风池，向鼻尖方向进针 1.2～1.4寸。配穴，针尖略向上直刺，直刺至得气。每穴施捻转加小幅度提插平补平泻之法，继而风池与迎香（或鼻通）为一对，接通电针仪，应用连续波，强度以患者可耐受为宜，持续 30 分钟。对症情较顽固，疗效不够满意者，可在针刺至 20 分钟时，大椎处加一大号罐吸拔 10～12 分钟。每周 2～3 次，10 次为 1 个疗程。

3. 临证心悟 本方为著者所总结，用于数十例过敏性鼻炎，均有明显效果，特别是青少年患者。过敏性鼻炎相当中医的"鼻鼽"，多因肺经虚寒所致。迎香是阳明大肠经经穴，肺与大肠相表里，又位于鼻旁，可通鼻窍、散风寒，是治鼻病的要穴；鼻通是近代发现的治鼻病的经外验穴；印堂原属经外穴，现已归经于督脉，督脉通过鼻部，取此有"经脉所过，主治所及"之意；同时，印堂与面针穴肺点重合，更有健益肺脏之功。风池重在祛风而利五官；大椎为诸阳之会，重在温经散寒；曲池为手阳明之合，大肠与肺为表里，取之也可温补肺气；血海为脾经穴，取之健脾补肺敛气，含益土培金之意。

除组方外，本病取效的另一关键在于操作。著者体会，迎香、鼻通、印堂三穴必须使针感到达鼻部。其次是要求针刺、脉冲电和针罐三结合。

【验案】

袁某，女，23 岁，大学生。初诊日期：2003 年 11 月 17 日。

主诉：鼻痒、鼻塞、流清涕反复发作 4 年。

现病史：自来沪读大学以来，每于季节变换或受凉即觉鼻痒，而连续喷嚏，阵阵发作，晨起尤剧，随即流清水样涕，鼻腔堵塞，发作频次逐渐增多。耳鼻喉专科检查示鼻黏膜苍白、水肿、鼻窍内有清水样鼻涕，确诊为过敏性鼻炎。虽经诊治，服用多种药物，但效果欠佳。今入秋以来，喷嚏频作，鼻窍奇痒，兼有头昏沉重、鼻塞、溢清涕，全身倦怠。因持续发病，影响休息学习，特来求治。

检查：一般情况可，气短音低，面白，舌淡苔白边有齿痕，脉细弱。

诊断：过敏性鼻炎。

治疗： 以上述效方治疗。针后患者即觉鼻腔通畅，头重缓解。每周 3 次，经 1 个疗程的治疗，症状明显减轻，又经 1 个疗程的巩固治疗，除偶尔喷嚏外，诸症消失，告愈。2 个月后，因受寒，喷嚏阵作，担心复发，次日赶来就诊，要求针刺治疗，予以针刺大椎、迎香、风池后，喷嚏减少，鼻炎未见发作。此后阶段性针刺大椎、迎香，以预防治疗，每周 1 次，又针刺 5 次。随访 3 年，未再复发。

【按】　本例患者因病程较长，症状明显，所以初诊时，主配穴均取，症状控制后，则以主穴为主。著者经验，对于一些病程长或不易根除的病症，当基本控制之后，不可就此放手，而应该有一段较长时间的巩固过程。就如本例，一是取穴减少，后来只取 2 个穴；二是针刺间隔时间延长，从隔日 1 次逐渐改为每周 1 次。根据长期观察，著者所治的多种急慢性病症，在症情稳定之后，每周治疗 1 次，如药物的维持量，作为巩固疗效、预防复发是完全可行的。这样做也有助于患者长期坚持，提高患者依从性。供读者参考。

第五节　声带麻痹

【概述】

声带麻痹，为喉运动性神经疾病，多因神经损伤造成。单侧麻痹多见，由于发音时声带不能闭合，发音嘶哑无力。现代西医学尚缺乏理想的治疗方法。

声带麻痹，相当于中医学"慢喉瘖""声嘶"等。针灸治疗本病，最早见于《灵枢·忧恚无言》。

现代，早在 20 世纪 50 年代，就已有学者在《中华耳鼻喉科杂志》等刊物上，载文介绍本病的针灸治疗。在 20 世纪 70 年代，开展穴位注射治疗声带病，特别是用传统的银针治疗单侧声带麻痹，疗效颇好。20 世纪 80 年代中后期有关临床文献曾出现过一个高峰，但整个 20 世纪 90 年代又趋于低潮，从 21 世纪初开始，又有文章不断发表，说明本病仍为针灸界所关注。目前治疗方法仍以针灸为主，但在手法上有较多探索，使疗效有所提高，其他穴位刺激法包括耳针、腕踝针、穴位注射等都有应用。

著者于 20 世纪 80 年代接触本病的治疗，发现早期、单侧发病者针灸疗效较好。在结合他人经验的基础上，形成了自己的穴方。

【效方】

1. 取穴

主穴：上天柱、咽四穴。

配穴：鱼际、列缺、少商。

咽四穴位置： 颈部喉结旁开 2 寸（同身寸），以甲状软骨外侧缘作为定点，向上向下各 5 分为穴点，两侧共 4 穴点。

2. 操作　主穴均取,配穴每次取 1～2 个.患者取正坐位。上天柱取 0.25mm×40mm 毫针，针尖朝向喉结部，深 1.2 寸左右，以徐进徐出反复提插之法促使针感向项部放射，运针 1 分钟左右。咽四穴取 0.25mm×25mm 毫针，毫针与皮肤呈 75°成外"八"字从甲状软骨外侧缘进针，注意避开动脉搏动处，进针约 0.8 寸至有鱼骨梗喉胀之感或异物感，如能传导至喉最为理想。鱼际进针较痛，需快速刺入 0.5～0.8 寸；列缺略向肘部方向刺入 0.5～0.8 寸；少商刺入 0.1～0.2 寸。均留针 30 分钟。少商取针后放血 5～8 滴。隔日 1 次，或每周 2 次。15 次为 1 个疗程。2 个疗程间可停针 1 周。

3. 临证心悟　本方是著者在传承名家经验的基础上及根据多年实践总结而成。其中，上天柱为上海市已故针灸名家金舒白教授所发现，原用于治疗内分泌突眼和甲状腺病，著者发现对位于甲状腺附近的咽喉疾病同样有效；而咽四穴为江苏名医盛灿若先生创制，对多种咽喉病症有效，尤其是声带疾病。咽四穴进针后，针尖正好达于声带位置。故将此二穴合而为主穴。配穴均为手太阴肺经之五输穴，取之以疏理肺气，开启声门。在操作上，上天柱要求用导气之法，促使针感向病所传导；咽四穴一般要求刺入 1.0～1.2 寸，但著者认为仅需 0.8 寸即可，关键在于掌握针刺角度。过深易伤及周围组织，引发意外。配穴中少商多用于急性者，如病程较长，可不用此穴。鱼际进针较痛，对初次接触针灸者，可先不用此穴，或先向患者加以说明。

本方也体现了中取结合近取配合远取的组方特点。除声带麻痹外，本方尚可用于多种咽喉症，如声带小结、声带肥厚等。

【**验案**】

董某，男，56 岁，教师。初诊日期：2013 年 6 月 13 日。

主诉：失音 1 个多月。

现病史：2013 年 5 月初。因连续上了 2 节课，加之冒雨回家，当晚出现发热、头痛等症状。第 2 日起床，发现声音嘶哑，当时以为是感冒和上课过于劳累所致。自行泡服中药"胖大海"数枚。数日后感冒症状好转，但声音嘶哑却日趋严重，以致完全不能发声。去本市三级专科医院咽喉科诊治，喉镜示左侧声带麻痹。曾经多方中西药物治疗，未见明显效果，求治于著者。患者有高血压史。

检查：患者脸色暗黄，讲话费力，构音虽清楚，但发音困难，语声低微。脉弦细，舌偏暗苔微黄腻。

诊断：声带麻痹（左侧）。

治疗：以上述效方治疗。主穴均取，配穴每次取一穴，列缺、鱼际交替选用。每周 3 次。治疗 12 次后，发音已明显改善，音量较前为大，已可和医生正常对话，但仍较嘶哑。又治疗 1 个月，病情进一步好转，音量虽轻，但不嘶哑，患者重新上班，暂时在学校图书馆担任管理工作。因工作关系，治疗改为每周 2 次，又经 3 个月治疗。声音已转为洪亮，基本同发病前。经喉镜检查，左侧声带功能恢复正常。又每周 1 次，巩固治疗 1 个月。

【**按**】　本例患者病程虽不长，但症状较重，前后共治疗半年。著者经验，对病程长、症情重的声带病变，一般起效较慢，要求患者耐心坚持，不可轻言放弃。另外，患者配合也十分重要。本患者在病症略有恢复后，即被暂时调离教师岗位，担任说话较少的图书馆管理工作，有利于进一步康复。

第六节　颞下颌关节紊乱综合征

【概述】

颞下颌关节紊乱综合征亦称颞下颌关节功能障碍综合征，是发生于颞下颌关节区的一种疾病，为口腔科临床常见的多发病之一。以开口和咀嚼时，关节弹响疼痛，张口度过大或过小，张口形偏或扭曲关节交锁等为主要特征，重者可伴耳鸣、头晕、头痛等症。病程较长，且易复发。好发于20～40岁的青壮年。本病病因至今尚不清楚，亦无特殊疗法。它是近年来口腔科工作者从事研究的一个重要临床课题之一。

颞下颌关节紊乱综合征归属中医学"痹症"范畴，而类似于口噤不开。针灸治疗口噤不开，早在《针灸甲乙经》中就已涉及。

针灸治疗颞下颌关节紊乱综合征的现代报道，始于20世纪50年代中期。20世纪80年代以来，有关针灸治疗本病症的临床文章迅速增加，但大量文献则主要集中于1996年至今的20余年。有学者将其列为消化系统针灸病谱首位。穴位刺激方法上除传统的针灸外，还采用电针、竹罐、温针、光针、耳针等法，近年来则主张配合TDP照射、短波辐射、红外线照射等，以加强局部气血运行，提高治疗效果。还在实践中发现了一些新的穴位。因此，本病被认为是针灸的重要优势病谱之一。

【效方】

1. 取穴

主穴：下关、阿是穴。

配穴：合谷。

阿是穴位置：颞颌关节疼痛最明显处。

2. 操作　每次仅选取一主穴，两穴交替使用，均取患侧。症情重或病程长者加配穴。下关针法：患者仰卧位，头略偏向健侧，穴位区域常规消毒后，取0.30mm×40mm毫针，先直刺，进针1.2～1.4寸至有酸胀感，行小幅度提插捻转手法半分钟；然后提至皮下用鸡爪刺法，向上下左右四面捣刺，至局部有明显酸胀感，再直刺1.4寸，得气后留针。对症情重或病程长者，可在与下关水平面左右旁开约0.5寸处各斜刺1针，针尖指向下关，行同样手法使针下得气后留针。阿是穴针法：取0.25mm×25mm毫针，同样体位，先在穴区直刺1针，进针0.8寸，至有明显酸胀感，行小幅度提插加捻转法半分钟；再在阿是穴的上、下、左、右四面约0.5寸处，针尖指向中心，与皮肤呈15°各平刺1针，采用同样手法，至有胀重感。合谷，取0.30mm×40mm毫针，直刺至局部有明显酸胀感，以上述同样手法运针半分钟。均留针30分钟。留针期间在下关或阿是穴使用悬灸法：以纯艾条1根，燃着后先做回旋灸2分钟，再做雀啄灸1分钟，再施以温和灸至热感透至深部，直至此种传感消失为止。

上法每日或隔日1次。不计疗程，以愈为期。

3. 临证心悟　本方是著者精选诸家之长结合本人临床经验所定。虽每次仅取

1～2 穴，看似简单，但关键在于操作：一是刺法较为复杂。其中，针刺下关，除一般针法外，尚结合齐刺法（即中间针刺 1 针，左右各针刺 1 针）和鸡爪刺法；阿是穴则用扬刺法（即中间针刺 1 针，周围针刺 4 针）和透刺法。二是灸法掌握有一定难度。本方要求行热敏灸法，分回旋灸、雀啄灸、温和灸三步施行，以热感透至穴区深部或向面部传导为度，并灸至此种传感消失。望读者能仔细体会和实践。

本方如能熟练掌握，对病程不长者，通常数次即可获效。

【验案】

单某，男，43 岁，机修师。初诊日期：2010 年 12 月 23 日。

主诉：左侧耳前面颊部疼痛 2 月余，加重 1 周。

现病史：2010 年 10 月中旬，因咬食蟹螯用力过度，至左侧面颊酸痛不适。初时不以为意，但疼痛日重，不见减轻，咀嚼时更为明显，且出现张口困难。某三级医院口腔科诊断为"颞下颌关节紊乱综合征"。经西医药物封闭及中药汤剂治疗，均未见明显效果。近 1 周来，症状加重，因难以张口，仅能进食流汁。经介绍，来著者处试治。

检查：痛苦病容，左侧耳屏前压痛明显，张口时疼痛加剧，张闭口时，左侧可闻及弹响，张口度一横指半，张口型偏向左。磁共振示左侧颞颌关节异常改变。脉沉缓，舌淡苔白腻。

诊断：颞下颌关节紊乱综合征。

治疗：以上述效方为主，主配穴均取。首次治疗，特别是施灸后，自觉病灶区舒服异常，张口度略有改善。第 2 日复诊时称已可进食烂糊面条，疼痛明显减轻。第 2 次治疗结束，双侧合谷去针前，以提插加小捻转法运针 1 分钟，令其做反复张闭口动作。本例患者，前后共治 15 次，诸症消失。磁共振复查，示左侧颞颌关节未见异常。获得痊愈。

【按】 本例患者是症情较重且较为典型的病例，用上述效方效果颇为明显。本例因咬合过猛致筋肉受损，久而致气血痹阻，关节开合不利，针刺加灸合而应用可加重行气活血、温通化瘀之功，故效果显著。而针刺合谷时令患者配合做张闭口动作，此与针腰痛穴令患者扭动腰部一样，均属动针法，有利于受损颞颌关节的康复。

第八章 眼科病症

第一节 睑腺炎

【概述】

睑腺炎，又称麦粒肿，是指睑板腺或睫毛毛囊周围的皮脂腺受葡萄球菌感染所引起的急性化脓性炎症，分外睑腺炎和内睑腺炎两类，以局部红肿、疼痛，出现硬结及黄色脓点为主要临床表现。

本病中医学称"针眼"，此病名见于清代《医宗金鉴》，或称"偷针""偷针眼"。古代在治疗上，多采用挑刺法，也有用穴位敷贴法等。

现代针灸治疗本病，在20世纪50年代末就有多病例观察的临床资料。自此之后直到20世纪70年代，各地中、西医刊物陆续报道了应用挑治、艾灸、耳针等治疗本病均有一定效果。20世纪80年代初至20世纪90年代末属于报道的高峰期，不仅应用穴位刺激法治疗本病的报道有所增加，还有开展穴位激光照射、腕踝针、穴位贴敷、刺血、灯火灸、耳穴埋针、皮肤针叩刺、挑治等治疗本病的报道；而且在观察的病例数上也明显超过以往数十年的总和。进入21世纪之后，有关临床资料有下降趋势，在治疗技术上虽未见有新的发展，但在观察的样本量上较以往有所扩大，特别是近年来出现了较为严谨的随机对照研究的文章。

大量临床实践与著者经验证明，针灸（包括各种穴位刺激法）对睑腺炎的疗效是确切的，可促使未成脓者自行消退，已成脓者促进排脓。同时发现，病程长短与针灸疗效密切相关，以初期眼睑出现红、肿、热、结、痛时，效果较好，至成脓期效果稍差，以发病7日内，尤其是前4日效果最佳。

【效方】

1. 组成

主穴：眼、耳尖（均耳穴）。

配穴：太阳、合谷。

2. 操作 一般仅取主穴。内睑腺炎或症情较重者加用配穴。主穴取双侧，取0.30mm×13mm毫针，穴区严格消毒后，快速刺入0.1～0.2寸，留针30分钟。去针时，耳尖穴挤出血5～10滴。太阳穴，取0.30mm×25mm毫针略向斜上方平刺，进针0.8寸左右，得气后用捻转泻法运针1分钟，留针30分钟，取针后，挤压出血3～5滴。合谷穴，取0.25mm×40mm毫针，进针1～1.4寸，得气后留针30分钟。上法隔日1次，3次为1个疗程。

3. 临证心悟 从著者已有经验表明，针刺对本病有相当好的效果。多在针刺 1 次后，症状就明显减轻，3 次左右即可获愈。在方法上则以刺血最佳，但要求达到一定的出血量。另外，出血量可根据症情而定，症重者放血量可多一些。耳尖穴，用毫针刺通常不易出血，建议用略粗的毫针，去针前先行用双手向上挤压耳廓，去针时摇大针孔，取针后立即挤压针孔。眼穴可一侧针刺，一侧贴压磁珠，磁珠可留至下一次针刺时取掉，两侧交替。对已化脓者，嘱患者不要自行挤压患部，让其自行溃破。早期可配合冷敷，出现硬结时可用湿热敷，即用毛巾在热水中浸泡后敷患区。也可用抗生素眼膏涂敷。

【验案】

贾某，男，54 岁。初诊日期：1999 年 7 月 2 日。

主诉：左眼睑肿痛 2 日。

病史：2 日来左侧下眼睑红肿疼痛难忍。

检查：左下眼睑肿胀，皮肤发红，下眼睑缘偏外有一小硬块，局部隆起，未化脓。

诊断：外睑腺炎。

治法：取双侧耳尖穴。常规消毒后，取 0.30mm×13mm 毫针刺入 1 分。留针 30 分钟，去针后，两耳均挤出血 5 滴，擦去，再用消毒干棉球堵塞针孔。针后即感疼痛明显减轻，局部轻松。

3 日来诊，红肿已于次日消退，目前局部已无适感觉，症状消失，1 次见效。为防止复发，再以上法治疗 1 次。

【按】 本例患者仅用耳尖一穴，且只治疗 1 次即获效。对于轻症及初发者，可建议采取此法。著者曾做过临床观察，比较粗毫针针刺后留针 30 分钟放血和不留针放血，发现留针后放血效果较好。

第二节　睑板腺囊肿

【概述】

睑板腺囊肿，又称霰粒肿，是睑板腺特发的慢性非化脓性炎症。因睑板腺排出管道阻塞和分泌物潴留，而形成睑板腺慢性炎性肉芽肿。本病患者可在眼睑上触及单个或多个界线清楚的坚硬肿块，肿块大小不一，位于皮下，不红不痛，表面皮肤隆起，相应结膜面可见局限性暗红色或紫红色充血，多发于上眼睑，也可以在上、下眼睑或双侧同时发生。睑板腺囊肿是一种常见眼病，儿童和成年人均可患此病，但以儿童多见。

中医称之为"胞生痰核"，多以活血化痰之法进行治疗。

现代针灸治疗本病的报道较晚。从 20 世纪 80 年代开始，文献有所增多。治疗方法有穴位敷贴、火针大骨空穴、脐针及艾灸等，但以放血法应用较多，且观察样本量也较大。

著者曾治疗多例儿童患者，运用刺血之法，获得较好的效果。因例数尚不多，仅供读者临床参考。

【效方】

1. 组成

主穴：耳尖、太阳。

配穴：四缝。

2. 操作　一般仅取主穴。如病程较长或脾胃虚弱者，加用配穴。轻症取患侧，重者取双侧。碘伏溶液常规消毒后，取一次性灭菌粗毫针[0.35mm×（13～25）mm]或一次性灭菌采血针，绷紧局部皮肤进行刺血，以稳准轻快的手法点刺。其中，耳尖，先按揉耳廓上部，使之发红，点刺，每穴挤出 8～10 滴血。太阳，先取毫针以45°向鬓角方向斜刺，进针 0.8 寸左右，略行提插捻转，摇大针孔，去针，每穴挤出5 滴血。四缝，快速轻点破皮，挤出黄白色液体或血液 1 滴。放血后再用消毒干棉签紧压止血。隔日 1 次。

3. 临证心悟　本病或因痰热搏结，或因痰湿瘀滞所致，上攻胞睑，发为疮疖。治疗应以清热泻火明目、化痰消肿散结为主。刺血疗法具有促使血液循环改善、组织再生和转复及炎症转复的作用。点刺耳尖穴可清热解毒、消坚散结；太阳位于目旁，具有泻火散结、明目消肿的作用，属于治标。四缝为经外奇穴，点刺四缝具有健脾化湿、消肿散结之功效，用之为治本之举。此法简便安全，曾治多例小儿患者，均在数次内获效。值得读者临床进一步验证。此外，患儿家长应及时对患儿进行饮食调理，宜食用新鲜蔬菜瓜果等清淡食物，忌食辛甘厚味。

【验案】

张某，女，1 岁 2 个月。初诊日期：2015 年 1 月 23 日。

主诉：（家长代诉）右侧眼睑内生长肿物 10 多日。

现病史：（家长代诉）患儿于 10 多日前，常以手揉右眼，因外观并无异常，患儿并无明显不适感，故未引起家人注意。于 1 月 12 日，发现上眼睑表面皮肤发红且有隆起，去附近社区卫生中心门诊，给予滴眼液。滴药数日未见效，反而隆起范围增大，且下眼睑也出现发红隆起。即去本市某三级综合性医院眼科求治。诊断为"睑板腺囊肿"，建议手术治疗。家长因患儿过小，畏惧手术，遂至著者处试用针灸治疗。

检查：患儿右侧上下眼睑表皮隆起、发红，各可触及一圆形肿块，大小不一。翻转眼睑分别见一黄豆大（上眼睑结膜面）和绿豆大（下眼睑结膜面）紫红色局部隆起，不与皮肤粘连，边缘清楚，无触痛。脉细，舌淡红苔薄。

诊断：睑板腺囊肿。

治疗：以上述效方治疗，每周 2 次。2 次后，肿块明显缩小，4 次后，下眼睑肿块消失。3 月 12 日最后一次复诊，上眼睑肿块基本消失。前后共治疗 10 次。

【按】 著者用上述效方治疗多例，除 1 例因不能坚持外，其余均获效，一般需针刺 10 次左右。由于多为幼儿，不易配合，操作时，一是要求家长协助固定好体位；二是操作时手法须熟练，做到稳准快，一针到位。

第三节 急性结膜炎

【概述】

急性结膜炎是细菌或病毒所致的急性结膜炎症，为常见的外眼病。针灸治疗多用于急性细菌性结膜炎（又称急性卡他性结膜炎）和以肠道病毒为主的流行性出血性结膜炎。急性细菌性结膜炎临床上均具有睑球结膜及穹窿部结膜明显充血，眼部有灼热感及轻度异物感，分泌物大量产生，有畏光、流泪、双眼痒涩、异物感或灼热感等症状，一般不影响视力。流行性出血性结膜炎具有上述症状外，尚有眼睑肿胀及眼睑结膜充血明显，结膜下广泛点状或片状出血，伴有耳前淋巴结肿大等。眼睑微红肿，典型的结膜充血，伴较多黏性或脓性分泌。大量分泌物产生，晨起粘住睫毛，封闭睑裂，不易睁开。

在中医学中，急性细菌性结膜炎称为暴风客热，流行性出血性结膜炎称为天行赤眼。针灸治疗首见于《黄帝内经》。

现代用针灸治疗急性结膜炎的报道最早见于 1958 年。20 世纪 50 年代末至 20 世纪 70 年代已有不少单位发表了关于针灸治疗本病的临床文章。但从总体看，方法还不多，样本亦较小。20 世纪 80 年代至今，所用的刺激方法不仅有针刺、穴位注射、耳针、指针、拔罐及穴位激光照射等，而且有进行针灸预防本病的大量实践。其中，耳穴刺血的资料较为丰富，无论是治疗还是预防，效果均满意。近年有学者还专就耳尖放血治疗急性出血性结膜炎的效果进行系统评价，也表明效果肯定。

【效方】

1. 取穴

主穴：上健明、太阳。

配穴：风池，耳尖（耳穴）。

上健明位置：眶上缘内上角凹陷处，内眦角上约 0.5 寸处。在睛明穴上约 0.5 寸。

2. 操作 急性细菌性结膜炎仅取主穴，症情重者或为流行性出血结膜炎加用配穴。上健明，取 0.25mm×40mm 毫针，快速破皮，缓慢进针至有明显得气感（眼球感觉酸胀），留针。太阳，取 0.30mm×25mm 毫针，直刺进针 0.8 寸，至得气后（酸胀感觉向四周扩散），用急插慢提之泻法，反复操作 30 秒左右，留针。风池，取 0.25mm×50mm 毫针，针尖向同侧目外眦方向刺入，进针约 40mm，小幅度探寻至局部得气后，反复用慢提慢插之导气手法，促使针感向前额部或眼区放射，留针。上述三穴均取双侧，留针 20 分钟左右。太阳，去针后，挤出血 3～5 滴。耳尖穴，于上穴去针后，以细三棱针或刺血针，点刺出血 5～10 滴，每次取一侧穴，左右交替应用。

上法每周 3 次，不计疗程，以愈为度。

3. 临证心悟　针灸治疗本病效果明显。记得在 20 世纪 70 年代，著者在新疆生产建设兵团 133 团团医院工作时，某一连队暴发流行性出血性结膜炎，就应用上法迅速控制了病情。本法治疗的关键有 2 个，一是要求得气后手法的应用，其中风池穴是一个易发生事故的穴位，针刺前应当熟悉局部解剖，在运用手法时要特别注意，不可乱刺乱捣，需轻提慢插，反复施行，才能引发气至病所的针感。如难以引出，则不可强求。太阳穴手法也不可粗暴，易引起颞部胀痛、牙关不适等后遗针感。二是掌握出血量，可根据症情轻重及病情缓解程度来定多少。急性发作期及病情重者，可适当多放血；反之，少放。

【验案】

1. 急性细菌结膜炎

李某，男，28 岁，农工。初诊日期：1976 年 5 月 28 日。

主诉：双眼红肿、疼痛、流泪、畏光 5 日。

现病史：该患者于 5 日前，两眼先后出现发红，继而肿痛，流泪，怕光，有异物感。经连队医务室卫生员诊断为急性结膜炎，用消炎眼药水点眼，至今未见明显效果，今日到我科就诊。

检查：双眼结膜鲜红色充血（以穹窿部明显）、水肿，有黏液性分泌物。舌红、苔薄黄，脉弦滑。

诊断：急性细菌结膜炎。

治法：取上健明、太阳、耳尖穴，按上法操作。隔日复诊时，红肿已明显消退，异物感消失，流泪及畏光症状明显好转。继用上法治疗 2 次，症状体征均消失，获得痊愈。

【按】　本例为著者在新疆工作时所记录的一例急性发作的病例。在治疗时，著者印象特别深刻的是在太阳和耳尖放血后，患者常出现眼部不适及畏光等症状即刻减轻的现象，而且与出血量的多少有一定关系。当然，宜适当掌握出血量。

2. 慢性结膜炎

焦某，女，39 岁，公司职员。初诊日期：2014 年 7 月 4 日。

主诉：双眼发红及不适感反复发作 2 个多月，加重 3 日。

现病史：患者 2 个月来一直出现双眼眼红、眼痒、泪液多、目眵多、眼易疲劳等症状，这些症状时轻时重，经医院诊断为结膜炎。曾多次在多家医院就诊，用左氧氟沙星、玻璃酸钠滴眼液等药物治疗，疗效不明显，遂来著者处就诊。

检查：双结膜潮红，有少量分泌物，角膜明，前房清，晶状体明。视力：右眼为 0.8，左眼为 0.5。脉细，舌淡红苔薄白。

诊断：慢性结膜炎。

治疗：用上述效方治疗。患者述当日治疗结束后，连续睡了 2 日好觉。针刺 4 次后，双眼眼红症状基本消失，其余不适症状明显减轻，停用药物。又巩固治疗数次，痊愈。

【按】 本例是慢性结膜炎患者。一般而言，上述效方用于急性患者，重在放血；用于慢性者则重在得气和留针等手法。应用时宜分别对待。另外，慢性患者，易于复发，一是在症状控制后，尚需巩固治疗一个阶段；二是嘱患者注意平时调摄。

第四节 结膜结石

【概述】

结膜结石是沉积于结膜上皮凹陷和深部陷窝内的细胞变性产物，由脱落的上皮细胞和变性的白细胞凝固而成，极少有钙质沉着。因此，并不是真正的结石。本病多见于中、老年长期患慢性结膜炎或沙眼者。近年来，随着隐形眼镜的日益普及，由于镜片和角膜接触紧密，刺激上下眼睑的分泌物增加，也成为本病发病的一个主要原因。结膜结石的临床特点为睑结膜内可见黄白色、境界清楚、硬的小颗粒状物质。当其突出于结膜面时会有异物感，甚至可能引起角膜擦伤，出现流泪、疼痛等症状。一般需在表面麻醉下用尖刀或注射针头剔出。但多数患者在取出结石后，还可能继续长出新的结石，通常需要经常治疗以防磨伤角膜。

中医学中本病称为睑内结石，又称粟子疾（《龙树菩萨眼论》）、目中结骨（《目科捷径》）、胞生风粒（《眼科开光易简秘本》）。

在我国古医籍中，涉及本病的针灸治疗记载鲜见，约成书于隋唐间的《龙树菩萨眼论》中有关于用针拨刺血之法治疗粟子疾的载述。

针灸治疗结膜结石，现代文献未查见有关报道。但著者在长期的针灸临床中，曾遇到多例结膜结石患者，均为用包括手术剔除、滴眼药水等多种方法治疗，但反复发作，症状日趋严重的患者。经验表明用针刺治疗不仅可明显消除症状，还可控制病情。

【效方】

1. 组成

主穴：上明、承泣、攒竹、瞳子髎，耳尖（耳穴）。

配穴：风池、上天柱。

上明位置：在额部，眉弓中点，眶上缘下。

2. 操作 主穴均取，配穴每次取一穴，两个穴轮替使用。上明、承泣用排刺法。根据结石多发部位而定，如以上眼睑为主者，则上明用排刺法，承泣用常规针法；以下眼睑为主者，承泣用排刺法，上明用常规针法。据著者经验，结石发生部位以上眼睑多见。具体刺法为：取 0.25mm×（13～25）mm 毫针，先针刺上明或承泣 1 针，浅刺 0.3 寸，再以此针为中心，用同法在两旁沿眶缘间隔相等距离各刺入 2 针，即在从目外眦至目内眦之间的上眶缘或下眶缘平均刺入 5 枚针。注意不可刺入过深，轻度得气即可，以防出血形成皮下血肿。攒竹向上睛明透刺，瞳子髎向下斜刺，连接电针，用疏密波，强度以患者可耐受为度。配穴每次取一穴，两个穴交替应用，用前面已述针法，用徐入徐出导气法，使针感向眼区放射。均留针 30 分钟。去针后，双侧耳尖，用细三棱针刺血，各挤出 5～10 滴。每周 2～3 次。

3. 临证心悟　本方为著者近年所应用，根据已有实践，虽还不能彻底根除本病症，但能明显缓解症状，促进"结石"的消解和抑制其产生。用排刺法，是在临床依据患者感受总结出来的，通常去针后患者即觉双眼轻松异常，但应注意，排刺时因眼区用针较多，以浅刺为主，点到为止，不可强求得气，手法要求熟练，取针后多加按压，以防出血。取攒竹、瞳子髎，并施以疏密波脉冲电刺激，能促进眼睑肌肉运动，有利于祛痰化瘀；耳尖放血，更可活血消炎，其放血量据症状轻重而定，症情重者可多放些；取风池、上天柱，则意在促使眼区益气活血。

曾以本方治疗 5 例，都获不同程度的效果。

【验案】

刘某，女，36 岁。初诊日期：2009 年 12 月 10 日。

主诉：两眼内异物感 2 年，加重 1 个月。

现病史：患者佩戴隐形眼镜十几年，长期使用电脑，有慢性结膜炎史。近 2 年来反复出现两眼干涩、胀痛，眼内有异物感，甚或结膜充血而影响视力。2008 年年初曾前往眼科就诊，经查确诊为"结膜结石"，即予以手术剔除。但不久症状重现，眼科检查又长出新的结石，再次手术剔除，并摘去隐形眼镜，几个月后新结石继续出现，且更密集，如此反复不愈，患者痛苦不堪，到处求医未果。经介绍慕名前来求治。

检查：睑结膜表面有成群较密集的、境界清楚的黄白色点状物，主要集中于上眼睑。舌质红苔薄，脉弦细。

诊断：结膜结石。

治疗：用上述效方治疗，上明用排刺法，承泣浅刺 1 针。因患者有颈型颈椎病，故风池、上天柱均取，并加大椎。风池、上天柱针法同上述效方，大椎，取 0.30mm×50mm 毫针，斜向下刺入 1.5～1.8 寸，用反复提插加捻转手法，使针感沿脊椎向下放射后留针。注意，此穴是易发生意外之穴，要求熟悉解剖，不可乱捣乱刺。留针 30 分钟。大椎针刺后加拔罐 10 分钟。双侧耳尖穴，每次放血 10 滴左右。针刺后，即感双眼舒适很多。因患者工作较忙，每周治疗 2 次。1 个月后，自觉平时症状已不明显，唯用电脑过多时，有轻度不适。查双眼眼睑，仅有零星"结石"。之后，改为每周 1 次。症情未再加重。

【按】　本例患者发病与长期佩戴隐形眼镜有关，加之又是银行职员，使用电脑的时间较长。在治疗时，嘱其不再使用隐形眼镜，且适当控制使用电脑的时间。由于其能配合治疗又能长期坚持，所以获得较好的疗效。另外，此患者，患有颈型颈椎病。著者常用风池、天柱、大椎三穴治疗，此例患者，故仅加大椎一穴即可。

第五节 翼状胬肉

【概述】

翼状胬肉，是一种慢性炎症性病变，因形状似昆虫翅膀而得名，为变应性结膜病之一。多数双眼发病，以鼻侧多见。初期时角膜缘发生灰色混浊，球结膜充血、肥厚，以后发展为三角形的血管性组织。它可分为头、颈、体三部分，尖端为头部，角膜缘处为颈部，球结膜部为体部。按其发展与否，可分为进展期和静止期两型：进展期翼状胬肉头部隆起，其前端有浸润，有时见色素性铁线，体部充血、肥厚，向角膜内逐渐生长。静止期翼状胬肉头部平坦，体部菲薄，静止不发展。针灸多用于进展期。

中医学中，本病被称为胬肉攀睛。本病名首见于《银海精微》。我国古代应用针灸治疗本病，较早见于明代。

近现代用针灸治疗本病最早报道见于 1923 年。之后，20 世纪 50 年代至今的半个多世纪，一直有这方面的临床文献见于刊物。在方法上，仍以针刺和放血为主，亦有采用耳穴贴压及穴位注射等法。

【效方】

1. 组成

主穴：睛明、阿是穴、攒竹。

配穴：三间。

阿是穴位置：位于胬肉之头端。

2. 操作 选患侧，上穴均取。先取 0.30mm×13mm 毫针，在睛明及翼状胬肉尖端即头部点刺出血，不留针。继而取 0.25mm×25mm 毫针，略斜向下刺入攒竹，得气后用小幅度提插泻法，运针半分钟；三间，取 0.25mm×40mm 毫针，得气后用较大幅度提插泻法，运针半分钟。上述二穴均留针 30 分钟。每周 2～3 次。

3. 临证心悟 本方是著者早年所总结，经多年临床观察，对控制翼状胬肉的进展确有较好的效果。主穴睛明与阿是穴分别位于翼状胬肉尾、头两端，刺血以泻火祛风；攒竹加强泄热明目之功。配穴三间为手阳明之输穴，手阳明亦通于目，有助于清化瘀热。本方多用于进展性翼状胬肉的治疗。

【验案】

王某，女，48 岁，职员。初诊日期：2009 年 5 月 28 日。

主诉：左眼发红、有异物感且视物模糊多日。

现病史：患者于几年前，发现左眼内眼角有一点赘生物，曾去当地医院检查，医生未发现异常。因不痛不痒，不影响美观，患者一直没在意。2008 年，眼睛一到下午就容易发红，曾自购消炎眼药水滴眼，有所好转。近日来，因工作劳累，使用电脑较多，自觉异物感加重。不久前，突然从镜中发现，左眼赘生物十分明显，其中一只眼睛其尖头部已延伸过黑睛。去某眼科医院，被诊断为翼状胬肉。用氧氟沙星眼药水治疗后，左眼虽已不那么容易发红，但胬肉仍在缓慢生长。因惧怕手术，故来我科要求针灸治疗。

检查：左眼睑裂部球结膜呈三角形肥厚隆起，充血明显，攀入黑睛且部分已遮盖瞳孔。舌尖红，苔薄白，脉略数。

诊断：翼状胬肉（胬肉攀睛）。

治疗：先以消毒细三棱针点刺睛明和阿是穴各点刺一下，出血，以消毒干棉球拭去并按压；继取攒竹，刺至得气，用泻法后留针 30 分钟。隔 2 日复诊时，胬肉体部充血已消退，症状亦减轻。仍用上法，并加刺三间。治疗 5 次后，胬肉呈萎缩之势，不适症状完全消除。获显效。

【按】 本例患者发病时间不长，但病症进展较快，适合用上述效方治疗，故效果明显。遗憾的是，患者因工作较忙，仅治疗 5 次，未能继续观察，且因失访，更无法了解远期疗效。

第六节 电光性眼炎

【概述】

电光性眼炎，是辐射性眼损伤中的紫外线损伤所致，又称雪盲。多因处于电焊、高原、雪地及水面反光等强烈紫外线照射环境而又防护不当所致，一般于照射后 3～12 小时发病。早期为异物感，眼胀及灼热感，视物模糊。进而出现患眼剧烈刺痛、畏光、流泪及眼睑痉挛，同时伴有颜面部灼热和疼痛。眼睑皮肤潮红，结膜混合充血和水肿，角膜混浊，角膜上皮点状或片状剥脱，荧光素染色呈点状着色，是一种常见的眼部急症。

本病在中医学中称电光伤目或雪光盲眼，首见于北魏高僧宋云所撰之《云记》一书，"雪有白光，照耀人眼，令人茫然无见。"在古医籍中未查到有关针灸治疗本病的确切记载。

现代针灸治疗电光性眼炎首见于 1958 年。20 世纪 60～80 年代末，在针刺为主的基础上，指压揿针法、刺血及其他一些穴位刺激法，不断被用于本病的治疗。还发现，2 种或 2 种以上穴位刺激法结合使用，疗效可能更佳，如耳针再配合体针可进一步提高疗效。由于本病属热、属实，所以多主张以泻法为主。从 20 世纪 90 年代中期开始至今，由于我国对眼病防护工作加强和认识的提高，随着发病率的下降，有关针灸治疗本病的文章数也呈现下降的趋势。

【效方】

1. 组成

主穴：攒竹、睛明、太阳。

配穴：翳明、合谷。

翳明位置：在颈部，当翳风后 1 寸。正坐，头略前倾，在耳后乳突下方，按之有酸胀感处取穴

2. 操作 主穴为主，酌加配穴。每次据症情选 2～4 穴，穴位可轮换应用。晴明取 0.25mm×40mm 毫针，直刺 1.0～1.4 寸，以眼球有明显酸胀感和泪出为宜；余穴取 0.30mm×（25～40）mm 毫针，攒竹宜透刺至上健明穴，行捻转泻法；太阳向率谷方向斜刺进针，用捻转加小幅度提插泻法；翳明向同侧瞳孔方向斜刺进针 1.4 寸左右，反复施行提插泻法，使针感往眼区放射；针刺合谷时针尖朝向肩部，得气后用泻法。均留针 30 分钟。太阳去针后，挤出血 4～5 滴。每日 1 次。不计疗程，以愈为期。

3. 临证心悟 电光性眼炎，著者早年在基层医院工作时遇到较多，近些年已罕见。一般而言，首次取穴不必多，但务求针感明显，手法可重一些。晴明是一易发生皮下血肿的穴位，如无一定把握，可先不取；攒竹宜沿皮透向上健明，角度不可太大，以免因针体过粗刺入上健明内而发生血肿；翳明不易引出向眼区放射的针感，要反复操作才可能出现，如不出现亦不必强求。太阳在去针前，可先退至皮下再直刺进针 0.5 寸并提插数下，去针后立即挤出血数滴。另外，可嘱患者于针刺后，以消毒鲜牛奶滴数滴于患眼，以加强疗效。

【验案】

赵某，男，34 岁，加工厂工人。初诊日期：1979 年 10 月 12 日。

主诉：两目干痛 14 小时。

现病史：患者昨日下午电焊时，不慎被电光照射，引起两目干痛，流泪，不能入睡。

检查：两眼球膜充血，流泪，视物模糊，羞明。

诊断：电光性眼炎。

治疗：取双侧晴明，直刺 1 寸，施以捻转泻法，使眼内有酸胀感并有泪流出。再直刺双侧合谷 1.5 寸，使针感往肘部放射，施以捻转泻法，留针 30 分钟，每 5 分钟行针 1 次，当晚睡眠即可。次日疼痛已止，但两眼仍干涩羞明，又如前法行针 1 次，并嘱其用新鲜牛奶滴眼，每日数次。遂愈。

【按】 本例为急性患者，因治疗及时，仅用 2 穴即获效。值得一提的是，本例患者以干痛为主，所以强调晴明在针刺时以感酸胀流泪为佳，而合谷最好能导出气至针感。

第七节　角　膜　病

【概述】

角膜病是主要致盲眼病之一，包括角膜炎症、角膜变性及角膜营养不良等。一般为单眼发病。患眼可出现眼红、疼痛、异物感、畏光、流泪、眼睑痉挛及对视力

有不同程度的影响等。严重时，球结膜及眼睑可出现肿胀。球结膜充血，可有睫状肌充血和虹膜充血。前者是角巩膜缘（黑眼球旁边）充血，较深，呈毛刷状，短而直，压之不褪，颜色偏暗。后者表现为虹膜变色、瞳孔缩小和眼睑肿胀。显微裂隙灯检查可发现不同形态的角膜浸润或角膜溃疡。荧光染色可呈现不同形态的改变。角膜具有透明性、透光度、屈光性及神经感觉等功能，加之角膜因无血管分布、抵抗力较低的生理特点，因此角膜病不仅对视力造成严重的损害，而且一旦发病具有变化快、痊愈时间长的特点，并可累及周围组织而发生并发症。

中医学中，将角膜归为黑睛，据不同症候而分别被命名为"赤眼生翳""凝脂翳""聚开障""混睛障""聚星障"等。在古医籍中，针灸治疗本病，最早见于《针灸甲乙经》。

现代针灸治疗本病的报道最早见于 1959 年。20 世纪 60 年代有用穴位注射及挑治之法治疗角膜溃疡的临床资料。20 世纪 70 年代，还有采用结膜下埋线之法治疗角膜斑痕的大样本观察的文章。20 世纪 80 年代至今，有关文章量日益增多。从治疗范围看，涉及多种角膜病，包括单纯疱疹病毒性角膜炎、细菌性角膜炎、角膜溃疡等。从治疗方法上看，有针刺、电针、艾灸、穴位注射、穴位挑治、穴位激光照射等，都有不同程度的效果。

当然，本病是眼科难治病症之一，针灸治疗还有待更多的临床积累和更深入的科学研究。

【效方】

1. 组成

主穴：①上健明、攒竹、翳明、球后；②太阳、耳尖。

配穴：肝、肾、眼、目1、目2、支点（均为耳穴）。

2. 操作　主穴均用。先取主穴第一组针刺，取 0.25mm×40mm 毫针，翳明针刺至酸胀感往颞侧放射，上健明直刺 1.0～1.4 寸，以眼球有酸胀感为度。攒竹由上往下平刺，至眼区有胀感。翳明和攒竹分别接通电针，应用连续波，强度以患者可耐受为宜。留针 30 分钟。去针后，主穴第二组任选一穴，用粗针刺血，放血 5 滴。对治疗间隔时间长者加用配穴，以磁珠贴压。嘱其每日自行按压 3 次，每次每穴 1 分钟。每周 2～3 次。

3. 临证心悟　针灸治疗角膜炎文献报道不多，著者也是近年才开始试治，上述效方有待进一步完善。其中主穴第一组实为著者用于难治性眼病的基础方，第二组则主要用于清热解毒。耳穴是从维持针刺效果考虑。从已有临床看，确有一定效果。

在操作上，也同样主张综合多种方法。对于由角膜营养不良所致的角膜病，著者还应用穴位注射某些相应的药物，也取得较好的效果（下面验案中将提到）。另外放血疗法的运用也十分重要，要求用粗针浅刺，多挤出黑血。记得临床上曾见 1 例脑神经手术损伤的患者，眼睑长期闭合不全，角膜大块溃疡，著者除上述二穴外，还加用耳穴中的眼，以细三棱针重刺，挤出多滴血，每每在挤出黑血后，患者当即感觉患眼舒适许多。

【验案】

1. 角结膜炎

堵某，女，27 岁，职员。初诊日期：2007 年 12 月 15 日。

主诉：两眼红痛不适 2 年，加重并伴视力下降 2 个月。

现病史：患者自 2006 年年初起，由于戴隐形眼镜时间过长等原因，时有眼红痒痛不适，局部经滴眼液治疗，不日就能缓解。但 2007 年以来发作逐渐频繁，每 2～3 个月发病 1 次，疗程延长且且难愈。2 个月前左眼又觉发痒，时有干涩、异物感，右眼随之亦作，渐渐变甚。自行林可霉素眼药水滴眼后无效，反而加重，出现疼痛，呈针刺样，兼见羞明、流泪、眼红、视物模糊。经眼科医生检查，确诊为"结膜炎合并角膜炎"。虽然经过抗生素眼药水、眼膏的治疗，两眼依然红而隐痛不适，视力下降未复。求助于著者，要求针灸治疗。

检查：睑结膜轻度充血、球结膜轻度睫状充血，角膜见点状浸润影。左眼戴镜视力 0.3（原 0.9），右眼戴镜视力 0.8（原 1.0），眼底无异常。脉细，舌淡红苔薄。

治疗：按上述效方取穴，由于患者求治心切，隔日 1 次，仅取主穴。操作手法同前。耳尖、太阳取双侧，交替以粗毫针用刺血法。患者经首次治疗后，双眼红痛不适等症状即明显好转。经每周 3 次共 10 次的治疗，视物也变清晰。左眼戴镜视力升至 0.7，右眼戴镜视力升至 1.0，但左眼外上部分睑结膜仍微红。再巩固治疗 1 个疗程（每周 2 次，共 10 次），双眼视力完全恢复，睑结膜充血消失。考虑患者反复发病，故继续针刺治疗，每周 1 次，又治疗 4 次，基本痊愈。

2. 角膜溃疡

蔡某，男，31 岁，建筑设计师。初诊日期：2008 年 2 月 5 日。

主诉：双眼视物模糊、异物感 11 年，加重 1 年余。

现病史：患者母亲及舅父有遗传性角膜溃疡史。患者于 1997 年打羽毛球时，不慎碰伤右眼，即出现红肿不适，眼不能睁开，经某三级医院眼科诊断为"外伤性角膜炎"，用西药治疗后好转，但始终不能痊愈。工作稍一劳累或用眼一多即可发作，逐渐延及左眼。2005 年确诊为"双角膜变性，右角膜溃疡"。近 1 年来，症状日益加重，双眼难以睁开，畏光流泪，视物不清，尤以右眼为甚。已经 9 个多月不能工作，病休在家。医院建议在适当时机做角膜移植。此次由其父母陪同慕名前来著者处就诊。

检查：双眼角膜欠透明，右眼角膜近瞳孔处有一如米粒大不规则呈地图状瘢痕，为白色上皮堆积物。脉舌无明显异常。

治疗：按上述效方治疗。主穴分为两组：①新明 1、上健明、攒竹、翳明；②太阳、球后。配穴同上述效方。因为患者家住远郊，只能每周治疗 1 次，故每次主配穴均取。先取主穴第一组针刺，操作方法同上述效方。留针 30 分钟。去针后，太阳与球后，每次取一穴，两穴交替，分别以丹参注射液或维生素 B_{12} 注射液（0.5mg/1ml）行穴位注射，每侧太阳注入丹参注射液 1ml，每侧球后注入维生素 B_{12} 注射液 0.5ml。再取一侧耳穴，行磁珠（380G）贴压，两耳交替。要求每日按压 3 次，每次每穴按压 1 分钟。首次针刺后，患者自觉双眼轻松异常，可以睁开视物。经 5 次针刺后，症状基本消失，只是右眼的白色堆积物尚存，但已能上班工作。至 4 月 14 日，患者突感右眼的遮蔽物消失，一下视物清亮。4 月 15 日复诊时，右眼角膜上的白色上皮堆积物已全部消失，唯基底部角膜略较毛糙。嘱其继续每周针刺 1 次，以巩固和维持疗效。

【按】　上述 2 个验案，病程均较长，一例为 2 年，另一例已达 11 年之久，均为西医所束手。特别是后者，为著者首次治疗的遗传性角膜溃疡患者。在选穴组方时，首先采用著者治疗难治性眼病的基本处方（即主穴第一组），行针刺治疗。因为考虑到增加眼区的营养和加强活血去瘀的作用，所以选维生素 B_{12} 和丹参注射液行穴位注射（每次 2 组穴）。因患者要求每周治疗 1 次，为了维持疗效，故采用耳穴贴压法，竟然取得了意想不到的效果。可供读者进一步临床验证。

著者得到的启示是：第一，针灸治疗本病的潜力很大，要不断在临床上探索。如第二例患者，西医认为右眼角膜近瞳孔处有一如米粒大不规则呈地图状瘢痕的白色上皮堆积物不可能消退，已决定采用角膜移植。结果自行脱落，连患者自己也意想不到。第二，要因症而异，上面 2 个验案，虽都属于角膜病症，但其病因、病理、症状还是有一定的区别，所以在运用效方时，不能一成不变，在基本方的基础上，无论是取穴还是操作手法都要有所变化，这是针灸治疗的关键之一。

第八节　眼肌痉挛

【概述】

眼肌痉挛，又称睑痉挛，是一种原因不明的面神经支配区肌肉出现不能自主的痉挛性病症。两眼多同时发生，也有单眼发病的。表现为眼轮匝肌阵发性、频繁的抽搐，时作时止，严重时常难以睁眼，影响视物，并可伴畏光等。劳累或用眼较多时症状加重。本病多见于中、老年，为眼科常见病之一。

中医学中，本病称胞睑振跳，又名目睛𥆧动等。在古代医学文献中，针灸治疗本病，首见于《针灸甲乙经》。

现代针灸治疗本病，较早的文献见于 20 世纪 80 年代初。20 世纪 90 年代之后，特别是进入 21 世纪以来，本病已日益引起针灸界的重视。在治疗方法上虽然仍以体针为主，但已进行了多方面的观察，一种是在取穴和刺法上的不断探索，取穴上以眼区穴结合远道穴多见，在刺法上则有排刺和二龙戏珠刺法等。另一种是针刺为主结合其他针法，如结合耳针及刺络拔罐等，从而在一定程度上提高疗效。近年来，其他的一些穴位刺激之法如穴位注射、电针用得也比较多。我们曾对单纯针刺与电针治疗进行对照观察，发现以电针疗效为佳。从已有的临床资料分析及结合著者的经验，针灸对本病的近期及远期效果较为肯定。

【效方】

1. 组成

主穴：阳白、印堂、鱼尾、攒竹、太阳。

配穴：风池、头临泣、三间。

鱼尾位置：位于目外眦外方约 0.1 寸处。

2. 操作 早期治疗，主穴加配穴风池，待症情好转后，仅取主穴；如疗效不明显，加用配穴头临泣。三间用于病程较长者。取 0.25mm×（25～40）mm 毫针。阳白，针尖向鱼腰方向平刺，进针 0.8 寸，行捻转手法，使局部产生热胀；鱼尾透鱼腰，平刺；攒竹透上健明，平刺，均捻转得气后留针。风池向同侧目外眦进针，用徐入徐出之导气法，促使针感向额部或眼区放射，留针。头临泣，平刺，透向目窗穴。三间，直刺 1.4 寸，较大幅度提插至明显得气。上攒竹与阳白（或）为一对，接通电针仪，应用疏密波，必须要将频率调至额部肌肉有节律地明显向上提拉收缩的感觉，强度以患者可耐受为度。留针 30～40 分钟。去针后，在太阳行穴位注射复方樟柳碱注射液，每侧皮下注入 1ml。每周 3 次，3 个月为 1 个疗程。

3. 临证心悟 眼睑痉挛症，相当于中医的胞轮振跳，多因肝血不足，致胞睑筋脉失养，血虚日久生风，风性动摇，牵拽胞睑而发生振跳抽搐不已。在取穴时，一是着重局部取穴，近取攒竹、鱼尾，益气补血，以促进睑胞滋养；二是中取阳白、风池、（头）临泣，均为胆经穴，肝胆互为表里，以抑制内动之肝风。

操作上，则以透刺与电针同用。透穴刺法，著者运用三透法，即阳白透鱼腰、鱼尾透鱼腰，攒竹透上健明，意在"接气通经"，起到一经带多经、一穴带多穴的整合作用，达到增强针感，提高其治疗作用；还能够加强表里经及邻近经脉的沟通，协调阴阳、疏通经络，使经气流通、上下相接，促进经络气血的运行。电针法，采用疏密波使之提拉收缩局部眼肌，更有助于提高本病症的疗效。不少患者反映，经透穴配合电针之后眼睑自觉舒适异常。另外，穴位注射复方樟柳碱注射液，可以促进本病康复，长期注射同一穴区，部分患者会出现局部硬结现象，可另选瞳子髎交替注射。对一些病程长者，也可结合皮肤针叩刺。具体操作方法是：沿眉毛下方，轻度手法往复叩刺 20～30 遍，以局部潮红为度。

值得一提的是，眼肌痉挛的治疗也有个体差异。著者于 2016 年秋碰到一例患者，双侧眼肌痉挛 2 年余，曾在本市多家三级医院治疗，注射肉毒杆菌 4 次。来求诊时，几乎整日无法睁眼，需戴一种网上购买的塑制镜架强行将眼皮撑开。著者用上方治疗 3 个月，竟毫无效果。就在患者打算停治之时，著者发现针刺口禾髎透颧髎后，双眼即可部分睁开，于是便增加该组透穴，并在阳白与口禾髎接通电针仪，应用疏密波，竟取得意想不到的效果，经过 3 个月的治疗，获得痊愈。患者不仅摘掉镜架，而且在 2017 年春节亲自驾车 1000 多千米与妻子前往贵阳过年。至今效果稳定。

多年来的经验表明，本病症，尤其是病程长者，均需患者长期坚持，一般要求患者坚持治疗半年以上。只要坚持多可痊愈，且远期疗效亦稳定。

【验案】

1. 眼睑痉挛

刘某，女，48 岁，银行职员。初诊日期：2003 年 8 月 14 日。

主诉：双侧上眼睑抽动 1 年余。

现病史：1 年多前无明显诱因出现双侧上眼睑不自主抽动，以左侧明显。开始症状不重，不以为意。之后，逐步加重，发作频繁，休息时略有减轻，遇劳则甚。开始时，尚可使用电脑，之后不仅无法观看电视或电脑，甚至阅读书报时也难以睁眼。早起尚可，午后或疲劳后加重。外院诊断：眼肌痉挛。对症治疗效果不明显。最近，双侧上眼睑抽动日益加重，难以睁眼视物，已无法工作且严重影响日常生活。兼见头晕头痛。纳可便调，夜寐尚可。慕名来著者处求治。

检查：形体中等偏瘦。微睁双眼，双侧上胞睑时而牵拽跳动，不能随意控制，胞睑皮肤正常，眼外观端好。左右眼裸视力分别为 1.0、0.8，双侧瞳孔等大等圆，对光反射存在，眼底正常。舌质红苔薄白，脉细略弦。

治疗：患者采用上述效方治疗，首次针刺去针后眼睑抽动，暂时消失，但不久又复发，而发作频次则稍有减少。继续依上述效方治疗，1 个疗程后，日久缠身的眼睑跳动基本得以控制，上眼睑抽动程度逐渐变缓，不再畏光，可以较长时间应用电脑。遂因工作过忙而停治。1 个月后，复诊，自诉因一次加班工作时间过长，加之久视电脑后，症状复发如旧，因无法接触电脑乃至纸质文件，已病休在家。继用上述效方，因患者每次发作时双侧颞部胀痛，增取双侧太阳，取 0.25mm×25mm 毫针，直刺，并嘱其坚持规律治疗。针刺后，即感症状又减轻。1 个疗程后，眼睑抽动基本控制，可以上班，但仍不敢长时间使用电脑。2 个疗程后，症状完全消失，已可正常工作。改为每周 1 次以巩固疗效。随访至今再未复发。

【按】　本病例针刺起效较快，效果也较明显。本病易复发，故要求坚持治疗。本例患者，因中断治疗而复发，在著者所治疗的病例中这种情况并不少见。另外，据包括本例在内的患者反映，针刺后，症状虽可立即消失，但只能维持 1～2 日，之后又加重。所以开始治疗时，著者要求患者隔日治疗 1 次，以维持疗效。待症情稳定后，改为每周 2 次，至症状完全消失后还应每周或半个月针刺 1 次，以防止复发。本例患者，在痊愈之后，曾坚持每周治疗 1 次达半年之久。

2. 眼睑痉挛

吴某，男，61 岁，退休职工。初诊日期：2010 年 4 月 19 日。

主诉：双眼难睁 2 年半。

现病史：患者于 2007 年 10 月初，出现左眼自发性跳动，未加重视。半个月后，未见好转，且转为双眼间歇性抽动。即去某地段医院就诊，医生开了一些眼药水（药名不详），用后无效。1 个月后，症状加重，时而因抽搐加重不能睁眼。至本市某三级专科医院诊治，诊断为睑痉挛症，先行药物治疗无效，后行肉毒杆菌注射治疗，注射后，症情好转，但 3 个月后复发，症状较之前加重。之后，患者曾用多种中西医方法和药物治疗，均未见效。近几个月，改用针灸治疗亦无明显效果。目前已无法单独出门，连吃饭时，也需一手拨开眼睑，一手方能夹到菜。日前来著者所在门诊的中医科就诊时，因视物不清下台阶时摔了一跤，经护士介绍，来著者处治疗。

检查：体形瘦高，双目紧闭，眼睑抽动不止。上下眼睑需手指用力掰开方可睁眼。双眼结膜及角膜均无异常，双侧视力分别为 1.5 和 1.2。眼底正常。舌质淡尖红，苔白略腻，脉略弦数。

诊断：眼睑痉挛。

治疗：以上述效方为主。首次治疗后，自觉睁眼时间有所延长，患者信心大增。但又以同法治疗 6 次，症情未见进一步改善，患者想打退堂鼓。著者鼓励其再坚持治疗一段时间，由于其思虑过重，改风池为安眠（位于风池与翳风之中点），针法同风池，加百会。从第 8 次起，症情明显好转，至 12 次时，可不用其夫人陪同，可单独来门诊就治。至第 15 次，眼睑痉挛基本消失，偶有发作，时间亦短。之后，嘱每周治疗 1～2 次，又巩固 8 次。前后共治疗 3 个月。2 年痼疾，即告痊愈。至今已 1 年多未复发。

【按】 本例患者是著者所治 20 多例眼睑痉挛患者中症状最重，也是获效最为明显的一例。其中重要的经验是，一要求患者能坚持治疗，不能浅尝辄止，从前后实践均表明，本病治疗疗程一般需 3 个月以上，因此患者要有一定的思想准备。二是在获效不明显时，要针对患者的具体情况，适时调整穴位。本患者因长期患病且治之无效，家庭经济情况又较差，压力较重，而本病是一种功能性疾病，与精神因素相关性亦大，所以著者加百会配印堂（原效方穴），改风池为相邻的安眠，以加强镇静之效。结果收到意想不到的疗效。

第九节 视疲劳症

【概述】

视疲劳症，又称眼疲劳症，是以患者自觉眼部症状为基础，眼或全身器质性因素与精神（心理）因素相互交织的综合征。表现为近距离用眼或视物稍久时视物模糊，复视，眼部困倦，甚者眼睑沉重难以睁开，对光敏感，眼球和（或）眼眶周围酸胀感或疼痛、流泪、异物感、眼干涩、眼睑痉挛、泪液减少等。症状重者还可兼有头痛或偏头痛、眩晕、恶心呕吐、颈肩酸痛、嗜睡、乏力、注意力难以集中、心烦不安、失眠等。近年来随着信息获取的需求和流动增快、阅读界面和视觉环境的改变（视频等终端使用率的不断提高）、工作节奏加快和对学识要求提高等形成的高强度用眼需求和精神压力，使得本病症的发生率快速上升，已经引起医学界的广泛关注。

中医学中，视疲劳症称为"目倦"，又名"肝劳"。古代医籍中，针灸治疗本病首见于唐代《备急千金要方》。

现代针灸治疗本病的临床资料首见于 1978 年。本病真正引起针灸工作者的高度重视，则是在 21 世纪以后，2000～2007 年就著者所及具有一定样本的有关针灸治疗本病的文章共 10 篇，所报道病例就达 649 例之多。在方法上，以针刺法多见，也有用耳穴压丸、指针等较简便之法，还有用电子针灸感应器等一些新的治疗仪进行观察的，都有一定的效果。取穴多主张局部取穴与远道取穴相结合。而最近 5 年临床报道又有进一步增多之势，穴位刺激方法更趋多样，临床观察和疗效评价日益严谨。但针灸治疗本病总体上还处于探索阶段。

【效方】

1. 组成

主穴：攒竹、上健明、球后、丝竹空。

配穴：肝俞、肾俞。

2. 操作　一般仅取主穴，对病程长者可加用配穴。令患者正坐位，取 0.25mm×（25～40）mm 毫针。毫针针身与皮肤呈 15°，由攒竹垂直刺向上健明，进针 0.8～1.2 寸；针刺丝竹空时，以水平横透法透至鱼腰。两组透穴，在进针过程中均应用轻巧的手法反复仔细探寻，以求得针感向眼眶内或眼角放射，要求眼眶及眼球内产生强烈的酸困重胀感或流泪为准。针后均以快速小幅度捻转略加提插手法，每穴行针约 1 分钟。针后选择同侧两组透穴为一对，接通 G6805 电针仪，用疏密波，通电 30 分钟，眼睑上有跳动，强度以患者可耐受为宜。

上健明和球后，直刺 0.8 寸，以得气为度，略做小幅度捻转后留针。配穴用穴位注射法，每次取一穴，两穴交替，以一次性注射器抽取黄芪注射液 2ml，刺至得气后注入药液，每穴 1ml。黄芪注射液穴位注射，酸胀感明显，应事先向患者说明。开始时，每周治疗 3 次。待症状改善后，改为每周 2 次。

> **【按】**　眼疲劳症，中医认为多因劳瞻竭视，初则损及眼区经络，致气血运行不畅；久则伤及肝肾，导致精气不能上荣于目。本方早期以局部取穴为主，其中攒竹、丝竹空二穴，意在疏通局部经气，且用透穴之法，加强通达之力；上健明和球后为眼区穴，均为治眼病之有效新穴。对久病者，则加用肝俞、肾俞，取肝开窍于目，肾之精气涵养于目，肝肾同源之意，用药物黄芪，以加重益气之功。
>
> 本方在操作上，有几点值得注意。一是透穴，要求操作熟练，宜快速进针，缓慢送针，避免引起疼痛；二是手法，要求用捻转加小幅度提插手法，提插幅度不可过大，动作要轻柔，这也是眼病针刺的主要手法；三是电针宜连接眼周穴，且以疏密波为佳，治疗之初，患者可能不太习惯，但不久就可适应。
>
> 本方为著者所制定，曾治疗多例严重的眼疲劳症患者，且均获临床痊愈。本病虽为功能性病变，但难以在短时间内获愈，要求患者长期坚持。有的要求坚持治疗 1 年以上。另外，本病症尚与患者心理因素有关，不少患者，多因此病而致情绪低落，失去信心。因此，及时与患者沟通，配合治疗也十分重要。曾治疗一大学生，初治效果明显，后因阅读过度而复发，再度针灸，疗效不明显，颇感沮丧，无法继续学业，休学 2 个学期，后经反复开导，坚持治疗，终获痊愈，至今未复发。

【验案】

赵某，男，30 岁，公司职员。初诊日期：2005 年 10 月 10 日。

主诉：双眼酸胀，近距离视物不能持久 18 个月。

现病史：1 年半前，因长时间使用电脑，持续近距离注视视频，而致用眼过劳，出现两眼干涩胀痛、酸楚，溢泪畏光，眼睑沉重而怕睁眼，视物模糊，每日注视视频不到 1 小时就症状加重，而难以继续工作，兼见头晕头痛、泛泛欲恶、颈肩酸痛，痛苦不堪。因此只得辞去原来担任的财务总监的工作，在近 1 年多的时间里到处求医，服用多种中西药物及进行理疗、推拿等，均未见明显效果。

检查：神清体健，语言流利，双侧瞳孔等大等圆，对光反射存在。裸眼视力右眼为 0.3，左眼位 0.5，矫正视力双眼均为 1.2，眼底正常。舌质淡红，苔薄白，脉弦紧。

治疗：先取上述效方主穴治疗。第一次治疗结束后，自觉原有的视疲劳症状当即消失，但此情况保持时间不长，次日接触电脑 2 个多小时后，症状重现。但经隔日 1 次，2 个疗程的针灸治疗，病情逐渐好转，并得到控制，注视视频、操作电脑的时间能持续 3 小时以上。为了巩固疗效，又增加配穴，行穴位注射。患者仍坚持每周至少治疗 1 次，经近 1 年的治疗，使用电脑的时间已可持续 5 小时以上。之后，他又发现注视视频时间过久，眼眶上部有 2 处常感不适，于是又加正光 1、正光 2 下方，取 0.25mm×25mm 毫针，沿眶壁直刺 0.8 寸左右，并接通电针，用连续波，频率为 2Hz，强度以患者舒适为度。每周 1～2 次，经 2 个多月治疗，诸症消失，每日已可使用电脑 7～8 小时。因使用电脑时间过长，眼部偶有酸胀时，休息后，就能恢复，不影响正常的工作学习。随访至今，未见复发。

【按】 本例为较典型的眼疲劳患者。用上述效方治疗后，疗效明显。由于患者的工作无法离开电脑，对疗效的保持不无影响，所以针灸治疗断断续续近 2 年。特别是，针刺至后期出现上眼眶有 2 个胀痛点，恰好位于正光 1 和正光 2 之下，该二穴主要用于皮肤针叩刺，未见针刺治疗之报道，当时著者灵机一动，即在此二穴下方针刺并加用电针，果然患者顿觉胀痛消失。但本法仅用于本例，尚未得到更多验证，仅供读者参考。

第十节　干　　眼

【概述】

干眼，又称干燥性角结膜炎，是任何原因引起的泪液质和量异常或动力学异常，致泪膜稳定性下降，并伴有眼部不适，引起眼表病变等特征的多种病症的总称。表现为眼睛干涩、烧灼感、痛痒、畏光、眼易疲劳、异物感、眼红、视力波动或视力模糊，甚至溢泪等，情况严重者可使视力严重下降。检查可见泪河变窄或中断，睑裂区角膜上皮不同程度点状脱落，角膜上皮缺损区荧光素着染，泪液分泌量低下，泪膜破裂时间缩短等。特别是随着电脑和手机的普及，以及生活方式、习惯的变化，干眼发病率逐年升高，而且呈现低龄化发展趋势。按照目前多数学者的意见，认为干眼就分为干眼症（单纯性的仅有症状的干眼）、干眼病（既有症状又有体征，如更年期干眼病）和干眼综合征（合并全身免疫系统疾病，如干燥综合征）三类。

干眼症归属中医学"白涩症"（《审视瑶函》）范畴。在《灵枢·口问》中有类似针灸治疗本病的记录。

现代针灸治疗干眼，较早的临床报道见于 20 世纪 90 年代中期。从 21 世纪初开始，随着发病率的增加，越来越引起我国针灸工作者的注意，有关文献量逐年上升，临床观察的质量也不断提高。在取穴上，发现了一些对本症具有相对特异作用的穴位，如瞳子髎、上睛明、下睛明等；在方法上，有体针、电针、穴位注射及雷火灸等法，有学者还对这些治疗方法进行了比较，发现电针法优于单纯针刺法。在疗效上，不少文献通过对照研究发现，针灸疗效较为确切，尤其是在泪液分泌量、泪膜破裂时间、症状评分、视功能评分等方面均优于药物治疗。总之，干眼将成为一个有潜力的新的针灸病谱。

著者在眼病针灸的临证实践中，发现针灸对干眼症、干眼病和干眼综合征都有不同程度的效果。

【效方】

1. 组成

主穴：上睛明、下睛明、瞳子髎、攒竹。

配穴：风池、迎香。

上睛明位置：睛明上 0.2 寸。

下睛明位置：睛明下 0.2 寸。

2. 操作　每次主穴均取。症情重或疗效不明显者加用配穴。取 0.25mm×（25～40）mm 的毫针。上睛明和下睛明均浅刺 0.5 寸，快速破皮后，垂直缓慢进针至局部得气为度，如不得气，可略行小幅度提插探寻，但不强求。不捻转，握住针柄守气 1 分钟。瞳子髎，先直刺 0.8 寸，略做捻转提插，至有明显酸胀感后，运针半分钟，再提至皮下向耳尖方向平刺 0.8 寸左右，找到针感后留针。攒竹，以 15°向上健明方向透刺 0.8 寸左右。风池，针尖向同侧目内眦方向进针，经反复提插捻转至有针感向前额或眼区放射。迎香，向印堂方向斜刺 0.8 寸，反复提插至双眼湿润或流泪。

上述穴针法均要求针感明显，刺激宜中等度，力求达到气至病所。两侧瞳子髎、攒竹，分别接通 G6805 电针治疗仪，用疏密波，强度以患者可耐受为度，所有穴位留针 30 分钟，去针前再行针 1 次。上法每周 2～3 次。3 个月为 1 个疗程。

3. 临证心悟　本组方是著者长期摸索所总结。通过筛选，发现 4 个主穴针刺后均可促进泪液分泌。在操作上，得气是关键，较难掌握的是上睛明和下睛明，如掌握不好，易引发皮下血肿。因此要求浅刺且手法轻巧到位。对症情较重或用主穴疗效不明显者，迎香通常能产生较好的效果，该穴需斜向上深刺，常当即有泪液分泌。由于该穴针感强烈，针刺前应当向患者说明。

值得一提的是，本方取穴有其现代解剖学基础：眼泪来自泪腺，泪腺位于眼眶外上方泪腺窝里，瞳子髎的位置就紧贴泪腺；眼泪产生后，通过泪道排泄。泪道由泪小点、泪小管、泪囊和鼻泪管组成。泪小点在上、下眼睑缘内侧各有一个，眼泪由泪小点进入泪小管，然后进入泪囊储存备用。而上睛明和下睛明正好位于泪小管和泪囊的附近，攒竹靠近泪囊。在这些穴位上行针刺手法可以促进泪液的产生和分泌。针刺瞳子髎和攒竹再加用疏密波电脉冲，在给患者一个舒适感觉的同时，还可持续不断地进行穴位刺激。

本治疗方案于 2010 年曾获上海市卫生局中医药科研基金资助进行对照研究。临床观察研究结果提示：该治疗方案有较好的临床疗效，能改善患者的临床症状，增加泪液的分泌量，延长泪膜的破裂时间，增加泪河的高度，改善角膜的病变程度和眼部的耐受并对眼睛无不良反应，是一种依从性好的治疗方案。另外，临床观察还发现该治疗方案对于溢泪也有一定的疗效，这从某种角度上体现了针灸的双向调节作用。

【验案】

1. 干眼

涂某，女，28 岁，留学生。初诊日期：2012 年 4 月 20 日。

主诉：双眼干涩半年余，出现烧灼感近 1 个月。

现病史：患者左眼有弱视史（视力为 0.5）。半年来，因写作硕士论文，使用电脑时间较长，自觉双眼干涩不适。点眼药水后，可缓解。3 个月前，经导师介绍，在一家知名财务公司实习。因需同时观看 3 台电脑，导致双眼干涩症状加重，且有烧灼感，症状日渐加重。去学校医院诊治，未见效果。因难以继续学习和工作，经父母同意回国求治，并来著者处希望针灸治疗。

检查：双眼球结膜潮红。行泪液分泌试验，示：左眼为 2mm/5min，右眼为 3mm/5min，泪膜破裂时间各为 4 秒。脉细，舌尖略红苔薄。

诊断：双侧干眼。

治疗：用上述效方主穴治疗，因考虑左眼有弱视史，加用承泣，深刺 1.4 寸，使眼球有明显酸胀感觉。首次针刺后，患者即感双眼有泪液分泌，舒适异常。每周 3 次。治疗 6 次后，再次行泪液分泌试验，示：左眼为 5mm/5min，右眼为 6mm/5min。治疗 2 个月后，症状完全消失，泪液分泌试验及泪膜破裂时间均正常。患者害怕复发，又坚持巩固治疗 1 个月。2013 年 10 月，患者回沪探亲，告知 1 年多来该病再未复发。

【按】 本例患者是一较典型的干眼患者。仅用主穴就获得了较满意的效果。著者在近年来治疗本病有 40 余例，取得以下经验。一是，干眼病因复杂，针灸对一般功能异常所致者疗效明显，而对因性激素降低或自身免疫性疾病所致者疗效较差，但对后者也有一定的疗效。著者曾治疗过一例进入绝经期的患者，曾采用植入泪小点栓子等多种方法治疗，均未见明显疗效，经用针刺治疗（配合三阴交、地机等），虽未获愈，但症状明显改善。二是，要求坚持治疗，一般需 3 个月左右。开始可每周 3 次，但取效后改为每周 2 次。治疗期间要求患者少用电脑。即使临床获愈后，也要注意用眼卫生。总体来说，针灸对本病有较好的远期效果，如果复发再治仍可取效。三是，上述效方为基本方，在临床上宜根据症情进行加减。如上述患者，就配合调经的穴位。另如一例女性青年患者，表现为以上眼睑异物感明显的干眼并伴情绪忧郁等，用基本方治疗效果不明显，后加用印堂、百会和耳尖放血后，症状得以迅速改善。

2. 更年期干眼病

于某，女，51 岁，公司白领。初诊日期：2019 年 9 月 12 日

主诉：双眼干涩伴疲劳感 3 年，加重半年。

现病史：因从事会计工作，长期使用电脑出现双眼干涩，时有酸胀感，起初未

予以重视。2017 年 3 月份开始，患者月经开始紊乱，又因家庭琐事情绪不畅，双眼干涩加重，伴疲劳感、酸胀感，双眼皮沉重感，甚则不能睁眼，就诊于复旦大学附属某三甲专科医院，经多项检查，诊断为"更年期干眼症"。经用人工泪液滴眼及内服药物（药物名不详），症状时轻时重，也曾寻求针灸治疗，但因工作繁忙，治疗时断时续，疗效不明显。2019 年 4 月因工作、家庭诸多不顺，心情不舒，或常生闷气，或急躁易怒，月经少，前后不定期，睡眠不佳导致症状加重，不仅严重影响日常生活，而且无法坚持工作，频繁调休。经同事介绍，前来著者处求治。刻下：双眼干涩，刺痛、视物模糊，异物感明显，疲劳感，双眼皮异常沉重，经常不能睁眼，甚至只用一只眼视物，两眼轮流休息，偶有畏光。

检查：身材较胖，面色黧黑，表情冷漠。双眼微闭，不想睁开。行泪液分泌试验，示：左眼为 0mm/5min，右眼为 1mm/5min；测泪膜破裂时间，示：左眼为 5 秒，右眼为 8 秒。舌淡尖红，苔薄白中有裂纹，脉细涩。

诊断：更年期干眼病。

治疗：在上述效方的基础上，加百会、印堂、地机、三阴交。首次针刺后，患者自觉眼部和全身症状大有好转，信心大增。但因工作较忙，不能按要求进行每周 2～3 次的规律治疗，时断时续，故疗效不明显。患者进而情绪低落，失去信心。著者给予心理疏导，希望其配合坚持规律治疗，每周不可少于 2 次。之后，经 1 个月的治疗，自觉眼部症状明显改善，平时眼部干涩刺痛及异物感基本消失，用眼时间较长时，仍感不适，但畏光减轻。全身情况亦转好，尤以睡眠为佳，情绪较前稳定，唯经量仍少，可能与进入围绝经期有关。治疗 3 个月后，眼部症状消失，全身症状明显减轻。经某三甲专科医院复查，各项指标基本正常。嘱其每周 1 次以巩固治疗。

> **【按】** 本例患者属性激素降低所致的干眼，又称更年期干眼病，临床上也较多见。较之以症状为主的单纯性干眼症，本病症情复杂，治疗难度增加。在治疗上，除针对眼部症状以外，尚需配合全身调治。根据更年期患者精神症状明显，故加百会、印堂以安神定志；性激素分泌降低，加脾经都穴地机及肝脾肾三经之交会穴三阴交，以调经通经。同时，与单纯性干眼症相比，本症起效慢且疗程长，因此需获得患者的信任与配合，坚持较长时间的规律治疗。

3. 干眼综合征（干燥综合征）

吴某，女，59 岁，退休工人。初诊日期：2015 年 7 月 14 日。

主诉：眼干伴口干 5 年余，加重近 1 年。

现病史：患者于 5 年前，自觉唾液有黏稠感，喝水后可减轻，不以为意。之后，发现唾液逐渐减少，特别是讲话之后更为明显，需频频饮水。特别是吃一些较干的食物时，必须同时喝水才能吞咽。继而出现双眼干涩、痒痛、异物感及灼热感，并不断加重。另有皮肤干燥及咽部干燥等症。经本市某三甲医院风湿科确诊为干燥综合征。在儿子陪同下曾去多家医院诊治，未见明显效果。近 1 年来，眼部症状加重，出现眼红、畏光、视物模糊等症状。经本市某眼科医院诊断为干燥性角结膜炎，采用人工泪液点眼、戴含水眼罩等法，效果也不满意。因其老姑母在著者处治疗眼病，故介绍她前来求治。

检查：身材瘦高，精神尚好，声音洪亮但略带嘶哑。双眼充血，角膜略显混浊，目内眦轻度溃疡。口角干燥皲裂、上下嘴唇干裂。全身皮肤干燥无华。舌质红苔厚干腻，脉细略数。

治疗：以上述效方为主。去迎香，加水沟、廉泉、肺俞、太溪。操作同上述效方。水沟，取 0.30mm×25mm 毫针，向上刺至鼻中隔，反复提插至眼部有湿润感；廉泉，取 0.25mm×40mm 毫针 3 枚，以齐刺法针之，即先针刺穴区，斜向咽喉部进针 1.2 寸，再在左右旁开 0.5 寸处各以同法针刺 1 针，得气后留针。肺俞、太溪常规针法。均留针 30 分钟。每周 2 次。经 12 次治疗后，自觉眼部及口干症状有一定改善，以针灸后第 1、2 日最为明显。嘱其坚持长期治疗。1 年后，口、眼及皮肤干燥症状明显好转。改为每周 1 次，一直治疗至今，症情稳定。

【按】 本例属于难治程度高的干眼综合征。考虑到患者除了眼部症状，还有口干、皮肤干燥等全身症状，故重点以效方治干眼。因临床发现水沟可促使泪液分泌，且优于迎香，而患者又愿意承受其较强的刺激针感，所以改用水沟。同时须兼顾口咽和皮肤的症候，取任脉廉泉，用以生津利咽；肺主皮毛，取肺俞用以润肤。更加肾之原穴太溪，益阴增液，为治本之举。值得一提的是，本例患者能长期坚持治疗，至今已近 6 年。这也是能获效的重要因素。

曾以同法治疗另一例中年女性患者，因工作忙，每周仅周末治疗 1 次，至今坚持 3 年，也有良好效果。当然，著者对本病观察的病例还不多，经验有待进一步完善。

第十一节　原发性开角型青光眼

【概述】

原发性开角型青光眼，又称慢性开角型青光眼、慢性单纯性青光眼，包括正常眼压性青光眼和高眼压性青光眼两类。本病早期几乎无自觉症状，只有在病变进展到一定程度时，可出现头痛、眼胀、视物模糊等。至晚期因视野缩小而出现行动不便和夜盲等。眼压早期可表现为不稳定性，眼压波动幅度较大。眼底表现为视盘凹陷进行性扩大和加深。视野在早期表现为生理盲点扩大，进而发展为旁中心及弓形暗点，同时鼻侧视野缩小，随病情进展向心性收窄而成管状视野。青光眼是一种常见的眼科疾病，是一组威胁和损害视神经及其视觉通路，最终导致视觉功能损害的临床征群或眼病，其主要与病理性眼压升高有关。本病全世界的发病率为 2%～5%，而且是居首位的不可逆性致盲眼。2013 年在全世界 40～80 岁的人群中青光眼的患病率为 3.54%，2020 年青光眼患者数预计达 7600 万。青光眼对视神经损害的不可逆性已经成为严重危害人们身心健康的主要眼病之一。

原发性开角型青光眼归属中医学"青风内障"范畴。针灸治疗青风内障，在《秘传眼科龙木论》中有明确载述。

现代用针灸治疗青光眼的报道，始见于 1956 年。在之后的 60 多年，一直能见到有关临床报道，特别是 20 世纪 90 年代中期至今，文献量有明显增多的趋势，这可能与我国代谢疾病及近视患者增加导致本病发病率上升有关。在具体选穴上，综合多数文献，有学者统计其中使用 10 次的穴位有睛明、攒竹、风池、行间。就穴位刺激法而言，仍以针刺为主，或配合耳针，或加服中药，另外较常用的治疗方法电针、穴位注射、皮肤针等，用冷冻针灸也有一定效果。临床和实验研究证实，针灸对开角型青光眼疗效确切，各证型间无明显差异。因此，针灸可作为本病的重要疗法之一。

【效方】

1. 组成

主穴：新明 1、新明 2（或太阳）、上明、目窗（或头临泣）、球后、上健明。

配穴：行间、风池。

新明 1 位置：耳垂后皱褶中点，翳风前 0.5 寸。

新明 2 位置：眉梢上 1 寸，旁开 0.5 寸。

2. 操作　主穴每次均取，眼压较高或不稳定者加用配穴。新明 1、新明 2 针法：取（0.25～0.30）mm×（25～50）mm 毫针，新明 1，左侧穴要求术者以右手进针，右侧穴要求术者以左手进针。针体与皮肤呈 45°～60°，向前上方快速进针，针尖达耳屏间切迹后，将耳垂略向前外方牵引，针体与针身纵轴呈 45°向前上方徐徐刺入。当针体达下颌骨髁突浅面，深度为 1.0～1.3 寸时，耐心寻找满意的针感，针感以热、胀、酸为主；如针感不明显时，可再向前上方刺入 0.5 寸，或改变方向反复探寻。针感可传导至颞部及眼区。手法均采用捻转结合小提插，以拇指、示指和中指三指持针，拇指向前呈等腰三角形旋转式捻转，针捻转幅度为 2～2.5 转，针提插幅度为 1mm 左右。一般仅运针 1 分钟后即出针。每日或隔日 1 次。新明 2，针尖与额部水平刺入，缓慢进针 0.5～0.8 寸，找到酸、麻、沉、胀感后用快速捻转结合提插手法，使针感进入颞部或眼区，针感性质同新明 1。运针手法及针刺时间亦同新明 1。二穴均用中等刺激，每分钟捻转 80 次左右。余穴均取 0.25mm×（25～40）mm 毫针，上明进针 0.8 寸、球后进针 1.0～1.4 寸，快速破皮后，直刺至得气即可，刺激宜轻，不宜做提插捻转，防止出血；太阳直刺 0.5～0.8 寸，用提插加小捻转手法，局部有明显胀感；目窗、头临泣沿皮向后平刺至帽状腱膜中，以触及骨膜感觉酸痛为佳；风池朝正视瞳孔方向刺入，用徐入徐出的导气手法，使针感向前额或眼区放射；行间进针后，针芒略向踝部，然后采用提插加小幅度捻转法，使针感明显，刺激宜重，运针半分钟。针刺后双侧新明 1、目窗（或临泣）穴各为一对，分别连接电针仪，用连续波，频率为 4Hz，强度以患者可耐受为宜，通电 30 分钟。每周 2 次。

3. 临证心悟　著者认为，青光眼的病机应为眼部气血壅滞，目中玄府闭塞不通，房水壅塞是其主要病机；情志不舒，肝脉瘀滞，引动肝风痰火等则是诱因。因此针灸治疗原则应以疏通气血、宣泄壅滞、清利目窍为目的。

本方适用于单纯性开角型青光眼，著者发现，对于正常眼压青光眼，本方效果更较明显。在组方上，除选用治疗眼疾的效穴新明 1、新明 2 外，风池、目窗、头临泣为足少阳胆经之穴，具有清火明目的功效；经外穴太阳为降眼压之验穴；上明、球后，均为新穴，可行气活血、疏调目系，重在明目；足厥阴肝经之荥火行间，可使上逆之肝气下行，是降低眼压之要穴。特别是行间，有关降眼压的文献资料颇多。在实际应用时，为操作方便，在降眼压上，著者以选用头眼部穴为主，以风池、目窗、太阳、头临泣为重点。但著者验证发现，行间对闭角型青光眼降压有较为明显效果。现举一例佐证如下。

金某，男，64岁。初诊日期：2013年6月14日。

主诉：右眼剧烈胀痛，视物模糊伴不能成眠1周。数日前因生气后，出现右眼胀痛不适，曾用热敷及点消炎眼药水无效。后经本市某三级专科医院检查，测眼压，右眼54mmHg，左眼18mmHg。诊断为急性闭角型青光眼（右）。因眼压过高，建议先行降压治疗再行手术。但经滴降压眼药水和输液等治疗5日，眼压仍居高不下，头颞部胀痛及失眠等症状未减，要求用针刺降眼压和缓解症状。用上述效方治疗，太阳取0.30mm×50mm毫针沿皮透向率谷，进针1.8寸，加安眠。第2日复诊，头部胀痛感明显减弱，已可安睡6小时，右眼眼压为50mmHg，左眼为16mmHg。加针刺双侧行间。第3日复诊，右眼眼压降至24mmHg，诸症进一步减轻。加刺行间。第4日复诊，双眼眼压均降至14mmHg。即被收入院行手术治疗。术后恢复良好，唯视力仅为50cm/指数，继续针刺（去行间）1个疗程，已恢复至0.12。3个月后，视力恢复至0.2。

由于青光眼眼压的变化与情绪密切相关，在针刺过程中对患者进行心理疏导必不可少。记得20世纪90年代曾治疗过一例患者，经针刺后，眼压已恢复正常，恰好日本发生阪神大地震，其日本留学的女儿3日无音信，她一急，眼压立即增至30mmHg以上，后来得知女儿安然无恙，经针刺后，眼压又恢复正常。所以，对于一些新来的患者，著者总会用形象的方式向他们解释病情，并进行治疗，同时介绍新患者和老患者相互交流，患者很快会从无助、低落的情绪中解脱出来，积极配合治疗。一般来说，病程越短，疗效越好。早期针灸干预，再加上患者的积极配合，多可在较短时间内控制眼压，眼部症状也会明显改善。长期坚持治疗，视力和视野也会有一定程度的好转。

值得一提的是，坚持长期、规律的治疗也是十分重要。这一点，可以通过下述验案证实。

为了证实针灸治疗的确切疗效，著者曾指导研究生采用自身前后对照的方法对本方进行回顾性研究，收集了2005～2016年来自上海市气功研究所医疗门诊部、上海市中医院名老中医特诊部、上海市中医文献馆及上海市岳阳医院特诊部门诊的原发性开角型青光眼病例28例（共53眼）。观察记录治疗前和治疗3个月后患者眼压、视野平均缺损、视野平均光敏感度、视力、视功能损害眼病患者生存质量量表评分的情况。结果提示：本针灸处方对治疗原发性开角型青光眼有确切的疗效，总有效率可达86.89%。证实本治疗方案不仅可以有效降低原发性开角型青光眼患者眼压，还有效控制视野平均缺损（MD）和视野平均光敏感度（MS）的恶化程度，以及视力下降的程度。疗效同年龄、病程、针刺时间均没有相关性，但同治疗时间/病程的比值有正相关关系，病程相同，接受治疗的时间越长，疗效越好。这也可以说明患病后越早接受治疗，疗效越明显。

本法还能明显提高患者的生存质量。从患者对治疗前后生存质量量表的评分中可以看出，治疗后患者对生活的满意度明显提升，无论是在自觉症状和生活影响方面，还是在精神状态方面，都有着非常明显的改善。针刺治疗不仅缓解了患者身体上的痛苦，对患者的心理层面也有独特的治疗，这样的一个良性循环对患者的康复有着不可小觑的影响。

【验案】

1. 慢性开角型青光眼

朱某，女，24 岁。初诊日期：2010 年 5 月 19 日。

主诉：目胀、视物模糊 2 个多月。

现病史：2 个月来无明显诱因反复出现眼压增高，被某专科医院诊断为慢性开角型青光眼。使用甘露醇静脉滴注及贝他根滴眼液和尼莫克司片内服等，眼压控制仍不佳，右眼眼压一般在 23.5～26.5mmHg，左眼眼压在 38.5～40mmHg。伴目胀、视物模糊、时有头痛等症。有近视史。从网上获知，前来著者处就诊。

检查：双角膜透明，前房（－），角膜后沉着物（KP）（－），眼底视盘近视改变，杯/盘比（C/D）=0.5；视力右眼 0.3，左眼 0.5；神经纤维分析，示双眼上、下方视网膜神经纤维层（RNFL）变薄。左眼视野受损明显，右眼视野有损害。

诊断：慢性开角型青光眼。

治疗：予以上述效方治疗 2 次后，于 2010 年 5 月 22 日用非接触式眼压计（NCT）复查眼压，示右眼为 14mmHg，左眼为 13mmHg。患者信心大增，每周坚持治疗 3～4 次。观察 3 个月，双眼眼压均维持在 13～14mmHg，未出现明显波动，复查视野亦有改善趋势。

【按】 本例为早期发病的病例，治疗效果明显。著者认为，争取本病的早期针灸治疗十分重要，常能取得事半功倍的效果。一般来说，病程越短，疗效越好。早期针灸干预，再加上患者的积极配合，多可在较短时间内使眼压得到控制，眼部症状也会明显改善。

2. 慢性开角型青光眼

沙某，男，62 岁，退休职工。初诊日期：2007 年 3 月 31 日。

主诉：双眼视物模糊，视野缩窄伴头部胀痛已多年。

现病史：6 年前经某专科医院确诊为慢性开角型青光眼。用美开朗等多种药物治疗，每日需滴 3 种眼药水，仍难以控制症状。眼压始终保持在 23～28mmHg，视野进行性损害明显。因其夫人在著者处治疗，经介绍前来试治。

检查：双眼眼压分别为 25mmHg（左）和 27mmHg（右）。视野：双鼻侧视野明显缩小，且向心性缩窄。C/D 为 0.8。

诊断：慢性开角型青光眼。

治疗：用上述效方主穴治疗。每周 2 次针灸治疗，根据著者要求，除了经常测眼压，每 3 个月做视野检查 1 次。1 年后，眼压一直维持在 16～19mmHg，视野不断改善。所用药物，由 2 种逐步减为 1 种，并于治疗 2 年半后完全停用。针刺治疗从第 3 年起已改为每周治疗 1 次，为了维持疗效，加用耳穴：眼、目 1、目 2、肝、肾、神门、支点，以王不留行籽贴压，每次取一侧耳，两侧交替。嘱其自行按压，每日 3 次，每次每穴按压 1 分钟。至今已坚持 10 多年。眼压始终稳定于正常水平，视野明显扩大，C/D 由原 0.8 缩至 0.5。

> **【按】** 上例为著者治疗开角型青光眼患者中，坚持治疗时间最长的一例，长达十余年。至少表明以下几点：一是针灸不仅对眼压的改善有效，而且对其他相关指标的改善也有效。二是在各种症状体征改善之后，停用药物而单以针灸治疗也是有可能的，当然必须慎重，宜不断检测各项指标，而且仅适用于长期坚持的患者。三是，对本病患者，针灸要求能长期坚持治疗，为了使之能坚持下去，延长针刺的间隔时间，并采用耳穴贴压等法来维持疗效应该是一种行之有效的方法。

3. 正常眼压青光眼

许某，女，40 岁，财务。初诊日期：2012 年 12 月 13 日。

主诉：双眼视物模糊伴周边事物看不清 1 年余。

现病史：双眼行放射状角膜切开术（近视手术-RK 术）史 17 年。2010 年 11 月 8 日，体检时发现双眼眼压在正常范围（在 17～18mmHg 波动），但双侧视野均有不同程度缺损，建议进一步检查以排除青光眼。患者因感到视力尚好，未加重视。之后，时有眼部鼻侧胀痛，视物有时模糊，患者于 2011 年 8 月，经某三甲医院进一步检查，根据双眼视野缺损，视敏度下降，和经 24 小时眼压变化观察，确诊为正常眼压青光眼。经采用派立明、卢美根、毛果芸香碱滴眼液等药物及 360°小梁切开术（左眼）手术治疗。眼压虽控制在 15～16mmHg（最高曾达 27mmHg），但对视神经保护的疗效不明显，视野损害一直处于进展之中，严重影响患者情绪。经介绍来著者门诊治疗。

检查：双眼结膜微充血。双眼球结膜无充血，角膜明，见放射状瘢痕，色素性 KP（－），前房深，TYN 征（－），瞳孔（－），虹膜纹理清，对光反应（+），眼底：视盘界清，C/D 为 0.8，色淡，网膜平，左眼黄斑中心凹反光弥散。眼压左眼为 15.9mmHg，右眼为 14.6mmHg。视力左眼为 0.2，右眼为 0.7。视野检查：右眼鼻上方视野缺损，视敏度下降；左眼上下方鼻侧视野缺损（图 8-1）。

诊断：正常眼压。

治疗：上述效方仅取主穴，加承泣。在双侧球后穴和太阳穴行穴位注射，剂量：每穴分别为复方樟柳碱注射液 1ml 和甲钴胺注射液 0.5ml（0.5mg/1ml）。每周 3 次，治疗 3 个月后，视力保持稳定，视野略有好转。因患者工作较忙，改为每周 2 次。不计疗程。之后，每半年检查视力和视野一次，视力始终稳定，而视野不断有所好转。经治疗 1 年后，改为每周或每 2 周治疗 1 次，一直坚持至今。目前，左眼视力为 0.4，右眼为 0.8，双眼眼压保持在 15mmHg 之下，视野改善较明显（图 8-2）。

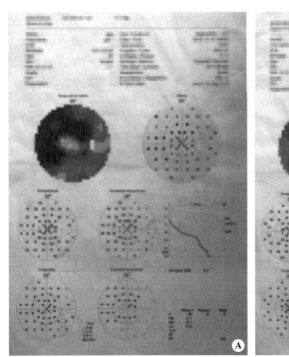
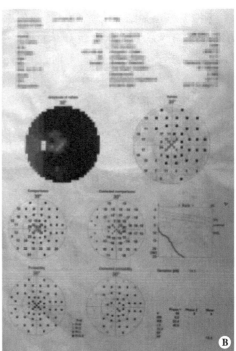

图 8-1　患者 2010 年双眼视野

A. 右眼；B. 左眼

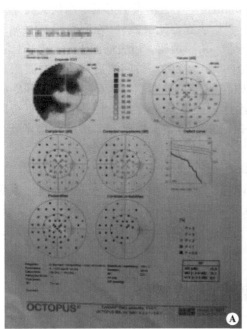
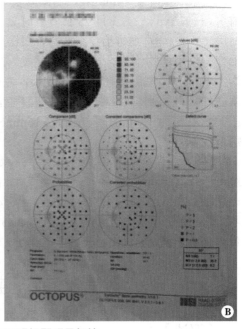

图 8-2　患者 2019 年双眼视野明显好转

A. 右眼；B. 左眼

【按】 正常眼压青光眼，又称低压性青光眼。由于早期通常无症状，且中心视力尚好，而眼压多显示在统计学正常值范围内，常常被延误诊断。著者在临床上所见，多已经进入疾病的中晚期，视神经损伤严重，视野缺损明显，甚至是管状视野。给针灸治疗带来困难。著者治疗本病，强调以保护视神经为首务，加承泣，与球后、上健明配合，"靳三针"称眼三针，主要用于治疗视神经萎缩；加穴位注射 2 种药物，前者有增强眼区微循环，促进供血；后者有营养神经作用，两者相辅相成，加之针药结合，而达增效明目之功。加之患者能坚持长期治疗，所以获效较明显。

4. 青光眼睫状体炎综合征

王某，男，45 岁，大学教师。初诊日期：2010 年 3 月 11 日。

主诉： 左眼胀痛不适伴视物模糊反复发作 12 年，加重 3 日。

现病史： 患左眼虹睫炎病史 12 年，反复出现左眼胀痛不适，左眼眼压在 25～34mmHg，被某专科医院诊断为"青光眼睫状体炎综合征"。一直用美开朗等药物控制眼压。2010 年 3 月，左眼不适症状加重，左眼羊脂状 KP（+），药物治疗病情控制不佳。寻至著者处求治。

检查： 左眼结膜充血，左眼角膜羊脂状 KP 多枚；右眼眼压为 20mmHg，左眼为 31mmHg；前房（一）；右眼视力为 1.0，左眼为 0.8（矫正）。

诊断： 青光眼睫状体炎综合征（左眼）。

治疗： 用上述效方治疗。嘱其每周治疗 3 次。经治疗 3 次后，左眼结膜充血减轻，左眼眼压降至 14mmHg，右眼降至 18mmHg，左眼角膜仍可见羊脂状 KP1 枚，前房（一），Tyn（一）。3 月 25 日复查时见左眼结膜充血明显减轻，左眼角膜 KP（一），前房（一）。一直维持治疗至 8 月，眼压正常，角膜透明。后去德国讲学，停止针灸治疗，仅用药物治疗，导致旧疾复发。2010 年 12 月 14 日回国后复诊，右眼眼压为 19mmHg，左眼眼压为 35mmHg，左眼角膜可见羊脂状 KP 6 枚，用美开朗、碘必殊不能控制。12 月 17 日前来针灸治疗，经 2 次治疗后，12 月 28 日复查眼压，示右眼为 19mmHg，左眼为 16mmHg，左眼角膜 KP（一）。维持治疗半年，病情控制理想。

【按】 本案为青光眼睫状体炎综合征的治疗。本征多见于 20～50 岁的青壮年，继发于虹膜睫状体炎，单眼发病多见，以轻度睫状体炎和高眼压为主要特征，表现为患眼轻度不适及视力下降，虹视，偶或有轻度睫状充血，角膜上皮水肿，并可见羊脂状 KP 少许等。著者前后共治疗本病 4 例，疗效亦颇为明显，且起效较为迅速。但本征易于复发，一定要坚持长期治疗。

第十二节　虹膜睫状体炎

【概述】

虹膜睫状体炎，又称前葡萄膜炎，为虹膜炎和睫状体炎的总称，是葡萄膜炎中最常见的一种类型。常为急性发作，也可有慢性表现者。多为单眼发病。症状包括视力减退、眼眶胀痛并以夜间为剧、眼睑痉挛、畏光、流泪等。眼部睫状充血或混合性充血。慢性炎症者症状可不明显，但易发生并发白内障或继发性青光眼。

本病相类于中医学瞳仁紧缩症。在古医籍中，虽无针灸治疗瞳仁紧缩症的记载，但有治疗类似本病的一些主要症状的条文。

现代针灸治疗本病的最早报道，见于 1974 年。之后，有关临床资料不多。从 21 世纪开始，本病症的治疗逐步引起针灸界的重视。以急性虹膜睫状体炎为主，在方法上，则以针刺疗法为主，但主张针药结合。也有以针刺结合穴位注射或针灸结合扩瞳治疗的临床报道。用蜂针治疗，也有一定效果。选穴上多以局部穴（眼区或眼周穴）为主穴配合远道穴。尽管迄今为止有关的工作尚不多，但著者的实践表明，针灸进行早期干预对提高效果有一定的意义，而坚持治疗则可防止反复发作。

【效方】

1. 组成

主穴：头临泣、承泣、丝竹空、太阳、耳尖。

配穴：合谷、风池。

2. 操作 主穴，开始治疗时均取，随着症状的好转，每次取 3～4 穴，配穴每次取 1 穴，2 个穴交替。头临泣，取 0.30mm×25mm 毫针，针尖向前额方向平刺 0.8 寸，施以泻法，以局部明显胀重为度。承泣，取 0.25mm×40mm 毫针，略斜向上刺入 1.0～1.2 寸，至眼球有酸胀感。太阳、丝竹空针刺时，宜采用强刺激泻法，一般斜刺进针 0.8～1.0 寸，反复提插捻转直至局部出现明显酸胀感，给予留针，太阳去针时可挤压出血。耳尖宜采取针后刺血疗法，即先取 0.30mm×13mm 毫针，刺入 0.1～0.2 寸，留针。去针前，先以拇指和示指反复揉捏耳尖至充血，去针后即用手指挤压针孔，出血数滴。合谷直刺得气后用泻法。风池的操作手法如前所述。除耳尖穴外，均留针 20～30 分钟。开始时每周治疗 3～4 次，之后随症状好转可改为每周 2 次。

3. 临证心悟 上方主要用于虹膜睫状体炎的急性发作期，对慢性复发者也有较好的效果。本病主要病因为热毒伤阴，故在取穴上，以清解热毒、滋阴降火、凉血化瘀为主，取胆经之头临泣、风池，重在祛肝胆之风火邪毒；取丝竹空，则意在清三焦之热毒；承泣、合谷，则用以解阳明之毒邪。耳尖、太阳均为经外穴，是历代用于活血清毒的要穴，取其针刺并出血，意在去血分之热毒。

操作上，急性者以针刺泻法与刺血相结合。著者经验，尤其是耳穴，早期可双耳均取，每耳可挤血 10 余滴，通常有较为明显增加的止痛消炎的作用。慢性者可去掉耳尖穴，操作上以平补平泻为主。

和青光眼一样，本病以早期针灸治疗为佳，且应针药结合，与其他中西医方法结合运用。临床痊愈后，宜用针灸巩固治疗一个时期。

【验案】

1. 急性虹膜睫状体炎

金某，男，35 岁，公司管理人员。初诊日期：2003 年 5 月 19 日。

主诉：左眼红痛、视物模糊 3 个月。

现病史：因工作劳累，近来时觉头痛眼胀，眩晕不适。不久晨起发现左眼充血，眼痛较剧，并伴有畏光流泪，视物模糊，视力下降。前往眼科就诊，确诊为左眼虹膜睫状体炎。但经激素等抗炎对症治疗，效果不明显，左眼仍有充血、隐痛，视力未恢复。遂前来著者处求于针灸法。

检查：健康状况良好，疲倦貌，左眼结膜、睫状体微充血，瞳孔较右侧明显缩小，对光反应略迟钝，左眼戴镜视力为 0.2（原为 0.8），右眼戴镜视力 1.0（无改变）。舌红苔微黄，脉弦数。

诊断：急性虹膜睫状体炎（左眼）。

治疗：采用上述效方治疗，每周 2 次。首次治疗后，自觉隐痛明显减轻。7 次后，左眼充血、隐痛消失，视力渐见恢复。停用耳尖穴。治疗 2 个月后左眼戴镜视力达 0.5。左眼红痛未发作，左侧瞳孔也逐渐恢复正常。后因工作繁忙，每周治疗只能坚持 1 次，接受治疗 3 个月后左眼视力完全恢复。鉴于虹膜睫状体炎的易复发性，患者平时双眼易觉疲劳，每于劳累后，左眼时有隐隐作胀疼痛，故坚持每 1～2 周 1 次的不间断治疗，至今无眼红眼痛，视力保持。

【按】 本例来诊时，已过急性发作期，用针灸治疗效果虽仍较明显，主要症状都已消失，但患者在劳累后左眼易于疲劳及有胀痛感。针刺后，症状即可消失，但未能根除。著者曾治疗一例急性期患者，在药物治疗的基础上，用上述效方治疗 10 次，结果痊愈，一直未能发作。表明争取治疗时机十分重要。

2. 慢性虹膜睫状体炎

殷某，女，63 岁。初诊日期：2009 年 7 月 29 日。

主诉：两眼红痛畏光流泪反复不已 4 年。

现病史：患者于 2005 年 5 月底，因左眼充血、疼痛、畏光、流泪、视物不清前往上海交通大学医学院附属瑞金医院眼科就诊，经查，确诊为虹膜睫状体炎，给予药物治疗后症状缓解。1 个月后右眼亦发生类似症状，拟诊为虹膜睫状体炎，给予相应的治疗。虽经积极治疗，症状暂时缓解，但此后双眼反复出现红痛、畏光、流泪，视力逐渐下降，从原来的 1.5 降至 0.7～0.8，西医药物治疗一直维持。2008 年 10 月底眼科复查，示炎症缓解，但因仍有眼痛、视物模糊，还需每日散瞳 1 次，并用迪菲滴眼液每日滴眼 1 次。2009 年 6 月左眼出现一个较大的飞蚊像，并伴有严重闪光，到处求医未果。慕名前来求治。

检查：身体健康，神清语明，双眼外观无异常，左右眼裸视力均为 0.6。双眼轻度睫状体充血。脉弦，舌红苔薄。

诊断：慢性虹膜睫状体炎。

治疗：以上述效方治疗。首次针刺后即述眼前一亮，视物变清晰。后每周坚持针灸治疗 2 次。自接受针灸治疗后，未再出现眼红、畏光、流泪症状，眼痛症状逐渐减轻，视力较前提高。10 月 27 日于本市眼病防治中心再次复查，示双眼已无炎症，建议停用药物。因担心复发，患者仍坚持接受针灸治疗，后病情稳定，眼痛消失，双眼裸视力恢复至 0.8。自 2011 年 10 月起，改为每周 1 次治疗，至今虹膜睫状体炎未再复发，视力保持，飞蚊症还存在，但未加重。

【按】　本例患者，自首次针灸治疗至今仍坚持每周治疗 1 次，并且坚持每半年去原治疗医院复查 1 次，至今未见复发，且视力保持良好。这表明，针灸治疗也存在一种维持量，即对某些难治病，在恢复至一定程度之后，可以采用延长针刺间隔时间的方法，既能保持疗效，又可使患者接受长期治疗。此法著者在临床上多次应用，值得进一步研究。

第十三节　老年性白内障

【概述】

白内障是以晶状体混浊、视力缓慢减退渐至失明的一种慢性眼病。老年性白内障又称年龄相关性白内障，占所有白内障患者的 50% 以上。本病常见于 50 岁以上老年人，主要表现为视力渐进性下降，起病缓慢，病程长，可达数月至数年不等，自觉眼前有固定不动的黑点，屈光改变及色觉改变，视野缺损。视力可由视物模糊逐渐减退至失明。本病分皮质性、核性及后囊下性 3 类，以皮质性多见。据临床发展过程分为初发期、膨胀期、成熟期和过熟期 4 期。

本病相当于中医学圆翳内障或如银内障。针灸治疗本病，在我国古医籍中，最早见于《针灸甲乙经》。

现代针灸治疗白内障，早期的报道在 1959 年，但总体资料不多，且观察的病例也不专指老年性白内障。从 20 世纪 80 年代起，有关临床文献呈逐步上升的趋势，如 2000～2003 年针灸治疗本病的文章较为集中。通过半个多世纪的反复实践，已经总结出包括毫针刺、耳针、挑治、灸法、穴位注射等多种穴位刺激方法。关于针灸对老年性白内障的实际效果，目前海内外学者较一致的看法是针灸等穴位刺激法有助于视力一定程度的恢复，防止晶状体进一步混浊，但对已经混浊的部分不易改善。同时，针灸主要适用于老年性白内障的初发期。

【效方】

1. 组成

主穴：上健明、球后、翳明、新明 2、鱼腰。

配穴：肝俞、肾俞、脾俞。

2. 操作　主穴为主，用针刺法。取 0.25mm×（25～40）mm 毫针。上健明，直刺 0.3 寸后，再沿眶缘向眶尖向下向内进针 1.0～1.4 寸。球后，直刺 1.0～1.4 寸，至明显得气；翳明，快速破皮后，用捻转进针法斜向耳后方进针，刺入 0.5～1.0 寸，先用提插法，然后将毫针外提 0.3～0.4 寸，再捻转进针，反复 2～3 次，然后采用中强度雀啄术刺激，至局部出现麻木感、眼睛发亮、视物清晰。新明 2，直刺 0.8 寸，用小幅度提插加捻转法，至针感向周围放射；鱼腰，进针后向攒竹透刺，至局部重胀针感，并扩散至眼球，使眼球出现胀感。均留针 30 分钟。配穴用穴位注射法，用丹参注射液 2ml 或黄芪注射液 4ml，每次取 1 穴，双侧均取，每穴各注入药物 1ml 或 2ml，三穴轮用。每周 2～3 次，3 个月为 1 个疗程。

3. 临证心悟　上方是著者的经验总结，眼区穴中的上健明和球后均为新穴，具有益气活血的功效，是治疗白内障的验穴；翳明有补益眼部气血、濡养神珠的作用；而新明 2 可活血祛瘀，加鱼腰可加强这一作用。配穴均为远道穴，意在补肝肾，益脾胃，调补气血，在穴位处注射黄芪注射液和丹参注射液更增强益气利血的效果。当然，要获得满意的针感，特别是气至病所的针感，有一定难度。因此，一是要求医者不断积累操作经验，二是因患者的个体差异，而各有不同，要求我们在实践中探索和体会。

随着老年性白内障手术治疗的日益成熟，用针灸治疗的患者近年来已呈明显减少趋势。但著者认为针灸仍然具有一定优势，首先针灸可用于早期预防，减少和延缓老年性白内障的发生和发展；其次针灸作为一种非手术疗法，无论是从减少治疗的痛苦性、提高安全性的角度来看，还是从卫生经济学的角度来看，均有其独特的临床价值。

【验案】

吴某，女，56 岁，大学教师。初诊日期：2008 年 8 月 17 日。

主诉：双眼视物模糊逐渐加重数月。

现病史：患者有近视史。近 1 年来，双眼视力下降明显，用电脑稍久即感觉双眼酸胀不适。需休息后方可缓解。近几个月症状加重，眼前有多个大小不一黑点随眼转动。矫正视力由原来的 0.8（左）和 1.0（右）下降至 0.3（左）和 0.4（右）。经眼科诊断为早期老年性白内障。因畏惧手术，来著者处要求针灸治疗。

检查：双眼外观无异常。散瞳裂隙灯检查示晶体皮质混浊区由周边向瞳孔区发展，皮质有少量空泡及水裂形成。脉弦细，舌胖有齿痕，苔薄腻。

诊断：老年性白内障（早期）。

治疗：用上述效方治疗。针刺及穴位注射 3 个月后，矫正视力分别为 0.5（左）和 0.7（右），不适症状明显减轻。治疗 6 个月后，视力基本上恢复至原来水平，散瞳裂隙灯检查示晶体皮质混浊有回缩趋势，局限于周边。随访至今，症情稳定。

【按】　著者治疗老年性白内障多例，一般而言都可提高视力，控制病情，且有较好的远期疗效。如本例患者，从初次治疗至今，症情仍十分稳定，未做手术。当然，有 2 个前提，一是要求早期治疗，如至后期或成熟期，应该采用手术治疗；二是要求坚持治疗，一般要求 3 个月以上。

第十四节　中心性浆液性视网膜脉络膜病变

【概述】

中心性浆液性视网膜脉络膜病变是黄斑病变之一，主要特点为后极部类圆形区视网膜神经上皮下透明液体积聚。临床表现以单眼发病为主，视力轻度下降，视物变暗或色调发黄、变形或小视，出现中心暗点等。局限于黄斑区的视网膜组织出现盘状水肿，微隆起，颜色稍灰；中心反射弥散或消失。在水肿处常见黄白色或灰白色圆形渗出小点。好发于中青年人，男性多于女性，后者则无性别差异。本病虽属自限性疾病，但可反复发作。发作次数过多者视力可大幅度降低。

在中医学中，本病与"目昏""视大为小""视直为曲""视瞻有色"等症类似。在古医籍中，尚未查到针灸治疗本病的记载。

针刺治疗本病始于 20 世纪 50 年代，20 世纪 60 年代初有学者试用电针球后治疗，取得较好效果。较大的突破则出现在 20 世纪 70 年代末至 90 年代，首先是一些有效新穴的发现，使疗效获得较大幅度的提高；其次是各种穴位刺激法的应用，如针刺、耳针、穴位注射、磁穴疗法、激光穴位照射及静电针等，适应了不同的需要。从目前已积累的经验看，针灸可以作为本病的主要疗法之一。

【效方】

1. 组成

主穴：新明 1、新明 2、风池、球后。

配穴：上健明、上明。

2. 操作　对急性者一般仅取主穴，陈旧性者加用配穴。新明 1，取 0.30mm×40mm 毫针，快速破皮后，缓缓向外眼角方向进针 1.2～1.4 寸，在进针过程中应用轻巧的手法反复仔细探寻，以求得针感向眼眶内或外眼角放射。然后行提插加小幅度捻转手法运针 1 分钟，捻转频率为 160～180 次/分，提插幅度为 1～2mm，留针。新明 2，取 0.30mm×25mm 毫针，垂直进针 0.5 寸，手法及针感同新明 1，运针 1 分钟后，将针提至皮下，向太阳方向斜刺，进针 0.8 寸，留针。风池，取 0.30mm×40mm 毫针，针尖向同侧瞳孔正视方向进针，经反复提插捻转至有针感向前额或眼区放射。球后，取 0.25mm×40mm 毫针，垂直缓慢刺入 1.0～1.4 寸，至眼球出现明显酸胀感为度，不捻转。若进针不畅或患者呼痛，应略微提出，稍改变方向，再刺入，直到出现满意的得气感为止。上健明、上明，按常规针法。针后，新明 1、新明 2 为一对，接通 G6805 电针仪，使眼睑出现跳动，应用连续波，频率为 200 次/分，强度以患者可耐受为宜，通电 30 分钟。去针时，风池再按上述手法操作 1 次。每周治疗 2 次，10 次为 1 个疗程。

3. 临证心悟　本病虽有自愈倾向，但针刺确能迅速改善症状，缩短疗程，并有一定防止复发的作用。尤其是新明 1、新明 2，是名医李聘卿所发现并首用于治疗眼底病的新穴，能疏调眼底和眼周经气，使气血充养于目。此二穴的操作方法，为采取上述手法后不留针，但著者的实践体会，李医生的操作手法，一般针灸医生不易掌握，且刺激较强，有些患者不易接受。所以著者主张留针并加用电针，效果似乎更明显。且即使达不到气至病所，也会有疗效。接通电针仪时，要注意将针刺新明2 的毫针从直刺转为斜刺，否则开启电针时易引发上下牙碰撞。对陈旧性患者，单用主穴通常不易较快取效，可加用配穴，其中足少阳胆经之风池，是连脑、目之脉络的要穴，具有益气、通经、明目之效；对于反复发作的陈旧性患者和视力改善不明显者，加用上明和上健明，并结合球后，可以疏通眼部经气、理气活血化瘀。本方以中取为主，结合近取的选穴方式，相辅相成，可使气血通畅，目得所养，精气充沛，视物清晰。

【验案】

1. 中心性浆液性视网膜脉络膜病变

吴某，男，38 岁，公司职员。初诊日期：2000 年 6 月 12 日。

主诉：右眼视力模糊，视物变形 2 周。

现病史：患者近来工作繁忙，2 周前发现右眼视物模糊、变小，视物变形渐渐加重，继而感到眼前如有纱遮住。某眼病防治中心诊断为"中心性浆液性视网膜脉络膜病变"，经多种西药治疗无效，故慕名前来求治。

检查：右眼裸视力为 0.4，左眼为 1.5。外眼（－）。右眼眼底黄斑区中等度盘状水肿，有少量渗出，黄斑区中心凹反光消失。OCT 示：黄斑区神经上皮脱离，神经上皮与色素上皮间出现液腔。左眼底正常。脉弦细，舌质淡红，苔薄白。

诊断：中心性浆液性视网膜脉络膜病变。

治疗：按上述效方治疗。仅取主穴，第 1 次治疗后，患者即感右眼较之前舒服，视物稍微清楚；经 2 次治疗后，右眼裸视力提高至 0.7。经 10 次治疗后，右眼裸视力提高到 1.2，右眼底黄斑病变明显改善，中心反光出现。按上述效方继续治疗 5 次，右眼裸视力增至 1.5，视物清晰。复查右眼 OCT，示神经上皮与色素上皮间液腔消失。1 年后随访，双眼裸视力仍为 1.5，眼底检查正常。

【按】　中心性浆液性视网膜脉络膜病变是著者最早接触的眼病之一。曾治疗过数十例，并在 20 世纪 70 年代总结有关经验发表于《石河子医学院学报》。本例患者是较为典型的 1 例。由于治疗及时，恢复较为理想。据著者经验，类似病例，多在治疗首次见效，针刺后检查视力，即有提高。一般来说，视力可恢复至发病前的视力。但值得注意的是，在视力恢复之后，不宜立即停止治疗，而是最好继续针刺 4～5 次，以巩固疗效，预防复发。

对于久治不愈的陈旧性本病患者，除针刺外，尚可结合穴位注射复方樟柳碱注射液，如单侧发病，可在患侧球后及太阳，每穴注入 1ml，每周 2 次，可提高治疗效果。球后注射该药液后，可能会出现复视、眼肌麻痹等不适现象，一般 15～30 分钟后可消失。

2. 中心性浆液性视网膜脉络膜病变

孟某，男，44 岁。初诊日期：2020 年 5 月 13 日。

主诉：右眼视物模糊、变形、变小 3 个多月。

现病史：于 2020 年 2 月初，因工作劳累，出现右眼视力下降，视物出现变暗变小。初时，未引起重视。之后，视力继续下降，并有中央相对暗区。即于 4 月 26 日至本市某三级专科医院诊治，当时查见：右眼视力为 0.01（发病前为 0.6），左眼视力为 0.4。双角膜透明，KP（－）。散瞳：右侧黄斑水肿。诊为右眼中心性浆液性视网膜脉络膜病变。给予药物治疗，疗效不明显。5 月 13 日，按预约复诊，进一步检查，确诊为中心性浆液性脉络膜视网膜病变。经人介绍，当日下午即来著者针灸门诊处就治。

检查：外观双眼无异常。右眼视力为 0.01，左眼为 0.5。荧光血管造影（FFA）显示：右眼 ICG 早期黄斑及后极多处局灶性脉络膜静脉扩张，充盈迟缓，随之轻度着色高荧，多灶性不规则高荧光染色斑，无明显渗漏。右眼 FFA 臂-视网膜循环时间正常，静脉期黄斑区多灶性色素上皮渗漏点，随时间推移，慢慢扩大，后期呈斑片状高荧光。OCT 示右眼中心凹视网膜下积液，RPE 光带欠均匀。但未见明显断裂破坏，伴局限性、浆液性 PED（图 8-3）。苔薄舌质略暗，脉略弦。

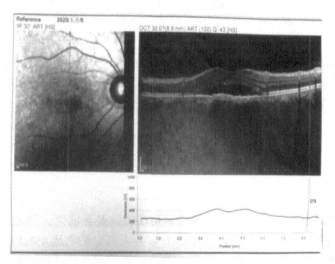

图 8-3 患者 2020 年 5 月 8 日针刺前的 OCT

治疗：取上述效方主穴治疗，每周 2 次。经 3 个半月的治疗后，右眼中心凹视网膜下积液基本消失（图 8-4），视物变形及中央暗区亦明显好转。右眼视力为 0.03，左眼为 0.5。考虑到视力改善不够明显，加用配穴。继续治疗 3 个月（1 个疗程），视力提高至 0.1，余症消失。因患者工作繁忙，未能规律治疗。虽 1 周或半个月来治疗 1 次，但视力提高不明显。

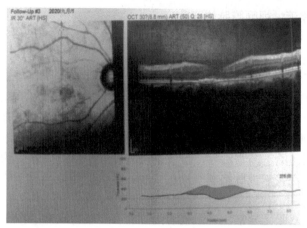

图 8-4 患者 2020 年 9 月 1 日针刺后的 OCT

【按】 本例患者病程较上一例长，且开始未进行积极治疗。进行针刺治疗前症情较重，视力损伤明显。通过 3 个月针刺治疗后，眼底体征改善明显，视力也有一定程度的提高。之后继续治疗 3 个月，视力仍在缓慢提高。这表明即使是病程较长、症情较重的病例，针灸的效果是确切的。但视力的提高较眼底的改善慢。值得一提的是，这例患者，在症情得到改善之后，未能继续规律治疗，影响效果进一步提高。

在本案之前，曾先后治疗 2 例症情类似的女性患者，也表现为眼底体征较视力改善快的现象。但是在坚持长期规律治疗之后，最后视力都恢复或接近治疗前的视力，这个过程需 1～1.5 年。

第十五节 老年性黄斑变性

【概述】

老年性黄斑变性，又称年龄相关性黄斑变性，是目前发达国家老年人视力丧失的首要原因，据美国和英国学者统计 75 岁以上人群患病率达 45% 以上。我国发病率亦有增高趋势。本病患病年龄多在 45 岁以上。双眼可先后或同时发病，并且进行性损害视力，严重影响老年人的生存质量。根据临床表现和病理改变的不同分为两型：一为萎缩型黄斑变性，又称干性型黄斑变性。双眼同时发病，起病缓慢，患者视力不知不觉地减退，以中心视力减退更为明显，可有视物变形，眼底检查可见视网膜各层逐步萎缩、变性。二为渗出型黄斑变性，或称为湿性型黄斑变性。多为突然单眼视力下降，视物变形或出现中央暗点，另一眼可能在较长时间后出现症状。眼底检查，早期可见黄斑区色素脱失和增殖，常见融合的玻璃膜疣。中期可见黄斑区出现浆液性及出血性盘状脱离，甚至视网膜血肿或玻璃体积血。晚期黄斑区出血机化，形成盘状瘢痕，中心视功能完全丧失。本病的防治已成为当今眼科学研究的重点课题之一。

在中医学中，本病亦称为"视瞻昏渺"，重者则归属"青盲"或"暴盲"范畴。针灸治疗本病在我国古医籍中亦有记载。

由于本病引起中医针灸界关注的时间不长，据著者所及，现代针灸治疗本病的首篇临床报道见于1990年。从20世纪90年代中期开始，与本病有关的文章量有逐渐增多之势，其中有部分文章的观察样本量较大。治疗对象包括干性和湿性两种类型；在治疗方法上，以针刺为主，也有采用穴位注射、电热针法或针刺结合中药等法的报道；在疗效观察上，既有对视力的检测，也有文章进行了眼底黄斑病灶部治疗前后的对照比较。由于本病迄今仍为难治性眼底病之一，针灸的介入无疑是有着重大临床价值的。著者对湿性黄斑变性，积累了一定的经验。

【效方】

1. 组成

（1）基本方

主穴：新明1（或翳明）、上健明、承泣（或球后）、瞳子髎（或丝竹空）。

配穴：风池、上天柱。

（2）穴位注射方

主穴：球后、太阳。

配穴：肾俞、肝俞、光明。

（3）耳穴方：支点、肝、肾、眼、目1、目2、神门。

（4）皮肤针方：正光1、正光2。

正光1位置：在额部，位于眶上缘外3/4与内1/4交界处，眶上缘下方取穴。

正光2位置：在额部，位于眶上缘外1/4与内3/4交界处，眶上缘下方取穴。

2. 操作

（1）基本方：主穴每次必取，配穴轮用。上健明、承泣、球后等眼区穴用0.25mm×（25～40）mm毫针，余穴用0.30mm×（25～40mm）毫针。新明1和翳明具体操作同上述效方。上健明，直刺0.8～1.2寸，以得气为度，略做小幅度捻转后留针。承泣和球后，针尖略向上进针0.8～1.2寸，要求针至眼球有胀感。瞳子髎，向下向外斜刺，进针0.8寸，用小幅度提插之法，获得酸胀感后留针。上天柱，向正视瞳孔方向刺入，用徐入徐出导气法，使针感向前额或眼区放射。风池，针尖向同侧外眼角方向快速进针，运用导气法，以针感达前额或眼区为佳。同侧新明1、瞳子髎接通G6805电针仪，用连续波，频率为2Hz，强度以患者能忍受为度，通电30分钟。每周2～3次。症情改善并稳定后，改为每周治疗1次。

（2）穴位注射方

药物：甲钴胺注射液1ml（0.5mg/1ml）、复方樟柳碱注射液2ml、丹参注射液2ml。

甲钴胺注射液用于球后或承泣穴，每次选一穴，两穴交替，每侧注入0.5ml；复方樟柳碱注射液用于太阳穴，每侧注入1ml。丹参注射液可用于光明、肾俞和肝俞。每次取1～2穴，穴位轮替使用。每侧穴注入1ml。采用1ml和（或）2ml一次性注射器抽取药液，进针刺至有针感（但不必强求）后，将药物缓慢注入。一般于去针后注入。每周 2～3 次。

（3）耳穴方：耳穴均取，用磁珠或王不留行籽贴压，令患者每日按压 3 次，每穴每次按压 1 分钟，力度以有疼痛感而不弄破皮肤为佳。每次选一侧耳，两耳交替，每周换贴 2～3 次。

（4）皮肤针方：用皮肤针在穴区 0.5～1.0cm 范围内做均匀轻度叩打，每穴点叩刺 100 下，以局部红润微出血为度。每周治疗 2～3 次。

每次治疗，基本方必用，余方据症情可全选或选 1～2 方综合运用。3 个月为 1 个疗程。

3. 临证心悟

（1）本方是著者总结的一个以基础方为主方结合其他针法穴方的综合方。其中，穴位注射方是考虑针药结合，以提高疗效；耳穴方每日按压，在于延长针刺效果；皮肤针方则是通过局部叩刺，促进病灶康复。这是基于本病难治程度较高而设的。

（2）本方主要用于治疗老年性黄斑变性中渗出型即湿性黄斑变性，也可用于萎缩型即干性黄斑变性。本方是著者在难治性眼病的治则上强调异病同治中的异病同方的一个，也是对于病位病机均较一致的眼底病总结出一个基本方，但是异病同方是建立在辨证论治基础上的，处方治疗也是同中有变，具体操作时要根据不同的病症进行加减以提高疗效。这种变化，一要因人而异，即强调个体性，如考虑年龄、病程、体质和中医的辨证等；二要根据不同病症的特点，如渗出型老年性黄斑变性，多从瘀、祛、湿着手，宜用泻法；萎缩型则强调益气滋阴，多用补法。在穴位注射药物的应用上，主穴用药虽相同，但配穴，渗出型多用丹参注射液，而萎缩型宜用黄芪注射液。

（3）作为难治性眼病，要打持久战，因针灸治疗这类病症有一个相当长的过程，在治疗之初应当向患者说明，并要求其能坚持有规律的针灸治疗，一般以 3 个月为 1 个疗程，大多需要半年至 1 年的治疗时间。为了有助于患者能长期坚持，著者根据多年临床经验，提出了一个维持量的概念，即随着病情的好转，可逐步延长针刺治疗的间隔时间，从最初的每周 3 次，逐步减至每周 1 次。

（4）在治疗过程中，通常会出现客观体征与患者主观感受不一致的情况。例如，有的视物情况明显改善，但眼底检查变化不明显，也有少数眼底变化明显而视物情况改善不明显的。在针灸治疗其他眼病时也有这种情况，可能与针灸重在调节脏器功能有关。这值得学者进一步研究。

（5）曾对著者 2013 年 8 月至 2014 年 5 月所治的病例做了临床观察研究。共收集 37 例（67 只眼），年龄最大 78 岁，最小 39 岁，平均年龄为（61.6±10.8）岁；病程最长 6 年，最短 0.5 年，平均病程为（1.93±1.39）年。数据的统计结果提示：①治疗后视力高于治疗前。②治疗后患眼 Amsler 方格表检查有了明显提高。③治疗后视功能损害眼病患者生存质量量表得分高于治疗前。④治疗后患眼数改善明显有 9 只，占 18.8%；轻度改善有 29 只，占 60.4%；无改善有 10 只，占 20.8%，总改善率达 79.2%。⑤年龄与疗效评定呈负相关性（$P<0.01$），即年龄越大，疗效越

差；病程与疗效评定呈负相关性（*P*＜0.01），即病程越长，疗效越差。表明本方疗效确切。

【验案】

1. 老年性黄斑变性

张某，女，42 岁，公司高管。初诊日期：2009 年 11 月 6 日。

主诉：右眼视物扭曲变形伴视力下降 2 个多月。

现病史：患者 2006 年曾患中心性浆液性视网膜脉络膜炎。2009 年 9 月 17 日，因精神紧张突然出现右眼视物变形，视力下降。在上海市某三甲医院查见：右眼前节（一），眼底：视盘边清，黄斑区渗出。裸眼视力：右眼为 0.8，左眼为 0.5。诊断为右眼黄斑变性。用施图伦滴眼，Avastin 眼内注射及内服中药等多种治疗，症状未见好转，视力进一步下降。2009 年 10 月 30 日复查，右眼视力为 0.4，左眼视力为 0.5。黄斑部水肿，伴出血。视野：右眼旁中心视敏度下降，上方视敏度下降。左眼周边视敏度下降。OCT 示：右眼黄斑区见多个玻璃膜疣，中心凹下方 RPE 层隆起，其下呈中等强度反光区。黄斑厚度为 545μm。患者前来就诊时诉视物模糊、扭曲变形，眼部胀痛难忍。并伴乏力、身重、背冷，时有胃脘部不适及胸闷，夜眠多梦，便秘与泄泻交作，小便频数，夜尿多。

检查：患者面色晦暗，情绪低落。右眼视力为 0.4，左眼为 0.5。NCT：右眼为 10.5，左眼为 10。双眼结膜充血（+），角膜明，前房清，晶体玻璃体（一），右眼黄斑边缘细小出血。舌质暗有瘀斑，苔薄白，脉细弱。

诊断：老年性黄斑变性（渗出型）。

治疗：根据患者具体情况，对上述效方略加化裁，具体处方如下。主穴：新明 1、翳明、上健明、攒竹。配穴：①新明 2、脾俞、关元俞、心俞；②球后、肾俞、气海俞、胃俞。具体操作如下。主穴均取，配穴每次取 1 组，两组轮用。主穴用针刺法，新明 1、翳明取 0.30mm×40mm 毫针，用上述效方所述手法，使针感向眼区或其附近放射，攒竹、上健明分别取 0.25mm×（25～40）mm 毫针，攒竹斜透至上健明，上健明直刺至眼球有酸胀感，留针 30 分钟。新明 1 与攒竹为一对，接通电针仪，应用连续波，频率为 3Hz，强度以患者适宜为度，要求眼睑出现明显的节律性跳动。配穴用穴位注射法，新明 2、心俞、胃俞用丹参注射液，球后用甲钴胺注射液，脾俞、肾俞、关元俞、气海俞穴用黄芪注射液，每穴 0.5～1ml。每周 2～3 次。

几次治疗后，患者眼部胀痛明显减轻。治疗半年后，视物变形症状消失。2011 年 4 月 20 日复查，OCT：OD 黄斑中心凹下方可见高反射隆起（CNV？），厚度为 290μm；视网膜纤维层（RNFL）厚度分析：双眼 RNFL 正常范围；P-VEP 检查示：ODP 波偏低，OSP 正常；ERG：b 波正常。双眼视力在 1.0 以上，全身症状亦明显改善。患者目前继续针灸巩固治疗中。

【按】　近年来，黄斑变性的门诊人数日益增多，但针灸治疗的相关资料并不多。我们的临床观察发现，对于年龄较轻、病程较短、心态较好的患者，无论是干性的还是湿性的，针灸治疗通常都有意想不到的效果。

本例患者结合全身症状，与肾元衰疲或太阴脾土虚损有关，故取背俞穴脾俞、肾俞、关元俞、气海俞，以益肾健脾。本方标本兼顾，重在眼区。在操作上也是强调体针与穴位注射相结合，针药并用。

该患者右眼黄斑变性，左眼弱视，在右眼视力减退时左眼视力曾一度有所提高，但随着右眼视力恢复，左眼视力又开始下降，著者同时对双眼进行治疗，左眼视力也提高至1.0，患者述："现在的视力比发病前还要好，双眼视物平衡。"这值得进一步观察研究。

上述效方，不仅对渗出型黄斑变性有效，对萎缩型黄斑变性患者同样有效。一位方姓女性患者，因诊断为老年性黄斑变性（萎缩型），于 1997 年在著者处治疗，开始效果显著，1 年多后感觉视力日渐下降，对针刺的效果产生怀疑。经检查原来是患有白内障，手术摘除后，视力明显提高，而检查眼底后，医生发现其黄斑部病变严重，与视力提高不对应，方才想到可能与针灸治疗有关，所以手术痊愈后，即又继续针刺，每周 1 次，坚持至今，视力保持良好。

本病是难治性眼病，难以速效，并应当减低患者的期望值。必须让患者明白，第一步是控制病情的发展，第二步才是改善症状，一定要打持久战。针灸治疗本病主要是为了提高视力，阻止病症发展，对黄斑区病变的改善尚不能同步。

2. 老年性黄斑变性

姜某，女，59 岁，退休职工。初诊日期：2013 年 7 月 6 日。

主诉： 右眼视物模糊、变形近 6 个月。

现病史： 患者于 2013 年 1 月初，突然发现右眼视力明显下降，且用右眼视物时物体出现扭曲变形、模糊，并有眼前黑影遮挡等症状。开始以为是错觉，未加以注意。之后，因症状不消失，左眼视力也有减退，才开始重视。曾先后就诊于本市多家三甲医院，诊断为"老年性黄斑变性"。曾行雷珠单抗眼内注射，首次注射后，疗效明显，但持续时间不长。之后，又曾注射 2 次，效果不明显。因该药价格昂贵，当时又需全额自费。故转服中药等，效果不够满意。女儿从网上获知著者处，陪同其前来，希望试用针灸治疗。

检查： 形体肥胖，肢体倦怠，身重乏力。眼外观正常，结膜轻微充血。视力右眼为 0.2，左眼为 0.8，双眼角膜透明，前房（－），晶状体轻度混浊。右眼存在黄斑水肿，左、右眼周边视敏度均下降。查光学相干断层扫描（OCT），示：神经上皮增厚隆起，中央凹形态消失，视网膜色素上皮（RPE）和脉络膜毛细血管层光带断裂，增厚、隆起，形成边界清晰的强反射光带。舌质晦暗，根下有瘀，苔薄腻，脉沉细。无近视史。

诊断： 老年性黄斑变性（湿性）。

治疗： 以上述效方综合治疗，双眼同治。每周 2 次。3 个月为 1 个疗程。疗程结束，复查视力，右眼为 0.4，左眼为 1.0。视物变形、眼前中心暗影等自觉症状好转。OCT 示左眼黄斑水肿，吸收明显，左、右眼周边视敏度均有提高。6 个月后，视物变形症状完全消失，视力又有提高，查裸眼视力，右眼为 0.6，左眼为 1.0，其他症状皆明显改善。OCT 示黄斑水肿，基本消失。后又巩固治疗 6 个月。随访至今未见复发。

【按】　此为著者治疗众多年龄相关性患者中较为典型的案例之一。多数患者得病之初常寻求西医抗 VEGF（血管内皮生长因子）治疗。抗 VEGF 是属于重大成果性的治疗渗出型老年性黄斑变性的药物，经笔者长期的观察，发现其虽可较迅速的即时减轻水肿的视网膜厚度，避免视力的进一步损害，但是一旦停用，复发率相当高。而且早期价格昂贵（目前虽已下降，部分纳入医保，但自费部分仍不低）。著者曾治疗过一例患者，之前曾花费 60 余万人民币，结果还是反复发作，未能控制。

通过十余年的临床实践，著者深切体会到，针灸治疗本病，虽然见效速度较慢，一般要 3 个月左右才能逐渐消减黄斑水肿，改善视力。其整个疗程要 1 年左右，但复发率低，价格低廉，能被一般患者所承受，是值得推广的 1 个疗法。

第十六节　病理性近视黄斑病变

【概述】

病理性近视又称为高度进行性近视、变性近视。近视度数超过 6.00D 者称为高度近视。高度近视又可根据是否有眼部改变而分为两大类：一类是单纯性高度近视，其近视度数高，但发展到一定时期可稳定，眼部没有严重的改变，这一类在高度近视患者中占少数；另外一类是病理性近视，它是与一般单纯性近视截然不同的眼病，屈光度一般在-6.00D 以上，可达-10.00D 或更高。病理性近视是以屈光度进行性加深、眼轴不断增长为特征的一种眼病，表现为近视持续加深，伴眼后极部变形，如巩膜变薄、脉络膜萎缩变薄及眼轴过度增长等，致使眼内容物和视网膜脉络膜组织进行性损害，进而引起视功能障碍。它可伴有多种并发症。其中病理近视性黄斑变性是常见的并发症，造成的黄斑出血、黄斑裂孔等均是致盲的重要原因之一。我国是近视患病大国，近视患者的比例逐年增加，其中病理性近视的比例也在不断上升，总人数持续增加。据统计，目前我国近视人群已超过 7 亿人，而病理性近视患病率为 1%～2%，2020 年调查统计发现，在高中三年级学生中超过 600 度的高度近视者达 21.9%。所以病理性近视已成为我国常见眼病之一。如此庞大的群体使得治疗和预防近视，特别是病理性近视成为当前国内外眼科领域的研究热点。

我国最早报道治疗病理性近视黄斑变性的文献见于 1965 年，采用静脉注射肝素进行治疗并获得一定效果。但迄今为止，有关针灸治疗本病的临床资料仍罕见。著者从 21 世纪初开始治疗本病，积累了一定的经验。曾设立课题，由研究生对著者所在门诊在 2015 年 1 月至 2016 年 1 月所治疗的病理性近视黄斑变性的患者进行临床观察。分为针刺治疗组和空白对照组。针刺治疗组为 23 只患病眼，空白对照组有 26 只患病眼。运用视功能损害眼病患者生存质量量表、光学相干断层扫描技术、国际标准 ETDRS 表视力评分等指标，进行为期半年的随访，分别记录治疗前、治疗后 3 个月和治疗后 6 个月的数据。应用 20.0 SPSS 软件分析比较各组内、组间治疗前后症状与视功能、身体功能、社会活动、精神方向、生存质量量总分、黄斑中心凹厚度、ETDRS 表视力评分的得分与差异。

结果显示：反映生存质量的 5 项指标，即症状与视功能、身体功能、社会活动、精神方向各项总分及生存质量总分，在组内、组间的统计学比较中都存在明显差异（$P<0.05$）；针刺治疗组的生存质量各项总分明显优于空白对照组。ETDRS 表视力评分在组内组间统计学比较中无明显差异（$P>0.05$）；黄斑中心凹厚度组内组间统计学比较中无明显差异（$P>0.05$）。得出的结论是针刺治疗可以改善患者自身症状，显著提高患者的生存质量，包括症状与视功能、身体功能、社会活动、精神方向；并且可以减缓病理性近视视力的进行性恶化，从而达到提高患者生活质量，降低病情恶化程度的临床效果，为临床治疗病理性近视提供了一条新的思路和方法。

【效方】

1. 组成

主穴：新明 2、风池、新明 1（或翳明）、攒竹、承泣、上健明。

配穴：球后、太阳。

2. 操作　主穴用针刺法。新明 2，直刺 5～10mm，用提插加小幅度捻转法获得酸麻沉胀感向眼区或周围放射。风池，向同侧瞳孔正视方向进针，深 1.4 寸左右，用缓慢的提插探寻之导气法，以针感达前额或眼部为佳。余穴针法同前。注意：操作时手法宜轻，不必强求气至针感。留针 30 分钟，不加用脉冲电刺激。

配穴用穴位注射法。药液：甲钴胺注射液 1ml（0.5mg/1ml）、复方樟柳碱注射液 2ml。每次球后必取，病情重或病程长者二穴同取。甲钴胺注射液用于球后，每穴注射 0.5ml（双眼发病）或 1ml（单眼发病）。复方樟柳碱注射液用于太阳，每侧穴位注射约 1ml。去针后，用一次性注射器抽取药液，快速进针至有针感后，回抽无血，再将药物缓慢注入。另外，据症加用耳穴贴压、皮肤针叩刺，方法同"老年性黄斑变性"。上述治法，每周治疗 2～3 次，3 个月为 1 个疗程。

3. 临证心悟　病理性近视黄斑变性的针灸治疗在取穴和操作上与老年性黄斑变性有共同之处，但有两点区别。一是病理性近视黄斑变性患者眼区缺血情况更为明显，因此加新明 2 以促进疏气活血的作用；太阳注射复方樟柳碱注射液也是出于同一考虑。这是著者经过多年临床观察总结出来的。二是由于病理性近视黄斑变性患者容易发生眼底出血并导致视网膜脱落等情况，针刺前，医者要和患者多沟通，解除其紧张情绪，刚到诊室的患者，应让其适当休息后再进行针刺；针刺时，动作要轻、准，获得适度的得气感即可，不可追求过强的针感；留针期间，注意观察，一般不加用电刺激。关于这一点，我们是有教训的。有一位中年女性患者，有黄斑出血史。就诊时，已远道驾车一下午，显得疲惫，未进行适当休息即行针刺，并予以脉冲电刺激，结果取针时，患者突感左眼前有"下雨"感觉，检查发现为诱发黄斑出血致玻璃体积血，并导致视网膜脱落。

【验案】

1. 近视性黄斑变性

何某，女，45 岁，大学教师。初诊日期：2005 年 10 月 5 日。

主诉：视物模糊 10 年，加重 2 个月。

现病史：患者有高度近视史。1995 年起，双眼视物逐渐模糊，曾多次验光配镜，均不能矫正。2005 年 8 月视力突然下降，以左眼为甚，双眼视物易疲劳。眼前常有黑影，视物变形，辨物困难。瞳孔对光反应存在，两眼玻璃体轻度混浊，眼底检查示：乳头（－），网膜血管（－），黄斑区中心反光未出现，荧光血管造影透见荧光。兼有头晕，时而耳鸣、腰酸体征。至本市某三级专科医院眼科就诊，B 超和荧光素眼底血管造影报告：双眼内未探及视网膜脱离光带，双眼后巩膜葡萄肿，眼底可见视盘颞侧脉络膜萎缩弧。诊断为黄斑变性。曾服中西药物未见改善，从网上查得著者所在的诊疗机构，特地前来求治。

检查：双眼角膜（－），前方清深，瞳孔（－）。晶体（－），混浊（＋）。眼底：视盘（－），网膜平，高度近视改变，右眼黄斑区 Fush 斑，左侧黄斑区色素分布紊乱，双眼黄斑中心的反光不明显，双眼网膜下方周围出现脉络膜萎缩灶，未见裂孔。矫正视力右眼为 0.01，左眼为 30cm/指数。脉细涩，舌淡。

诊断：病理性近视黄斑变性。

治疗：用上述效方治疗，患者右侧因腮腺肿瘤术后，留有瘢痕，无法选用新明 1，改用翳明。每周针灸治疗 2 次，针后诉视力模糊情况好转，治疗 20 次后检查视力，矫正视力右眼为 0.2，左眼裸视力为 0.08，经 6 个多月的治疗，视物明显较前清晰，变形亦有好转，矫正视力右眼为 0.4，左眼为 0.2。眼底无特殊变化。继续针刺治疗以巩固疗效，1 年后视力仍保持。以后坚持不间断的治疗，每 1～2 周 1 次。至今已有 2 年多，现双眼矫正视力一直保持在 0.2～0.4。

【按】 本例为近视性黄斑变性，多发生于高度近视患者。本病严重时亦可引起黄斑出血并发黄斑裂孔、网膜脱离等。该患者是著者治疗的黄斑变性中效果较为明显的 1 例，患者来诊时，已难以坚持正常的教学工作，并已为西医专家所束手。患者没想到针灸治疗竟有如此之疗效。

2. 近视性黄斑变性

蒋某，男，70 岁。退休工程师。初诊日期：2010 年 12 月 2 日。

主诉：视力不断下降 8 年，急剧下降近 1 个月。

现病史：患者有双眼高度近视病史，2000 年起出现视力不断下降，视物模糊变形。至某三级医院眼科检查，发现：矫正视力右眼为 0.03，左眼为 0.05，中心视野缺损。经 OCT 及眼底荧光造影检查，确诊为病理性近视黄斑变性，长期服用黄斑 I 号、叶黄素、博礼康等药物和保健品，以及外用施图伦滴眼液，疗效不明显。2010 年 11 月 3 日起视力急剧下降并伴视野明显缩小，双眼仅存光感。经人介绍，由家属搀扶专程来著者处治疗。

检查：角膜明，晶体混浊。双眼底后极区大片萎缩灶，未见出血。眼压：右眼为 13.5mmHg，左眼为 11 mmHg。双眼视力：左眼为手动/5cm，右眼仅见光感。

诊断：病理性近视黄斑变性。

治疗：以上述效方治疗。每周治疗 2 次。治疗 5 次后，可以视物，但不能辨别红色，2012 年 1 月 9 日就诊时诉能辨别红色，但有色差。经过 2 个月的治疗，可以自行走入诊室。双眼视力：右眼为 0.05，左眼为 0.2（均为矫正视力）。后因返回老家，未能继续巩固治疗。

【按】 本例为以视网膜萎缩为主的病理性近视黄斑变性。视力急剧下降的原因不明。因于症状加重后及时进行针灸治疗，故疗效较为明显。可惜，患者是外地寄住子女处的老人，未能坚持长期治疗。

3. 病理性近视黄斑变性，左眼黄斑出血

石某，女，62 岁，退休职工。初诊日期：2016 年 7 月 14 日。

主诉：左眼视物模糊、变形伴中心黑影近 1 年 8 个月。

现病史：患者有高度近视、白内障和玻璃体混浊病史。2014 年 11 月起出现左眼发胀、视力下降，视物变形并伴有明显中心黑影。当时并未重视，至社区卫生服务中心配口服药和眼药水，效果不佳。且症状日益加重。于 2015 年 2 月 4 日，在本市某三级医院眼科就诊，诊断为双侧病理性近视黄斑变性，左眼黄斑出血。予以云南白药、复方血栓通、A.T.P、维生素 B_1 等药物治疗，效果不明显，未能消除症状。既往史：2014 年 2 月至 2015 年 9 月曾行乳腺癌化疗术。经同事介绍前来著者处诊治。

检查：双眼戴镜视力，右眼为 0.5，左眼为 0.07。双结膜充血，双角膜透明，前房清，晶状体混浊，眼底视盘边清。OCT 示右眼黄斑区色素紊乱，中心反光隐约可见；左眼黄斑区出血灶，未见吸收，见大片渗出斑点，中心反光未见。脉弦细，舌淡紫，苔薄微腻。

诊断：病理性近视黄斑变性，左眼黄斑出血。

治疗：以上述效方治疗，左侧增加上明，另加用耳尖放血。具体方法如下。每次取一侧耳尖穴，取 0.3mm×13mm 毫针，浅刺约 0.2 寸，留针 30 分钟，出针前先轻轻挤压穴区周围耳廓使之充血，去针，挤出血 5～6 滴，用消毒干棉球按压针孔，两耳交替选用。每周治疗 3 次。1 个月后，视力开始恢复，中心黑影开始变淡。左眼视力增至 0.2（矫正）。治疗半年后，视物变形情况明显减轻。2017 年 3 月，只有少许视物变形情况，中性黑影处能辨别出物体的影像，有时能分辨出颜色。经 OCT 复查，左眼黄斑区出血灶已基本吸收。双眼视力，右眼为 0.7（矫正），左眼为 0.4（矫正）。

【按】 本例为病理性近视黄斑变性中的黄斑出血患者。所以在治疗上加用耳尖刺血法，以加强活血化瘀，促进出血病灶消退吸收。为了提高视力，另加新穴上明。本例患者，虽然是在发现黄斑出血 1 年多之后才开始针灸治疗，但因能坚持每周治疗 3 次达 9 个月之久，所以也获得较好的疗效。

4. 病理近视黄斑变性（右眼）

邵某，男，30 岁，公务员。初诊日期：2015 年 10 月 15 日。

主诉：右眼视物遮挡伴变形 10 个月。

现病史：患者有高度近视史（OD：-18.00/-3.75*5→1.0，OS：-18.50/-3.00*175→1.0）。2015 年 1 月 23 日，无明显诱因出现右眼视物有黑影遮挡、变形，急至上海市第一人民医院就诊，眼底荧光造影示双眼高度近视眼底表现，右眼血管充盈时间延长，血管形态欠规则，可见血管渗漏。OCT：介质模糊，视网膜各层反射欠清晰，视网膜表面反光带欠光滑，视网膜色素上皮层强反射伴隆起（图 8-5）。眼科建议行雷珠单抗球内注射治疗，治疗 1 周后患者自觉视力较前有所好转，视物遮挡范围缩小。OCT 示视网膜色素上皮隆起程度较前好转（图 8-6）。诊断为病理性近视黄斑变性，右眼黄斑水肿。其后数月，视觉质量未再继续改善，患者畏惧球内注射，又担心复发影响工作，遂求针灸治疗。刻下：视物模糊变形，仍有部分遮挡。

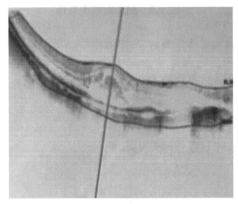

图 8-5　治疗前 OCT

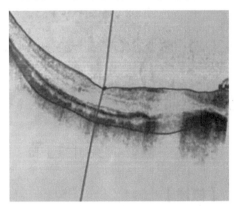

图 8-6　治疗后 OCT

查体：矫正视力右眼为 0.4，左眼为 0.8。右眼眼压为 14.5mmHg，左眼眼压为 14mmHg。眼底黄斑中心凹反光未见，视盘颞侧脉络膜萎缩弧，血管形态不规则，豹纹状眼底，周边色素沉着（图 8-7）。舌淡红苔白腻，脉略弦。

诊断：病理性近视黄斑变性，右眼黄斑水肿。

治疗：以上述效方治疗 3 周，患者自觉视物模糊较前改善。治疗 3 个月后，患者右眼视力已恢复至 0.6，左眼视力恢复至 0.8，且视物变形情况明显好转，视物遮挡已完全消失。现随访并坚持针灸治疗至今，眼底未再有出血、水肿（图 8-8，图 8-9）。

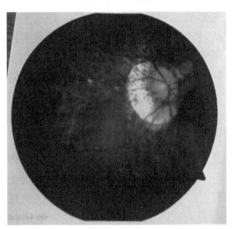

图 8-7　眼底表现

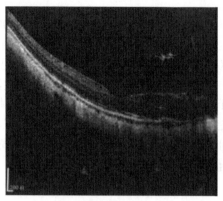
图 8-8　随访时 OCT

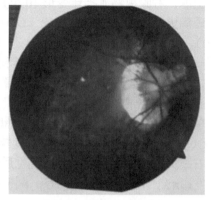
图 8-9　随访时眼底表现

【按】　患者高度近视引起黄斑水肿、出血，虽经雷珠单抗治疗后水肿明显吸收，但其后视觉质量不再改善。针刺治疗有助于促进眼底出血的吸收，使其视物遮挡完全消失，更可提高视力，改善视物扭曲变形的情况。且该患者坚持治疗至今已数年，视力稳定，未曾复发。

第十七节　其他黄斑病变

【概述】

其他黄斑病变包括黄斑前膜、黄斑囊样水肿和黄斑裂孔等。

黄斑前膜，又称为黄斑视网膜前膜，是不同原因致某些细胞在视网膜内表面增生形成血管性纤维细胞膜，并发生在黄斑及其附近。黄斑前膜分为特发性和继发性两种，前者多见于老年人，后者多因眼部外伤、眼内手术及玻璃体炎症、血管病变所致。黄斑前膜的常见症状有视物变小、视物变形和单眼复视。当黄斑前膜影响到黄斑中心凹时可出现视力改变，通常为轻度或中度下降，视力很少低于 0.1。

黄斑囊样水肿，是指眼底视网膜的对光线最敏感部位黄斑区发生炎性反应、液体渗入，形成水肿。它并不是一种独立的眼病，而是较常见于多种眼病，是严重损害视力的一种病变，可造成视力严重下降。本病发病机制多是黄斑区毛细血管受损，发生渗漏，渗漏液积聚所致。以视物变形，视力下降为主要症状。

黄斑裂孔，是指黄斑中心全层上皮的组织缺损。一般分为特发性和外伤性黄斑裂孔，其中以不明原因的特发性黄斑裂孔最为多见，且较常见于老年女性。患者中心视力有不同程度下降，视物变形，中央注视点为暗点。

黄斑前膜和黄斑裂孔，目前西医多主张手术或激光治疗，但疗效尚不肯定；黄斑囊样水肿，用药物治疗有一定效果，但难以控制其复发。

针灸治疗上述黄斑病变，其中黄斑前膜和黄斑裂孔未能查见有关临床资料，而黄斑囊样水肿的报道亦颇少见。近 20 多年，著者通过反复临床实践，发现针灸对此类病症，也有一定疗效。从已有经验看，治疗方案虽还不够成熟，效果也不够满意，著者希望通过抛砖引玉，引起针灸界同仁重视，一起来完善治疗方案，提高临床疗效。

【效方】

1. 组成

主穴：新明1、上明、承泣、瞳子髎（或丝竹穴）。

配穴：球后。黄斑前膜、黄斑囊样水肿：太阳；黄斑裂孔：肾俞。

2. 操作　主穴均取，针刺方法同"老年性黄斑变性"。黄斑前膜和黄斑囊样水肿患者，针后分别在新明1和瞳子髎或丝竹穴加用脉冲电，黄斑裂孔患者不加。配穴球后每次均选，其他穴位据病症选用。采用穴位注射法。球后，用甲钴胺注射液1ml（0.5mg/1ml），每侧穴0.5ml；太阳，以丹参注射液2ml，每穴各注入0.5～1ml；肾俞穴以复方樟柳碱注射液2ml，每穴各注入1ml。据症可加用耳穴贴压及皮肤针叩刺。其取穴及操作均同"老年性黄斑变性"。上述方法，每周2次。3个月为1个疗程。

3. 临证心悟　本方的主穴，实际上是从黄斑变性处方化裁而来，加用太阳，意在增加活血作用，因黄斑前膜和黄斑囊样水肿均具有瘀阻的病理特点；黄斑裂孔更与气血精华不能上达有关。配穴，球后是治疗眼病的眼区要穴，穴位注射法使营养药物直达病所，以护睛明目。太阳本为活血奇穴，加用丹参注射液，更加重化瘀、消膜、利水之功；其用量，开始可为0.5ml，逐渐增至1ml。患者反映，注射丹参注射液，多有强烈胀痛感，但此针感消失后的第2～3日，眼睛常有明亮之感。肾俞用复方樟柳碱，补肾阴润神珠。多年试用，确有一定效果。

值得一提的是，上述病症在治疗过程中，出现客观体征与患者主观感觉不一致的情况，较其他黄斑病变患者更为明显。特别多见的情况是视力、视物变形等症状变化明显，但眼底检查通常变化不大。这值得学者进一步研究。

【验案】

1. 黄斑前膜

马某，女，53岁。初诊日期：2011年9月9日。

主诉：左眼胀痛、视物模糊及变形4个多月。

现病史：患者有左眼高度近视史（–7.00D），一直感觉眼胀痛，有飞蚊症。2011年5月体检查出黄斑前膜，前后去2家三级医院复查，均确诊为黄斑前膜。9月初突然症状加重，视物变形，以致不能阅读，遂来著者处求诊。

检查：双眼角膜透明，黄斑区结构改变光泽紊乱，中心对光反射不见。OCT（2011年7月25日）示：左眼PVD（玻璃体后脱离），与黄斑中心粘连牵拉。矫正视力右眼为0.7，左眼为0.6。脉弦，舌质淡红，苔薄白。

诊断：左眼黄斑前膜。

治疗：以上述效方治疗。左眼为主，右眼仅取眼周及耳后穴。每周3次。经过不到 1 个月的治疗，目胀痛症状消失，视物变形及飞蚊症症状明显减轻。OCT（2011年 9 月 26 日）复查，示左眼原 PVD 牵拉处消失，未见牵拉。眼底检查示左眼前节可，牵拉前膜消失。矫正视力左眼为 0.8。又巩固治疗 3 个月。视物变形基本消失。

【按】 迄今尚未见到过针灸治疗本病的有关报道。著者曾治疗过 7 例，其余 6例经半年左右治疗，均可有效控制症状，但未能使前膜消失。本例为特例，值得进一步研究。

2. 黄斑囊样水肿

姚某，女，69 岁，退休。初诊日期：2010 年 10 月 19 日。

主诉： 右眼视物变形 1 个月。

现病史： 患者有双眼视物模糊病史 8 年余，右眼前常出现黑圈或黑点。2005 年在某医院检查时发现黄斑部结构欠清，中心凹光点不显，余（－），用滴眼液及口服维生素、石斛夜光丸、脉血康等药物治疗。2010 年 9 月因右眼视物变形加重，至某医院眼科就诊，B 超示双眼玻璃体前中段少量点状回声，后脱离带状回声细，后运动明显，眼内未探及明显视网膜脱离回声带。通过 OCT 检查，最后诊断为右眼囊样水肿。经介绍来著者处求治。

检查： 双眼角膜明，Tyn（－），眼底视网膜在位，黄斑部结构欠清，OCT 示右眼黄斑区 RPE 隆起，伴神经上皮下积液。舌质暗，苔薄白，脉细。

诊断： 右眼黄斑囊样水肿。

治疗： 以上述效方治疗。取新明 1、上健明、新明 2，毫针针刺，按基本方操作。球后、太阳二穴交替行穴位注射。注射药物分别为甲钴胺注射液和丹参注射液，每周 3 次。甲钴胺注射液于球后穴位注射，丹参注射液于太阳穴位注射。2011 年 3月 3 日复查，见：右眼黄斑区积液较 2010 年 9 月 27 日明显减少。患者视物变形症状消失。之后，每周 1 次以巩固治疗。

【按】 黄斑囊样水肿是常见的黄斑病变之一，常为多种眼病的眼部表现。本例患者病因不明，用上述效方治疗效果明显。值得一提的是，著者治疗过多例视网膜静脉阻塞并发黄斑囊样水肿，也有较好的疗效。

3. 黄斑裂孔

左某，女，60 岁，退休职工。初诊日期：2015 年 7 月 10 日。

主诉： 左眼视物模糊、变形 1 个多月。

现病史： 患者于 1 个月前，无特殊原因，出现左眼视力下降，视物变形，当时并未在意，以为是看电视过多所致。之后，症情加重，自觉眼前出现一中心黑影，挥之不去。于 7 月 3 日去某三级专科医院诊治，经检查，诊断为黄斑裂孔。建议手术治疗。患者惧怕手术，经介绍，来著者处求治。

检查： 双眼外观无异常。2015 年 7 月 3 日 OCT 显示左眼黄斑区神经上皮层断裂，孔缘水肿明显。左眼视力为 0.5，右眼为 1.2。脉沉细，舌质暗红苔薄。

治疗： 以上述效方治疗。穴位注射取肾俞与太阳，交替进行，药物为复方樟柳碱注射液 2ml。每周 3 次。经 3 个月（1 个疗程）治疗，视力上升至 0.7，眼前中心暗影明显变淡，视物变形好转。改为每周治疗 2 次。2016 年 3 月 17 日于同一家医院检查，OCT 显示黄斑裂孔未见闭合，但孔缘水肿已明显消退。2016 年 11 月 21 日，OCT 示黄斑裂孔缩小，水肿进一步消减。患者左眼视力提高至 0.9，中心暗影及视物变形情况基本消失。

【按】 著者临床观察黄斑裂孔患者 12 例，虽然未见有通过针灸治疗使之闭合者，但也有一定的疗效。从体征上看，有助于改善黄斑区的水肿等病理情况；从症状上看，则可以明显提高视力、一定程度上消除中心暗影和视物变形等。所以，针灸治疗也具有一定的临床价值。

第十八节　Stargardt 病

【概述】

Stargardt 病，又称眼底黄色斑点症、青少年黄斑变性，是一种原发于视网膜上皮层的双眼对称性常染色体隐性遗传病。多于儿童期发病，且较多发生于近亲婚配的子女，性别无明显差异。一般患者双眼受害，同步发展。表现为发病初期，中心视力就有明显下降，随着病变进行，两眼对称性视力下降，最终可保存较低的周边视力。患者有昼盲而无夜盲，可有中心暗点但周边视野正常。最早的眼底改变是中心反光消失，继而在黄斑深层见到灰黄色小斑点，并逐渐形成一个横椭圆形境界清楚的萎缩区。在病程经过中萎缩区周围又出现黄色斑点，萎缩区进一步扩大，可侵及整个后极部。晚期在黄斑部能见到硬化、萎缩的脉络膜血管，并有形态不规则的色素斑。

本病可归属于中医学"小儿青盲"范畴。在古医籍中，有少量关于针灸治疗小儿青盲的记载，但根据内容似非指本病。

现代针灸治疗本病首见于 1994 年，报道 2 例，均诊断为 Stargardt 病。用针刺治疗而获效。但迄今为止，尚未能查见更多有关的临床文献。著者自 2003 年开始涉及此病，至今累计治疗了 20 余例，积累了一定的临床经验，但尚不够成熟。鉴于本病中西医至今尚无有效措施，故特介绍如下。

【效方】

1. 组成

主穴：新明 1、新明 2。

配穴：①丝竹空、光明、球后；②瞳子髎、肾俞、承泣。

2. 操作 主穴每次均取，配穴每次取一组，两组交替应用。因本病多为小儿患者，考虑到其惧针不配合，首先，在开始治疗时配穴可仅取丝竹空、球后或瞳子髎、承泣二穴，之后逐渐增加。其次，一律选取 0.25mm×（25～40）mm 毫针，不宜用较粗的针具。最后，动作要轻捷，在针刺新明 1 和新明 2 时，宜手执毫针快速旋转式破皮进针，缓慢送针至得气，弱刺激，不必强求气至病所；丝竹空、瞳子髎二穴，斜刺 0.8 寸；球后、承泣等眼区穴均进针 0.5～0.8 寸，更宜手法熟练，最好能一针到位。特别要注意在针刺眼区穴时，有的患儿因惧针而在进针过程中头部乱晃，影响治疗。留针 20～30 分钟。留针期间，可以新明 1 与丝竹空或瞳子髎为一对，接通电针仪，应用连续波，频率为 2Hz，强度以患儿舒适为宜。光明、肾俞，一般采用穴位注射，药用甲钴胺注射液 1ml（0.5mg/ml）和复方樟柳碱注射液 2ml，交替应用，每穴注入药液 0.5ml。每周 2～3 次。

3. 临证心悟　本方是著者根据治疗其他眼底病的经验而又结合少儿特点总结出来的。一是取穴少，特别是将眼区穴作为配穴；二是操作上尽量考虑少儿的特点。本方取眼底病验穴新明 1、新明 2 为主穴。配穴选丝竹空、瞳子髎、承泣和经外穴球后以疏调局部气血；取胆经之光明、膀胱经之肾俞，因肝胆互为表里，肾俞是肾脏精气输注之处，两穴重在补益肝肾，目的均为通玄府、明眼目。

著者以上法共治疗 20 余例本病患儿（其中 2 例中断），年龄多在 8～13 岁（1 例 25 岁）。凡坚持治疗者，均取得不同程度的疗效。2 例中断病例，最后因视力极度下降，而进入低视力学校。

著者体会较深的有以下两点。①疗效主要表现在双眼视力有一定的提高上，但视力提高至某种程度后难以继续改善；可以阻止眼底病变的进一步发展，但黄斑区的恢复不明显。②针灸治疗时间一般需持续半年至一年，可以 3 个月为 1 个疗程。在病情稳定后，建议有条件者，可继续每周治疗 1 次，再维持 2～3 个疗程。另外，一定要有规律地进行治疗，如果三天打鱼两天晒网式的针刺，疗效也不明显。其中中断的一例就是如此，因家长学习抓得很紧，再加上住处离医院距离较远，难以坚持，效果不理想，失去信心而不再坚持。当然，观察的病例尚不多，还需更多样本来证实，并进一步优化治疗方案以提高效果。

【验案】

李某，男，13 岁，初中学生，初诊日期：2003 年 7 月 5 日。

主诉：双眼视力渐进性下降 3 年。

现病史：患者 10 岁前稍有近视，但因不影响学习，家长未曾关注。10 岁生日后不久，戴眼镜，矫正视力尚能到 0.9，因无其他不适，而以"近视"对症处理。3 个月后患儿要求换镜以适应学习，发现视力又有所下降，且再配镜，矫正视力也不能提高。VEP：左右眼波峰中度延迟，振幅中度降低。眼底尚无异常。以后视力不断下降，矫正视力也越来越差，再次就诊于全国各大眼科医院。2001 年 3 月北京某著名眼科医院眼科光学相干断层成像检查示双中心凹处神经上皮菲薄，边缘组织III度变薄，RPF 反光薄且欠均匀，反光弱。检查结果：双黄斑变性可能大。同年 7 月在上海某三级医院眼科经眼底荧光血管造影等检查确诊为"青少年性黄斑变性"（Stargardt 病）。因无有效治疗方法，两眼中心视力进行性减退，现看书、学习均需借助放大镜。家长到处寻医问药，慕名前来著者处求助针灸疗法。

检查：患者身强体健，神清语明。双眼外观无异常，双眼视力均为 0.07。眼底散瞳检查，示双眼底视盘边界清，色泽正常，视网膜血管比例基本正常，左右黄斑区可见灰黄色小斑点，并已形成范围分别约为 2.0PD、1.5PD 大小，境界清楚的损害区，中心凹反光消失，视网膜未见出血及渗出。舌红苔薄脉弦。

诊断：Stargardt 病。

治疗：取穴及操作按上述效方。开始时，配穴每次仅取 2 穴，首次针刺后，患儿自述每次针后即感视物清晰，过后逐渐又变得模糊，且每次都有这种现象。1 周后，根据其父母要求并征得患儿同意后，全方均取，每次留针时间由开始时的 20 分钟延长至 30 分钟。每周治疗 3 次。经 3 个疗程，视力明显提高，查裸眼视力，左眼为 0.2，右眼为 0.3，从此阅读时再也不用借助放大镜。上课坐前排能看清黑板上老师的板书。由于患儿学习紧张，改为每周 2 次，又经过半年的治疗，视力巩固，眼底检查示黄斑区病灶稳定，未见增大。学习成绩提高，后考入大学，并顺利完成学业。随访至今，症情稳定。

【按】 本案是著者首次治疗本病的病例。自发病后，患儿曾在全国各地用多种中西医措施治疗，未见效果，且视力日渐减退。当确诊为本病后，西医亦感束手，服用中药近 2 年，也未见改善。而仅用针刺一法，疗效竟迅速且明显，出乎著者和家长的意料。虽然患者视力未能获得进一步的提高，但治疗至今已经 18 年，效果仍然巩固。且患儿最后完成大学本科学业并踏上工作岗位。这说明针刺对本病不仅有即时效果也有远期疗效。

第十九节　原发性视网膜色素变性

【概述】

视网膜色素变性是一类视功能性进行性损害的遗传性视网膜疾病。本病主要临床特征包括夜盲、暗适应差、双眼视野逐步向心性缩窄而成管状视野、视觉电生理异常及眼底检查可见视盘呈蜡黄色萎缩，血管变细，视网膜色素沉着，呈骨细胞样等。本病晚期，由于视网膜和视神经严重缺氧，可出现视神经萎缩，导致失明。本病多于幼年或青春期发现，常双眼发病，也有病变仅发生在单眼。后期常并发白内障。它被认为是一种单基因的遗传病。本病预后较差。

视网膜色素变性，中医称为高风内障。针灸治疗雀目始见于《针灸甲乙经》。虽然，雀目不单一指的是本病，而视网膜色素变性也不仅以此症状可代替，但所积累的经验，则可借鉴。

现代针灸治疗本病，首见于 1962 年。但直至 20 世纪 70 年代有关报道仍少见。自 20 世纪 80 年代末，本病的针灸治疗逐步受到重视，而从 20 世纪 90 年代后期开始至今，有关文献量有不断增多之势，报告质量也有所提高。首先表现在进行了多方面的探索，在穴位上，除取眼周穴、头针穴等外，还发现了一些有效的新穴；在针法上，除运用常规的体针外，尚采用穴位注射、核桃壳灸、穴位埋藏、皮肤针叩刺及结合中药治疗等法。特别是进行了不少较为深入的有一定样本量的随机对照研究，并不断开展针刺治疗本病的机制研究。

总之，针灸治疗本病虽不能获得根本上的治愈，但根据多年的临床研究和著者

20年治疗经验表明，在提高视力、扩大视野、延缓病变等方面，其疗效是确切的。

【效方】

1. 组成

主穴：新明1、球后（或承泣）、上明（或上健明）、丝竹空（或瞳子髎）。

配穴：新明2、翳明。

2. 操作　主穴每次均选（可轮用），配穴每次取1对穴，两个穴交替应用。新明1和新明2的操作方法同前。要求针感向太阳穴或眼区放射。风池针尖向同侧瞳孔正视方向进针，翳明则针尖朝向外眼角方向，两穴经反复提插捻转均至有针感向前额或眼区放射。丝竹空或瞳子髎斜向外刺，局部得气。针后新明1与丝竹空或瞳子髎穴为一对，接通G6805电针仪，使眼睑上有跳动，如无，可适当调整针尖方向。用连续波，频率为200次/分，强度以患者可耐受为宜，通电30分钟。去针时非眼周穴再按上述手法操作1次。每周2次，10次为1个疗程，2个疗程间一般不做间隔，3个月为一个治疗阶段。

3. 临证心悟　著者从1997年至今的20多年间，曾治疗本病近200例，有以下经验。

（1）关于疗效：著者观察发现，年龄越小，病程越短，基础视力好，视野缩小程度越轻的患者，其治疗效果越佳；相反年龄越大，病程越长，基础视力差，视野缩小程度越严重的患者，其治疗效果越差。视网膜电图a、b波为小波的患者疗效好，而a、b波熄灭者则疗效略差。另外，长期坚持针刺治疗的患者，视力、视野、夜盲等主要症状均可明显改善，少数可达到正常，但电生理指标改善通常不明显。对于视力基础差者，疗效也差。曾治疗一例5岁女孩，就诊时，右眼视力为0.4，左眼视力为光感。坚持治疗16年，右眼一切症状均已消失，视力增至1.0，但左眼视力始终未能改善。

（2）关于疗程：著者认为本病治疗不宜拘泥疗程。临床发现，随着疗程的增加，针刺疗效也随之提高，增至一定程度后，则维持在这一水平，停止治疗，疗效会有所下降。所以坚持长期不间断的治疗也是获效的关键。为了使患者能坚持治疗，早期要求患者每周治疗3次，随着症情的控制，每周治疗2次；治疗1～2年之后，可改为每周治疗1次，相当于药物中的维持量。在著者治疗的患者中，坚持治疗最长的2位患者，已达20年以上，疗效仍十分稳定。

（3）关于预后：一般而言，坚持治疗者预后均好。影响针刺治疗本病疗效的因素有两个，一是中断治疗，由于本病起效有一过程，不能抱有急功近利的心情；或有一定好转就中止治疗。二是不良情绪对疗效也有重要的影响。著者曾遇到2例男性本病患者，通过针灸，原本病情已趋稳定，但因夫妻间闹离婚，加之中断治疗，结果病情急剧恶化，双眼视力丧失。

为了进一步验证本方的有效性，曾收录著者于1998～2015年治疗视网膜色素变性的部分病例，共26例（51眼），采用自身前后对照的方法，回顾记录入组病例针刺治疗3个月后及针刺治疗至今视力、视野、视网膜电图和视功能损害眼病患者生存质量量表得分，以及治疗后临床显效、有效和无效的患者人数和比例情况，并进行临床疗效评价。

结果提示：治疗后，视网膜色素变性患者的视力较治疗前改善，视功能损害患者生存质量量表得分较前有明显提高，两者治疗前后有显著差异（$P<0.05$）；视野检查中，治疗后平均敏感度增强，前后比较具有显著差异（$P<0.05$），视野平均缺损治疗前后比较无统计学意义。ERG 检查中，患者治疗前后差异无统计学意义。治疗后，患眼显效 8 只，占 15.7%，有效 27 只，占 52.9%，无效 16 只，占 31.4%，总有效率达到 69.6%；患者基础视力与疗效评定呈正相关（$P<0.05$），即患者基础视力越好，疗效越佳，患眼病程及年龄与疗效呈负相关（$P<0.05$），即患眼病程越长、年龄越大，疗效越差。得出了结论是：针刺综合治疗对视网膜色素变性患者具有疗效，同时患眼病程越短，基础视力越好，治疗时间越长，治疗效果越好。

【验案】

1. 视网膜色素变性（高风内障）

施某，女，8 岁，学生。初诊日期：1997 年 3 月 17 日。

主诉： 夜盲 5 年，视物模糊 1 年，加重 1 个月。

现病史： 患儿自 3 岁起发现入暮视物模糊，但于白昼或光亮处视物清楚。近 1 年来视物逐渐模糊，近 1 个月来视力明显下降。因此前往某院眼科就诊，确诊为双眼视网膜色素变性。西医无特效疗法，而前来求治。

检查： 双眼裸视力 0.15，外眼（－），晶状体及玻璃体也无异常。眼底：视盘颜色略淡，黄斑中心反光尚可，视网膜血管狭窄，少量散在的骨细胞样色素沉着。视野正常。视网膜电图（ERG）示 a、b 波降低，呈小波。舌淡、苔薄白、脉细弱。

诊断： 视网膜色素变性（高风内障）。

治疗： 以上述效方，按电针法操作治疗。

结果： 在用上述效方治疗 5 次后，复查视力，右眼为 0.3，左眼为 0.25。经 2 个疗程治疗后复查，左右眼裸视力均为 0.4，矫正视力右眼为 1.0，左眼为 0.8，视野正常，眼底象无明显改变。坚持每周治疗 1 次，视力视野一直保持，夜间视力有所提高，暗适应亦有所改善。于 2 年、5 年、9 年、15 年、20 年后复查，视力保持，视野正常。ERG 仍示 a、b 波呈小波。为巩固疗效，继续每周治疗 1 次，进一步观察远期疗效。

【按】 本例患者，是著者临床观察时间最长的病例之一。该患者自确诊后，家长和本人都十分重视，迄今已 20 年余，除偶然有事耽搁外，从未间断治疗。通过本例患者的预后，至少表明，只要有早期治疗、有一定的基础视力及长期坚持这 3 个要素，针灸的疗效是肯定的。

2. 视网膜色素变性

翁某，女，36 岁。1997 年 5 月 28 日就诊。

主诉：视物模糊，以夜间为甚。

现病史：自分娩以来近半年，发现视力有所减退，尤其是夜间视物不清，并逐渐加重。因视野缩小，故时有碰撞。前往专科医院检查，诊断为视网膜色素变性。否认有家族史。因西医目前尚无良法，故前来著者处就诊。

检查：眼底视网膜血管变细，视网膜赤道部内外有骨细胞样色素沉着，视野有环形暗区。视盘色泽尚正常。视力：右眼为0.8；左眼为1.0。

诊断：视网膜色素变性。

治疗：以上述效方为主治疗。因患者工作较忙，每周治疗2次，经1个疗程（3个月）的治疗后，自觉白天与物相撞次数减少，视力有所提升。经查，右眼视力由0.8升到1.0；左眼由1.0升到1.2。改为每周针刺1次，治疗半年，视力未下降；在夜间光线较好的环境中能行走，白天已能骑自行车。嘱患者每周或隔周治疗1次，以巩固疗效。随访至今已20年余，视力、视野正常，夜盲现象不明显。

【按】 本例为一成年患者，就诊时虽症状为分娩后加重，视力虽好，但从眼底情况分析，病程已较长，且已出现夜盲、视野受损等症状。经针刺治疗，效果仍较明显。由本例也证明，针灸不仅对小儿有长期的疗效，对成年人也同样有长期的疗效。

第二十节　视网膜动脉阻塞

【概述】

视网膜血管阻塞是一种急性的视网膜病变，是缺血性卒中的眼部表现形式之一，又称眼中风，以迅速出现视功能障碍为主要临床表现。分为视网膜动脉阻塞和视网膜静脉阻塞两类。本节主要介绍视网膜动脉阻塞。

视网膜动脉阻塞主要包括视网膜中央动脉阻塞、视网膜分支动脉阻塞及视网膜睫状动脉阻塞等。以视网膜中央动脉阻塞最为急重，是本节讨论的重点。视网膜中央动脉阻塞，具有发病急骤、进展迅猛、致盲性较高的特点，视力可在瞬间丧失，眼底呈急性缺血状态，动脉纤细如线，黄斑呈典型的樱桃红斑。临床表现多为突发单眼无痛性视力急剧下降至数指甚至无光感，发病前可有一过性视力丧失并自行恢复的病史。

本病归属中医学"暴盲"范畴，又称"络阻暴盲"或"络瘀暴盲"，最早见于《临床必读》，古代医家认为眼的功能与五脏、气血、阴阳关系密切，故认为本病多为脏腑功能失调、阴阳不和，以致气血乖乱，甚则脉络闭塞，气血阻滞。对于其治疗，以刺血疗法为主，取穴多取攒竹、上星、百会、顶前五穴、内迎香、阿是穴。《儒门事亲•卷六》记载："目忽暴盲不见物……此相火也，太阳阳明气血俱盛，乃刺其鼻中、攒竹与顶前五穴，大出血，目立明。"但这里所称的"暴盲"是否为现代医学所说的视网膜血管阻塞还有待进一步商榷。

现代针刺治疗视网膜中央动脉阻塞针灸病例，首见于 20 世纪 60 年代。20 世纪 70 年代初北京和天津的眼科工作者分别报道了针灸治疗视网膜中央动脉阻塞的多样本临床观察，在肯定效果的基础上，指出：针刺具有解除阻塞和促进病变组织恢复的双重作用。进入 21 世纪来，亦有个案或小样本的报道，但总体上说，进展不大。

著者的临床体会，针灸对有一定视力基础且为早期的本病患者，效果是比较确切的。

【效方】

1. 组成

基础穴：天柱、风池、新明 1（双侧）。

主穴：上健明、上明、承泣、瞳子髎（或新明 2）（均取患侧）、耳尖。

配穴：球后、太阳（均患侧）。

2. 操作

基础穴双侧均取，取 0.30mm×40mm 毫针，天柱用导气法，风池、新明 1 用行气法，使针感向前额、颞部或眼放射。配穴，取 0.25mm×（25～40）mm 毫针，其中上健明、上明直刺 0.8 寸，承泣略向上进针 1.2 寸，以眼眶内有明显得气感为度；瞳子髎和新明 2，先直刺进针 0.5～0.8 寸，再提针至皮下向太阳方向透刺 1.4 寸，反复提插数次至强烈得气。上述穴位均留针 30 分钟。耳尖穴取双侧，取 0.30mm×13mm 毫针，刺入 0.2 寸，留针 30 分钟后，取出挤出血 5～10 滴。配穴均取，用穴位注射法，球后用甲钴胺注射液，每穴 1ml（0.5mg/1ml），太阳用复方樟柳碱注射液每穴 2ml。每周 3 次，3 个月为 1 个疗程。

3. 临床心悟

本病临床治疗思路是基于"化瘀益气"。著者认为"血瘀"是本病的主要外在表现，脉络瘀阻玄府不通，精血而不能荣于上，导致目失所养，视物不清甚至暴盲。而"气虚"是本，气虚则无力运血，故久病气虚，可致瘀血内停。阳病及阴，气血两虚。治疗本病既要标本兼顾，更要分清缓急轻重，患者刻下以眼底脉络瘀阻而盲为急，故以活血化瘀、疏利血脉，缓急治标；探本求源，患者发病之本为各种原因所致的气血两虚，故取益气养血法，以治根求本。在取穴上主方重在活血明目，眶内穴用深刺以疏局部之血络，眶外穴以透刺加强化瘀之功，耳尖穴刺血祛瘀。配穴，以针药结合之法，进一步促进局部血液循环，缓解缺血（复方樟柳碱注射液），改善对视神经的损害（甲钴胺注射液）。基础方则以益气为主，风池属胆经，天柱属膀胱经，均位于头部，肝胆互为表里，膀胱与肾亦互为表里，本方采用导气及行气之法，重在补肝肾精气，以达到补益明目的目的。此为治本之举。纵观此方，标本结合，重在治标；针药结合，重在用针；化瘀益气，重在化瘀，所以取效。但视网膜急重难治，应用此方尚应当注意以下几点：一是患者应保有一定的基础视力，至少在手动以上，如仅有光感或已全盲，一般多无明显效果；二是早期治疗，据著者经验，以病程在 3 个月之内为好，如超过 1 年，效果较差；三是要求坚持半年以上的规律治疗。

本方对视网膜分支动脉阻塞效果更为明显，曾治疗一例女性模特。其在韩国首尔某美容机构做隆鼻手术时，突然出现右眼视力丧失。急赴当地医院救治，发现为美容注入物（具体不详）误入眼部血管，导致视网膜分支动脉阻塞。由于救治及时，右眼视力恢复至0.3（原为1.5）。半年后，来著者处求治，当时视力已略有下降，为0.25。经用本方治疗3月余，视力恢复至0.6。后因工作繁忙，未能继续治疗。

【验案】

1. 视网膜中央动脉阻塞

王某，男，63岁，退休文艺工作者。初诊日期：2012年11月23日。

主诉： 左眼视物不清1个半月。

现病史： 患者有右眼黄斑裂孔史，经激光封闭治疗后6年，目前已无中心视力。于2012年10月6日突然出现左眼视物不清，半小时后赴本市一家三级专科医院急诊，发现左眼光感不明确。经眼底检查和荧光血管造影，确诊为视网膜中央动脉阻塞。经住院用药治疗后，视力略有改善。经介绍来著者处要求针灸治疗。

检查： 左眼角膜明，瞳孔略散大，前房（-），对光反应存在。眼底视盘较淡，后极部网膜色淡，水肿，黄斑部呈樱红色。视力：右眼中心视力无，左眼为手动/15cm。脉沉弦，舌淡紫胖边有齿痕，苔黄腻。

诊断： 左眼视网膜中央动脉阻塞。

治疗： 按上述效方治疗，新明2和太阳穴针法：均先直刺至得气，行捻转加小幅度提插泻法后，然后再向颞侧斜刺0.8寸，与新明1或翳明为一对，连接电针仪，应用连续波，频率为3Hz，强度以可耐受为度。针刺2次后，左眼视力：手动/60cm。针刺3个月后，视力提高至0.2。

> **【按】** 本例是较为严重的视网膜中央动脉阻塞。因视网膜缺血短时间光感受器即可死亡而不能逆转，故及时处理十分重要。本例患者于发病半小时后即行急诊治疗，所以使用视力有一定恢复，这为针灸治疗奠定了重要的基础。据著者经验，患者如能保存手动以上视力，应用针灸治疗来提高视力的可行性就较大，一般而言，视力基础越好，恢复越明显。本例就是一个例子。著者在临床曾治疗多例类似病例，对无光感或仅仅有光感者，多未见改善。对于视网膜中央动脉阻塞，宜加重手法及配合电针，增强补益气血和活血化瘀的作用。

2. 视网膜中央动脉阻塞

张某，男，44岁。初诊日期：2020年5月23日。

主诉： 左眼视力下降3周。

现病史： 3周前（2020年5月2日）早晨7时，在旅游途中，患者左眼无明显诱因下出现一过性刺痒麻木感，未予重视，后出游爬山过程中左眼视物灰矇，视力急剧下降，至晚8时仅存微弱光感，遂至武夷山当地医院急诊科就诊。左眼视力：手动/眼前，右眼视力：0.8；右眼眼压：19mmHg，左眼眼压：21mmHg，左眼瞳孔较右眼散大，对光反射弱，相对性传入性瞳孔障碍（RAPD）（+），眼底：视盘边界不清，后极部视网膜色苍白，黄斑呈樱桃红色；右眼无异常，确诊为左眼视网膜中央动脉阻塞（CRAO），予以吸氧，球后注射阿托品+利多卡因+地塞米松，复方樟柳碱注射，单硝酸异山梨酸酯片口服，治疗后左眼视力：指数/10cm。5月4日，至本市某三甲医院眼科就诊，左眼视力：指数/10cm，右眼视力：0.8，右眼眼压：14.8mmHg，左眼眼压：12.3mmHg，眼底左视盘边界不清，动脉明显狭窄，后极视网膜水肿灰白，黄斑樱桃红变（图8-10A），经黄斑的光学相干断层成像技术（OCT）示视网膜中央动脉供血的内层视网膜水肿增厚（图 8-10B），治疗予以盐酸卡替洛尔滴眼液（美开朗）、布林佐胺滴眼液（派立明）滴眼，丹参滴丸口服等，用药后症情无明显改善。5月7日至本市三甲专科医院就诊，左眼视力：手动/眼前，眼底后极部视网膜水肿，黄斑呈樱桃红色，同意目前治疗方案，并予以丹参注射液+葡萄糖注射液静脉滴注5日，同时发现血压偏高：165/95mmHg，建议至专科进一步就诊。经本市另一三甲医院内科确诊为原发性高血压3级、2型糖尿病，内科用药后血压、血糖控制可。后因左眼症情无明显改善，前来著者处就诊。

检查： 食欲不振，身倦乏力，少气懒言，夜寐差，小便调，便秘。左眼视力下降（指数/20cm），左眼 RAPD（+），眼底后极部视网膜水肿未见明显改善，视野：平均光敏感度（MS）3.6dB，平均缺损（MD）24.8dB（图8-10C）。舌紫暗，苔薄白，脉沉涩。

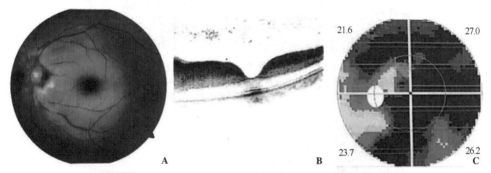

图 8-10　CRAO 患者眼底彩照、OCT、视野图像

A. 针刺治疗前眼底彩照，可见视盘边界不清，动脉狭窄明显，后极视网膜水肿灰白，黄斑樱桃红变。B. 针刺治疗前经黄斑的 OCT，可见视网膜中央动脉供血的内层视网膜水肿增厚，内部结构紊乱，反射性增强，下方组织反射信号减弱。C. 针刺治疗前的视野图像，可见视野缺损严重，结果示平均光敏感度（MS）为3.6dB，平均缺损（MD）为24.8dB

诊断： 视网膜中央动脉阻塞（左眼）。

治疗： 选用"化瘀益气法"综合针刺治疗，鉴于患者病情较为严重，建议每周治疗4次。治疗3月（2020年9月2日）复查左眼底彩照，示：视盘边界清、色淡，视网膜水肿较前明显减轻，黄斑樱桃红变明显改善（图8-11A），视野：MS 为7.4dB，MD 为20.9dB（图8-11B）；治疗5个月（2020年10月20日）复查左眼视力为0.01，眼底彩照示视盘边界清、色淡红，余未见明显异常（图8-12A），经黄斑的 OCT 扫描，示缺血区域内层视网膜水肿完全消退、各层结构均萎缩、变薄，外层结构反射正常，黄斑形态未见明显异常（图8-12B）。2021年3月9日，复查左眼视力：0.06。

鉴于患者症情不断改善，继续予以针刺综合治疗，随访。

【按】 本例 CRAO 患者为中年男性，眼病突发时自觉无明显诱因，在确诊 CRAO 后及时筛查内科疾病后发现为高血压、2 型糖尿病患者。CRAO 在高血压患者中较为常见，高血压可导致动脉管壁增厚硬化，血管内皮缺氧损伤，易引发血液高凝状态形成血栓，血栓堵塞视网膜中央动脉则发生本病。糖尿病也被认为是 CRAO 发病相关的重要危险因素，因其可引起全身性小血管和微血管病变，从而引发眼底循环障碍。因此 CRAO 发生后，对全身心脑血管进行筛查十分必要，可及时降低后续心血管事件的发生风险。本案患者至著者处就诊时，为发病后 3 周，已错过最佳治疗时间，左眼视力极差，后极部视网膜水肿严重，黄斑樱桃红色变，视野检查示有明显缺损，西医治疗视力恢复至指数/20cm 后再无明显改善。经治疗，患者的左眼视力有较大改善，缺血区域内层视网膜水肿完全消退，黄斑恢复正常。

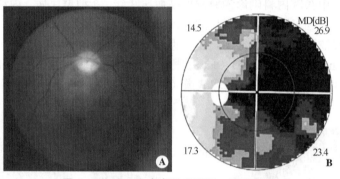

图 8-11　CRAO 患者眼底彩照、视野图像

A. 针刺治疗 3 个月后的眼底彩照，可见视盘边界较前清、色淡，视网膜水肿较前明显减轻，黄斑樱桃红变明显改善。B. 为针刺治疗 3 个月后的视野图像，可见视野缺损改善明显，结果示 MS 为 7.4dB，MD 为 20.9dB

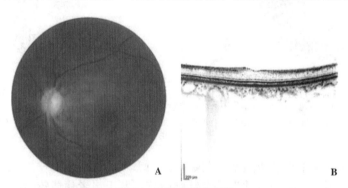

图 8-12　CRAO 患者眼底彩照、OCT

A. 针刺治疗 5 个月后的眼底彩照，可见视盘边界清、色淡红，余未见明显异常。B. 针刺治疗 5 个月后经黄斑的 OCT，可见缺血区域内层视网膜水肿完全消退、各层结构均萎缩、变薄，外层结构反射正常，黄斑形态未见明显异常

本病属于难治性眼病之一，在针刺治疗时，强调多种针刺疗法的综合运用，同时针刺手法、穴位选取也有所要求，通过多种方法的有机配合，加强巩固疗效。此外，在确诊 CRAO 后积极治疗眼科疾病的同时及时筛查内科疾病十分有必要，可将

后续心血管事件的发生风险降到较低水平。对于 CRAO 病情凶险、预后较差的难治性眼病的治疗，患者的心理状态也十分影响其疗效。上述病案患者发病后一直心怀希望，生活态度乐观，积极规律配合治疗，《灵枢·脉度》云："肝气通于目，肝和则目能辨五色矣"，这对他的康复也起到了较大的帮助。

第二十一节 视网膜静脉阻塞

【概述】

视网膜静脉阻塞是较视网膜动脉阻塞更为常见的视网膜血管疾病。多见于中老年患者，但也可见于青年患者。可分为视网膜中央静脉阻塞、视网膜半侧中央静脉阻塞及视网膜分支静脉阻塞等。临床表现为患眼视力下降明显，可有视物变形，眼底静脉扩张迂曲，血流瘀滞，以视盘为中心呈放射状、火焰状出血，视网膜水肿为特征。久之，多形成黄斑囊样水肿。

视网膜静脉血管阻塞归属中医学"目衄暴盲"范畴。

现代针灸治疗本病的报道首见于 1957 年。虽然不断有与本病有关的针灸治疗的文章，但与其他眼病相比还属不多，有学者将视网膜血管阻塞列为眼和附属器针灸病谱中的第 14 位。在方法上尽管还是以体针为主，但近年来应用刺入式穴位激光仪治疗亦有较好效果。另外发现针灸不仅能改善视力，对视网膜静脉阻塞合并黄斑水肿也有明显效果。这一点，著者的工作进行了进一步验证。

【效方】

1. 组成

主穴：①新明 1、太阳、上健明、球后、三阴交；②翳明、新明 2、上明、承泣、阴陵泉。

配穴：膈俞、脾俞。

2. 操作 主穴每次取一组，仅取患侧，两组交替。配穴每次取一穴，双侧，二穴交替。主穴针刺，针刺手法均按前述之法，得气后，施平补平泻法，留针 20～30 分钟。太阳去针后，挤出黑血数滴。配穴用穴位注射法，丹参注射液或当归注射液，以 5 号齿科针头，刺至得气后注入药液，每穴 1ml。另以甲钴胺注射液（0.5mg/1ml）在球后和承泣注射，复方樟柳碱注射液（2ml）在太阳和新明 2 交替注射（均与毫针刺间隔取用）。隔日 1 次或每周 2 次，3 个月为 1 个疗程。

3. 临证心悟 据著者的体会，本方治疗视网膜血管阻塞，尽管对各种类型都有不同程度的效果，但以视网膜分支静脉阻塞者效果最为明显，视网膜中央静脉阻塞和视网膜分支动脉阻塞次之，视网膜中央动脉阻塞最差。且以早期介入为佳。另外，本方对视网膜静脉阻塞并发黄斑水肿，也有明显效果。

著者认为，视网膜静脉阻塞治疗重在"逐瘀化湿"，因该病除了瘀阻血络外，尚有痰湿积聚。

主穴定为 2 组，是因为眼底出血属于急症，要求针灸治疗的间隔时间短，同时考虑到本病疗程较长，为避免穴位反复使用引起疲劳，所以分成两组，交替取用。主方所取，均为治疗各种眼底病之要穴和验穴，其中三阴交和阴陵泉均为利水祛湿之常用穴。配穴考虑症属出血，故取血会膈俞，以活血逐瘀明目；取脾俞，既寓脾统血之意，用以摄血止血；又因脾主健运，利于化水湿痰浊。用甲钴胺注射液在球后和承泣交替注射，复方樟柳碱注射液在太阳和新明 2 交替注射，则是从增强视神经营养和促进视网膜血供方面考虑。

操作上，太阳穴刺血主要用于早期，针刺手法以平补平泻为主，如至后期手法可略强，以增祛瘀之力。

为了验证上述治疗方案的临床价值，著者与学生们和复旦大学附属眼耳鼻喉科医院合作申报并获得到上海市科委课题立项的一个课题——"异病同治法针刺综合治疗黄斑水肿的临床观察"。抗血管内皮生长因（VEGF）是目前西医治疗黄斑水肿的主要方法之一，其中雷珠单抗（Lucentis）是目前的一线药物。该药 2006 年被评为美国十大卫生新闻。与雷珠单抗的治疗相比，从现有观察到的病例来看，在完成过程中发现本治疗方案在消除视网膜静脉阻塞引起的黄斑水肿、促进眼底出血的吸收和提高视力方面疗效明显，且有可重复性。并有如下体会：①针刺对于视网膜静脉阻塞引起的黄斑水肿患者来说，消退水肿的速度较雷珠单抗为慢，但复发率低，视力恢复程度好。②雷珠单抗对此类黄斑水肿的消退作用比较快，但复发率较高，且多次使用后再行针灸治疗视力恢复不佳。③2017 年使用雷珠单抗治疗的费用每次在 1 万元左右，远高于针灸。雷珠单抗注射后及早结合针灸治疗，在患者视力提高和黄斑水肿消退方面是否能达到更理想的效果？对此，我们正在深入探讨，希望走出一条新路，造福患者。

【验案】

1. 右眼视网膜中央静脉阻塞（早期）

赵某，男，退休工人，60 岁。初诊日期：2012 年 11 月 28 日。

主诉：右眼视物模糊 10 日伴黑影。

现病史：患者有高血压和高脂血症史。于 10 日前，自觉右眼突然视物模糊并有黑影遮盖，当时不以为意。2 日后，症状未见好转，即去某三甲综合性医院眼科就诊。经检查诊断为视网膜中央静脉阻塞。用中西药物治疗，自觉症状改善不明显，前来我处要求针灸治疗。

检查：右眼视力为指数/10cm，左眼视力为 1.2。右结膜潮红，右晶体（-）。右眼底扩瞳可见：右视盘边界模糊，多处可见有火焰状出血，黄斑区呈淡蓝色，黄斑区水肿。右动静脉比为 1:3。眼压：右眼为 18mmHg，左眼为 18mmHg。脉略弦，舌质暗苔腻。

诊断：右眼中央静脉阻塞。

治疗：以上述效方为主，加用丰隆、足三里、肝俞等穴，其中丰隆、足三里交替使用，针刺得气后行泻法留针。肝俞用穴位注射法。每周 3 次。2 周后，左眼视力提高至 0.2。继用前法，治疗 3 个月后，左眼视力已提高至 0.6。改为每周治疗 2次。共治疗半年，左眼视力提高至 0.8。之后，每周 1 次，巩固疗效。

【按】　本例为典型的右中央静脉阻塞所致的眼底出血。因为考虑到有高血压和高脂血症，加用上述穴位，一在于辅助降压降脂，二是加强对患眼的活血化瘀之功。本例患者因是早期即介入针灸治疗，故疗效较为明显。

2. 右眼视网膜中央静脉阻塞

涂某，男，22 岁，银行职工。初诊日期：2014 年 8 月 15 日。

主诉：右眼视力下降及视物变形 5 个月。

现病史：患者 2014 年 3 月 15 日因右眼视力下降 2 周至上海某三甲医院就诊。右眼视力：0.2，矫正不提高，左眼视力：1.0；外眼（－），Tyn（－），晶状体（－），右眼底视盘及视网膜广泛火焰状出血（图 8-13A），左眼无异常；左右眼压分别为 15mmHg、16mmHg。诊断为右眼视网膜中央静脉阻塞（CRVO）。给了卵磷脂络合碘片（沃丽汀）、复方血栓通胶囊、胰激肽原酶肠溶片（怡开）等口服治疗 3 日，未见好转。右眼视力 0.1^{+2}，小孔不提高，扩瞳检查眼底示静脉过曲伴浅层出血，黄斑水肿；右眼眼底血管荧光造影（FFA）示右眼血管充盈时间可，全视网膜大片出血性低荧光，视盘毛细血管早期扩张，后期强荧光渗漏，颞侧周边血管壁荧光素渗漏，晚期 M 区荧光素着染；光学相干断层扫描（OCT）：右眼黄斑区囊样水肿，中心凹视网膜厚度（CMT）为 363μm。再次请眼科会诊，建议采用抗 VEGF 药治疗，每月注射 1 次，3 个月为 1 个疗程。故于 3 月 19 日首次玻璃体内注射雷珠单抗 0.5mg。之后每月 1 次，共注射 3 次。6 月 17 日复查，右眼视力为 0.2，CMT 为 570μm，眼底出血改善，但黄斑水肿加重，视力再次下降。眼科建议继续抗 VEGF 治疗，于 6月 18 日第 4 次注射雷珠单抗 0.5mg，1 周后（6 月 24 日）右眼视力为 0.1^{+2}，小孔 0.3，CMT 为 226μm。8 月 12 日再次复查，右眼视力为 0.1，小孔 0.2，CMT 为 625μm（图 8-13B），黄斑水肿复发。眼科仍建议继续予以抗 VEGF 治疗。患者因经济原因放弃再次使用雷珠单抗，遂至著者针灸门诊处就诊。既往史：2014 年 2 月 8 日左右有夜起小便跌倒史，既往身体健康，否认糖尿病、高血压、冠心病、传染病、手术、输血等。

检查：患者体健，面色红润，神情沉郁，右眼视力为 0.1，眼底检查同前。舌质淡红苔薄白，脉平。

诊断：右眼视网膜中央静脉阻塞复发并发黄斑水肿。

治疗：以上述效方治疗。鉴于患者疾病反复发作，较为严重，著者建议患者每周至少治疗 3 次。经采用上述针刺综合所有方法治疗后的第 3 个月，即 2014 年 12月 2 日复查，右眼裸视力为 0.1，OCT 示黄斑水肿消退（图 8-13C），针刺治疗期间右眼底出血、水肿未曾复发。继续针刺治疗。2015 年 3 月 24 日，右眼裸视力为 0.1，OCT 无变化。治疗 12 个月后，即 2015 年 9 月 11 日，右眼裸视力为 0.2^{+2}，矫正视力为 0.4，出血完全吸收（图 8-13D）。OCT 示右眼黄斑水肿完全消退，患者至今每周 2 次维持治疗，视力逐渐好转。

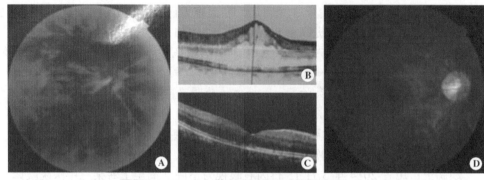

图 8-13 CRVO、黄斑水肿患者眼底彩照及 OCT

A. 治疗前眼底彩照，可见以视盘为中心的大片视网膜出血。B. 治疗前的 OCT，可见黄斑区水肿。C. 治疗后的 OCT，可见黄斑区水肿消退。D. 治疗后的眼底彩照，可见视网膜出血完全吸收

【按】　本例视网膜中央静脉阻塞患者为年轻人，病因不明。原双眼裸视力均为 1.0，患病后右眼视力急剧下降至 0.15。采用抗 VEGF 治疗后，出血情况得到改善，视力短时期内亦有好转，第 1 次注射雷珠单抗后，裸视提高到 0.25；第 2 次注射雷珠单抗后，裸眼视力又上升到了 0.4。但随着黄斑水肿复发，视力又出现下降，从 0.2 降到 0.1，即便进行了第 3、第 4 次注射雷珠单抗，视力仍未再提高。至于黄斑水肿，注射雷珠单抗后，有即刻消肿作用，但 1 个月后水肿又复发。如此反复水肿，数次注射雷珠单抗，高昂的价格，使患者难以继续进行抗 VEGF 治疗。当该患接受针灸疗法以后，黄斑水肿渐退且未再复发，眼底情况一直慢慢地朝着好的方向发展。1 年后随访，右眼 OCT 水肿完全消退，视力：0.25（裸），矫正视力：0.4。2 年后（2016 年 7 月 28 日）视力：0.45（裸），矫正视力：0.60。随访至今，已近 7 年，症情稳定，视力已达（矫正）0.8。

3. 视网膜分支静脉阻塞（后期）

余某，女，62 岁，退休职工。初诊日期：2015 年 3 月 2 日。

主诉：右眼视物模糊 10 个月。

现病史：患者双眼素有高度近视眼史。2013 年 12 月左眼因视网膜裂孔而行激光光凝治疗，2014 年 5、6 月间，时常感觉双眼视物模糊异样，于 2014 年 6 月 27 日前往医院复查左眼时，意外发现右眼颞下分支静脉旁火焰状出血，当时左眼裸视力为 0.08，矫正视力为 0.4；右眼裸视力为 0.2，矫正视力无提高。OCT 示右眼 CMT 为 551μm。诊断为右眼视网膜分支静脉阻塞（BRVO），黄斑水肿。建议雷珠单抗眼内注射，患者未接受，暂口服复方血栓通、羟苯磺酸钙胶囊（导升明）等药物治疗，同时服用中药汤剂。2014 年 8 月 25 日复查，左眼裸视 0.08；右眼裸视 0.1，矫正视力 0.1^{+2}；OCT 示右眼 CMT 为 966μm。2014 年 9 月 9 日至另一三甲医院再查，右眼矫正视力为 0.1，右眼视网膜颞下分支静脉旁大片出血（图 8-14A），右眼 CMT 为 957μm。考虑病情加重，患者于 2014 年 9 月 11 日接受雷珠单抗眼内注射 1 次，药注治疗后 11 日，于 9 月 22 日查 OCT，CMT 为 321μm，水肿好转。2014 年 12 月 30 日再次检查，发现黄斑水肿复发（图 8-14B），右眼矫正视力为 0.1，药物多方治疗未果，遂至著者针灸门诊处就诊。既往史：高血压及脑梗史，2014 年 8 月因脑梗

死住院，诊断为"左基底节腔梗、高血压1级"。目前，血压控制在140/90mmHg。

检查：身材偏胖，精神尚好，眼科检查见上。血压为143/89mmHg。脉弦细，舌质红苔薄。

诊断：右眼视网膜分支静脉阻塞并发黄斑水肿。

治疗：以上述针刺综合治疗法为主，每周3次，隔日治疗。同时由同一个医生在同一家医院同一台仪器上实施检测，3个月检查1次，观察右眼视力、OCT、微视野平均视敏度这三项指标。2015年4月24日右眼矫正视力为0.2^{+2}；OCT右眼CMT为663μm；平均视敏度为10.0dB。2015年7月24日，右眼矫正视力为0.2^{+2}，OCT右眼CMT为257μm，平均视敏度为13.2dB。2015年10月23日，右眼矫正视力为0.3；CMT为192μm；平均视敏度为12.8dB。2016年1月22日，右眼矫正视力为0.3；CMT为174μm（图8-14C），平均视敏度为13.7dB；眼底彩照示眼底出血完全消退（图8-14D）。

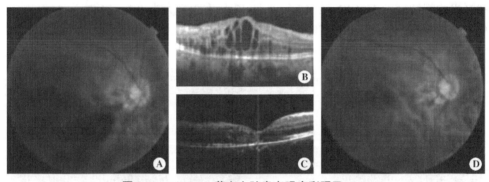

图8-14 BRVO、黄斑水肿患者眼底彩照及OCT

A. 治疗前的眼底彩照，可见视盘颞下方视网膜大片出血。B. 治疗前的OCT，可见黄斑区水肿。C. 治疗后的眼底彩照，可见视网膜出血完全吸收。D. 治疗后的OCT，可见黄斑区水肿消退

【按】 患者右眼底出血为视网膜分支静脉阻塞，采用眼内注射雷珠单抗后，视力稍有提高，水肿亦有所减轻，但不久黄斑水肿复发。我们发现患者接受针刺治疗后，水肿逐渐消退并未再复发，视力也逐渐好转，治疗1年后矫正视力从0.2提高到0.4。

4. 视网膜分支静脉阻塞（早期）

涂某，男，57岁，职工。初诊日期：2015年4月13日。

主诉：右眼视物模糊3个半月。

现病史：患者自2014年12月23日起发现右眼前黑影飘动不去，无视力下降、视物模糊，不伴有闪光感及视物遮挡，诱因不明。第3日前往某三甲医院眼科就诊，双眼裸视力均为1.0，右眼眼压为12mmHg，左眼眼压为13mmHg，双眼前节未见异常，晶状体混浊，眼底C/D=0.3，黄斑中心凹反光存在，右眼视网膜颞上分支静脉旁出血灶。诊断为右眼BRVO。予以胰激肽原酶肠溶片、复方血栓通胶囊等治疗，未见好转，且右眼视力开始下降，发现黄斑区出现水肿。2014年12月30日至2015年4月8日期间，在该院多次检查右眼情况，眼底出血明显（图8-15A），OCT提示CMT在316～425μm波动（图8-15B）。右眼裸视力为0.1，右眼注视时鼻下象

限视物不见。其间曾激光治疗 2 次，亦无效。

既往史：3 年前体检时发现血压偏高，因无特殊不适，不曾有规律地服药。此次右眼患病时发现血压仍略高，开始按时服药治疗，至今已用药 3 个多月。鉴于黄斑水肿，眼科医生建议使用雷珠单抗注射液，眼玻璃体腔内注射治疗。患者因了解到此药一般需反复多次注射，且易复发。加之价格昂贵，每次治疗费将近万元，经慎重考虑后拒绝。经同事介绍，慕名前来著者处尝试针灸疗法。

检查：右眼视力已跌至 0.1，右眼注视时内下区域为盲区视物不见，黄斑后极部水肿。脉弦，舌偏暗有瘀斑苔薄腻。

诊断：右眼视网膜分支静脉阻塞伴黄斑水肿。

治疗：选用上述效方。患者因工作原因，每周只能针刺治疗 2 次，但从未间断。治疗后相关检查结果如下。2015 年 5 月 15 日右眼视力为 0.5；CMT 为 474μm。微视野平均视敏度为 10.6dB。2015 年 9 月 18 日右眼视力为 0.7，CMT 为 218μm；微视野平均视敏度为 12.2dB。2016 年 1 月 27 日右眼视力为 1.0；CMT 为 213μm（图 8-15C），眼底出血完全吸收（图 8-15D）。

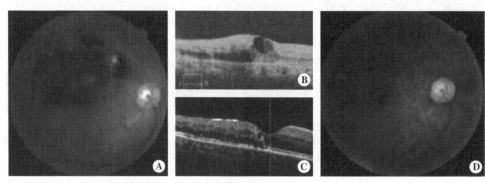

图 8-15　BRVO、黄斑水肿患者眼底彩照及 OCT

A. 治疗前的眼底彩照，可见视盘颞上方视网膜大片出血。B. 治疗前的 OCT，可见黄斑区水肿。C. 治疗后的眼底彩照，可见视网膜出血完全吸收。D. 治疗后的 OCT，可见黄斑区水肿基本消退

【按】　本例中年患者，有高血压史。患视网膜分支静脉阻塞后，同样出现视力急剧下降，从 1.0 跌至 0.1，并出现黄斑水肿。治疗以后不仅黄斑水肿未见复发，视力也较快得到改善。经著者 2 次针刺后，诉右眼视物较前明亮许多。四诊时，诉右眼内下角盲区部位能看见一个黑影轮廓。随着继续治疗，黑影渐渐缩小且且变形成曲线。经 10 多次针刺后，2015 年 6 月初复查右眼裸眼视力，已提高到 0.7，但眼前仍有一小块黑影。随着继续每周 2 次的针刺治疗，病情缓慢好转，视力逐步提高，后右眼裸眼视力恢复到患病前的 1.0。复查眼底荧光素血管造影，表明眼底出血明显吸收。OCT 复查，黄斑水肿已有明显好转，右眼基本痊愈。值得一提的是患者针灸介入时间较早且能坚持规律的针灸治疗，所以取效明显。

5. 左视网膜中央静脉阻塞伴高度近视

章某，男，29 岁，管理员。初诊日期：2019 年 12 月 20 日

主诉：出现左眼视力下降，伴视物变小、变形 3 个月。

现病史：患者有病理性近视十余年，自述因熬夜酗酒、吵架，于 10 月 19 日出现左眼视力下降，伴视物变小、变形。于当地医院查 OCT，提示：视网膜增厚隆起，内有不均匀高反射灶，伴积液（图 8-16A），诊断为左视网膜中央静脉阻塞。考虑为高度近视引发的脉络膜新生血管。后患者转诊上海市某三甲专科医院，行左眼内雷珠单抗注射 3 次，视力由 0.05 恢复至 0.25，视物变形无明显好转。遂求治针灸。

查体：右眼为 1.0，左眼为 0.25。双眼前节（一），眼底豹纹状，视盘色红，边清，左眼黄斑中心凹对光反射不见（图 8-16B）。OCT 提示左眼中心凹下色素细胞层隆起，伴椭圆体带中断（图 8-16C）。

治疗：以上述效方治疗。针刺治疗至 2020 年 8 月，患者左眼视力为 0.3，视物变形较前好转，OCT 可见黄斑中心凹瘢痕灶（图 8-16D）。坚持治疗 1 年多至今，左眼视力恢复至 0.5，且仅在视远时有视物变形，余已基本消失。2021 年 3 月 17 日 OCT 示黄斑中心凹下瘢痕灶较前进一步缩小（图 8-16E）。在整个针刺治疗期间，患者未再行雷珠单抗和其他抗-VEGF 药物治疗。

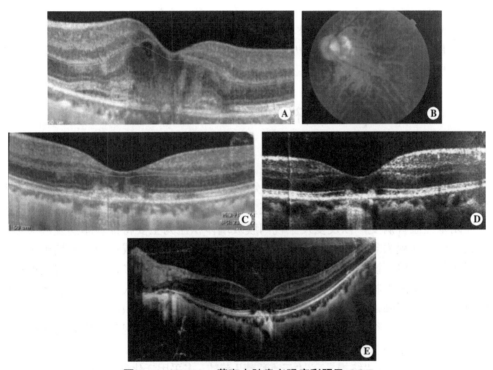

图 8-16　CRVO、黄斑水肿患者眼底彩照及 OCT

【按】　本例患者为较严重的视网膜中央静脉阻塞。因为是外地病例，距上海市高铁车程近 3 小时，虽能坚持治疗，但无法坚持规律针刺。且首次针刺，距发病也已 3 个月。但仍有较好的效果。

总之，我们采用上述效方综合治疗方法，治疗了多例不同类型的视网膜静脉阻塞伴黄斑水肿患者，发现在消退水肿、提高视力方面较注射雷珠单抗有着更为独特的疗效。本节的 5 个案例，资料较详细的为后 4 例。第 2 例患者虽然年轻，基础视力好，但可能是视网膜中央静脉阻塞，病情较重，视力恢复最慢，针灸治疗 1 年后才从 0.1 上升到 0.2，治疗将近 2 年才刚达到 0.6；第 3 例患者眼底情况较差，针刺治疗后视力从 0.2 恢复到 0.4；但第 4 例同样是视网膜分支静脉阻塞患者，未采用雷珠单抗等抗 VEGF 药物，而以针刺为主治疗，结果在消除黄斑水肿方面不仅同样获得较好的效果，在提高视力上更见功效，治疗 9 个月视力就从 0.1 恢复到 1.0，这可能与该患者基础视力好、病情略轻、针刺治疗及时有关。值得注意的一个现象是，近年来我们在针刺治疗数 10 例多种病因所致的黄斑水肿过程中，发现针刺治疗前应用雷珠单抗次数较多的病例（最多者注射 12 次），其视力恢复多不明显，相反，使用 1～2 次者，视力改善则通常较迅速。本节的案例似乎也证实这一点。当然，这还有待进一步的工作来验证。

针刺综合疗法治疗视网膜静脉阻塞合并黄斑水肿，不仅能有效消退水肿，控制水肿复发，还能较明显的提高视力，更具有花费少、较安全、副作用小、患者依从性好等优点。希望读者进一步在临床中进行验证完善。同时，著者设想是否还可采取针刺联合雷珠单抗治疗的方法，即在黄斑水肿较重时先给予抗 VEGF 治疗，由于雷珠单抗起效快、作用强，能够在治疗短期内就可明显的减轻黄斑水肿，然后再同时联合进行针刺综合治疗，以控制水肿复发、更快速提高并保持视力。这有待进一步研究。

附 视网膜静脉周围炎

【概述】

视网膜静脉周围炎，于 1882 年首次由 Eales 描述，故又称 Eales 病。由于常发生在青年，并有反复玻璃体积血的特征，故又称青年复发性玻璃体积血，是一种特发性闭塞性血管病变，以反复发生视网膜玻璃体积血为主要特征。本病发病突然，患眼可无痛性视力急剧减退，因大量玻璃体积血而仅存光感或指数。早期由于病变在周边部，一般不影响视力，患者常无自觉症状。如出血不多，患者发现眼前有黑色点状或丝状漂浮物，视力正常或轻度下降；如大量出血进入玻璃体，患者可突然发现视力严重下降，仅见手动或仅有光感。由于玻璃体多次积血，可产生玻璃体视网膜增殖，有机化纤维索条产生，这些索条的收缩可牵拉视网膜形成破孔和视网膜脱离。目前尚无确切的治疗药物。

本病归属中医学"络损暴盲""云雾移睛"范畴。多采用活化瘀、滋阴降火之法治疗。

现代针灸治疗本病的资料不多，1989 年曾有一定样本量的报道，采用眼区及周围穴和远道穴结合，取得较好的效果。但之后再未查见有关临床资料。著者对本病的治疗经验亦不多，现介绍一例，供读者借鉴。

【验案】

仁真某，藏族，男，36 岁，某寺住持。初诊日期：2004 年 3 月 9 日。

主诉：右眼视物模糊 6 个多月。

现病史：2003 年 8 月，患者因做法事劳累，右眼视力猝然下降，视物困难。经四川某地区医院眼科检查，诊为右眼玻璃体积血，视网膜静脉周围炎。虽经住院积极对症止血消炎等治疗，病情控制，但右眼视力未见丝毫好转。后又前往成都、广州等地的多个大医院诊治，仍然无效，故来沪求治。经人介绍，转辗找到著者。

检查：裸视力，右眼眼前 10cm/指数，左眼为 1.5。右眼底不能窥清，左侧正常。脉细弦、舌苔薄白腻。

治疗：因患者对穴位注射有顾虑，采用针刺为主，配合耳穴压丸治疗。

主穴：①新明 1、上健明、承泣、瞳子髎、太阳；②翳明、上明、球后、丝竹空、新明 2。

配穴：眼、脾、肝、肾、支点、神门（耳穴）。

每次主穴取一组，两组交替，均取双侧。配穴为耳穴，以用 380G 磁珠置于 0.5mm×0.5mm 医用胶布中贴压穴区。针刺操作同上，每周治疗 3 次。针刺后，耳穴贴压，每次一侧耳，每周换贴 1～2 次，每日自行按压 3 次。经过 5 次治疗，右眼视力出现改善。治疗至第 12 次，查视力，为 0.1，患者信心大增。因患者求治心切，加用天柱、风池、攒竹三穴，以增强通经明目之力。并配合服用明目地黄丸。治疗至第 3 个月，视力增至 0.6。效不更方，继续治疗 1 个月，右眼视力恢复到 0.9。因要回寺院讲经，中断治疗返回四川。电话随访 5 年，视力虽略有下降，但仍保持在 0.6 左右。

【按】　本方主穴均为眼区及周围穴，重在化瘀活血明目，此为急则治标之举；配穴为耳穴，则从调理肝、脾、肾出发，益气养阴补精明目，此为兼顾治本。

本例患者，症情较重且病程已达半年，其疗效如此明显，其关键虽是进行针刺治疗，但也与该患者是一名高僧有关。整个治疗期间，他一直保持心境宁静，注意身心调养，这对提高治疗效果也十分重要。

第二十二节　糖尿病性视网膜病变

【概述】

糖尿病性视网膜病变（DR），是与持续高血糖及其他与糖尿病联系的状态相关的一种慢性、进行性、潜在危害视力的视网膜微血管疾病，是糖尿病最常见、最严重的并发症之一，也是 50 岁以上人群主要致盲眼病之一。在西方，糖尿病性视网膜病变是工作年龄阶段（20～64 岁）首位的致盲原因。据统计，我国糖尿病患者总数每年至少增加 100 万，而糖尿病患者中糖尿病性视网膜病变的患病率达 44%～51.3%。因此，本病的防治日益引起广泛的重视。糖尿病性视网膜病变，临床分为非增生性和增生性两类。在病变初期，一般无眼部自觉症状。病变发展，可引起不同程度的视力障碍、视野中央暗影，中心视力下降和（或）视物变形、眼前有黑影飘动等症状。当新生血管大量出血进入玻璃体腔，视力可严重丧失，仅存光感。非增生性者眼底表现：视网膜上出现微血管瘤和硬性渗出物，静脉迂曲扩张、深浅层出血和视网膜水肿。增生性者，除上述病变外，可出现大面积毛细视网膜新生血管生成。新生血管易破裂出血，形成大量玻璃体积血、机化，导致牵拉性视网膜脱离，还可引发新生血管性青光眼。

中医学中，称本病为"消渴内障"或"消渴目病"。自古中医学对消渴病日久可致盲的临床特点就有一定的认识。刘完素在《三消论》中指出："夫消渴者，多变聋盲目疾，疮痈痤痱之类"，戴元礼在《秘传证治要诀及类方》中亦有"三消久之，精血既亏，或目无所见，或手足偏废"的记载。在我国古籍中，未能查见针灸治疗本病的确切记载。

糖尿病性视网膜病变临床主要表现为视力下降，且随着病情加重而出现严重视力损害，以致不可恢复盲。现代医学认为该病与糖尿病的病程和血糖控制水平有关，目前糖尿病性视网膜病变治疗主要以抗血管内皮生长因子（VEGF）药物治疗、激素治疗、视网膜激光光凝治疗和手术治疗为主。但这些治疗方案均会产生一定的不良反应，单独或联合的治疗方法效果有限，且手术本身引起的并发症如复发性玻璃体积血等也是不容忽视的，因此西医还在不断研究寻找潜在的治疗靶点。中医治疗糖尿病性视网膜病变的报道也随着我国糖尿病发病率的攀升而不断增多。

糖尿病性视网膜病变归属中医学"消渴内障"或"消渴目病"等范畴，著者基于多年临床经验，认为糖尿病性视网膜病变的发病基础离不开糖尿病这个原发病的病因病机。

现代针灸治疗本病，较早见于 1986 年。但 20 世纪 80～90 年代有关文章并不多，从 21 世纪开始，随着我国糖尿病发病率的不断攀升，本病才引起针灸界的日益重视。在治疗上既有体针的报道，也有耳针、腹针及穴位注射的临床文章，但最多的则是体针结合中药的观察资料。取穴多以头面部尤其是眼周穴为主，也有仅用远道穴的。在疗效观察上，疗效评价标准虽有不同，但有渐趋统一之势，而针灸治疗本病的疗效，则基本肯定。当然，从已有的工作看，临床观察的样本还不够大，缺乏严格的随机对照多中心进行的研究工作。

著者治疗本病有十余年的临床积累，对非增生性和增生性两类患者的针灸治疗，都总结了一些经验。

【效方】

1. 组成

主穴：①新明 1、上健明、承泣、新明 2、丝竹空；②翳明、上明、球后、太阳、瞳子髎。

配穴：①胰俞、足三里；②脾俞、三阴交。

胰俞位置：在背部，第 8 胸椎棘突下缘，后正中线旁开 1.5 寸。

2. 操作 主穴与配穴每次均取一组，两组轮换。增生性患者，主穴均取；非增生性患者，去新明 2 和太阳。主穴用针刺法，眼区穴用 0.25mm×25mm 毫针，余穴用 0.30mm×（25～40）mm 毫针。按前述之针法，针刺得气后，用平补平泻手法运针 1 分钟，留针 30 分钟。注意，对增生性患者，针刺眼区穴时，不可进针过深，手法宜轻，以免诱发眼底出血。留针期间，非增生性患者，可在新明 1 与丝竹空、翳明与瞳子髎接通电针仪（增生性者不用电针），应用连续波，强度以患者感舒适为度。取针后，配穴及承泣、球后用穴位注射法。其中，配穴用黄芪注射液或丹参注射液，每穴注入 2.5ml（黄芪注射液）或 2ml（丹参注射液）。承泣、球后亦配合穴位注射，两穴交替使用，并与针刺时间相间隔，药液为甲钴胺注射液 1ml（0.5mg/1ml）和复方樟柳碱注射液 2ml，每次用一种药液。用量每侧穴分别为甲钴胺注射液 0.5ml，复方樟柳碱注射液为 1ml。每周治疗 3 次，3 个月为 1 个疗程。从第 2 个疗程起，病情稳定者，可改为每周 2 次。

3. 临证心悟　糖尿病性视网膜病变，在近年来著者门诊中逐渐增多，且多为症情较重者。糖尿病日久所致气阴两虚，肝肾亏虚等病变，使气虚行血无力，精血不能上承于头，目失濡养，气虚血瘀，引起眼部络脉瘀滞。瘀阻目络则是本病发生的重要病机，可引发眼底视网膜微血管瘤、硬性渗出，更可因视网膜新生血管增生，致黄斑区水肿、出血等。若血溢络外，溢入神膏（玻璃体）之内，渗灌瞳神，则可致视衣（视网膜）脱离等，终致失明。是故病位在眼，与气阴密切相关。

上方是根据上述病机，通过不断实践总结出来的，并基于以下两点的考虑：一是标本兼治，以标为主。眼底的局部病变既与全身病情密切相关，又具有自己独特的特点。同时要兼顾治本。就糖尿病视网膜病变而言，其临床症状主要表现为不同程度的视力障碍，眼部检查则以视网膜微循环障碍、微血管瘤、出血、水肿、渗出、新生血管和机化物等症状为主，这些都表明本病病位在眼局部。所以治疗应以眼局部为重点，以尽量挽救病患的视力为治疗目标。急则治标，所以治标是关键。同时糖尿病视网膜病变又是因糖尿病引起的眼部并发症，故治疗糖尿病，控制血糖，维持以致改善患者的症情也是不可替代的基础治疗，患者应积极进行相关糖尿病的治疗。突出治标，故主方重在治疗眼底病变；兼顾治本，即本配方也可用于糖尿病的调理。二是活血止血，化瘀为主。根据多年临床经验，著者认为，眼底出血是糖尿病性视网膜病变的主要症状，不论是非增生期糖尿病性视网膜病变的眼底微血管瘤，视网膜水肿，静脉迂曲扩张，深层、浅层出血，还是增生期糖尿病性视网膜病变眼底的大面积毛细视网膜新生血管生成，新生血管破裂出血，玻璃体积血，皆为离经之血。清代医家唐容川在《血证论》中提出："离经之血，虽清血鲜血，亦是瘀血。"本病以气阴两虚为主，气虚行血无力则血行滞涩，气不摄血则血无所主，渗于脉外；阴虚则易虚火上炎，灼伤目络，目失濡养，日久更致血行瘀滞，瘀血不得散，阻滞目络。或瘀留目内，形成眼底微血管瘤，或溢于络外，形成眼底出血。故治疗中当从瘀论治，而又兼顾气阴。在常规选取对眼底有明显调节功能的穴位外，对增生性患者着重加太阳、新明 2 等有明显活血作用的穴位，且用有促进微循环作用的复方樟柳碱注射液和活血作用的丹参注射液，配合有一定营养神经功能的甲钴胺注射液和益气作用的黄芪注射液。

本方取穴，常规选取攒竹、球后、瞳子髎、上健明等对眼底有明显调节功能的穴位以疏通眼部经络，使经气直达眼部病所外，对新明 2、太阳等有活血化瘀作用的穴则宜深刺重刺，亦可随症加耳尖穴放血，以达清泄头面瘀热、活血止血之效。同时配合应用脾俞、胰俞、光明、三阴交等重在益气养阴、调节血糖的穴位。颈项部所取天柱、风池二穴分别为足太阳膀胱经、足少阳胆经穴，各与肾、肝二经相表里，通过徐入徐出导气之法，既可以疏通头部经气，祛眼部之瘀；又可以滋养肝肾之阴，利窍明目。诸穴远近配合，标本兼顾，使瘀血去而血络通畅，气阴复而眼目得养。从已观察的病例看，本方对非增生期和增生期糖尿病性视网膜病变都有一定疗效。

值得一提的是，早治久治在本病的治疗中，尤为重要。糖尿病患者中，影响糖尿病性视网膜病变发生、发展的主要因素为病程和血糖控制水平。在视网膜病变初期，一般无眼部自觉症状，病变发展累及黄斑后才有不同程度的视力减退，出现视野中央暗影、中心视力下降和视物变形等症状。这也是多数患者就诊的主要原因。因此对于糖尿病患者来说，及早发现眼底变化有极其重要的意义。而早期的治疗则是切断糖尿病性视网膜病变发展的关键环节。在临床中发现在糖尿病性视网膜病变早期介入针灸治疗，对提高患者视力、改善眼底出血、消除视网膜水肿效果明显，尤其是对还未出现新生血管的非增生期糖尿病性视网膜病变效果尤佳，疗效较好的患者甚至可以不用穴位注射药物，单以针刺治疗就可维持患者的病情。从下面列举的病例也可证实。其次，还强调持久坚持，尤其是增生性糖尿病性视网膜病变患者。这与针灸是一种以调节为主的治疗方法有关，著者发现，难治性眼病的治疗效果多表现为以下两种情况，一种是针刺后，可能出现较好的即时效果，但维持一定时间后，就会逐步消失，继续治疗，又会出现相同的情况，而长期治疗后效果变得明显。另一种是治疗后没有即时效果，但长期治疗后，可维持原状而不出现恶化。这都表明对糖尿病眼病这样一种多年痼疾，想要迅速见效是比较难的，这是一场持久战。因此临床上著者一般以3个月为1个疗程，经过几个疗程的治疗，控制住糖尿病视网膜病变的发展，病情稳定后才根据患者的情况逐步延长治疗的间隔时间，减少患者的就诊次数，甚至以每周治疗1次的维持量来维持患者的症情稳定。在著者治疗过病案中，有一患者坚持治疗近10年，病情稳定，疗效满意，从几近失明，需家属陪伴前来门诊，直至每年可外出旅游多次。总之，早治防变，长期坚持，规律治疗。针灸治疗糖尿病性视网膜病变的疗效是肯定的。

【验案】

1. 非增生期糖尿病性视网膜病变

倪某，女，64岁，退休工人。初诊日期：2016年6月6日。

主诉：双眼视力下降且出现眼前黑影1月余，左眼为重。

现病史：患者已有15年糖尿病史，近2年又查出高血压、冠心病。以往双眼视力正常。1周前自感双眼视物模糊，且眼前突然出现多量黑点、黑影，随眼球转动而飞舞。以左眼更甚。经某三级医院眼科检查，诊断为糖尿病性视网膜病变。服用西药的同时，因女儿在著者处治疗眼病，故介绍前来要求针灸结合治疗。

检查：裸眼视力左眼为0.2，右眼为0.8；B超示右眼玻璃体轻度混浊，左眼玻璃体混浊；眼底检查：双侧视网膜出血，以左侧为甚。脉弦细，舌暗紫苔白。

诊断：非增生期糖尿病性视网膜病变。

治疗：以上述效方为主，去新明2和太阳，加用脉冲电刺激，每周2次。自觉双眼视力逐渐改善，眼前黑影逐步消失。3 个月后停用西药。2017 年 2 月 16 日检查，裸眼视力左右均为 1.0，B 超示右眼玻璃体未见异常，左眼玻璃体轻度混浊。眼底检查：双侧视网膜出血基本吸收，未见新出血点。继续治疗 1 个疗程（3 个月）后，停针。并嘱其调整生活方式，重视平时血糖控制。随访至今，未见复发。

【按】　本病患者属于早期非增生期糖尿病性视网膜病变，且出现症状不久即接受针刺治疗，同时又能坚持较长的疗程，所以效果较为明显。患者平日亦能注意饮食和运动，血糖控制满意。这也是获效的一个重要因素。

2. 非增生期糖尿病性视网膜病变

袁某，男，62 岁，退休工人。初诊日期：2011 年 11 月 17 日。

主诉：双眼视物模糊 2 年余，加重半个月。

现病史：既往有糖尿病史 16 年。1 年前因脑梗死，致右半侧瘫痪，语言謇涩，经治疗，虽有所好转，但行动语言仍不利。2 周前，发现双眼视物较前明显模糊。需人陪同方能出门。经本市某三级综合性医院眼科检查，诊断为糖尿病性视网膜病变。药物治疗效果不明显。经介绍来著者处治疗。

检查：右眼视力为 0.20，左眼为 0.05，双眼无充血，角膜透明，前房正常深浅，房水清，小瞳孔，晶体略混浊。眼底检查：视盘边界可，视网膜血管迂曲扩张，并可见微小血管瘤，大量点片状散在出血，以左侧为甚，并有硬性渗出及灰白色棉絮斑。中心对光反射弥散。脉弦涩，舌暗红有瘀斑。

诊断：糖尿病性视网膜病变（非增生期）。

治疗：用上述效方治疗，并嘱不停用原来药物。因右侧肢体不利，加头皮针左侧运动区和体针上廉泉、曲池、合谷、阳陵泉、悬钟。第 2 次来诊时，患者反映视物清晰多了。治疗 1 个月后，患者可自行来我处治疗，自觉视力有所改善，右侧肢体功能也有一定程度的恢复。3 个月后复查视力，右眼为 0.60，左眼为 0.20。眼底检查示出血已基本吸收，渗出有所吸收，微血管瘤较前减少，中心对光反射恢复。改为每周治疗 2 次，继续治疗 2 个疗程。随访至今，未见复发。

【按】　本例患者为伴有中风的非增生期糖尿病性视网膜病变患者。在取穴时著者增加了治疗中风偏瘫的穴位。临床上，糖尿病患者多伴有心脑血管疾病，在取穴时，宜相应考虑，但必须主次分明，不可喧宾夺主。依据实践，上述效方对非增生期糖尿病性视网膜病变疗效较好。

3. 增生期糖尿病性视网膜病变

尤某，女，53 岁，退休职工。初诊日期：2009 年 5 月 9 日。

主诉：双眼视物黑影反复发作伴视力明显下降 1 年。

现病史：患者于 1994 年体检时得知患有糖尿病，不久发现血压偏高，长期接受药物治疗。糖尿病、高血压均有家属史。自 2007 年起，时觉两眼视物模糊不清，视力逐渐下降，眼前时有黑影飘过，视物变形。经各大医院眼科检查，并行眼底荧光血管造影检查，确诊为"糖尿病性视网膜病变"。2008 年右眼曾行白内障手术，术后右眼裸视力为 0.9，左眼为 0.3。

近 1 年来，上述症状加重，两眼底出血反复发作，虽经西医积极治疗，视网膜反复出血未见明显好转，并伴随视力明显下降。情急之下要求针灸治疗。

检查：右眼裸视力为 0.15，眼睑无水肿，结膜无充血，角膜透明，前房清，虹膜纹理清，瞳孔圆，人工晶体在位，玻璃体腔轻度混浊，可见条索样机化，视盘边界清，颜色可，后极部玻璃体视网膜增殖，局部牵引性视网膜脱离，见陈旧性激光治疗斑。左眼裸视力为眼前指数/30cm，眼睑无水肿，结膜无充血，角膜明，前房清，虹膜纹理清，瞳孔圆，晶体浅棕色，周边皮质见轮辐状白色混浊，玻璃体腔少量积血混浊，眼底有红色反光，视盘周围陈旧性出血，眼底窥见欠清。眼压：右眼为 15mmHg，左眼为 17mmHg。脉细，舌淡紫有瘀斑，苔光。

诊断：糖尿病性视网膜病变（增生期）。

治疗：首次针刺处方为：新明 1（或翳明）、丝竹空（或瞳子髎）、上健明、球后（或承泣）。针刺得气后留针 30 分钟。每周 2 次。穴位交替应用。3 个月为 1 个疗程。断断续续治疗 2 年多，症状虽时有反复，但较稳定。2011 年 5 月 8 日，因其母亲病故，悲伤过度。眼病突然加重，先是右眼底出血，继为左眼底明显出血。于 2011 年 7 月 7 日在本市某三甲综合医院眼科行左眼晶体超声乳化吸除+人工晶体植入+玻璃体切除+气液交换+注硅油手术。手术后右眼视力为 0.08，左眼为眼前指数/10cm。患者仍钟情于针灸治疗。当时，需人陪同来门诊治疗。换用上述效方进行治疗。自觉症状明显好转，2 个月之后，即可单独来门诊治疗。右眼视力提高至为 0.1，左眼提高至 0.025。手术至今已 2 年多，眼部症情稳定，全身情况良好。可操日常家务，并多次与家人外出旅游。仍坚持每周 1～2 次针灸至今。

【按】 本例患者不仅病程长且症情重，中间多有反复。刚开始治疗时，著者亦缺乏相应经验，只是按常规眼底病针灸处方。虽有一定疗效，但因仅着眼于眼病本身，而缺乏整体考虑，所以仍难以控制病情的发展，特别是出现一些突发事件时（如本患者情绪过分悲伤激动），就可引起较大反复。也正是通过本例的治疗，逐渐摸索并总结出突出眼病，兼顾整体，针药结合的处方。

4. 增生期糖尿病性视网膜病变

林某，女，57 岁。

主诉：双眼视物不清 5 月余。

现病史：患者于 2019 年 2 月 15 日自觉右眼有物体遮挡视线，视力较前明显下降 1 周，在某三甲医院眼科检查为右眼底出血，左眼黄斑水肿，右眼视力为 0.05，左眼视力为 0.4；非接触眼压，右眼为 18.2mmHg，左眼为 18.5 mmHg。结合患者 25 年糖尿病病史（长期注射诺和灵控制血糖，无明显波动）及 OCT（图 8-17A）等检查结果，诊断为增殖性糖尿病视网膜病变（PDR），右玻璃体积血。经口服沃丽汀及每月 1 次雷珠单抗（抗 VEGF）治疗 3 次后，眼底出血逐渐吸收，视力略有（逐渐）恢复，但眼前黑影增多。查视力，右眼为 0.6，左眼为 0.5，OCT 示（双眼）眼底黄斑水肿，陈旧性渗血（图 8-17B）。患者未再继续雷珠单抗治疗，于 7 月至著者门诊就诊，要求针灸治疗。刻下：患者视物模糊，视力明显下降，伴有伴口干口苦，烦躁易怒，舌尖红边有瘀斑，苔光润，脉弦滑。

诊断

西医：糖尿病视网膜病变（增殖期）。

中医：消渴内障（肝肾阴虚、瘀血阻络）。

治疗：用上述效方治疗。操作针刺得气后留针 30 分钟，球后和太阳交替穴位注射甲钴胺注射液和复方樟柳碱注射液。每周治疗 3 次。

针灸治疗 2 次后（2019-07-09）眼科检查发现，双眼角膜清，晶体轻度混浊，眼底：右眼视网膜颞侧可见干孔，下方有少量积血，左眼黄斑区渗出（图 8-17C）。遂行右眼激光光凝治疗，并于 1 个半月后左眼玻璃体腔内注射艾力雅抗 VEGF 治疗，20 日后 OCT 检查见左眼黄斑水肿略有吸收，此后该患者放弃抗 VEGF 治疗，仅以每周 2 次针刺和口服羟苯磺酸钙以改善眼周循环障碍为主治疗。针灸治疗 20 次后（2019-09-24）复查，患者右眼视力为 0.5，左眼视力为 0.5。双眼角膜（－），晶体轻度混浊。OCT 示右眼可见激光斑及少量出血点。左眼黄斑区渗出，水肿。针灸治疗 30 次后（2019-10-22），患者右眼视力为 0.8，左眼视力为 0.6，双眼角膜清，晶体轻度混浊，眼底：右眼激光斑可见，左后极部硬性渗出。继续每周 2~3 次治疗 3 个月后，因春节及新型冠状病毒肺炎疫情停止针刺治疗 2 个月，2020-03-26 复查，患者双眼视力、眼底表现稳定，基本维持不变，虽存在陈旧性出血，但黄斑水肿明显吸收（图 8-17D）。

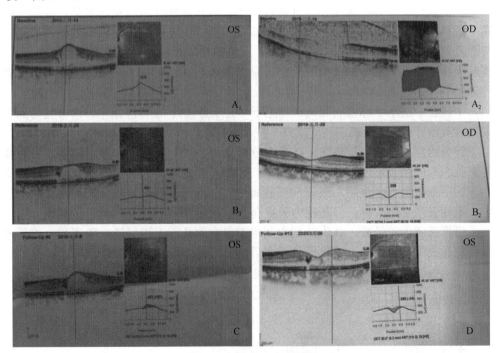

图 8-17 患者 OCT 图像

A. 患者发病初（2019-2-15）的 OCT 图像。A_1. 左眼视网膜黄斑区见囊样水肿、散在出血点。A_2. 右眼可见视网膜出血。B. 患者经 3 次抗 VEGF 治疗后的 OCT 图像。B_1. 左眼黄斑区水肿减轻，散在出血。B_2. 右眼出血吸收。C. 患者开始接受针灸治疗时左眼 OCT 图像，见黄斑区水肿。D. 患者针刺 9 个月后左眼 OCT 图像，黄斑区中心凹形态好转，视网膜见囊样水肿，水肿较前减轻

【按】 临床上糖尿病视网膜病变一旦出现增生性病变，防止发生新生血管的一系列并发症，保存残留的视力就是重中之重。西医常规预后就是病变发展到晚期严重损害视力以致成为不可逆转盲。本例患者为增生期糖尿病性视网膜病变，自诊断明确后多次注射雷珠单抗及艾力雅抗 VEGF 治疗，虽短期可见视网膜水肿减退，但疗效并不持久，眼底反复出现囊样水肿，寻求针刺治疗时已是眼底出血水肿情况比较严重，需激光光凝术治疗来阻止新生血管生成。但在西医口服药基础上配合针刺治疗，经 6 个月的针刺后，眼底黄斑水肿消退，患者视力减退和视网膜出血等症状明显改善，未行针刺治疗近 2 个月，患者眼部症情仍基本稳定，说明针刺治疗在改善视力，延缓糖尿病视网膜病变的发生发展，提高患者生活质量及病情控制方面具有稳定持久且十分良好的效果，且较抗 VEGF 及玻璃体切割手术治疗费用低，无抗 VEGF 药物所带来的心血管并发症等。

第二十三节　视网膜脱离

【概述】

视网膜脱离是指视网膜外层（色素上皮层）与内层（其余 9 层视网膜神经上皮结构）的分离。分为孔源性和非孔源性两类，以孔源性视网膜脱离多见，多发生于高度近视者或有眼外伤史者。初起时以眼前黑影、闪光感和视物模糊为主，随着症情的发展，可出现视力减退、视物遮挡、视野缺损甚至视力丧失等。眼底检查显示，视网膜出现裂孔，脱落的视网膜隆起，呈青灰色，其上可有一个或多个大小、形态各异的裂孔。

本病在中医学中称视衣脱离，首见于《临床必读》。在古医籍中，未查见与此相关的针灸治疗记载。

针灸治疗本病的现代临床文献也十分鲜见。较早的是 1997 年报道的浙江省针灸名家阮少南先生采用远道取血与局部取穴相结合治疗本病的病案资料。近年曾报道一华氏巨球蛋白血症伴随右眼视网膜脱离的 66 岁男性病例，应用针刺结合中药治疗，眼底表现有所改善，但是视力无提高。

根据著者多年经验，认为针刺主要用于仅有裂孔而无视网膜全脱离的，或手术后裂隙孔尚未能封闭的，也可用于手术后裂孔已封闭而视网膜下有积液的。另外对本病手术后出现的一些并发症如继发青光眼和后遗症等也有一定的效果。

【效方】

1. 组方

主穴：新明 1、瞳子髎、上健明、承泣。

配穴：风池、上天柱。

2. 操作　主穴取患侧，每次取 3 穴，其中上健明、承泣可交替应用。配穴双侧均选取，每次 1 穴，2 个穴交替。新明 1 和配穴均取 0.30mm×40mm 毫针，新明 1,

按前述针法，风池、上天柱以徐进徐出之导气针法，但针感宜平和，不可强烈，眼区穴位取 0.25mm×25mm 毫针，刺之得气即可。均留针 30 分钟，留针期间，可运针 2～3 次，每次每穴约半分钟。早期每周 2 次，待症状改善后可改为每周 1 次。

3. 临证心悟 本方为著者近年所总结。主要适用于视网膜裂孔而无视网膜脱离、经视网膜手术后裂孔尚未封闭的、手术后裂隙孔已封闭而视网膜下有积液的患者。在取穴时，主要采用以颈项部的眼病效穴为主，每次取一个眼内穴，同时，在刺激量上也强调以轻缓为主，避免过强刺激造成意外事故。通过 10 多例具有上述情况患者的观察，确有一定效果。主要表现在可促使裂孔闭合，消退积液，使视力有一定程度的恢复，以及改善眼前黑影、视物变形等症状等。

本方的治疗特点表现在两个方面，一是取穴少，主穴每次只用 2 个，配穴用 1 个，主要采用颈项部的眼病效穴为主，只用一个眶内穴，尽量减少对眼局部的刺激；二是在刺激量上强调以轻缓为主，不用电针，避免过强刺激造成意外事故。另外，还应注重患者情绪的疏导和整体辨证施治。以下两个案例中，案例 1 患者脾胃虚，加用补益脾胃的穴位。案例 2 患者就诊时目痛明显，加用太阳、新明 2 以活血止痛，使目痛得到控制。之后眼压高，视野缩窄，又调整治疗方案，加目窗，将风池改为主穴，另加甲钴胺注射液和复方樟柳碱注射液 2ml 穴位注射。总之需根据病情的变化，随症治之，都获得满意的效果。当然，本方治疗病例还不多，有待进一步实践和完善。

【验案】

1. 孔源性视网膜脱离

荣某，男，42 岁，中专教师。初诊日期：2002 年 12 月 8 日。

主诉：视物模糊多年，视力骤降 3 个月。

现病史：患者有双眼高度近视史。2001 年行右眼"IOL（人工晶体）植入"手术。2002 年 9 月 7 日，因在管教学生过程中，暴怒后，突然出现右眼视力骤降。于 11 日至某大学附属眼耳鼻喉科医院入院诊治，检查见：右眼 IOL 在位，全视网膜脱离，6～6：30，7～9 见 2PD、OD 后极部马蹄孔。6：30 见 1/3PD 圆孔。诊断为：右眼孔隙性视网膜脱离；IOL 眼；双高度近视。12 日行右眼玻璃体切除术+视网膜修复+光凝+注气术。45 日后，出现眼前黑影，至该院急诊，经查发现下方视网膜浅脱，诊断为右眼复发性孔源性视网膜脱离，再行右眼玻璃体切除术、光凝术。术后患者一直感右眼视物极为模糊，眼部不适。在某中医院就诊时，经人介绍来著者处就诊。

检查：右眼外观无异常，裸眼视力为 20cm/指数。精神萎靡，情绪低落，面色㿠白，舌淡苔白，脉濡细。

诊断：孔源性视网膜脱离。

治疗：用上述效方治疗。考虑患者有面色㿠白、四肢乏力等脾虚症状，加足三里、三阴交。并鼓励其一定要保持好的心态，积极配合治疗。治疗 20 次后，自觉视物较前清晰，右眼裸眼视力为 0.1，戴镜视力为 0.3。重新上班工作。继续治疗 6 个月，右眼裸眼视力为 0.2，戴镜视力为 0.5。经 OCT 检查视网膜裂孔病灶部分已基本恢复。因患者工作较忙，改为每周期 1 次，嘱每周针刺 1 次，之后又减为 2 周 1 次，以巩固疗效，持续 5 年左右。随访至今，症状稳定，再未出现视网膜脱离，视力始终保持在原来的基础上。

【按】 本案是暴怒为诱因所致的视网膜脱落病例。虽经二次修补手术（连首次共 3 次），症状仍未明显改善，来诊时视网膜尚有 2 个小的裂孔。之所以能获效，针刺治疗时，首先是心理沟通，因考虑发病与情绪有关，建立其信心，加上病友之间的相互激励，使他精神面貌大为改观，对待针刺治疗十分认真；其次据其个体特点，在上述效方的基础上加用补益脾胃的穴位；最后长期坚持，前后治疗 5 年之久。

值得注意的是，包括本病在内的上述各种难治性眼底病，一般都要求患者坚持 1 年乃至数年、十数年的治疗，以维持和促进疗效。为了使患者能长期坚持，著者采用每周或 2 周针刺 1 次，居然确能达此目的。这就引出一个问题，即针灸一次其效果到底能维持多久，也就是说它的维持量是多少？值得同行们深入研究。

2. 视网膜脱离手术并发症

神野某，男，49 岁，日本京都大学教师。初诊日期：2008 年 3 月 17 日。

主诉：双眼（右眼为主）疼痛、视物模糊 2 年余。

现病史：患者有高度近视史。于 1979 年因双眼视网膜脱离，在日本京都府立医科大学接受巩膜扣带手术、冷冻黏结术和激光凝结术。之后 1984～2006 年右眼又发生 4 次视网膜脱离，均进行手术治疗。从 2006 年右眼第 5 次手术后，出现眼压增高，继而左眼眼压便开始增高，进行抗青光眼治疗（药水名不详）。同时出现双眼疼痛，以右眼更为明显。疼痛性质为压榨样，位于眼眶周围和眼底部。特别是在阅读文献或进行教学时，需闭目休息 15 分钟以上才能缓解，严重时需敷冰袋止痛。从 2007 年起，由于眼睛的原因，处于半休状态。因其夫人在沪从事商务工作。经客户介绍来著者处求治。

检查：双眼除结膜潮红，外观无明显异常，测眼压，右眼为 21mmHg，左眼为 16mmHg。脉弦细，舌淡苔微腻。

诊断：视网膜脱离手术后遗症。

治疗：患者因为是利用大学假期来沪治疗。首次，考虑到患者疼痛明显，用上穴加双太阳、新明 2（二穴交替）治疗 3 次返日。针刺后自觉痛减。于当年 7、8 月特地来沪治疗，继用上法针刺 1 个疗程（13 次）。疼痛明显减轻。之后，每年来沪针灸 3 次。症状明显好转，平时双眼已不痛，只是在用眼过度时，右眼才出现疼痛，疼痛时间和程度均大为改善，已能基本胜任教学工作。他的情况引起他的眼科主治医师的辻俊明（京都辻眼医院院长）和森和彦医师（京都府立医科大学眼科学系讲师，青光眼专家）的重视，分别对其来沪针刺治疗前后的针其眼压和视野变化进行检测。结果发现，尽管疼痛症状明显缓解，但其眼压仍未能得到有效的控制，视野有不断缩窄的趋势。当患者告知我此情况后，从 2011 年起，著者在上穴的基础上增加目窗，将风池改为主穴。另征得患者同意后加穴位注射法：甲钴胺注射液 0.5mg（0.5mg/1ml）和复方樟柳碱注射液 2ml（为每次用药量）。二药均用，分别在取针后，双侧球后穴和太阳穴注入。结果，从用上法治疗至 2018 年 8 月，不仅眼压完全控制在正常的范围内，视野也出现较为明显的好转。

【按】 本例患者，是多次视网膜脱离手术后引起的继发性青光眼，以眼压增高、眼球疼痛、阅读和应用电脑稍久即引发视物模糊不能坚持等症状和视野损伤为主，经日本多家眼科医院治疗未能得到有效控制，经介绍专程从日本京都来沪就治。每年来著者处 3 次，共坚持 10 年余。症情稳定，能胜任教学工作。开始治疗时考虑以修复视网膜脱离和止痛为主，加用太阳和新明 2，意在活血化瘀、通络止痛。后来，患者告知用上法尚难以控制眼压增高和视野损伤，故加目窗和改风池为主穴，以增强调节眼压的作用，以穴位注射甲钴胺注射液和复方樟柳碱注射液以改善眼部营养和血液供应，果然取得较好的疗效。据患者告知，该病例已引起日本眼科同行的重视，总结成文，并在国际学术会议上进行交流。

第二十四节　视神经炎

【概述】

视神经炎是指由于炎症、退变等导致阻止视神经传导功能，引起视功能改变的一类视神经疾病。临床上主要分为视盘炎（或称盘状视神经炎、视神经乳头炎）和球后视神经炎两类。视神经炎的共同特点为病势大多急剧，视力突然下降以至失明；常伴有前额部和眼眶深部钝痛，眼球后疼痛，转动加重。其中视盘炎（视盘炎）多累及双眼，亦可先后发病。可有视盘充血水肿，边缘模糊，乳头上可见渗出物及出血，视网膜静脉扩张迂曲。炎症消退后，视盘呈灰白色萎缩。视力障碍严重，多见于儿童或青壮年。球后视神经炎：则多单眼发病，亦可双眼同时发病。早期眼底表现基本正常，晚期出现视盘颞侧苍白，少数患者可有视盘轻度充血。

中医学中，对视力减退较轻者，称为"视瞻昏渺"；对视力下降明显者称为"暴盲"或"火郁暴盲"。在古医籍中，针灸治疗类似本病症状如"目痛""无所见"等的记载，见于《备急千金要方》和《千金翼方》。

现代治疗视神经炎的报道首见于 1954 年，1956 年 8 月 10 日，《健康报》还以"针灸治好了球后视神经炎"做了专题报道。但在之后的一段时期，直至 21 世纪初，有关针灸治疗本病的报道不多，方法上虽也有用耳穴和头针治疗的文章，但总体上以体针为主。近 10 年来，临床资料逐渐丰富，多采用针刺结合穴位注射之法，在观察的样本量上不断扩大，在疗效评价上也渐趋客观，有些资料还进行了对照，使所得结果更为可信。从已有的临床文献来看，针灸治疗的对象以球后视神经炎患者为主。

【效方】

1. 组成
主穴：承泣、上明、瞳子髎、新明 1。

配穴：球后、太阳。

2. 操作 上方主配穴均用，主穴针刺，配穴行穴位注射。承泣、上明、新明 1 用 0.25mm×40mm 毫针，瞳子髎和儿童患者均用 0.25mm×25mm 毫针。承泣、上明均直刺进针至明显得气，新明 1 按前面所述的针法操作。瞳子髎斜刺至得气后，宜反复提插以加强针感。留针时在两侧新明 1 与瞳子髎各连接一对电极，应用连续波，频率为 3Hz，强度以患者可耐受为度。通电 30 分钟。去针后，以甲钴胺注射液 0.5mg（0.5mg/1ml）和复方樟柳碱注射液 2ml，分别注于双侧球后和太阳。每周 2～3 次，1～3 个月为 1 个疗程。

3. 临证心悟 上方主穴，以眼区穴、眼周穴和耳后穴组成，体现中取和近取相结合的原则，达到通经接气、益气明目的目的。配穴用于穴位注射，采用神经营养药物与改善血液供应药物相结合，起到针药结合、药物相辅相成的作用。多年应用的经验表明，本法对两种类型的视神经炎均有较为明显的效果。由于视盘炎患者多为儿童，为了获得其配合治疗，开始时取穴可少些，特别是眼区穴；针刺浅些、针感弱些，逐步加多加重。著者体会，只要手法熟练、进针做到基本不痛，大多数患儿都能配合。本病可有复发，重新治疗的亦可获效。如 1 例患儿：严某，13 岁，学生。无明显原因引起双眼视力下降，经上海某三级医院眼科诊断为视神经乳头炎（视盘炎）。于 2012 年 3 月来我处针灸治疗，因家在江苏海门，往来不便，每周周末治疗 2 次，1 个多月后视力基本恢复至正常（均为 1.0）。2014 年 4 月突然，左眼视物模糊，右眼视力亦下降。经原诊断医院检查为视盘炎复发。左眼视力为 0.06，右眼为 0.5。用药物治疗 1 周后，无明显效果，来著者处治疗。用上方主配穴合用针药结合，每周治疗 3 次（患儿休学）。3 个月后，左眼视力恢复至 0.8，右眼 1.0。双眼电生理检查正常。相比而言，对球后视神经患者，起效相对慢一些，更要求患者坚持治疗。

【验案】

1. 球后视神经炎

刘某，男，7 岁，学生。初诊日期：2007 年 5 月 26 日。

主诉：双眼视物昏矇 4 个月，加重 2 个月。

现病史：患儿为小学一年级学生，2006 年 10 月学校体检时，双眼视力还均为 1.2。2017 年 2 月开学不久，家长发现患儿近视，前往医院眼科就诊，方知左眼裸视力降至 0.3，右眼裸视力降至 0.5，矫正视力双眼均为 0.8，因眼底未见异常，拟诊"近视""弱视"可能，建议 2 个月后复查。此后家长发现患儿视力继续下降，即于 4 月 16 再次请眼科专家会诊，结果双眼裸视力只有 0.1，且无法矫正。有眼球转动痛，眼底视盘色红、边清。瞳孔对光反应略迟。视觉诱发电位（VEP）：潜伏期明显延长，振幅明显下降；视觉电生理 ERG：正常；视野正常；头颅、眼眶 CT（－）；眼底荧光血管造影未见异常。PE：第一眼位正，遮盖试验（－）。确诊为"球后视神经炎"。经激素抗感染治疗，视力未见改变。辗转于各大眼科医院，又因"球后视神经炎"多导致"视神经萎缩"，而给予神经营养剂等治疗，效果亦不明显。故慕名来著者处求治。

检查：患儿面色微黄，外眼无异常，瞳孔略大，眼球运动好，屈光间质明；对光反射迟钝；左右眼裸视力为 0.15、0.12。眼底检查：双眼视盘尚清（未见明显异常）。舌淡苔薄腻，脉细弱。

诊断：球后视神经炎。

治疗：以上述效方为主。每周针刺 4 次。2007 年 6 月 4 日（即接受针治第 10 日）复查视力发现稍有进步，左眼裸视力为 0.15，右眼裸视力为 0.4。以后视力逐步好转，2007 年 6 月 11 日检查，左眼裸视力为 0.6，右眼裸视力为 0.7，2007 年 8 月 27 日检查，左眼裸视力为 0.9，右眼裸视力为 0.8。9 月患儿开学后，改为每周 2 次针治，2007 年 10 月 15 日检查，左眼裸视力为 0.9，右眼裸视力为 1.0。为巩固疗效，要求每周坚持治疗 1 次，通过近 1 年的单纯针刺治疗，患儿裸眼视力保持在 1.0～1.2，眼底无异常。2009 年 8 月，在停止针刺 1 年多后，患儿因感冒发热后，自觉视物模糊，经查左右裸眼视力分别为 0.5、0.7。家长即携其前来针灸，每周 3 次，经治 3 个月，视力恢复正常。之后，每周或隔周针刺 1 次，坚持至今，未再复发。

　　【按】　本例为球后视神经炎。由于早期误诊，未能及时治疗，而致症情加重。因家长顾虑激素治疗有副作用，所以从针灸治疗开始，就逐步停用激素。在针刺的同时，穴位注射除用甲钴胺注射液外，球后穴配合注射苏肽生（鼠神经生长因子）0.03mg，用氯化钠注射液 2ml 稀释，每穴注入 1ml。此药一般肌内注射疼痛明显且持续时间较长。但该患者注射球后穴疼痛并不明显，还发现用氯化钠注射液稀释较用注射用水稀释更有利于减轻疼痛感。在之后对一些患者治疗时，也有同样的情况。且小儿患者的疼痛感明显较成年人轻。值得一提的是，针灸不仅对本病复发仍有效果，而且长期坚持治疗对预防复发、维持疗效也有一定意义。

2. 视盘炎

刘某，女，27 岁，空姐。初诊日期：2011 年 2 月 18 日。

主诉：双眼视力下降伴有眼眶痛 1 个多月。

现病史：患者 2011 年 2 月 5 日曾有发热，四肢无力、酸痛等"感冒"症状，2 日后视力明显下降，并伴有眼眶及前额部疼痛，无眼球转动痛。因在客机执勤中，遂在航班到达后去当地法国巴黎一家医院就诊，当地医院经头颅、眼眶、脊椎 MRI 检查未发现异常占位性病变及中枢系统病变。予以"皮质激素"，冲击治疗 3 日，视力恢复明显。回国后未继续口服激素治疗，患者又出现视力下降，2 月 14 日入住广州中山大学眼科中心，当时查体，视力：右眼为 0.2，矫正无提高；左眼为 0.05，矫正无提高。眼压：右眼为 12mmHg，左眼为 13mmHg。角膜透明，KP（－），Tyn（－），双视盘：C/D=0.2，边界稍模糊，水肿（++），色淡红，无明显充血。黄斑中心凹反光清，网膜平复。玻璃体 I 度混浊。诊断为视盘炎。给予口服激素，改善微循环，营养神经、扩血管等对症治疗，视力恢复佳。出院时右眼视力为 1.5，左眼视力为 1.5。近 2 日又感视力有所下降。经亲友介绍来我处就诊。

检查：右眼视力为 0.5，左眼视力为 0.2，右眼眼压为 13mmHg，左眼眼压为 14mmHg。右眼视盘边界稍模糊，色稍淡，C/D=0.3，中心凹反光存，黄斑轻度色素紊乱；左眼视盘边界清，色稍淡，C/D=0.3，中心凹反光存，黄斑区有色素紊乱。脉细，舌尖红苔薄。

诊断：视盘炎。

治疗：患者为首次针刺，有恐惧心理。仅用上述效方主穴治疗，用轻度手法后接通电针，强度以患者感觉舒适为度，留针 30 分钟。去针后，即感眼前明亮，视物较针刺前清晰许多。针灸 3 次后，因假期已满需回广州原单位续假，给予耳穴贴压：取一侧耳之眼、目 1、目 2、支点、肝、肾、神门穴，用王不留行籽贴压，嘱其自行按压，每日 3 次，每穴 1 分钟。1 周后返沪，双眼视力均已达到 1.0，后巩固治疗 1 个月，视力均恢复至 1.5。经向其在沪亲属随访，迄今未复发。

【按】 著者经验，针灸治疗视盘炎较球后视神经炎效果更佳，尤其是初发而又病程较短者。本例患者，虽用西医药物治疗效果亦十分明显，但难以控制其反复发作，且多次应用激素类药物也不可避免带来毒副作用。就本病而言，针刺治疗从有效、安全和经济上来说应该均略胜一筹。特别是针灸可能对防止本病的发作也有一定作用。

第二十五节　视神经挫伤

【概述】

视神经挫伤亦称外伤性视神经病变，损伤可发生在视神经的球后段到颅内段的任何部位，分为直接损伤和间接损伤两种，交通事故、坠落和拳击伤为最常见原因。直接损伤源自视神经本身的撕裂或由骨折碎片或其他异物引起的撕裂伤，或出血压迫等；间接损伤是最常见的形式，可发生于头颅外伤，以前额部外伤最常见。典型表现为视力即刻丧失，且严重，不少患者就诊时无光感，部分可保持低视力。外伤侧瞳孔可散大，直接对光反应迟钝或消失。眼底检查则因损伤部位或程度不同而有区别，如视盘水肿、视网膜出血等，通常在发病时视盘正常，4～8 周会出现视神经萎缩。晚期视盘多呈苍白萎缩。视神经挫伤为严重致盲的病症之一。我国近年来随着汽车的普及和交通事故的增多，其发病率有逐年上升的趋势。

本病归属中医学"物损真睛""外物伤目"范畴。在古籍中，未能查见针灸治疗"物损真睛"等的有关记载。

现代针灸治疗较早的报道见于 1989 年。在 20 世纪 90 年代，出现了较大样本的临床观察资料。但主要的有关临床文章则集中于 21 世纪，这可能和近年来发生率不断提高有关，也表明了针灸界对本病的日益重视。从已有文献分析，治疗上以体针为主，且多配合药物治疗，尚有用穴位注射某些扩血管药物治疗的。就疗效而言，针灸主要用于提高视力和改善视野。当然，由于本病因损伤的原因、程度和部位的不同，其临床表现和预后也不相同，针灸对本病的适应范围的厘定，针灸的确切疗效的评价及其临床作用机制的探讨，均有待进一步工作。

视神经挫伤是近 10 余年来著者接触的主要眼病病症之一，积累了一定临床经验。

【效方】

1. 组成

主穴：新明 1、丝竹空（或瞳子髎）、上健明、承泣、风池、上天柱。

配穴：太阳、球后、肾俞、肝俞。

2. 操作　上方穴位均取。主穴用针刺，配穴用穴位注射。新明 1 进针时针体与皮肤呈 45°～60°，向前上方快速进针，针尖达耳屏切迹后，将耳垂略向前外方牵引，针体与身体纵轴呈 45°向前上方徐徐刺入。当针体达下颌骨髁状突浅面深度 1～1.5 寸时，耐心寻找满意针感，针感以热胀酸为主。如针感不明显时，可再向前上方刺入 0.3～0.5 寸，或改变方向反复探寻，针感可传至颞部及眼区。用捻转加小提插，提插幅度为 1mm 左右，一般运针时间为 1 分钟，捻转速度与刺激量灵活掌握。丝竹空，针尖向鱼腰方向与额部成水平刺入，缓慢沿皮下进针 0.5～0.8 寸。上健明，直刺 1～1.2 寸，得气为度，略行小幅度捻转后留针。承泣，针尖略向上进针 1.0～1.4 寸，要求针感至眼球有胀感。风池和上天柱向正视瞳孔方向刺入，前者以提插加小幅度捻转手法，后者用徐入徐出导气法，促使针感向前额或眼区放射。然后新明 1 和丝竹空（或瞳子髎）接通 G6805 电针仪，应用连续波（也可用疏密波），频率为 3Hz，强度以患者能忍受为度，通电 30 分钟。

配穴用穴位注射法，每次取 2 穴，穴位轮用。药物用甲钴胺注射液 1ml（0.5ml/1ml）、复方樟柳碱注射液 2ml、丹参注射液 2ml、苏肽生 30μg（取 0.9%氯化钠注射液 2ml 溶解）。其中除丹参注射液不可做球后穴注射外，其余药物均可交替轮流用于各穴。每次取 1～2 对穴位，用 1～2 种药物，按上述剂量，平均分成 2 份，注射 1 个穴位。一般而言，甲钴胺注射液多用于球后，每穴注射 0.5ml（双眼发病）或 1ml（单眼发病）。复方樟柳碱注射液和苏肽生可用于太阳或球后，每穴注入复方樟柳碱注射液 1ml，苏肽生 15μg。丹参注射液多用于肾俞、肝俞，每穴 1ml。另可配合耳穴贴压：取支点、肝、肾、眼、神门。用磁珠或王不留行籽贴压，令患者每日按压 3 次，每穴按压 1 分钟。也可配合皮肤针叩刺，取正光 1、正光 2。用皮肤针在穴区 0.5～1.2cm 范围内做均匀轻度叩打，每穴叩打 50～100 下，以局部红润微出血为度。

上述方法，每周治疗 2～4 次。

3. 临证心悟　视神经挫伤为外伤致病，致目伤络损，气滞血瘀，眼窍闭阻，神光不升。方中，新明 1 为现代新发现的治眼底病之验穴，重在疏通气血；承泣为多气多血之足阳明之起始穴，与经外穴上健明同位于眼区而均有益气活血、涵养神珠之功；风池为胆经在头部之要穴，上天柱为上海已故针灸名家金舒白教授所创，位于膀胱经，原用于治疗内分泌突眼，二穴合用，有通经、化瘀、明目之效。六穴相配，补泻结合，而偏于泻，在益气基础上活血通络。配方，取经外穴太阳、球后重在活血化瘀，肝俞、肾俞重在益气生精。所用药物或有营养神经或促进神经生长作用，或有活血或供血作用，针药结合，相得益彰。耳穴用于加强整体调节；皮肤针穴原用于近视眼治疗，我们发现用轻叩之法，其活血化瘀作用也相当明显。特别对于眼区局部瘀血明显者，则可在阿是穴（病灶区）采用中度叩刺，令其出血，或重度叩刺后用小型抽吸罐吸拔常能收到明显效果。数穴数法合用，共奏补气益精、祛瘀通络明目之效。

视神经挫伤在取穴上多用确有效验的经外穴，在组方上以眼部穴位（近取）为主穴，颈项部取穴（中取）为基础穴，背俞穴（远取）为辅穴，三者结合，在于通经利气、活血化瘀，以达到明目的目的。治法上，重视综合治疗，以毫针手法、脉冲电刺激、耳穴、皮肤针加穴位注射相结合，充分运用现代医学的成果，中西医相结合，用综合之力，一举获效。但在具体应用时，应依据视神经挫伤不同的并发症及不同的患者要适当有所变化。针灸虽然作为一种非药物的整体调节，治疗过程中的个体差异较之药物更为明显，但个体化只是一个现象，可以发现其内在规律，总结出规范化方案，个体化和规范化是标与本的关系。因此，著者在治疗此病的过程中，针对不同的兼症，从处方加减、手法的变化和针刺时间的长短进行微调，以提高疗效。

在治疗本病时，一是要早期介入，从临床观察看来，病程越短，疗效越好。二是长期坚持（一般以 3 个月为 1 个疗程），处理好速效与缓效的关系。早期针灸干预，再加上患者的积极配合，多可在较短时间内使视力迅速提高，眼部症状也明显改善。但经过一段时间治疗后，患者会有康复进程减慢甚至停滞不前的感觉。继续治疗效果又会变得明显。这就要处理好速效与缓效的关系，使患者树立长期治疗的信心。

值得指出的是，上方治疗对提高视力和缩小瞳孔及改善视野均有效，以视力恢复更为明显，总之此法对该病患者来说给他们开辟了一个新的、有效的治疗途径，在一定程度上提高了复明的概率。但从著者已治疗的 30 多例患者看，尚未发现恢复至完全与发病前相同者。这可能与针灸调节作用有一定限度或范围有关，需进一步在临床中加以观察。

【验案】

1. 单纯视神经挫伤

王某，女，28 岁，公司职员。初诊日期：2007 年 11 月 25 日。

主诉：左眼视物模糊 1 月余。

现病史：患者有近视史。于 2007 年 10 月 6 日，在公园散步时，被一孩童不慎用硬塑料飞镖击中左眉骨下眼角处，患者顿觉左眼有飞出感，疼痛难忍，左目难睁、流泪不止。急送眼耳鼻喉科医院急症。经查，左眼球明显充血，双眼视力下降，瞳孔明显散大，眼电图示 VEP 明显延迟。被某三级医院诊断为左侧视神经挫伤，经用西药苏肽生等治疗后，症情有所控制，但效果仍不理想，故要求针灸治疗。

检查：左侧瞳孔中等度散大，对光反应迟钝。视盘色泽尚可，黄斑中心反光弥散。视力：左侧戴镜视力为 0.15，右侧戴镜视力为 0.4。脉舌正常。

诊断：视神经挫伤。

治疗：以上述效方治疗，左侧按上方取穴，右侧仅取新明 1、太阳、球后，每周 3 次，治疗 2 个月后，左侧戴镜视力提高至 0.4，眼电图示 VEP 延迟。但瞳孔散大的情况改善不够明显。加用皮肤针叩刺眼周皮区，力度为轻度，每次叩 3～4 分钟。改为每周治疗 2 次。又经 1 个半月治疗，视力（戴镜）恢复至 0.7，左侧瞳孔亦有明显缩小，但仍略大于右侧。眼电图示 VEP 基本正常。因患者工作较忙，建议坚持每周治疗 1 次，以巩固疗效。

2. 单纯视神经挫伤

冬某，男，19 岁，在校大学生。初诊日期：2009 年 12 月 16 日。

主诉：左眼视物模糊、畏光 1 月余。

现病史：患者于 2009 年 11 月 3 日左眼被足球击伤，视力突然下降，3 小时后至某院住院治疗，当时查见左眼手动/眼前，结膜混合充血，角膜水肿，角膜后沉着物 KP（+++），Tyn（+++），前房大量血细胞，瞳孔尚圆，对光反射消失，晶体及眼底看不清。入院后第 2 日眼压上升，右眼超声生物显微镜（UBM）检查，见房角开角，部分隐窝见血块填塞，给予前房穿刺术、药物等治疗。出院时左眼视力指数/眼前，结膜混合充血，角膜透明，KP（+），Tyn（++），前房深，无明显凝血块，虹膜纹理不清，瞳孔区纤维渗出物吸收，瞳孔对光反射迟钝，晶体完整，眼底朦胧，视盘色界尚正常，视盘边及后极部见小出血，未波及黄斑区，黄斑中心反光（+）。右眼眼压为 16mmHg，左眼眼压为 41mmHg。B 超示视网膜平伏。左眼视野检查示有明显缺损。同年 12 月 16 日至某医院就诊时被诊断为左外伤性视神经萎缩，于当日介绍至著者处。

检查：左眼瞳孔明显大，眼底视盘苍白，左眼视力为 0.1。

诊断：视神经挫伤。

治疗：左眼按上述效方取穴，右侧仅取新明 1、丝竹空。电针接双侧新明 1、丝竹空。用连续波，频率为 2Hz，通电 30 分钟；取甲钴胺注射液、复方樟柳碱注射液和苏肽生交替注射至球后、太阳；耳穴按上述效方取穴，加降压沟。皮肤针叩刺正光 1 和正光 2，微出血。每周治疗 4 次。治疗 1 周后，左眼视力提高至 0.2。2 个月后，左眼视力提高至 0.4，左眼视野复查（2010 年 2 月 22 日）有明显改善。再经过 1 个月治疗，左眼视野已基本恢复正常，眼底视盘色泽较前改善。2010 年 5 月 5 日检查时左眼视力为 0.9。

3. 单纯视神经挫伤

李某，男，7 岁，小学生。初诊日期：2013 年 7 月 19 日。

主诉：右眼视力下降 1 月余。

现病史：患者于 2013 年 6 月 14 日因车祸右侧眼眶着地撞伤，数日后觉右眼视力下降，6 月 20 至上海某专科医院就诊。当时查见：双角膜透明，前房清，右 RAPD（+），晶体明，右视盘界清，色泽可，血管（－），黄斑中心凹反光存。右眼视力为 0.5，左眼视力为 1.0。眼眶 CT 平扫骨窗示：双侧眼眶骨质未见明显异常。诊断为右视神经损伤。予以神经营养药物治疗，未见好转。6 月 27 日 Pattern VER：右眼 P1 波峰时中重度延迟，振幅下降；左眼 P1 波峰时正常，振幅偏低。其母多方打听，于 7 月 19 日来著者处就诊。

治疗：以上述效方治疗。每周 3 次。2014 年 1 月 20 日复查 Pattern VER：右眼 P1 波峰时中重度延迟，振幅下降（较 2013 年 6 月 27 日有所提高）；左眼 P1 波峰时正常，振幅正常。右眼视力为 0.5，左眼视力为 1.0。2014 年 6 月 25 日 Pattern VER 示：右眼 P1 波峰时轻度延迟，振幅降低；左眼 P1 波峰时正常，振幅正常。右眼视力为 0.6，左眼视力为 1.0。患者坚持治疗，到 2015 年年初去医院检查时，右眼视力也达到了 1.0。后每周治疗 1 次进行巩固。

【按】 上述 3 例，均为单纯性视神经挫伤。由于损伤相对较轻，且保存一定视力，针灸干预时间较早，均在发病后 1 月余，加之能坚持针刺，长者达 1 年多。故治疗效果较好。

4. 合并其他眼神经损伤

卢某，男，46 岁，外来务工者。初诊日期：2011 年 1 月 12 日。

主诉：右眼视觉模糊、畏光、复视 2 月余。

现病史：患者于 2009 年 10 月遭遇车祸，急至某院就诊，查体见神志尚清，格拉斯哥昏迷评分（GCS）为 12 分。左侧眼睑肿胀，左瞳孔 2.5mm，对光反应存在，右上睑不能抬起，眼球固定，右瞳孔 5.5mm，对光缺失。头颅及眼眶 CT 示右颞顶枕部幕上幕下硬膜外血肿，蛛网膜出血，颅内积气，左眼眶外壁，左侧上颌窦壁、鼻骨、蝶骨骨折。经治出院时一般情况尚可，右眼睑下垂，用力也不能睁开，瞳孔扩大等症状改善不明显，且时有头晕、头痛，眼部诊断为视神经钝挫伤，动眼神经和展神经损伤。遂前来针灸治疗。

检查：见右上睑完全下垂，不能上抬；右眼球仅能向内下斜视，不能外展及向上运动，右瞳孔 6mm，对光反射（－）；左瞳 2.5mm，对光反应（+），眼底（－）。右眼视力为 0.4，左眼视力为 1.0。

诊断：视神经挫伤合并动眼神经、展神经损伤。

治疗：右侧以上述效方为主，加用攒竹、瞳子髎、风池和鱼尾，去丝竹空。攒竹和鱼尾分别向鱼腰方向透刺；左侧仅取新明 1、丝竹空。以风池、丝竹空（或瞳子髎）为一对，鱼尾和攒竹为一对，分别接电针仪，应用疏密波，使上眼睑收缩上提，频率为 1Hz，强度以患者可以忍受为度，通电 30 分钟。丹参注射液及维生素 B_{12}，分别在太阳穴和球后穴注射。配合耳穴贴压（方法见上述效方）。皮肤针叩刺正光 1 和正光 2，微出血。治疗 2 个月后，右上睑已抬起 1/2。3 个月后，右上眼睑已抬起 3/4，右瞳孔略大于左侧；右眼球外展运动自如，向上运动稍受限，右眼视力达 1.2。复视、头晕症状明显减轻。

5. 合并明显瘀血

周某，男，48 岁，出租车司机。初诊日期：2009 年 7 月 11 日。

主诉：左眼视物模糊异物感，左眼眶周酸胀感，睁眼困难半年。

现病史：患者于 2009 年 3 月 30 日被人击伤左鼻眼及面部，疼痛剧烈，视物模糊，有异物感，急至医院就诊。查右眼视力为 0.8，左眼视力为 0.15。左颞及面部皮肤水肿，下睑皮肤水肿及色青，左眼结膜下片状出血，高度充血，眼球各项运动可，角膜颞侧见片状上皮脱落，前房 Tyn（+++），少量红细胞沉积在角膜下方内皮处，瞳孔 4mm，对光反射迟钝，眼底视盘界清，后极部网膜色淡，眼底乳头界清，网膜平，黄斑色灰，下方网膜青灰。非接触式眼压计（NCT）示右眼眼压为 16mmHg，左眼眼压为 29mmHg。CT 示鼻骨骨折，左眼球及面部软组织挫伤。5 月 5 日曾出现外伤性青光眼，左眼眼压高达 44mmHg，行左眼小梁切除术。患者一直感左侧鼻塞，并伴左侧鼻眼部胀痛不适，曾行鼻骨复位术，症状未见缓解。6 月 17 日上海某三级综合医院眼科检查，视诱发电位（F-VEP）示左眼 VEP 延迟。P-VEP 示左眼 P100 波形潜伏期较右眼略微延迟（延迟幅度小于 10%），左眼振幅较右眼下降约 50%。自觉左眼视物模糊有异物感，左鼻、眼眶周酸胀不适，睁眼困难，畏光，感左眼视力下降，已不能从事开出租车工作，病休在家。慕名至著者处就诊。

检查：外观左侧眼及鼻部暗红略肿胀，左眼张开度明显小于右眼。右眼视力为 1.0，左眼视力为 0.15。脉缓，舌暗有瘀斑，苔黄微腻。

诊断：视神经挫伤合并瘀血。

治疗：左侧以上述效方为主，加攒竹。右侧取新明 1、丝竹空。丹参注射液和甲钴胺注射液在太阳穴、新明 2 及球后穴交替注射。因其尤以左眼眉头部、鼻背部酸胀甚，且该局部皮肤色暗红，纹理增粗，加用皮肤针局部叩刺，中等量刺激，血即涌出，顺面颊流下，吸拔小号抽吸罐 3 分钟，去罐后顿觉酸胀缓解。以后每次就诊都要求如此治疗。2 个月治疗后，睁眼困难症状消失，左眼视物模糊、异物感及左眼眶周酸胀感均明显减轻，3 个月后复查 VEP，示基本正常，左眼视力为 0.8。后患者主要觉左眼内眦部异物感，眼眶下部稍感酸胀不适，加下睛明及睛明，并叩刺四白穴处，中等量刺激。症状消失，患者重返工作岗位。

6. 合并骨折等

张某，男，66 岁，外来务工者。初诊日期：2010 年 4 月 14 日。

主诉：右眼视物模糊 27 日。

现病史：患者于 2010 年 3 月 17 日因车祸致头部外伤，右眼视力障碍，1 日后至上海某院神经外科就诊。入院时症见神清，GCS15，右侧熊猫眼征（+），右眼睑裂伤，左侧瞳孔直径 3 mm，直接光反（+），间接光反（—）。右侧瞳孔散大 4.5cm，直接光反（—），间接光反（+）。右眼 VEP 延迟 15%，右眼 ERG 尚可。颅底 CT 提示右蝶骨翼骨折，右眶外侧壁骨折；右眼眶内侧壁骨折；右侧颧骨弓骨折；右侧上颌窦外侧壁骨折。予以激素、营养神经及对症支持疗法住院治疗 8 日后，一般情况尚可，右眼视力仍无改善。经介绍来著者处就诊。

检查：右眼视力仅存光感，左眼正常。脉沉弦无力，舌淡紫苔滑润。

诊断：右眼视神经挫伤合并多处骨折。

治疗：右侧主穴均取，左侧只取新明1、丝竹空。维生素 B_{12} 穴位注射双侧球后穴，丹参注射液穴位注射双侧太阳穴，每次取一对穴，交替进行。每周治疗 3 次。配合耳穴贴压和皮肤针叩刺。经 10 次治疗后，右眼视力为指数/30cm。经 3 个月治疗，右眼视力达到 0.1。后因经济和工作等原因，未能继续治疗。

【按】 上述 3 例为具有不同兼症的视神经挫伤病案。调查显示，在视神经挫伤的患者中，多有并发症，对本病的康复带来一定困难。以上病例说明，对于视神经挫伤，只要针灸穴位、操作手法及治疗方法得当，即使症情较重、有并发症，也能取得较好的效果。

针对不同的兼症，著者认为必须针对不同的病情进行必要的调整，包括取穴、针法、刺法和手法等。如合并瘀血者，就加用刺络拔罐；合并动眼神经、展神经麻痹者，用透刺配合疏密波电脉冲刺激，促进麻痹肌群恢复等，均取得较明显效果。

7. 合并颅脑损伤

涂某，女，30岁，外语教员。初诊日期：2017年5月17日。

主诉：脑部骨折致双眼视物不清，以左侧为重半年余。

现病史：患者于2016年3月16日因突然摔倒致脑部多处骨折。住院保守治疗效果欠佳。于2016年11月7日在本市某三甲医院神经外科行颅内手术（具体不详）。术后恢复不理想。记忆力明显减退，行动不便，并伴有癫痫，且多于白日发作，但以双眼视力下降更为明显，视物不清，当时左侧视力仅存光感。经多方治疗后，症状有所好转。2017年4月18日，在本市另一三甲方医院眼科检查，示右眼眼压为8.4mmHg，左眼眼压为12.2mmHg，右眼视力为0.4，左眼视力为指数/30cm，眼底见左侧视盘苍白。诊断为左眼视神经萎缩。患者母亲从网上获知信息，特地来著者针灸门诊求治。

查体：患者精神压抑少语，面部表情淡漠。头顶、前额和右侧眼眶上部皮肤均有明显瘢痕，右眼球略显凹陷。左眼内斜视，外展明显受限，有代偿头位；右眼球运动正常。双眼瞳孔散大，其中左眼为6mm，对光欠佳；右眼瞳孔为4～5mm，对光反射尚可。双眼睑无明显下垂，无红肿，结膜无充血。右眼视力为0.4，左眼视力为指数/25cm。舌质暗有瘀斑，苔白腻，脉细涩。

诊断：双眼视神经挫伤、左眼展神经麻痹。

治疗：以上述效方为主。加视区、百会、强间、脑户、臂臑、申脉、鱼尾透鱼腰（左）、上明。每周3次。头部穴位均取0.30mm×25mm毫针，刺入帽状腱膜下层后透刺0.8寸。上明取0.25mm×25mm毫针，行齐刺法，即上明刺入1针，深0.8寸，再在其两侧旁开0.5mm处各刺入1针，深0.5寸。余穴常规针法。第1个疗程，每周3次，3个月后，左眼内斜视已消失，双眼视力：左眼为指数/50cm，右眼为0.5。双眼瞳孔及对光反射均有改善。癫痫发作减至1次。继续治疗半年，左眼视力0.3，右眼视力为0.6，癫痫未发作，记忆力逐渐恢复，特别是英语词汇大半都可回忆。每周治疗减为2次。经1年治疗，左眼视力已达0.5，右眼视力为0.8。癫痫发作1次，症情较轻，记忆力基本恢复。改为每周治疗1次，继续治疗至2年，左眼视力为0.8，右眼视力为1.0。患者恢复原来英语教学工作。癫痫未发作。经患者要求，现仍每周1次针刺治疗，以巩固效果。

【按】 患者是因头部严重损伤又经手术的重症患者。除了视神经挫伤造成的左眼视力丧失伴展神经麻痹及右眼视力下降，尚表现为记忆力基本消失、癫痫发作等症。故在组方时在原方基础上增加多个穴位。其中，头皮针视区是考虑视力损伤可能与大脑皮质损伤有关，百会、脑户、强间是督脉位于头部的三穴，是已故针灸名家方幼安先生用于脑病的"头三针"，对改善记忆有良好的作用，上明齐刺及鱼尾透刺可用于治疗展神经麻痹。而患者癫痫一症，是脑伤所致，著者以臂臑配申脉（白天发作为主）或照海（晚上发作为主）多有效，故用之。

本例之所以获得较好的效果，与患者能够坚持规律治疗 2 年多分不开。著者体会，以调节为主的针灸疗法，对于慢性难治性疾病，有一个较长的自我调节过程，通常欲速则不达，无法急于求成。所以著者对此类患者，一是要求坚持长期治疗，二是降低过高的期望值。

第二十六节　原发性视神经萎缩

【概述】

视神经萎缩是视神经病损的最终结果，是指外侧膝状体以前的视神经纤维、视神经节细胞及其轴突，在各种病因影响下发生变性和传导功能障碍，出现视野变化，视力减退甚或丧失，以及色觉障碍等临床表现。一般分为原发性、继发性和上行性三类。针灸主要治疗原发性和部分继发性视神经萎缩。原发性者临床表现为患眼外观正常，但视力减退明显，少数患者可保留有用的视力。眼底可见视盘色淡或苍白，边界清楚，筛板可见，血管一般正常。视野多呈向心性收缩，以红、绿色视野收缩最为明显。

视神经萎缩归属中医学"青盲、视瞻昏渺"等范畴。针灸治疗本病，在《黄帝内经》中就开始涉及。

现代针灸治疗视神经萎缩，早在 20 世纪 50 年代后期就受到了重视。有针灸治疗小儿早期视神经萎缩的报道。自 20 世纪 70 年代后期至今近 40 多年间，本病一直为针灸界所重视，并从不同方面寻求提高针灸疗效的途径。如在穴位选择上，除用传统穴外，还发现了一些有效的新穴，经总结，取穴以球后、睛明、承泣、攒竹、太阳等局部穴位为主，同时配合风池、太冲、光明等远部穴位。在穴位刺激方法上，以针刺为主，亦运用头针、穴位注射、电针及耳针等法。在针刺手法上，则强调在补法的基础上使针感到达眼区。归纳文献发现，本病针刺疗效主要还与病因、病程、年龄、疗程及基础视力等有关。

从著者已积累的经验看，针灸对于治疗原发性和部分继发性视神经萎缩有较为确切的疗效，但必须坚持较长时期的治疗。

【效方】

1. 组成

主穴：新明 1、上明、上健明、承泣（或球后）、丝竹空（或瞳子髎）。

配穴：①肝俞、肾俞；②见明、光明。

见明位置：在肩部，三角肌止点后上方 0.5 寸处。

2. 操作　主穴必取，配穴每次 1 穴。均取 0.25mm×（25～40）mm 毫针。新明

1针法同前述；丝竹空、瞳子髎略向下斜刺，进针0.8寸左右，得气后快速捻转半分钟，留针；眼区穴直刺进针1.2~1.4寸，至眼球有酸胀感。每侧新明1与丝竹穴或瞳子髎为一对，接通电针仪，应用连续波，频率为2Hz，强度以患者能耐受为度。留针30分钟。每周2~3次。

配穴每次一组，用穴位注射法。肝俞、肾俞，每次取一侧穴，两侧交替。药用丹参注射液2ml，黄芪注射液4ml。每次选一种。用5号齿科针头，针刺至明显得气后，每穴注入药液1~2ml。另外于承泣或球后（与毫针刺间隔取用）注射甲钴胺注射液1ml（0.5mg/1ml）和复方樟柳碱注射液2ml，以1~2ml一次性注射器，刺至有针感（但不必强求）后，每侧穴0.5~1ml。上法均于主穴出针后进行。

3. 临证心悟　上述效方可用于视神经萎缩的治疗。视神经萎缩，在取穴上，标本兼顾，但著者认为亦应以标为主。主穴除取眼底病效穴新明1外，均取眼区局部穴。以通经接气、活血明目为主。所加肝俞、肾俞，是基于肝开窍于目、目之精气靠肾涵养；见明又名还睛，为新穴而近臂臑，光明为胆经络穴，用穴注之法，加丹参与黄芪，更能加重益气补精活血通络明目之功。

视神经萎缩，早期的针灸干预十分重要。著者曾治疗一名视神经萎缩婴幼儿患者，出生后46日，于某三级专科医院确诊，应用上法主穴针刺治疗约1个月，视力已有明显恢复。因故中断治疗。3年后，患儿因其他疾病来我处诊治，其母告知，此后未再进行其他治疗，双眼视力已基本正常。另有一例中年女性患者，左眼视力下降2年。经多家医院检查，诊断为左眼视神经萎缩，左眼高度近视眼底。予以神经营养及活血药物治疗，效果不明显，视力仍然逐渐下降。给予上方治疗3个月，虽然，视力不再下降，但亦无明显改善。所以要多进行宣传，让广大本病患者了解，早期接受针灸治疗。

其次是开始治疗时，效果十分明显，但随着疗程的增加，效果逐渐不明显，要求患者不要失去信心，坚持治疗，如患者周某，男，1989年出生，2003年9月无明显诱因出现视力明显减退并经某三甲医院确诊为视神经萎缩。2004年7月（视力减退10个月后）来著者处就诊。开始治疗后，视力提高较为明显，从由其母亲陪伴至单独前来门诊，之后，疗效逐渐不明显，但患者一直坚持至今，每周治疗1次，视力不仅得以维持，且有所提高，目前还就读于成人夜校。

另外，从著者临床经验来看，视神经萎缩患者的心理调摄特别重要。俗话常说"眼睛是心灵的窗户"，"肝开窍于目"。许多患者当得知自己患该病后，情绪极端低沉消极，这种不良情绪通常可导致眼部病情急转直下的。医生的心理疏导也是治疗的重要一环。

为了进一步证实上方治疗的确切效果，曾收集了2012年1月1日至2014年1月1日著者针灸门诊所收治的符合入组标准的原发性和继发性视神经萎缩患者合计40例59眼。男性21人，女性19人，年龄在5~75岁。其中，原发性患者14例19眼，年龄在（34.5±18.2）岁；外伤性14例21眼，年龄在（26.0±13.4）岁；青光眼12例20眼，年龄在（51.8±12.9）岁。研究结果显示：①本方治疗视神经萎缩安全可靠，相对经济，疗效肯定；②原发性与外伤性引起的视神经萎缩疗效明显优于青光眼；③疗效与患者本身年龄、病程有关，通常患者年龄越小疗效越好；病程小于3个月的疗效相对较好。同时，患者自身疾病严重程度也是一大因素，外伤受损严重的患者及视神经炎病情严重的患者预后较差。

【验案】

1. 原发性视神经萎缩

王某，男，24 岁，职工。初诊日期：2005 年 4 月 21 日。

主诉：双眼视物模糊近 1 年。

现病史：患者是本市某大型船厂的电焊工。1 年前，感冒发热后，自觉视力急剧下降，被某医院诊断为视神经炎。用药物治疗未见好转。又改服中药，视力仍继续下降，以至无法工作。3 个月前，经某三级专科医院确诊为视神经萎缩，经用体外反搏、高压氧舱及中西药物等，均未见效。经网上介绍，由其父亲搀扶，求治于著者处。

检查：双眼外观无异常，双眼裸视力均为 0.01，无法独自行走，眼底：视盘苍白，边界清楚，血管变细，筛板可见。VEP 示潜伏期明显延迟，波幅降低。舌淡尖略红，脉弦细。

诊断：视神经萎缩。

治疗：以上述效方为主，加用新明 2、攒竹、天柱。新明 2，按前述针法；攒竹，针尖略向上睛明刺入；天柱，直刺用导气法。穴位注射药物用维生素 B_{12} 注射液代替甲钴胺注射液，剂量相同，其余同效方。每周治疗 2 次。10 次后，视力上升至 0.1，复查 VEP，示潜伏期延迟，波幅降低。又经 3 个月治疗，双眼视力上升至 0.2，可自行来著者处求诊。复查 VEP，示：潜伏期轻度延迟，波幅降低不明显。继续治疗 3 个月，视力上升不明显，复查 VEP，示：潜伏期基本正常。不仅生活完全自理，且已经重新在一家餐厅找到工作。

【按】 本例患者，来诊时视力已差，且病程较长，但针刺仍有较好的效果。著者已治疗多例此类患者，发现有两个共同点，一是开始治疗时，效果十分明显，但随着疗程的增加，效果通常变得不明显。这种情况不仅在本病中有，在其他多种难治性眼底病的针灸治疗也同样出现这种情况，这是机体因为反复刺激而产生了调节疲劳，还是与长期用药产生耐药性一样，出现抗针灸刺激性，值得学者进一步研究。二是，视力恢复与眼电图的改善不同步，本例 VEP 显示已基本正常，但视力并不见上升。其原因也有待探索。

2. 原发性视神经萎缩

谭某，男，4 岁。初诊日期：2015 年 5 月 12 日。

主诉：发现双眼视力差近 1 个月。

现病史：1 个月前，家长发现其看电视时喜欢往近处瞅，当时并不在意。5 月初，幼儿园例行视力检查，发现为低视力：右眼为 0.05，左眼为 0.3。经某三甲专科医院眼底检查，摄片显示双侧视盘变白，确诊为视神经萎缩。即从网上查知来著者处治疗。

检查：活泼喜动，发育正常。双眼视力：右眼为 0.05，左眼为 0.2。检眼镜示：双侧视盘色白。脉舌未见异常。

治疗：因考虑到是小儿，对上述效方进行化裁。仅取主穴，去上明，加大椎。另以皮肤针叩刺双侧正光1、正光2，轻手法，每穴叩击50下，以局部潮红为宜。每周治疗3次。开始，因患儿不肯配合，疗效不明显。后经家长多次说服和著者反复沟通，并改进手法，患儿逐渐可以安静针刺。2016年1月底，双眼视力为右0.5，左0.5。嘱每3个月检查1次视力，每年拍摄1次眼底照片。2017年2月，复查视力，右眼由原0.05提高至0.9，左眼由原0.5提高至1.0。最近一次眼底摄片示双侧视盘已转为粉红色。视野检查不配合，但奔跑戏耍动作灵活，从未见其撞物。2017年5月散瞳复查视力，双眼均为1.0。目前，家长仍坚持每周1次的巩固治疗。

【按】 此例患者是著者治疗视神经萎缩疗效较为明显的病例之一。考其原因，可能与早期介入针刺，小儿易于恢复，以及家长重视能按要求规律的坚持治疗等因素有关。小儿针灸，有两点体会，一是，一定要争取其合作，在著者治疗过的眼病患者中，相当一部分是小儿，有的甚至是婴幼儿，多不能合作，影响疗效。这名患儿开始也是如此。著者的方法是，一是通过家长和医者合作，进行反复说服；二是在针法和手法上下功夫，促使其能接受，如尽量做到进针无痛，用皮肤针轻叩等；三是精简用穴，特别是有一定风险的或针感较强的穴位。

3. 继发性视神经萎缩

谷某，女，26岁。职员。初诊日期：2015年2月17日。

主诉：视物模糊1年余，以右眼为甚。

现病史：患者2013年12月患急性早幼粒细胞性白血病，并发眼底出血（双侧），结膜水肿（左侧）。当时以白血病治疗为首要，病情稳定后，于2014年6月25日因双眼玻璃体积血，入院行球后神经阻滞麻醉下行右眼玻璃体切割术+气液交换术+注硅油术治疗（右眼玻璃体腔积血较左眼为重）。术后检查，示：全身一般情况好，右眼视力为指数/30cm（颞侧），眼睑轻水肿，结膜充血，角膜明，Tyn（一），瞳孔圆，晶体明，玻璃体腔清，眼底网膜平伏，右眼眼压为18mmHg。左眼视力为0.03（鼻侧），左眼睑无水肿，结膜无充血，角膜透明，前房清，虹膜纹理清，瞳孔圆，晶体明，玻璃体内积血，底不清，左眼眼压15mmHg。术后视力未见恢复，经查诊断为视神经萎缩。曾经多方中西医药物治疗，视力未见改善。多经方打听，由其父扶行至著者处要求针灸治疗。

检查：外形较胖，脸如满月，布满痤疮。视力：右眼为指数/30cm（颞侧），左眼为0.03（鼻侧）。脉细，舌淡白边有齿痕，苔光剥。

治疗：以上述效方为主，主穴均取，配穴仅取第一组。主穴针刺，配穴肝俞、肾俞以黄芪注射液穴位注射，每穴1ml。因其满脸痤疮，第2个疗程（即3个月后）另加双耳尖穴，取0.30mm×13mm毫针，浅刺，去针后，挤出血数滴。左右新明1与丝竹空（或瞳子髎）各为一对，接通电针仪，应用连续波，强度以患者可耐受为度。留针30分钟。每周2次，3个月为1个疗程。

治疗2个月后，患者复查OCT，以及进行视野及眼底检查，发现症情均较前有好转，右眼视力提高至50cm/指数。以后每3~4个月都重复做检查一次。每次都有不同程度的进步。2015年9月左眼视力提高至0.06。2016年6月右眼视力恢复至0.02，左眼恢复至0.1，独自前来进行针灸治疗，不需其父陪同。2017年3月检查视力，右眼为 0.04，左眼为 0.1。已不影响其日常生活。而面部痤疮，于耳尖针刺及放血后，也有明显好转，于治疗 2 个月后症状全部消失，之后偶有发作，也很快消退，近半年未见发作。目前。患者尚在继续治疗。

【按】　这是一例继发性视神经萎缩病例，症情较重。因患者有白血病病史加之长期服用激素等药物，从舌脉分析属气阴两虚，故加用黄芪注射液穴位注射，以加强补益肝肾之功，促进视力提高。因患者视力基础较差，恢复情况虽还不够满意，但已不影响其日常生活。另患者满面痤疮，加用耳尖穴针刺兼放血，此为著者之经验，用以清热活血，也获得明显效果。

4. 视神经萎缩（中心性损害）

程某，男，23 岁，无业。初诊日期：2017 年 3 月 22 日。

主诉：双眼视物模糊 17 年。

现病史：患者回忆于 4 岁时出现视力下降，当时，经当地某医院诊断为近视。随着年龄的增长，视力不断减退，且无法通过配镜矫正。曾经过本地及杭州市多家医院就诊，均无确诊。2014 年 5 月，经北京某知名眼科医院经电生理测试，初步考虑为视神经萎缩（中心性损害）。进一步于 2014 年 5 月 31 日，经磁共振检查，示：视神经颅内各段及视交叉萎缩。虽经多方求治，均未见明显效果。既往有糖尿病史（17 年）。从网上查知后，专程从浙江桐乡老家来著者处求治。

检查：双眼外观无异常。左眼视力为 0.05，右眼视力为 0.01。视野检查及 OCT 检查均未见异常。脉偏细，舌尖略红苔薄白。

诊断：视神经萎缩。

治疗：用上述效方治疗。穴位注射药物改为甲钴胺注射液和复方樟柳碱注射液。每次二药同用。因考虑到患者离沪较远，往返不便，嘱其坚持每周治疗 2 次。从第 3 次治疗开始，加用头皮针法：视区、视联络区。自觉针后视力明显上升。5 月 19 日测视力：双眼均为 0.06。后又通过 2 个疗程（半年）的治疗，左眼视力为 0.4，右眼视力为 0.3，因已找到工作，故停止治疗。经微信随访，目前，视力未有不降。

【按】　本例为著者首次遇到的难治的视神经萎缩病例，一是类型特殊：为颅内各段视神经及视交叉萎缩；二是病程长，有 17 年之久。故在取穴上增加头皮针穴，临床发现焦氏头皮针的视区穴与林氏头皮针的视联络区合用确有协同作用，为著者所喜用。在穴位注射上，二药合用起到营养神经和增加血液供应的双重作用。本例患者经治疗 9 个多月便取得较好的效果，且远期效果亦较稳定。其长期疗效如何，且拭目以待。

第二十七节　近　视

【概述】

2019 年 5 月初，国家卫生健康委发布 2018 年全国儿童青少年总体近视率为 53.6%。目前全世界 26 亿近视患者中，我国约占 7 亿。因此近视发病形势严峻，近视防控任务艰巨。

近视是一种最常见的屈光不正。近视指在调节放松的状态下，平行光线经眼球屈光系统后聚焦在视网膜之前。分为以下两型。①屈光性近视：又称功能性近视、假性近视。眼轴长度正常或基本正常。因眼屈光成分异常所致。②轴性近视：又称真性近视。眼轴变长，超出正常。其中又分为单纯性近视（屈光度约在−6.00D 之内，20 岁之后不再发展）；病理性近视（屈光度多在−6.00D 之上，20 岁之后仍发展并有病理变化）。近视临床表现为远距离视物模糊，近距离视物好；近视度数高者，常伴有夜间视力差、飞蚊症、漂浮物、闪光感等，并出现程度不等的眼底退行性改变，如玻璃体变性、视盘近视弧形斑、豹纹状视网膜、黄斑病变等。还可引起头痛、眼痛、眼眶酸胀等视疲劳症状。单纯性近视，一般进行至 20 岁左右停止。病理性近视（−6.00D 以上）多终射发展不停。

形成近视，主要有两个因素。一是遗传因素：近视已被公认有一定的遗传倾向，对高度近视更是如此。但对一般近视，这一倾向就不是很明显。有遗传因素者，患病年龄较早，度数多在 600 度以上。但也有高度近视者无家族史。二是环境因素：近视的发生和发展与长期过近视物关系非常密切，会导致眼睛调节过度紧张，造成睫状肌痉挛，形成假性近视，不加以改正则会进一步形成真性近视。

中医学中，近视亦称"近视"，或"视近怯远""目不能远视"等。针灸治疗近视，在我国古代医学文献中，始见于《针灸甲乙经》。

针灸治疗近视的现代报道，始于 20 世纪 50 年代。从 20 世纪 60 年代开始，皮肤针叩刺被用于青少年近视的治疗。皮肤针法及所发现的新穴至今仍是治疗近视的重要方法和穴位。20 世纪 70 年代末起，有关文献呈波浪式曲折上升，但从 21 世纪初开始，临床报道有一定的下降趋势，这可能和针灸疗法远期疗效不够明显及手术和多种其他物理疗法推广有关。这一时期，除皮肤针外，尚有多种穴位刺激法得以在本病中应用，如耳针（主要用耳穴压丸）、头皮针、穴位埋线、小功率氦氖激光穴位照射、鬃针、头针、腕踝针，以及从传统方法中挖掘出来的隔核桃灸法等。

通过半个多世纪的大量临床实践，已在一定程度上揭示了针灸治疗青少年近视眼的临床规律：①针灸不仅对单纯性近视有效，对病理性近视也有一定效果。②疗效与治疗前视力有关，治疗前视力好者，疗效好，差者疗效低，普遍认为视力在 0.1～0.3 为一分界线。③病程增加，则痊愈率下降，但都有不同程度效果；屈光度增加，疗效也降低。④年龄越小，治愈倾向越大，以 10 岁以下患者最为明显。⑤和国外一些学者观点不同，发现不戴眼镜者，治疗效果要较戴眼镜者好，且有明显差别（$P<0.001$）；另外，有遗传史者，疗效较差。

总之，已有的工作表明，针灸治疗近视眼，近期疗效较为确切，但远期效果尚不够满意。因此，预防仍是极为重要的一环。

【效方】

1. 组方

主穴：攒竹、翳明、上健明（或球后）。

配穴：①正光 1、正光 2。②眼、目 1、目 2、肝、肾（耳穴）。

2. 操作　主穴为主，配穴酌加。主穴每次取三穴，其中上健明、球后可交替轮用。攒竹可在略向内摸到眶上孔处取穴，取 0.30mm×25mm 毫针刺入，略行捻转至眼眶有明显酸胀感；翳明选用 0.30mm×40mm 毫针直刺或向同侧瞳孔方向略斜刺 1.4寸，行小幅度提插捻转，针感向同侧头颞部或眼区放射为佳；球后、上健明选用 0.25mm×25mm 毫针刺入，垂直缓慢用压刺法进针，即以拇指指腹将针柄用压力送针至眼球出现明显酸胀感为度，不捻转，如不出现针感，可略行提插。针后以攒竹、翳明穴为一对，接通 G6805 电针仪，要求眼睑上有跳动。用连续波，频率为 200 次/分，强度以患者可耐受为宜，通电 30 分钟。去针时非眼周穴再按上述手法操作一次。针刺结束后，对直性近视者加配穴，轻者取一组，近视明显者两组同用。配穴中正光 1、正光 2 采用皮肤针叩刺，即在上述穴去针后，用皮肤针在穴区 0.5～1.0cm 范围内做均匀轻度叩打，每穴点叩刺 50～100 下，使局部微红而不出血。配穴第二组为耳穴，用王不留行籽或磁珠贴压。每次一侧耳，两侧交替。嘱患耳每自行按压，每日 3 次。每周治疗 2 次，10 次为 1 个疗程，2 个疗程间一般不做间隔。

【按】　本方为著者所总结，从已有的临床实践看，本方适用于不同年龄的青少年假性近视患者，且在针刺后视力多可立即提高。著者认为，据中医理论，本病在青少年多因劳瞻竭视，眼区气血阻滞，致精血不足以无法充养双目。治疗上以疏调局部气血为主，故重点取眼区穴，且多以现代发现的奇穴为主。配穴正光 1、正光 2为 20 世纪 60 年代发现的用于近视弱视的效穴。耳穴贴压，易为儿童所接受，且持续刺激时间长。操作上更结合针刺、脉冲电和皮肤针叩刺、贴压四法，达到机械刺激、电刺激、深部点刺激和浅部面刺激相结合。故能起效。

但本法从长期追踪观察看，近期效果显著，而远期疗效不太理想。这可能与不重视用眼环境的改变有关。因此，在治疗同时，必须要求患儿改变用眼习惯和环境。

【验案】

1. 假性近视

宗某，男，9 岁，学生。初诊日期：2005 年 7 月 11 日。

主诉：双眼视物模糊 4 个月。

现病史：自 2005 年 3 月以来，发现注视黑板上的小字模糊不清，每于阴雨天或光线不足时为甚，但近距离看书，小字依然清晰可见。上个月学校体检方知视力下降。故要求针灸治疗。既往体健，视力一直良好。父母均有近视史，其父为高度近视。查双眼裸视力，示左眼为 0.8，右眼为 0.5。屈光度数，左眼为–0.5D，右眼为–1.25D。眼底正常

治疗：以上述效方第一次针刺后，患者就诉眼前发亮，即测视力，右眼视力升至 0.7。但尚不稳定，第二次来诊时，视力又回到原位。经 1 个疗程的针刺治疗，视力稳步上升，左眼为 1.0，右眼为 0.8。2 个疗程后，双眼视力均为 1.0。经过 2 个月的针灸治疗，左眼视力为 1.2，右眼视力为 1.0。嘱其家长注意督促其用眼卫生。以后患者每隔 1～2 周来针治 1 次，半年后复查视力，示左眼为 1.2，右眼为 0.9。1 年

后随访，裸眼视力仍保持左眼为 1.0$^+$，右眼为 0.9。

【按】 本例患儿是著者治疗的诸多患者中，远期效果仍稳定的一例。一般而言，父母有近视，特别是高度近视者，因为遗传的原因，子女容易近视。本案就是一例。之所以有较好的近期和远期效果，除了针灸因素，与早期治疗、裸视力基础好及父母亲重视等都密切有关。

2. 真性（轴性）近视

李某，女，7 岁 5 月。初诊日期：2020 年 8 月 3 日。

主诉： 双眼视力下降半年余。

现病史： 患儿原视力基本正常。今年年初因疫情影响，在家上网课，因用电脑时间较长，逐渐出现喜眯眼视远物的现象，且不断加重。但未引起家长重视。不久前，学校体检发现双目轻度近视。因父母均有高度近视史，于 7 月 29 日，带其去本市某三甲专科医院诊治。经扩瞳检查发现，右眼裸视力为 0.6，左眼裸视力为 0.8$^-$；眼轴：右眼为 23.30，左眼为 23.06。显示眼轴增长，考虑为轴性近视。曾给予阿托品液滴眼做眼保健操等防控，效果不明显。经邻居介绍，特来著者门诊处，要求针刺治疗。

查体： 患儿体健稍胖，神情活泼。裸眼视力：右眼为 0.5，左眼为 0.7$^+$。脉舌无异常。治疗：以上述效方主穴为主，加取耳穴：眼、神门、肝、肾，采用王不留行籽压丸。针刺与压丸合用，每周 2 次。结果：于 10 月 4 日查视力，右眼为 0.8，左眼为 1.0（均裸眼视力），眼轴：右眼为 23.00，左眼为 22.94。视力有所改善。因患儿学校距门诊较远，再加上其业余课程多，建议其在附近社区卫生服务中心继续针灸治疗。据其母微信告知，效果亦佳。

【按】 与近视相关的主要发病原因之一是遗传。本患儿的父母均为高度近视，所以尽管属于早期发现，但已成轴性近视。针灸能否改善眼轴的变化，一直有争议。从本例患儿实践表明，还是有可能的，当然，还有待更多的病例来证实。

由于眼前学生课业较重，每周 3 次针灸治疗很难坚持，多数只能 1～2 次，为了维持和提高疗效，采用耳穴压丸也是一个较好的辅助疗法，既能维持长时间贴压治疗，又能为患儿所接受。

3. 病理性近视

涂某，男，8 岁，学生。初诊日期：2013 年 2 月 25 日。

主诉： 自幼双眼视物模糊，近 2 年不断加重。

现病史： 患儿自幼视物模糊，异于常人。2011 年 9 月 6 日，经幼儿园老师建议，在本市某三级专科医院检查：右眼，球镜-10.75，柱镜-1.00，轴位 10，矫正视力：0.4；左眼，球镜-11.00，柱镜-1.00，轴位 170，矫正视力：0.4$^+$。诊断为高度近视眼。曾在市某眼病防治中心予以矫治，有一定改善，但未能阻止近视度数的增加。其父母从网上查知著者门诊处，要求用针刺治疗。

检查： 双眼外观无特殊。扩瞳检查：右眼，球镜-12.00，柱镜-1.50，轴位 15，矫正视力：0.7；左眼，球镜-12.00，柱镜-2.00，轴位 170，矫正视力：0.7。脉舌无异常。

治疗：以上述效方治疗，每周 3 次。2013 年 12 月 18 日，扩瞳检查：右眼球镜 –12.50，柱镜–1.50，轴位 10，矫正视力：0.7$^+$；左眼球镜–12.75，柱镜–2.00，轴位 170，矫正视力：0.7$^+$。加新明 1，与翳明交替使用，且配合甲钴胺注射液 1ml（0.5mg/1ml）注射于承泣。因患儿出现多动综合征，加百会及印堂。2016 年 2 月 27 日，扩瞳检测：右眼球镜–13.00，柱镜–1.50，轴位 159，矫正视力：1.0$^-$；左眼球镜 –13.25，柱镜–1.50，轴位 180，矫正视力：1.0$^-$。

【**按**】　本例属较严重的先天高度近视，针刺治疗虽不能完全控制其近视的进展速度，但有一定延缓作用。值得一提的虽然处于用眼较多的上学读书期，针灸对矫正视力仍有较明显的提升。著者治疗多例类似患儿，都有类似效果。

第二十八节　展神经麻痹

【概述】

展神经麻痹是麻痹性斜视中常见的一种。麻痹性斜视是指由于神经核或神经支或眼外肌本身的病变而引起的单条或多条眼外肌完全或部分麻痹所致的眼位偏斜，同时伴有不同程度的眼球运动障碍。以展神经麻痹和动眼神经麻痹最为常见，本节讨论前者。

展神经麻痹，通常见于一条或两条外直肌麻痹，或双侧展神经麻痹；也可能是眼内侧壁骨折等引起的内直肌损伤。常见于颅脑外伤、高血压、糖尿病的成年人；颅内肿瘤的初期体征也常表现为展神经麻痹。展神经麻痹表现为受累眼大度数内斜视，外转受限，严重时外展不能超过中线，有代偿头位。

中医学中，本病称风牵偏视。针灸治疗目偏视，在古医籍文献中，在晋代的《针灸甲乙经》中即有所载。

现代用针灸治疗斜视的早期临床文章，见于 1958 年。20 世纪 60 年代末，始明确为麻痹性斜视的，但资料不多。自 20 世纪 70 年代末、80 年代初开始，本病的治疗开始得到了针灸界的关注。20 世纪 90 年代中期直至 21 世纪 10 年代，有大量治疗展神经麻痹的临床报道，使麻痹性斜视（包括展神经麻痹和动眼神经麻痹）成为眼和附属器系统西医疾病中的第一大针灸病谱。在取穴上，以局部取穴为主，据统计，睛明、瞳子髎、合谷是选取次数最多的穴位。在方法上以单纯体针疗法为多见，尚用电针、头针、穴位贴敷、穴位注射、磁电疗法及传统的隔核桃壳灸等，都有一定疗效。

展神经麻痹性的治疗，著者积累了相当的经验。

【效方】

1. 组成
主穴：丝竹空、瞳子髎、上明、攒竹。

配穴：风池、（足）光明。

2. 操作　主穴均取，酌加配穴。均选患侧穴。丝竹空、瞳子髎两穴针刺时，宜取 0.25mm×40mm 毫针，丝竹空向鱼腰方向透刺，进针 1.2 寸左右；瞳子髎先用深刺、强刺激手法，一般垂直进针 0.8～1.0 寸，反复提插捻转直至局部出现明显酸胀感，并有针感向眼眶内或外眼角放射，之后向下透刺 1.2 寸，使二穴针柄相交。上明穴用齐刺法，取 0.25mm×25mm 毫针 3 枚，上明直刺 1 针，深 0.8 寸，左右旁开 0.5mm 各进 1 针，针深 0.5 寸。攒竹用 0.25mm×25mm 毫针，向上健明透刺；风池向同侧眼外眦方向进针，使针感向前额部放射。光明取对侧或患侧，针刺得气后，提插捻转半分钟。然后以攒竹与丝竹空和瞳子髎交叉会柄为一对，接通 G6805 电针仪，用疏密波，频率为 1Hz/10Hz，使眼睑出现跳动，强度以患者可耐受为宜，通电 30 分钟。每周治疗 2～3 次。

3. 临证心悟　本方主要用于眼肌麻痹性斜视中，较为常见的展神经麻痹。但作为基本方，对其他眼肌麻痹引起的斜视也有较好的效果。上明齐刺，丝竹空、瞳子髎二穴交叉透刺，攒竹深透法等不同刺法结合是著者从实践中摸索总结出来的，曾以此四穴为主治疗多例，效果明显。此三穴，又位于病变所在处，有活血通经的作用。瞳子髎、风池、（足）光明同为胆经穴，而病灶所在恰为胆经循行之处。取之以疏经脉之气。

操作上，除了双穴深刺、透刺，电针频率应以疏波为宜，强度则以患者能耐受为度。

以本方治疗不同原因引起的展神经麻痹性斜视多例，多数获痊愈。而痊愈后，一般不再复发。关键在于早期治疗。

【验案】

1. 外直肌麻痹性斜视

陈某，男，52 岁，职工。初诊日期：2003 年 8 月 11 日。

主诉：左眼视物模糊、有双影 1 月余。

现病史：患者既往有高血压史 10 年，并伴发作性头痛。于 2003 年 7 月初，因劳累后突然出现视物模糊视物有双影，到附近医院治疗未见效果。后因头晕、复视加重，7 日后又前往中国人民解放军某军医大学附属医院求治，曾做头颅磁共振，除发现"双侧皮质下梗死灶"，脑内未见异常。红玻璃试验示：左眼外直肌麻痹。经该院眼科会诊，诊断为：左眼外直肌麻痹。收住入院。住院 28 日，症情未见明显改善，自动要求出院。由家属陪同，前来著者处治疗。

检查：神清语利，双侧瞳孔等大，对光反射灵敏，双侧鼻唇沟对称，额纹对称，舌伸唇中，咽反射存在。双眼视力 0.9，左眼外展不全，左眼内转（－），外转受限。左眼外侧视野轻度缺损；右眼活动正常。调节、辐辏反射存在，无眼球震颤。血压 160/100mmHg。舌淡红苔薄白，脉弦细。

诊断：外直肌麻痹性斜视。

治疗：以上述效方为主，考虑有高血压加双侧曲池。因家在上海远郊，建议每周治疗 2 次。首次针刺后，即觉头晕程度减轻，复视好转。1 个月后复视消失，不用他人陪同，单独前来就诊。12 次后眼球能外展活动，针刺 15 次后眼球活动如常。嘱再巩固治疗，每周 1 次继续治疗 1 个月，而获痊愈。患者逢人诉说针刺之神奇。

【按】 本例患者，尽管病因不明，但因治疗较为及时，所以疗效较好。本病的疗效与病情和病程关系较为密切。对症情重而病程长者，疗效通常不够理想。如一例因车祸所致的左侧外直肌麻痹的老年女性患者，于发病 1 年后来诊，著者在上述效方的基础上，曾采用多法治疗数月，终告无效。相反，另一例因摔伤所致的少年患者，视神经挫伤合并外直肌麻痹，于伤后 14 日来就治。结果，因损伤较轻而又治疗及时，仅针 1 次就明显好转，针 5 次而痊愈。

2. 带状疱疹致展神经麻痹

陈某，男，83 岁，退休职工。初诊日期：2018 年 10 月 31 日。

主诉： 右眼复视 3 周。

现病史： 患者 2018 年 9 月 24 日无明显诱因下右侧头面部出现水疱，伴疼痛，无发热，至本市某区中心医院就诊，查体：右侧额上眼睑可见群集的小水疱，基底绕以红晕，呈带状排列，不伴淋巴结肿大、触痛。结膜充血（+），角膜透明，前房清，瞳孔圆，对光反射可。诊断为带状疱疹眼病。2018 年 10 月 10 日患者出现复视。查头颅 MRI（-）。红玻璃试验：右眼外直肌麻痹。诊断为右眼外直肌不完全麻痹。予以更昔洛韦抗病毒，甲钴胺营养神经等治疗，2 周后未见明显好转。需遮盖患眼始能正常视物。经同行介绍由家属陪同，前来著者处就诊。

查体： 神清，精神可，额纹对称，双侧瞳孔等大，对光反射灵敏，双侧鼻唇沟对称，伸舌居中。右眼视力为 0.6，左眼视力为 0.7，右眼内转（-），右眼外展不全，外转受限。左眼活动正常。调节、辐辏反射存在，无眼球震颤。舌淡红、苔薄白，脉细弦。既往有高血压病史，否认药敏史。

诊断： 右眼外直肌不完全麻痹。

治疗： 以上述效方治疗，操作同上述效方。每周治疗 3 次。患者治疗至第 3 次后，自诉在回家路上，突感复视明显好转，查右眼球向外侧活动度改善。治至第 4 次，患者复视症状完全消失，眼球活动恢复正常。又巩固治疗 2 次，前后共治疗 6 次，临床痊愈。随访至今未见复发。

【按】 本病例因带状疱疹损伤导致右眼外直肌神经麻痹，表现为右眼向麻痹肌作用相反的方向偏斜，向外转动受限，产生复视。眼部带状疱疹致眼肌麻痹是带状疱疹病毒侵犯支配眼外肌运动的神经所致，临床较少见，目前药物疗效不甚理想，恢复慢，预后差。本病治疗上以活血通经疏风祛邪为取穴和治疗原则。上明选用齐刺法。齐刺属十二刺之一，又称三刺，出自《灵枢·官针》："齐刺者，直入一，旁入二，以治寒气小深者。或曰三刺，三刺者，治痹气小深者也。"指治疗病邪稽留范围较小而又较深的针刺方法。用于本病，意在增强活血疏经、祛风散邪之效。本案加用电针，目的也是增强疗效，用疏密波治疗眼肌疾病是著者从实践中摸索总结出来的经验，曾以此法治疗多种眼肌麻痹（如动眼神经麻痹等），有助于麻痹肌群的恢复，且对眼肌痉挛也有明显效果。

3. 病毒性脑炎所致展神经麻痹

唐某，男，45 岁左右，初诊日期：2010 年 12 月 8 日。

主诉：复视 2 个月。

现病史：患者 2 个月前发热，体温达 38～39℃，伴右侧头痛，1 周后出现视物重影。头颅 CT 未见异常。被本市某三级甲等医院诊断为中枢神经系统感染（病毒性脑炎），左展神经麻痹。予以抗感染治疗 7 日，体温恢复正常，头痛症状消失，但仍有复视，予以泼尼松、腺苷钴胺等治疗未见好转。经介绍来著者处治疗。

检查：左眼内斜视，眼球外转明显受限。脉浮略数，舌质偏暗苔黄腻。

诊断：展神经麻痹（左侧）。

治疗：以上述效方治疗，仅取左侧。每周治疗 3 次。治疗 2 周后，发现左眼珠外展活动明显改善，双眼同时凝视物体时协调性仍较差。加针刺右眼，取穴同左侧。并加球后，分别于左侧球后和瞳子髎注射甲钴胺注射液，每穴 0.5ml（0.5mg/1ml）。治至第 27 次，发现外展活动基本恢复，直视时无叠影，左侧斜视时尚有叠影。治疗 1 个疗程（3 个月）后，恢复正常。

【按】 本患者是病毒感染所致，虽发病已 2 个月，但还比较及时，疗效亦可。值得一提的是，为了改善复视的情况，著者发现，患眼与健眼同针，效果更好，在以后的实践中也得以证实，这也相当于针灸治法之一：缪刺法。另外，加用穴位注射也有利于病症的康复。

4. 糖尿病所致展神经麻痹

韩某，女，55 岁，退休职工。初诊日期：2021 年 1 月 5 日。

主诉：左眼球活动受限伴视物重影 1 个半月。

现病史：患者糖尿病史 10 年，规律服用降糖药，血糖控制仍不够理想。2020 年 11 月 26 日因劳累出现视物成双，次日就诊于本市某三乙医院，查头颅 MRI、CT 均无明显异常，诊断为糖尿病性展神经麻痹。住院治疗，并予胞磷胆碱、甲钴胺、维生素 B_1、倍他司汀等用药后，症状无明显改善。出院后，经介绍就诊于此。刻下：双眼同时视物成双影，视物久后有眩晕感，单眼视物正常，左眼球内固定，不能外展，视力略微下降。平时须以物罩盖左眼始能行走。

检查：神志清楚，语言流利。左眼球内斜明显，外展不能越过中线，有代偿头位。向内、向上及向下运动均未受限，无眼球震颤。右眼各方向活动自如。双侧眼睑均无下垂，双侧瞳孔等大等圆。空腹血糖 8～10mmol/L。舌质瘦淡紫尖偏红。

诊断：糖尿病性展神经麻痹。

治疗：以上述效方为主，加脾俞、胰俞（第 8 胸椎旁开 1.5 寸）。操作同上述效方。脾俞、胰俞双侧均取，每次取 1 穴，二穴交替。注入黄芪注射液，每侧穴 2ml。每周 3 次。1 月 21 日（针刺治疗 16 日后）复查，患者左眼球稍能外展，已过中线，仍有视物双影。继续以上法治疗。治疗 1 个月，左眼外展基本正常，但取下眼罩，复视尚在，较前好转，无头晕等症。复治 1 周，复视症状消失，已取下眼罩。巩固 1 周后，停治。空腹血糖维持在 7mmol/L 左右。

【按】 本例患者初步诊断为糖尿病所致的展神经麻痹，而患者血糖控制不够理想。所以在处方上增加了脾俞、胰俞，并以黄芪注射液行穴位注射，重在健脾益气、生津养液，辅助调节血糖，此为兼顾治本之举。著者认为，针灸治疗，一定要有整体概念，以上述效方治疗眼睛局部病症的同时，不可忽略对全身相关病症的调节。

另外，著者发现，针刺治疗展神经麻痹有个起动过程，就如汽车发动一样，通常开始治疗时眼肌改善不明显，但一旦出现眼球有轻微外展迹象时，效果可变得越来越明显。供读者参考。

第二十九节　动眼神经麻痹

【概述】

动眼神经麻痹也是常见的麻痹性斜视。动眼神经由第三对脑神经，与滑车神经、展神经共同支配眼球运动。动眼神经麻痹可引起内直肌、上直肌、下直肌和下斜肌麻痹，同时可引起上睑提肌和瞳孔括约肌麻痹。临床表现为受累眼上睑下垂，睑裂变窄，复视，眼球位置向外下方偏斜，眼球不能向上、内、下三个方向运动，瞳孔正常或散大及光反应消失等。动眼神经麻痹多由糖尿病，颅脑外伤，动脉瘤，脑血管病、颅内占位、颅底炎症、痛性眼肌麻痹、手术等原因所致。

根据其临床表现，该病在中医学归属目偏视、上胞下垂、视一为二、睑废、视歧或瞳神散大等范畴。

现代针灸治疗本病的进展情况，读者可参阅上一节"展神经麻痹"。著者近年来接触大量此类患者，临床证实针灸对本病的疗效确切，但与以下四个因素密切有关：一是及早就治，只要掌握好时机，通常数次即可见效；二是与病因，也就是与损伤程度有关，损伤程度越轻，疗效越好；三是，坚持规律治疗，不半途而废，特别是对难治性本病患者；四是与心理状态有关。有一病例比较能说明问题。患者为一女服装设计师，感冒后，右眼出现眼睑下垂、眼球转动困难，复视等症状。经上海某三级专科医院确诊为动眼神经麻痹，在上海及北京多家医院治疗效果不明显。后通过互联网查找，辗转来著者处求治，经 3 次治疗后，患者眼部症状和眼球活动度均有一定好转。但从第 4 次起，疗效不够明显。治疗 7 次后，患者因急于求成，失去信心，停用针灸改去其他医院用药物治疗。数月后，又因症状加重（眼睑下垂明显，左眼亦出现展神经麻痹）前来要求复治。由于缺乏信心，心情颇为忧郁，效果非如所愿，再次停治。

【效方】

1. 组成

主穴：上健明、上明、承泣、阳白、上攒竹、丝竹空。

配穴：风池、天柱。

上攒竹位置：攒竹直上 1 寸。

2. 操作 主穴均取患侧，配穴取双侧。主配穴每次均取。取 0.25mm×（25～

40) mm 毫针。上健明、承泣均直刺 0.5 寸，至有轻度酸胀感；上明用齐刺法（具体操作请参阅上节）；阳白与上攒竹用于上睑下垂明显者，阳白用平刺法透向鱼腰，上攒竹平刺法斜刺透向上健明，两针成平行状；丝竹空先直刺至得气，再退针至皮下，向攒竹方向透刺。天柱针尖朝向瞳孔正中，用导气法，风池针尖向目外眦用行气法，使针感向前额或眼区放射。针后加用电针，其中，阳白与上攒竹为一对，患侧风池与丝竹空为一对，用疏密波，强度以患者可耐受为度。注意，阳白与上攒竹为一对，通电后应当出现额肌有节律的上提现象，如不出现，可适当调整针具。留针 30 分钟。每周 3 次，一般 3 个月为 1 个疗程。

3. 临证心悟　本方主要用于动眼神经麻痹治疗。其中操作的关键有二，一是眶区穴用针较多，上下共刺 5 针，尤其是上眼眶占 4 针，一般浅刺，轻微得气即可。在针刺时要注意避开血管，以防止造成前房积血的事故（见本书有关章节）。二是阳白和上攒竹的平行透刺，要求进针 1.2～1.4 寸，手法要熟练，否则易引起疼痛。二穴接通电针后，宜用疏密波，此时要求额肌及上眼睑出现有节奏的上提感，取针后患者多反映下垂的上睑即时轻松。

【验案】

1. 动眼神经麻痹

李某，男，50 岁。初诊日期：2008 年 2 月 25 日。

主诉：右眼睑下垂伴复视 2 周。

现病史：患者于 2008 年 2 月 9 日因"突发头痛头晕 6 日，右眼睑下垂 2 日，加重 5 小时"入院。当时体检：神清，左瞳孔直径 2.5mm，光反应（+），右瞳孔直径 4mm，光反应（±）。右眼睑下垂，四肢肌力、肌张力正常，巴氏征（－）。诊断为脑动脉瘤破裂出血。立即在局部麻醉下进行介入疗法。出院时头痛头晕消失，双瞳孔直径 2.5mm，光反射存在。但出现右眼睑下垂、复视，经神经科和眼科均诊断为动眼神经麻痹。药物治疗未见好转，经人介绍，来著者处治疗。

检查：患者体丰，右眼睑下垂，须以手指拨开视物，右侧眼球外斜，不能往内往下转动。舌淡苔腻边有齿痕，脉濡。

诊断：动眼神经麻痹（右侧）。

治疗：以上述效方（动眼神经麻痹方）为主，加头皮针穴：左运动区下 2/5。主穴均取患侧；配穴每次取一穴，两穴轮用，双侧均取。左运动区取 0.30mm×40mm 毫针刺入帽状腱膜，并进针 1.4 寸，快速捻转 1 分钟后留针。余穴操作同效方。每周 3 次。2 周后，右上眼睑下垂消失，眼球可部分向左转动，向下转尚不能，复视明显好转。治疗 12 次，右眼可基本往左往下转动，复视消失。改为每周治疗 2 次，进行巩固。前后共治 2 个月，获痊愈。

【按】　本例患者发病与脑动脉瘤破裂出血有关，所以加用头皮针治疗。因针刺干预及时，所以疗效明显。阳白、攒竹透刺后加用电针疏密波，即可观察到患侧额肌及上眼睑出现节律的收缩上提的现象，取针后，通常会收到立竿见影的效果：患者当即有眼皮轻松，甚或张眼幅度增大等情况。前面提到，著者将此法用于眼睑痉挛病例，也有类似效果。属于异病同法。

2. 手术后遗动眼神经麻痹

邓某，女，35 岁，公司主管。初诊日期：2014 年 5 月 20 日。

主诉：右上睑下垂无力渐进加重 1 年余。

现病史：患者于 2012 年 2 月 10 日因车祸造成右眼眶内侧壁骨折，行视神经减压术后患者遗留右侧动眼神经麻痹。经上海某医院眼科医生介绍，寻至著者处就诊。

检查：右侧上睑下垂，右眼球向外斜视，不能向上、下及向内运动，右侧下睑软组织淤血、肿胀，右侧内直肌及视神经损伤。复视，瞳孔扩大，对光反射及调节反射消失。左眼视力 0.1，右眼视力 0.09。舌红，苔白腻，脉弦。

诊断：继发性创伤性动眼神经麻痹。

治疗：予以上述效方治疗。每周 3 次，1 个疗程（3 个月）后，患者右侧眼睑可睁开，眼裂增大，无复视、眼球可向内、向下活动，向内略受限。第二个疗程：风池改为横刺，眼周穴位不变，加百会。经过 2 个疗程的治疗，患者眼睑开合正常，视物较清晰，两侧瞳孔等大正圆，对光反射良好，眼球运动基本恢复正常，左眼视力 0.1，右眼视力 0.2。现继续巩固治疗，病情控制理想。

【按】 百会又名"三阳五会"，乃各经脉气会聚之处，又为督脉要穴，对于协调机体的阴阳平衡起着重要的作用。当患者病情控制稳定时，加百会以通督提神，振奋阳气，促进机体恢复功能。

3. 外伤性展神经麻痹伴视神经萎缩

朱某，男，45 岁，职员。初诊日期：2013 年 12 月 12 日。

现病史：患者双眼视力正常。于 2013 年 11 月初，外出时，右眼被钝物击伤，有短暂昏迷，急送至本市某三甲医院眼科急诊。查见右眼视力无光感，结膜混合充血，角膜透明。左眼视力为 1.0，无明显异常。诊断为右眼视神经挫伤。收住入院，接受抗炎及对症支持治疗（用药具体不详），10 日后，症状稳定，出院。出院后因右眼视力仍为无光感，且出现右眼睑下垂和眼球活动受限。曾到某三级专科医院眼科门诊，经检查诊断为视神经萎缩、动眼神经麻痹，经药物治疗，无明显效果。通过网上查找，来著者处求治。刻下：纳呆、脘腹坠胀，少气懒言，寐差，小便可，大便溏。

检查：面黄无华，神疲乏力。右眼视力无光感，左眼 0.8。右眼上睑不能上抬，睑裂变窄，复视，眼球位置向外下方偏斜，眼球活动受限，不能向上、内、下 3 个方向运动。右眼角膜透明。右瞳孔 6mm，对光反射消失。晶状体及玻璃体透明，眼底颞侧视盘色淡，余正常。左眼检查未见异常。舌淡红，苔白腻有齿痕，脉细弱。

诊断：右眼动眼神经麻痹，视神经钝挫伤。

治疗：上述效方均取，按法操作。因患者是视神经钝挫伤且并发视神经萎缩，故在上述效方基础上加新明 1、肝俞、脾俞、球后、太阳。其中，球后、太阳取患侧，余穴均取双侧。新明 1、肝俞、肾俞用常规针法，球后、太阳行穴位注射：球后穴每次注入甲钴胺注射液 1ml（0.5mg/1ml），太阳穴同时注入复方樟柳碱注射液 2ml。同时采用耳穴贴压：取穴肝、肾、眼、神门、目 1、目 2，用磁珠贴压，嘱患者每日自行按压

2~3 次，每按压 1 分钟。并以梅花针叩刺患侧正光 1 和正光 2，在 2 个穴区 1cm 范围内轻度叩打，每穴点叩刺 100 次，以局部潮红为宜。每周 3 次，治疗 3 个月后，右眼睑可上抬，但未至正常位置；右眼球运动明显改善，内转稍受限，看远物时，尚有复视，右眼视力恢复至 0.4。全身症状亦明显改善。又继续治疗 3 个月，每周 2 次。各项眼部症状体征，除视力未见提高外，其余基本正常。巩固治疗 1 个月后停治。

【按】 本例患者为视神经挫伤合并动眼神经损伤，是较为严重的眼病。在取穴上，增加多个穴位，其中新明 1 和球后是现代发现治疗眼底病的效穴。因背俞穴可调整、振奋脏腑功能，眼与肝脾肾关系尤为密切，脾为后天之本，气血生化之源，双目依赖于气血的濡养，李东垣曰："五脏六腑之精气，皆禀受于脾，上贯于目。"肝开窍于目，肝受血而目能视，针刺肝俞、脾俞，重在益精补气明目。因本病症是外伤所致，必有瘀血留内，取太阳，加强活血之功。

4. 继发性创伤性动眼神经麻痹

乔某，女性，32 岁，麻醉医师。初诊日期：2009 年 11 月 4 日。

主诉： 右眼不能睁开、眼球难以转动及视力锐减半年。

现病史： 半年前，因颅脑手术损伤动眼神经，造成右眼眼睑下垂，不能张开，眼球固定不能转动，且发红肿痛、流泪。患者遂四处奔波求医，经上海某三级专科医院确诊断为重度继发性创伤性动眼神经麻痹，并告知患者无有效治疗措施，终身眼肌功能难以恢复。患者绝望之际经熟人介绍来著者处就诊。

检查： 右眼紧闭，须手指拨动才能睁目，瞳孔明显较左侧为大，并伴轻度角结膜炎，眼球固定呈外展位，不能往任何方向转动，向上、向下、向内向外运动皆不能。脉细，舌质偏红苔薄微腻。

诊断： 继发性创伤性动眼神经麻痹。

治疗： 用上述效方治疗，加球后，并配合耳尖放血（控制炎症），给予治疗。患者是无锡市一家医院麻醉科医生，平时工作繁忙，距上海路程又较远，但她坚持每周 2~3 次来沪治疗。第 1 疗程（3 个月）结束，症状无明显改善，但她并不气馁，继续坚持治疗，3 个疗程后，患者右侧眼睑可稍向上抬举，右侧眼球可向内活动，但运动不灵敏。遂坚持治疗 4 年余，现病情已基本控制，上睑上抬可达 2/3、闭合功能正常，视力已基本恢复，眼球活动范围明显增大。

【按】 该患者损伤动眼神经十分严重，曾在多家医院眼科就诊，西医专家认为难以恢复。但患者一直坚持治疗，按疗程循序渐进，针灸引导其经气逐渐自愈，故坚持治疗也是疾病向愈的关键因素之一。动眼神经麻痹的针灸治疗要取得长期稳定的效果，关键在于坚持治疗。一般来说，难治性眼病的治疗至少需坚持治疗 3 个疗程以巩固效果。另外，当症状控制后，仍需要长期持续的治疗，这对病情的稳定至关重要。这也证实，针灸确实存在累积效应。

5. 眼玻璃体切割术后动眼神经麻痹

陈某，男，70 岁，大学教授。初诊日期：2018 年 9 月 4 日。

主诉： 右眼上睑下垂、视物困难 29 日。

现病史： 患者 1 个月前因右眼视物模糊、视力下降而前往本市某三甲医院眼科就诊，经检查确诊为右侧玻璃体积血，双侧老年性白内障，右侧视网膜中央静脉阻塞，右侧视网膜中央动脉阻塞，高血压，双侧颈动脉狭窄，脑血管畸形。并于 2018 年 8 月 2 日局部麻醉下行右眼玻璃体切割术，手术顺利。术后，于 8 月 6 日出现右眼上睑下垂完全遮盖瞳孔伴疼痛。当时检查：右上睑下垂完全遮盖瞳孔，右眼外展、内收、上转均受限，角膜透明，前房清，右侧瞳孔直径 3.5mm，直接对光反射消失，间接对光反射可，虹膜未见异常，晶体混浊，视盘界清，色苍白，血管呈白鞘样改变，周边网膜大量陈旧性激光斑；左眼角膜透明，前房清，瞳孔圆，左侧瞳孔直径 3mm，对光反射可，虹膜未见异常，晶体混浊，隐见视盘界清，网膜平伏。经眼眶 CT 及头颅 CT、MRI 等检查，以及神经内科会诊，诊断为右侧动眼神经麻痹。先予以静脉滴注甲泼尼松龙，后改为口服泼尼松，并予以营养神经、护胃、补钙等治疗，疼痛好转，余症同前。因西医缺乏有效治疗方案，慕名前来求治。患者右眼 3 年前曾有过右眼视网膜动、静脉阻塞病史。

检查： 右上睑下垂完全遮盖瞳孔，右眼外展、内收、上转均受限，角膜透明，前房清，瞳孔圆，直径为 3.5mm，直接对光反射消失，间接对光反射可，虹膜未见异常，晶体混浊，视盘界清，色苍白，血管呈白鞘样改变，周边网膜大量陈旧性激光斑。视力：右眼为手动，左眼为 1.0。

诊断： 右动眼神经麻痹。

治疗： 以上述效方治疗。结果如下：患者于 2018 年 9 月 4 日接受初次治疗（图 8-18），每周治疗 3 次。国庆 7 日停诊，至 2018 年 10 月 8 复诊时见其右眼睑下垂症状基本消失，但稍有复视症状（图 8-19）。2018 年 11 月 12 日前来就诊时述复视症状完全消失（图 8-20）。继续针灸开始治疗眼底病变。

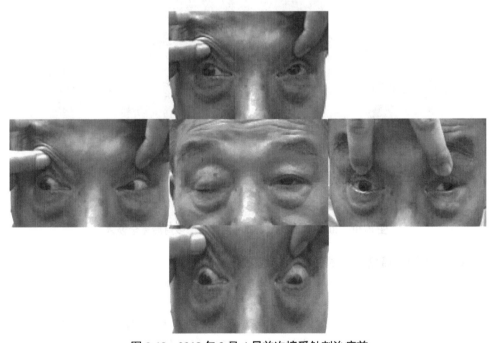

图 8-18　2018 年 9 月 4 日首次接受针刺治疗前

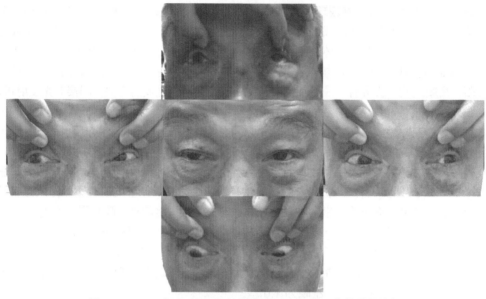

图 8-19　2018 年 10 月 8 日针刺治疗 1 个月后，症状明显恢复

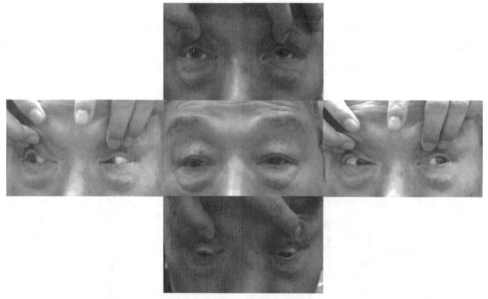

图 8-20　2018 年 11 月 12 针刺治疗 2 个多月后完全恢复

6. 三叉神经痛热射频术后动眼神经麻痹

陈某，女，65 岁，退休职工。初诊日期：2017 年 10 月 13 日。

主诉： 右眼上睑下垂、视物困难 21 日。

现病史： 患者 2016 年 5 月 1 日发带状疱疹（图 8-21），痊愈后出现带状疱疹后三叉神经痛，药物治疗无效。因疼痛剧烈，2017 年 9 月 26 日在本市另一三甲医院接受 CT 引导下三叉神经半月节射频热凝术,术前眼球运动不受限制,术后面部疼痛缓解,随即出现左侧眼睑下垂,上抬受限。左侧瞳孔收缩受限,较右侧瞳孔扩大,瞳孔对光反射减弱。左侧眼球向内、向下、向上运动受限,眼球向外、外上、外下不受限。头颅 MRI 及 MRA 检查未见脑血管损伤。经神经内科和眼科会诊后,诊断为动眼神经麻痹。用营养神经、改善循环、眼避光等对症治疗,效果不明显,经眼科医师介绍前来治疗。

检查:左侧眼睑下垂遮盖瞳孔,上抬受限,左侧瞳孔收缩受限,较右侧瞳孔扩大,瞳孔对光反射减弱。左侧眼球向内、向下、向上运动受限,眼球向外、向外上、向外下不受限。

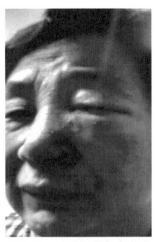

图 8-21　患者发带状疱疹时

治疗:以上述效方治疗。每周治疗 3 次。

诊断:左侧动眼神经麻痹。

结果:2017 年 10 月 16 日初诊(图 8-22),11 月 23 日复诊时见右眼睑下垂症状及眼球向内、向下运动明显改善(图 8-23),稍有复视,12 月 28 日前来治疗时,症状完全消失(图 8-24)。

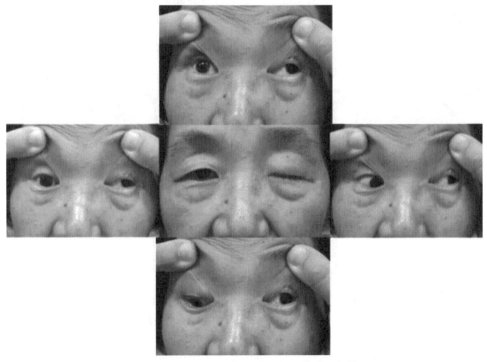

图 8-22　2017 年 10 月 16 日初次接受针灸前

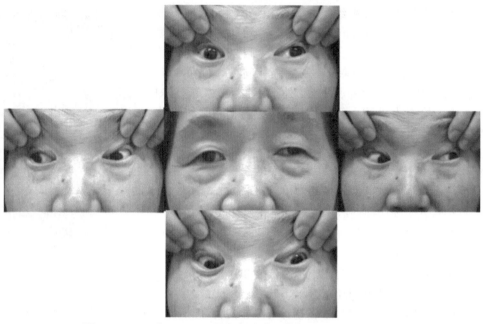

图8-23 2017年11月23日针刺治疗1个多月，症状明显改善

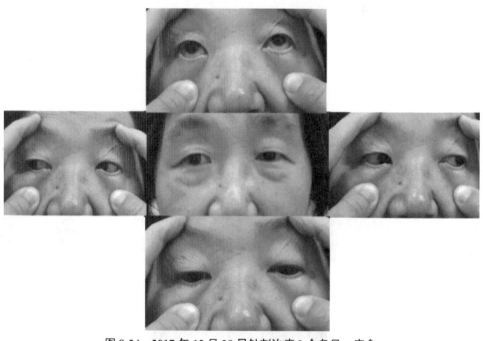

图8-24 2017年12月28日针刺治疗2个多月，痊愈

【按】 案5、案6和案4一样，均是西医手术后遗的动眼神经麻痹。术后动眼神经麻痹是个难治病。出现这样一种情况，表明针灸治疗都有效果。但疗效情况有

所不同。案5和案6治疗疗程短，从治疗到痊愈2个月左右，针刺20余次；但案4前后整整治疗4年多。案4和案5疗效好，均完全恢复，无任何后遗症状；案5只是部分恢复，特别是眼球活动度差。分析其原因有二，一是对该病要及早治疗是关键。案5和案6的2个患者分别在发病29日和21日前来接诊，为恢复赢得了宝贵的时间，基本都在2个月左右的时间里，经20余次的治疗后就完全康复。案4的患者是在发病半年后前来治疗。二是与损伤程度有关。案4的患者因为是施行的颅脑手术，动眼神经损伤十分严重，曾在多家医院眼科就诊，西医专家均认为难以恢复，所以治疗难度要大一些。案5和案6是局部的较小的手术，相对损伤程度要小一些，所以治疗难度相对要大一些。但是要指出的是，坚持长期规律治疗也很重要。案4恢复虽然不够理想，但一直处于缓慢的恢复中。这完全与患者一直坚持规律性的治疗，按疗程循序渐进，始终不放弃有关。另外2例，也是按每周3次治疗，从不缺席。故坚持规律性治疗也是动眼神经麻痹的针灸治疗要取得长期稳定的效果的另一关键因素。

第三十节 共同性斜视

【概述】

共同性斜视，又称共转性斜视，是指眼球运动无障碍，斜视角度不随注视眼别不同和注视方向不同而改变的一种斜视。临床上又分为内斜视和外斜视两类。共同性内斜视中，先天性内斜视多在出生后或出生后6个月内出现斜视，其斜视角偏大，相对稳定。后天性内斜视发病年龄平均在2岁半，合并或不合并弱视，眼球运动无明显限制。其中，屈光性调节性内斜视，多有中度或高度屈光不正。共同性外斜视，先天性外斜视多在出生后至1岁出现眼斜，外斜度偏大，有不同程度和不同性质的屈光不正，可伴弱视；间歇性外斜视，在3～5岁发病，外斜程度不稳定，多无明显屈光不正。共同性斜视多在幼儿期发病，此时正是视觉发育的关键期。斜视的发生，不仅有碍于外观，更重要的是严重影响幼儿的视觉发育。目前，除屈光性调节性斜视可应用戴镜等法矫治外，一般主张手术治疗。

中医学中，本病称通睛眼、睊目等。古代针灸治疗本病较明确的记载见于《诸病源候论》。

现代用针灸治疗斜视的早期临床文章，见于20世纪50年代。自20世纪70年代末、80年代初开始，鉴于共同性斜视，在幼儿中发病率较高，而现代医学又缺乏有效的保守治疗的措施，曾经成为针灸治疗的热门，多用皮肤针之法，尚用针刺、穴位贴敷等。但自20世纪90年代至今，由于手术疗法在本病中大量应用，应用针灸之法的文章明显减少。但依据著者多年经验，针灸不仅可以纠正斜视，而且能有效地调节屈光不正和治疗弱视，是一种治本之法。对共同性斜视的治疗有着重要的临床价值。

【效方】

1. 组成

主穴： 攒竹、球后（或上健明）、丝竹空。

配穴： 正光1、正光2。

2. 操作

主穴、配穴每次均取，球后和上健明二穴交替选用。主穴针刺，均取0.25mm×25mm毫针。攒竹向下平刺透向上健明，丝竹空向眉中方向平刺透向鱼腰；球后和上健明直刺0.5～0.8寸，以有酸胀针感为宜。留针20分钟。对配合的患儿，可在两侧之攒竹、丝竹空各接一对电极连电针仪，用疏密波，强度以患儿感舒适为度。去针后，用皮肤针在配穴叩刺，每穴叩刺100下，轻度刺激，以局部潮红为度。对有弱视或屈光不正患者，可在两侧球后，加用甲钴胺注射液0.25～0.5ml（0.5mg/1ml），做穴位注射。

开始治疗宜每周3次。待症情改善后，可改为每周治疗2次。3个月为1个疗程。对临床症状已消失之患儿，改为每周1次，再治疗一个时期治疗。

3. 临证心悟

本方用于不同类型的共同性麻痹的治疗。由于本病患者多为儿童，取穴少，刺激轻是其特点。在应用时，一般取眼周穴，如为屈光不正的，加眼内穴，因小儿不易配合，针刺上健明或球后时，宜手法熟练，速刺一针到位，不强求针感。配穴正光1和正光2用皮肤针叩刺，是借鉴他人经验，此法在使用时，叩刺力度可逐步由轻微至稍重，令患儿逐步接受。并可教会家长，嘱其每日自行叩刺1～2次，以提高疗效。本病治疗时间较长，特别是有屈光不正和弱视者，更要求家长和患儿能坚持。因为，著者发现在治疗过程中，通常斜视的好转和屈光不正与弱视的改善并不同步，不少患儿，在斜视纠正后，仍然存在着屈光不正与弱视，因此，不宜过早停止治疗。

【验案】

1. 共同性内斜视

王某，女，11岁，学生。初诊日期：2012年10月12日。

主诉：（家长代诉）双眼内斜8年，加重半年。

现病史：（家长代诉）患儿于3岁时不明原因出现双眼内斜，当时以为是患儿喜双眼注视灯光所致，不以为病。自上小学之后，由于用眼过多，斜视现象日趋明显。曾至眼科医院检查，诊断为共同性内斜视，轻度屈光不正。配镜治疗未见明显效果。近半年来因学业紧张，内斜症状更为明显。前来著者处就诊。

检查： 外观双眼内斜，以低头时更为明显。查双眼裸眼视力，左眼为0.8，右眼为0.7。远近注视斜视角相等。双眼球活动不受限。双眼屈光间质清。眼底正常。脉舌正常。

诊断： 共同性内斜视。

治疗： 以上述效方为主，加新明1。因患儿学业时间安排较紧，每周治疗2次。增加耳穴贴压，取眼、肝、肾、神门，用磁珠贴压，其中眼穴，内外侧对贴，以加强刺激，嘱患儿每日自行按 2～3 次。每次取一侧耳穴，双耳交替，于下一次针刺治疗时换贴。经 2 个月治疗后，患儿内斜症状已不明显，唯双眼向下注视时，尚有轻度内斜现象。经 3 个月治疗，症状消失，经查视力双侧均达到 1.0（裸眼视力）。后又以每周治疗 1 次，巩固 2 个月。半年后随访，症情稳定。

【按】 本例患儿病程长而又较为配合治疗，故加新明 1，以促进恢复。从已有经验看，针刺治疗本病的间隔，以每周 3 次为佳，但本例患儿，因学习紧张难以抽出时间，为了不影响效果，加用耳穴贴压，以维持针刺的作用时间，结果也取得了满意疗效。另外，对于有中高度近视或伴弱视的患者，可增加眼区的穴位。

2. 共同性外斜视

唐某，男，10 岁，学生。初诊日期：2016 年 12 月 4 日。

主诉：（家长代诉）右眼外斜视伴复视近 1 年。

现病史： （家长代述）患儿从半岁开始，发现右眼视物时有轻度外斜，当时并不在意。之后，发展缓慢。从 2016 年年初起，患儿告知，视同一物时常出现两个相同的物体。而进入三年级后，症状加重，已至辨不清老师在黑板上写的字，这才引起家长重视。经本市某三级医院眼科诊断为"恒定性外斜视"，建议手术治疗。家长和患儿均对手术有顾虑。故辗转找到著者，希望采用针灸进行保守治疗。

检查：右眼斜视，视远斜视度明显大于视近（＞15 度），眼球活动度正常；左眼正常。双眼视力：右眼（矫正）为 0.9，左眼（矫正）为 1.2。双眼屈光间质清。眼底正常。脉舌正常。

治疗：以上述效方为主，右眼主穴、配穴均取，左眼仅用配穴。右眼取针后，以甲钴胺注射液 1ml（0.5mg/1ml）分别注入球后、瞳子髎，每穴 0.5ml。每周 2 次。6 次后，因患儿来自江苏常熟，往返不便，加之功课繁多，改为每周 1 次。3 个月后，自述复视消失，检查后发现斜视不明显，视远斜视度与视近基本一致。视力：右眼（矫正）为 1.0，左眼（矫正）为 1.2，近视度数，由原 325 度（右）、300°（左），分别下降至 275 度（右）和 250 度（左）。嘱其继续治疗，以巩固疗效。

【按】 本例患儿属于先天性共同性外斜视，伴屈光不正，右眼只能矫正至 0.9。采用上方加穴位注射甲钴胺注射液，疗效明显。值得一提的是，本病如能在幼儿期治疗，效果更佳。不久前，曾治一例 2 岁女孩，左眼外斜异常明显，以上述效方针刺 1 个月，眼位基本正常。

第三十一节 皮 质 盲

【概述】

皮质盲又称皮质性失明或中枢盲、大脑盲等，是指大脑外侧膝状体、内囊后支、视辐射或枕叶视皮质病变引起的双眼视力丧失。其特征性临床表现为双侧视力消失，强光刺激及外界恐吓均不能引起眼睑闭合，瞳孔对光反射、调节反射正常，眼底正常。皮质盲是由各种因素所致的大脑皮质视觉中枢损害而引起的双目失明。常见病因有外伤、炎症、中毒、发热、脑血管意外、肿瘤及颅脑外伤或手术等。以血管痉挛性损害最为常见，脑组织缺氧是致病的根本原因。目前尚无特殊治疗方法，多采用维生素类药物、能量合剂、皮质激素、血管扩张剂、高压氧等治疗，但效果不甚理想。

临床表现为双眼视觉完全丧失，瞳孔对光反射正常，眼底正常，可有偏瘫等。它是眼科致盲疾病之一。

在中医学中，并无"皮质盲"这一病名，但有很多类似的记载，一般归属"青盲"范畴。如发生在小儿，又称小儿青盲。《诸病源候论·小儿杂病·目盲候》指出："眼无翳障，而不见物，谓之青盲"；《医宗金鉴·眼科心法要诀》曰："小儿青盲，因胎受风邪，生后瞳人端好，黑白分明，惟视物不见"，认为本病与先天禀赋不足、肝肾亏虚有关。针灸治疗本症，在古籍文献中一般也归属小儿青盲证治。如《太平圣惠方·卷一百》提到："小儿目涩怕明，状如青盲，灸中渚二穴各一壮。"

现代的最早报道，见于1979年。尽管从总体看，文献量不大，但从20世纪80年代至今的大部分年度都有临床文章出现。有学者将其列为眼和附属器系统西医症状中第二位针灸病谱。在取穴上，除了应用一般的眼病常用穴外，发现经外穴内睛明有较为独特的效果，结合头皮针穴视区更可提高疗效；在针灸方法上，以体针为主，但提倡2种或2种以上穴位刺激方法结合，穴位注射也有一定效果。就笔者经验而言，针灸对包括视路及视中枢病变所在内的多种中枢性视功能障碍的效果均较明显。

著者认为气血瘀滞为其主要病机，多采用益气化瘀法针刺治疗本病，同时由于眼部的特殊生理及病理，单一疗法又很难达到较好的治疗效果，故在长期临床中总结出了上述综合治疗方法。该综合疗法所选用的穴位共分头皮针穴、颈项部穴、眼区附近穴和眼区穴4个部分，以中取、近取、直取病区穴位配合为用，通过多种不同针法的综合运用，以起到濡养神珠、通利血脉的作用，从而达到较好的治疗效果。

同时，著者认为，对于皮质盲等眼病的治疗，心理调摄也是非常重要的。因《灵枢·经脉》云："足厥阴肝经之脉……连目系，上出额；其支者，从目系，下颊里。"肝脉与目系相连而通于瞳神，《灵枢·脉度》指出："肝气通于目，肝和则目能辨五色矣"。所以，著者常嘱患者要树立信心，保持乐观的精神，积极配合并坚持长期治疗。

【效方】

1. 组成

（1）针刺方

主穴：视区、视联络区、新明1。

配穴：百会、新明2、上天柱、风池、丝竹空、上健明、承泣。

视联络区位置：位于视区两侧，与视区同高，宽约2寸的长方形区域。

操作：主穴均取，配穴酌加2～3个，轮用。头皮针穴均取0.30mm×25mm毫针。针法：视区，直刺；视联络区，斜刺，向内下方或外上方刺。快速刺入，用指力将针尖冲入头皮下，以进入帽状腱膜与骨膜之间为好，然后将针体放倒呈抛物形进针，针深0.8寸左右。亦可采用进气法：针体进入帽状腱膜下层，针体平卧，用拇指和示指紧捏针柄，用爆发力迅速向内进插 3 次，然后再缓慢退回原处。接电针仪，应用连续波，频率为 4Hz，以患者感舒适为度。再针余穴，均用前述刺法。小儿患者，先按上法针头皮针穴，去针后再针配穴，得气后配穴不留针。留针 30 分钟。头皮针穴可留针 1～2 小时。每周治疗 2～3 次。

（2）穴位注射方

取穴：球后、太阳。

药物：甲钴胺注射液 1ml（0.5mg/ml）、复方樟柳碱注射液 2ml。

操作：每次取 2 穴，药物取 1 种，1ml 或 2ml 一次性注射器抽取药液，快速破皮缓慢进针至有针感（但不必强求）后，将药物徐徐注入。甲钴胺注射液、复方樟柳碱注射液交替使用。

甲钴胺注射液多用于球后，每穴注射 0.5ml；复方樟柳碱注射液多用于太阳、球后，每侧穴位注入 1ml。注意：复方樟柳碱注射液注入球后穴后部分患者有眼部不适或视物模糊感，一般 15 分钟内消失。

（3）耳穴贴压方

取穴：脑点、神门、肝、肾、眼、目 1、目 2。

目 1 位置：耳垂正面，屏间切迹前下方。

目 2 位置：耳垂正面，屏间切迹后下方。

操作：用磁珠或王不留行籽贴压，令患者每日按压 3 次，每穴按压 1 分钟，力度以有胀痛感而不弄破皮肤为佳。每次一侧耳穴，左右两侧交替，每周换贴 2 次。

（4）皮肤针方

取穴：正光 1、正光 2

正光 1 位置：眶上缘外 3/4 与内 1/4 交界处。

正光 2 位置：眶上缘外 1/4 与内 3/4 交界处。

操作：用皮肤针在穴区 3～5mm 范围内行均匀轻度叩打，每穴点叩刺 50～100 下，以局部红润不出血为度，每周治疗 2～3 次。

此针刺综合方法，每周治疗 2～3 次，3 个月为 1 个疗程。维持治疗时每周治疗 1 次。每次治疗基本方必用，余方酌情可全部或选 1～2 方综合运用。一般需治疗 4 个疗程以上。

2. 临证心悟　皮质盲，中医学多认为与先天禀赋不足，或后天热毒伤及阴精，致肝肾亏损等有关，是著者在眼病针灸治疗中唯一以头皮针穴区为主穴，配合体穴治疗的病症。头皮针穴是基于本病是中枢性视功能障碍，依据西医的观点，因头皮针是根据大脑皮质功能定位来确定头皮刺激部位的，故刺激视区、视联络区在头皮部的投影部位，能增加脑血流量，改善枕叶血液循环，促进视皮质细胞的功能恢复，起到补益气血之效。主穴中将焦氏头穴的视区与林学俭氏的视联络区结合一起，其中视联络区是林学俭医师所发现的一个用于治疗皮质性视力障碍和弱视的新区。视联络区位于视区两侧，与视区同高，宽约 50mm 的长方形区域，左右各一。该刺激区具有分析物体形状、识别物体的功能，并与眼球高精度的运动有关。主治皮质性视力障碍（皮质盲、偏盲等），弱视等。配穴则从中医角度以疏调眼部经气和补益肝肾为主。如颈项部穴位，用于通调全身气血。足少阳胆经之风池，为手足少阳、阳维和阳蹻之会，是连脑、目之脉络要穴，也是治疗目疾的常用穴位，有通经活络、调和气血的作用。在上天柱施以大幅度的导气法行气催针，不仅可化气壮阳，而且可使针感向前额或眼区放射，从而起到治疗眼病的作用。新明 1 可疏调眼底和眼周经气，使气血充养于目。眶周穴，可连接全身与眼睛之经脉，加强眼区气血流转运行。如新明 2、丝竹空，同位于外眦附近，又可延续新明 1 之针感，接通经气，加强了眼区气血的流转运行。眶区穴，如球后、上健明、承泣等，都可直接疏通并补益眼目经气，促进眼目气血运行流畅，有明目利窍之功效。

操作上，头皮针可斜刺，方向为内下方或外上方等。视区、视联络区两个区域结合，在一定程度上提高了疗效。具体操作如下。头皮针的进针，为了使针尖能沿着头部形状滑行，可采用下法：中指与示指将针体上抬，拇指放松，可使针尖向下滑行；中指与示指将针体上抬，拇指下压，针尖可上行。针刺的角度宜呈 15°～30°，使针体保持在帽状腱膜与骨膜之间。本法原不留针，但著者发现留针效果更好。头皮针的手法，分进气法和抽气法两种，本法为进气法，属于补法，适用于小儿。另有一种抽气法。方法基本相似。只是将向内进气 3 次，改为向外抽提 3 次。本法为泻法，多用于成年人，用于实证。值得注意的是提插幅度宜小，一般不超过 0.1 寸，旁观者几乎看不到针体的上下运动情况；动作要求迅速有力，并不要求频率过快，而着重于瞬间力量，要求运用全身的爆发力带动小幅度针体运动。医生在进针和运针时，手下会有针体被头皮吸住的感觉。有的患者可能会有轻微的疼痛感或胀痛感，这就是得气。

余穴，则重视气至病所的针刺手法并结合脉冲电刺激，推动眼底和眼球周围的气血运行，疏导眼底脉络，起濡养目珠的作用，从而目明而充沛，视物清澈。另外，尚可配合穴位注射，起活血益气之功。甲钴胺注射液对神经组织具有良好的作用，可促进受损神经功能的恢复，从而加速眼肌功能的恢复；复方樟柳碱注射液可以缓解血管痉挛，改善微循环，增加眼部血流量，促进眼缺血组织的恢复。皮肤针叩刺即是通过"皮肤—孙脉—络脉—经脉"起调整局部气血、通经活络的作用，促进局部功能恢复正常。耳针法用于加强整体调节，可疏通全身之经气，调和周身之气血，起到明目恢复视力的作用。

总之，皮质盲属于难治病，故在针灸治疗时，强调要重视综合方术、协调运用。所谓综合，既包括了多种针法如电针、穴位注射、耳穴贴压、皮肤针等法，又包括了多种独特操作手法如捻转提插法、导气法等；所谓协调，就是有机配合，针刺与药物的结合、局部皮肤针叩刺与耳针整体调节的结合等。

本病以早期治疗且有一定基础视力者效果较好，如无光感或病程长者较差。本方亦可用于功能性失明的治疗。

【验案】

1. 皮质盲

李某，男，2 岁 7 个月。初诊日期：2001 年 3 月 14 日。

主诉：双眼视力丧失 4 个月。

现病史：患儿自幼体弱。2000 年 11 月底，因高热不退送至本市某三级儿科医院急诊，诊断为病毒性脑炎。经抢救后脱险，住院 1 个多月。身体康复情况良好，但出现双目视力丧失。经神经科和眼科会诊，确诊为皮质盲。家长曾辗转多家医院，采用多种中西医治疗措施，均未见效果。慕名前来著者处，一试针灸。

检查：患儿身体瘦弱，双眼仅有光感。地图舌，脉细。

诊断：皮质盲。

治疗：按上述效方操作。考虑到患儿体质差，有厌食症状，加点刺四缝，挤出黄白色黏液。每周治疗 2 次。经针刺 6 次后，患儿已可在室内行走，能躲避障碍物。治疗 20 次后，能辨别玩具的颜色。治疗半年后，患儿已能自由在室外行走。后改为每周治疗 1 次。又治疗半年，视力基本恢复。

2. 功能性失明

Edenbung，男，58 岁。初诊日期：1993 年 2 月 23 日。

主诉：双眼失明 8 年。

现病史：患者于 1985 年，因患脑部感染性疾病后，视力骤然下降。近视时视力已为 0，远视亦只能见物体的模糊影子。曾在荷兰多家大医院经眼科及神经科专家检查，均未查出病因，用各种方法（包括心理治疗）医治亦无效果，要求试用针灸治疗。

检查：神志清楚，精神正常，外眼及眼底均未见异常。在距双眼 1.10m 内视力为 0，1.10m 之外可读出眼前指数。舌淡略胖，苔白微腻，脉弦略细。

诊断：功能性失明。

治疗：取新明 1、光明、枕上旁线（头皮针穴）。上穴均取双侧。新明 1，斜向上刺入 1.2 寸左右，以提插加小捻转法，使针感向太阳或眼区放射，提插幅度为 1~2mm，捻转频率为 120 次/分。每侧运针 1 分钟。光明，针尖向上，以气至病所手法，使针感向上放射可达目。枕上旁线按常规刺法。针毕均接通 G6805 电针仪，应用连续波，频率为 3Hz，电流强度以患者可耐受为度，通电 30 分钟。首次针刺后，即给予检查视力，发现在距眼 1.0m 之处，已能分辨指数。视远物亦感清晰。每周针刺 2 次。每次治疗后，视力都有所提高，至第 7 次，可戴镜阅读报纸上较大字体。至第 15 次，已能看清报上最小号字体。又治疗 5 次以巩固疗效。著者回国后，患者曾来信一封，告知一切良好。

【按】 上面 2 例，第一例为皮质盲，用上述效方效果明显。曾治一例类似的女性患儿，双眼仅有微弱光感，由于家长过分娇惯，小儿又哭闹不休，每次针刺操作难以进行。加之治疗没有规律，或每周 1 次，或每月 1 次，结果未见明显好转。

第二例是著者所遇到的一名病因不明，症状特殊的患者。因其也是脑部感染所致，故将其亦附于此，但其治法与一般皮质盲有异。本例未用眼区穴，是为了避免可能引发眼部血肿。考虑到其脉弦，而肝又主目，故取胆经之光明，因肝胆互为表里，又寓上病下取之意。新明 1 为治眼病之效穴。枕上旁线，相当于焦氏头皮针之视区，是治疗中枢病变引起视力障碍的要穴，该患者有脑病史，所以取之。在手法操作过程中，该例患者循经感传现象明显，可能也是取良效的原因。

3. 功能性失明

丁某，男，54 岁，电焊工。初诊日期：2010 年 7 月 21 日。

主诉：双目失明 2 个半月。

现病史：患者双眼视力一直正常。于 2010 年 5 月 28 日晚间无明显诱因下突然双目失明。当日曾和同事聚会饮酒，他人未见同样发病。家人陪同赴本市某三甲专科医院，经多项检查未发现异常，并排除甲醇中毒可能。给予口服药物及静脉滴注（药名不详）等，连续治疗 5 日，未见明显好转。又至另一家三甲医院眼科求诊，怀疑为急性视神经炎，并予以甲泼尼松龙等大剂量激素治疗，亦未见效果。经介绍，前来著者处诊治。患者有高血压史，目前服药控制较好。

检查：患者外出均需家属扶行。体健神清、思维清晰，应答流利。双眼外观正常，眼底及电生理检查未见明显异常。左眼视力为 40cm/指数，右眼视力为 20cm/指数。舌质偏红苔白腻，脉略弦。

诊断：功能性失明。

治疗：取新明1、丝竹空（或瞳子髎）、上健明（或上明）、承泣（或球后）。每侧新明 1 与丝竹空或瞳子髎为一对，接通电针仪，用连续波，频率为 2Hz，强度以患者能耐受为度，留针 30 分钟。每周治疗 3 次。第 1、2 次针刺后患者眼睛视物明显清楚，已可不经家属搀扶，自行回家，可保持 7～8 小时，但于针后次日早晨又开始视物模糊。第 3 次开始加用头皮针穴视区和视联络区，并接通电针仪，频率为 4Hz，留针时间同上。针刺后检查视力，左眼为 1.2，右眼为 0.8，视力明显提高。之后，每次针后视力即可提高，且针后虽有减退，已不明显。经治 2 个疗程后，视力已基本达到原来水平，且再不出现减退，一直维持至今。

【按】 本例患者，双眼突然失明，其原因一直未弄清楚。首次求治，著者颇费踌躇，决定按急性视神经病变取穴治疗。首针 2 次，虽有效果，但疗效维持时间不长。之后，忽然想起曾在荷兰治疗的那位失明老人，以头皮针视区取效的经验（见上例），加用视区和视联络区，竟获得意想不到的效果。录之，供读者参考。

4. 脑膜瘤所致皮质盲

孙某，男，46 岁。初诊日期：2016 年 6 月 6 日。

主诉：言语障碍伴双眼视力进行性下降 9 个月。

现病史：2015 年 4 月起患者无明显诱因下时常出现嗜睡，遂至本市某三甲医院就诊，查头颅 CT 平扫，示：左侧额叶占位伴周围大片水肿，中线结构右移。遂长期服用中草药（具体不详）。症状尚平稳。至 2016 年 1 月，患者出现视物模糊，自以为近视加深，未予以重视。至 3 月初，患者视物模糊加重，前往眼科验光配镜，验光师检查时发现患者眼底视盘水肿，建议进一步检查。于 3 月 8 日至某三级部队医院行头颅 MRI 增强检查，示：左额叶脑膜瘤可能，病灶约 4.4cm×3.0cm 大小。3 月中旬，患者双眼视力急剧下降，仅存光感。故 3 月 25 日于某三甲医院，于全身麻醉下行"左额、前颅底脑膜瘤切除术"。术后给予营养神经药物及高压氧治疗。术后

1 周，患者左眼光感，右眼仍失明。经中西药物治疗，视力略有改善但不明显。后于同年 6 月慕名前来治疗。

检查：神志清醒，情绪低落，家人搀扶行走，左眼 10cm/指数，右眼光感。舌淡，苔薄白。

治疗：以上述效方为主，加目窗、百会、风池、瞳子髎。头皮针穴操作用抽气法，体针刺激略强。除针刺外，配合穴位注射，以甲钴胺注射液 1ml（0.5mg/1ml）、复方樟柳碱注射液 2ml、鼠神经生长因子（苏肽生）30μg（以生理盐水注射液 2ml 溶解），于去针后分别注入球后、风池、瞳子髎三穴，每周治疗 3 次，不计疗程。2016 年 10 月复查，患者已可在家中独立行走，左眼视力为 1m/指数，右眼视力为 10cm/手动。至 2016 年 12 月复查，左眼视力为 0.15，且可以辨别颜色，右眼视力为 30cm/指数，可以发微信。2017 年 6 月复查，左眼视力为 0.4，右眼视力为 0.05。可以从车站独自回家，在小区散步。继续治疗，病情稳定，2018 年初因故停治。

【按】　本例为左侧额叶脑膜瘤压迫视觉中枢致患者双侧视觉受损，而行左额、前颅底脑膜瘤切除术后，进一步加重损伤而致视力基本丧失。所幸至著者处就诊时，为术后 1 个多月，正处于恢复期，考虑到患者机体气血虚弱尚未恢复，不能濡养受损处的组织器官，属气虚血瘀。故在治疗时，以补益气血、活血化瘀为法而获效。所以，除了综合针术外，一个关键之处在于患者能及时接受针灸治疗，正如《黄帝内经》所云："谨候其时，病可与期。"

5. 脑膜瘤术后所致皮质盲

张某，男，4 岁。初诊日期：2014 年 10 月 13 日。

主诉：双眼视物模糊近 2 年。

现病史：患儿自幼体质较弱，但视力正常。2012 年 11 月间，无明显诱因出现呕吐，当时视力未受影响，家属以为胃肠炎，未予重视，当地诊所治疗 1 周未见好转，并出现意识模糊遂紧急转诊至某三级医院急诊，经磁共振等确诊为脑膜瘤。行脑膜瘤切除术。术后因水肿压迫，致患儿双眼视力急剧下降，仅存光感。经高压氧逾百次及鼠神经生长因子、中药汤剂等药物治疗，视力仍未明显好转。遂慕名至著者处求治。

检查：患儿形体瘦弱，精神尚可，颅骨膨大，目光迟钝，双眼视力均为光感。舌淡苔少，脉细。

治疗：以上述效方为主。加目窗、百会、四神聪、瞳子髎。头皮针用进气法，体穴用补法。均取 0.25mm×25mm 毫针针刺。留针 30 分钟。去针后，配合穴位注射，以甲钴胺注射液 1ml（0.5mg/1ml）、复方樟柳碱注射液 2ml，分别注入球后、瞳子髎（双侧）。起初，每周治疗 2 次。持续 2 个月后，至 2015 年初，患儿偶然能辨别出玩具的颜色，家长喜出望外，信心大增，遂改为每周 3 次，继续治疗，视力逐步提升，至 2015 年 10 月，患儿可识别报纸上 1cm² 大小的字。2016 年 6 月，患儿双侧视力均达到 0.25，进入普通幼儿园。2017 年 6 月，双侧视力为 0.4。进入普通小学。2021 年，右眼视力为 0.5，左眼为 0.6，表明视力还在不断提高中。目前，尚在继续坚持每周治疗 2 次。

【按】 本例患儿为脑膜瘤术后因水肿压迫所致的皮质盲，脑膜瘤术前并无视力改变情况。在接受著者益气化瘀综合针刺法治疗 2 个月后，视力即可由光感提升为可辨认颜色，在接下来的治疗中，此患儿的视力提升情况也比较理想，治疗效果较好。这可能与患儿的视力丧失是因脑膜瘤术后水肿压迫所致有关。术后气滞血瘀，而《金匮要略·水气病脉证并治第十四》中张仲景提出"血不利则为水"，故采用益气化瘀法治疗，可使气旺血行，血水同治，促进血脉通畅，从而有利于水肿的吸收，起到提升视力的效果。

6. 星形细胞瘤术后所致皮质盲

郑某，男，12 岁。初诊日期：2014 年 2 月 20 日。

主诉：双眼视物模糊 3 个多月。

现病史：患儿既往有近视，双眼矫正视力为 0.8。2013 年 9 月家属偶尔发现患儿阴毛发育异常，遂带其在某儿童医院就诊，检查发现颅内鞍上占位。因畏惧手术辗转北京、上海多家医院行保守治疗。其间，病情未能控制，尤其患儿视力逐渐下降，至 2013 年 11 月，左眼视力为 0.2（矫正），右眼视力为 0.6（矫正）。家属决定在北京某三级医院对脑部病变行手术治疗。术后病理提示"星形细胞瘤"。后经多次放疗，患儿视力不断下降，低至 10cm/指数。并伴有明显视野缺损。遂返沪由其母陪同前来著者处，求以针灸治疗。

检查：双眼视力为 10cm/指数，双眼颞侧视野缺如，各方向眼动充分，双瞳孔等大等圆，D=2.5mm，对光反射（++）。脉略细，舌淡红苔薄。

治疗：以上述效方治疗。加百会、瞳子髎。头皮针针法用进气法，体针中等刺激量，平补平泻。去针后，配合穴位注射，以甲钴胺注射液 1ml（0.5mg/1ml）、复方樟柳碱注射液 2ml，分别注入球后、瞳子髎（双侧）。每周治疗 3 次。治疗 3 个月后，患者双眼视力、视野未见明显改变。治疗 5 个月，检测患者视力，左眼矫正视力为 0.2，右眼矫正视力为 0.15，左眼视野逐渐好转，右眼视野缺损未见明显改变。治疗 1 年后，右眼视野缺损逐渐好转。至 2015 年 11 月，患者双眼视野均出现明显好转。2016 年 6 月，患者左眼矫正视力为 0.8，右眼矫正视力为 0.6，双侧视野基本正常。

【按】 本例患儿为星形细胞瘤压迫视神经、视交叉所致的皮质盲，不仅有视力的改变，也有视野缺损症状。小儿素体娇嫩柔弱，经历手术、多次放疗等治疗，元气大伤，气血虚弱甚或气脱。《灵枢·决气》云："气脱者，目不明"，即指元气亏虚至极，脏腑精华不能上荣于目，目失濡养。故在治疗时应以益气养血为主，辅以活血化瘀。

上述案 4、案 5、案 6 有一个共同特点，即视力障碍均因脑部肿瘤或因肿瘤手术损及视觉中枢或视路等原因所致，术后来诊。在治疗思路上，著者认为他们在气滞血瘀的基础上，都有不同程度的气血虚弱，故在治疗时以气血论治，采用益气化瘀综合针刺疗法，都起到了较好的治疗效果。3 例患者的视力都得到了较大的提升，且案 3 患者的视野缺损得到了极大的改善。案 1、案 2 患者均为脑膜瘤术后视力下降，针刺治疗 2~4 个月后，视力即有明显的提升，可见益气化瘀综合针刺疗法，可提升皮质盲患者的视力情况。同时，著者在临床上采用针刺治疗黄斑水肿，取得了较好的疗效，同时案 1、案 2 患者都有水肿压迫的情况，推类至此，可见针刺对因水肿所致的视力下降确有桴鼓之效。案 3 为星形细胞瘤，患儿之前既有视力损害和近视，又有视野缺损症状。但患儿在坚持治疗 5 个月后，左眼视野逐渐好转，并于治疗 1 年后右眼视野也开始好转，说明益气化瘀综合针刺疗法不仅可以提高皮质盲患儿的视力，也可以改善视野。同时说明，针对患儿的视力下降和视野缺损的针刺治疗效果，视野的改善较视力的提升会慢一些，需要患儿的长期配合。

具体治疗时，在组方用药上，均在原方基础上增加头部穴，如目窗、百会、四神聪等，以加强健脑明目之功，另外加用穴位注射，其中甲钴胺注射液以营养神经、复方樟柳碱注射液加强供血，鼠神经生长因子（苏肽生）促进神经细胞再生，针药结合，有助于视觉改善。

在具体针刺手法上，3 则病案有所不同。如案 4，因是成年人，且发病急属实针，故用头皮针用泻法（抽气法），强调得气感强烈；案 5，是小儿，体质较弱，病程长（2 年），又不太肯配合，所以头皮针用补法（进气法），体针得气即止，针感轻微；案 6，为少儿，病程短，虽经多次化疗，体质尚可，属虚中有实证，因而头皮针用补法（进气法），而体针以平补平泻法。。

总之，在具体治疗时，有同有异，同中有异，根据体质症情，分别对待。

第三十二节　弱　　视

【概述】

视觉发育期由于异常视觉经验（单眼斜视、矫正不应的屈光参差和高度屈光不正及形觉剥夺等）引起的单眼或双眼最佳矫正视力低于相应年龄的视力，或双眼视力相差两行或两行以上，而眼部无器质性病变者称为弱视。弱视是眼科临床常见的儿童眼病。主要表现为视力低下及双眼单视功能障碍。多为单眼，亦可双眼。弱视中最重要的是斜视性弱视，50% 以上的弱视与斜视有关。从症状上来看，斜视为眼位异常，弱视是视力减退，重度弱视的视力为 0.1，中度为 0.2～0.5，轻度为 0.6～0.8。弱视治疗的关键在于早期发现、早期治疗。年龄越小，疗效越好。

中医学称本病为目暗不明，认为多由先天禀赋不足，脾气虚弱，肝肾阴虚所致。古医籍中，未能查见针灸治疗与本病症相关的记载。

现代针灸治疗弱视的临床资料，首见于 1960 年。但之后，直至 20 世纪 90 年代末，有关报道并不多见。从 21 世纪初开始，本病才引起针灸界较大关注，发表了大量有关临床观察和机制研究的文章。在治疗上，包括体针、艾灸、耳针、皮肤针、穴位注射、眼针、穴位激光照射、穴位电脉冲、穴位经皮电刺激等穴位刺激之法都被用于弱视的治疗。当然，综观已发表的文章，治疗方法以体针及皮肤针多见，且不少医者均主张能配合药物或某些行之有效的治疗仪器综合应用，以提高疗效。已有的工作及作者的经验表明，针灸疗法不仅对不同类型的弱视，诸如斜视性弱视、屈光不正性弱视、屈光参差性弱视及形觉剥夺性弱视均有较好的近期疗效，而且还具有明显的远期效果。

著者通过临床也观察到，针灸对轻、中、重度弱视均有不同程度的疗效。弱视的治疗过程是缓慢的，视力的提高也循序渐进的，对重度弱视，其疗程通常需要 1 年左右，甚至更长。因此要求家长和患儿有耐心、恒心和信心，不可操之过急。还可配合弱视的其他治疗方法，如遮盖法、压抑疗法、精细作业训练及同视机训练等，根据不同的弱视类型选择一种或数种方法。

【效方】

1. 组成

主穴：新明 1、上健明、攒竹、球后、瞳子髎。

配穴：正光 1、正光 2。

2. 操作 主穴配穴每次均取，新明 1，取 0.25mm×40mm 毫针，针法同前。上健明、球后，取（0.22～0.25）mm×25mm 毫针，用压刺法，缓慢进针 0.8 寸左右，至得气。攒竹，由上向下刺入 0.5 寸，略行提插至得气；瞳子髎，在找到凹陷部后，直刺约 0.5 寸，以局部有明显酸胀感为度，退至皮下向外下方透刺 1 寸。针刺后以新明 1 和瞳子髎为一对，接通 G6805 电针仪，使眼睑有跳动，用连续波，频率为 2Hz，强度以患者适宜为度，通电 20～30 分钟。去针后，用皮肤针在正光 1、正光 2 行轻度叩刺，每穴 50 下，双侧 200 下，以局部潮红为度。每周 2 次，3 个月为 1 个疗程，并再次进行检查。

3. 临证心悟 本法亦为著者多年所总结。因本病多为小儿，取穴宜少而精。故多取眼区穴，以疏经通络、益气补血为主。操作时，由于不少患儿不能正确表达针感性质和位置，其中一个较客观的标志是通电时应当看到眼睑有规律的抖动。具体刺激量则按患者年龄长幼、承受能力、病情缓急而定。对年长、承受能力好、病情重者，针刺刺激强度可略重，留针时间略长；而对年幼、承受能力差、病情轻者，针刺刺激强度则宜轻，留针时间宜短。但总的来说，应考虑到小儿脏腑经络娇嫩，形气未充，一般针刺操作时手法相对较轻，刺激强度较弱。治愈后至少随访 3 年，如果复发，再予以针刺治疗。在针灸治疗弱视上，有 3 条最应重视。一是时机，患者年龄越小，疗效越好，成年后就难以治愈。不过，一般所说的 12 岁作为界限并不绝对，据我们观察，一些超过此年龄的患者也有一定效果。最近，著者曾治疗一名弱视兼斜视的中年患者，已 40 多岁，针灸治疗半年左右，症状有较明显的改善。二是要求患儿包括患儿的家长树立信心，坚持打持久战。除了少数患儿，多数本病患者都不可能在短期内治愈，有的要针灸一两年，因此长期有规律的治疗十分必要，不要半途而废。从我们临床所见，凡能坚持治疗的患儿，多能获愈。另外，西医的遮盖法、精细目力训练法等，疗效较为肯定，所以我们应该积极学习并引入这些有效的治疗方法，配合应用，以进一步提高和巩固疗效。

另外，弱视的治疗箴言是"早发现，早治疗"。患儿 7 岁之前为治疗的最佳时期。如果能在 3 岁或更早发现症状并及时采取治疗手段，可以基本痊愈。然而现实生活中由于幼儿语言表达能力和主动交流意识欠缺，再加之家长的失职，我们发现很多弱视患儿，尤其是平时生活与常人几乎无异的单眼弱视患儿，通常等到小学入学之后才发现症状，从而痛失最佳治疗时机。应当引起我们的重视。

【验案】

1. 弱视

涂某，男，5 岁，学生。初诊日期：2003 年 7 月 21 日。

主诉：（家长代诉）发现双眼视远物不清 1 年多。

现病史：（家长代诉）2002 年幼儿园体检时，得知患儿双眼近视，双眼裸视力为 0.3，前往市眼病防治中心检查，确诊为双眼弱视（兼有散光）。予以戴眼镜，遮盖疗法等措施，经过一段时间的治疗，双眼矫正视力分别提高到 1.0（右）、0.8（左）。但近半年来，矫正视力不再提高，故转来求治。

检查：眼球向各方向运动不受限，眼位正。裸视力：右眼为 0.4，左眼为 0.3；矫正视力：右眼为 1.0，左眼为 0.8；散光：右眼为+1.25D，左眼为+2.00D。舌淡苔薄白，脉细弱。

诊断：弱视（轻度）。

治疗：基本参照上述效方操作。第 1 次针刺后，右眼裸视力提高至 0.6，矫正视力达 1.0，左眼无变化。第 4 次针刺后，右眼裸视力提高至 1.0，矫正视力达 1.2，左眼裸视力提高至 0.6，矫正视力达 0.8。第 7 次针刺后，右眼裸视力提高至 1.2，矫正视力达力 1.5，左眼裸视力提高至 1.0，矫正视力达 1.2。基本治愈。后继续每周 1 次巩固治疗 5 次。随访至今，未见复发。

【按】　弱视和青少年近视在临床表现上十分相似，常容易被混淆忽视。临床上必须明确诊断。本例则为双眼发病，曾经西医治疗获得改善。本例之所以获效明显，可能和上述近视的例子一样，与年龄小、基础较好及前期的西医治疗等因素都有关。著者经验，针刺同时，配合西医学的一些方法，如遮盖法、精细目力训练法等，也十分有必要。

2. 弱视（重度）

胡某，男，6 岁。初诊日期：2014 年 3 月 18 日。

主诉：（家长代诉）视物模糊 2 年，加重 1 年。

现病史：（家长代诉）患儿自上幼儿园后，教师即发现其视力较差。1 年前，在体检时，左眼视力为 0.1，右眼为 0.08。家长即前往本市眼病防治中心就诊。经检查，确诊为近视性弱视。经多种中西医方法治疗，未见明显好转。经病友介绍，前来著者处要求针灸治疗。

检查：患儿体形瘦小，双眼矫正视力：左眼为 0.12，右眼为 0.1。脉舌无异常。

治疗：以上述效方为主，加承泣穴。针法同上，出针后在双侧承泣穴行穴位注射。以甲钴胺注射液 1ml（0.5mg/1ml）分别注于两侧穴。要求患儿每周坚持治疗 2 次。3 个月后，左眼矫正视力为 0.25，右眼矫正视力为 0.2。继续用同法。通过近 1 年治疗，2015 年 2 月，测得左眼矫正视力为 1.0，右眼矫正视力为 0.9⁺，基本痊愈。但尚存在近视，经检测，左眼近视 450 度，右眼近视 625 度。其母希望其继续治疗。

遂改用青少年近视针刺效方。至 2016 年 2 月，左眼近视 250 度，矫正视力为 1.2；右眼近视 400 度，矫正视力为 1.0。因学校功课较忙，未能继续坚持治疗。

【按】 本例是较严重的弱视患者。所以在处方上，增加了穴位注射承泣。同时，要求较长时间的针刺治疗。本例患者前后共治疗近 2 年，最终获得较为满意的效果。另外，本例属于近视性弱视，在弱视基本痊愈后，近视又成了突出矛盾，此时，宜改动处方，继续治疗，同样可以获效。

3. 远视性弱视

吴某，女，6 岁。初诊日期：2020 年 6 月 12 日。

主诉：（家长代诉）双眼视物不清，且左眼向外斜 1 年多。近加重。

现病史：（家长代诉）1 年多前，发现患儿看东西时，喜欢眯眼，且易歪斜脑袋。拍照时，左眼球常斜向外侧。当时未加重视。最近，幼儿园体检，发现患儿视力减退，斜视。于 2020 年 5 月 6 日，于本市某三级专科医院检查。以 1%阿托品扩瞳验光，示：右眼球镜+4.5，柱镜−0.50，轴位 15，矫正视力 0.6；左眼球镜+4.0，柱镜 0，轴位 0，矫正视力为 0.6。诊断为双眼远视性弱视，左眼外斜。给予配镜，并建议以手术治疗斜视。因惧怕手术。从网上获知，慕名前来著者处，要求针灸治疗。

检查：患儿双眼活动灵活正常，正视时，左眼偏向外侧。矫正视力双眼均为 0.6。

诊断：双眼远视性弱视，左眼共同性斜视。

治疗：取穴同上述效方，左侧加丝竹空。操作：上穴均取。新明 1 用 0.25mm×40mm 毫针，余穴均用 0.25mm×25mm 毫针。丝竹空采用透刺法，向鱼腰方向针入 0.9 寸左右。得气后，用疏密波，强度以患儿可接受为度。留针 30 分钟。每周 3 次。3 个月为 1 个疗程。

结果：9 月 15 日，经原医院以 1%阿托品扩瞳验光，示：右眼球镜+3.75，矫正视力 0.9；左眼球镜+4.0，矫正视力 0.8。弱视已改善，斜视亦明显减轻。

继用上方。因患儿上小学加之离诊所较远，改为每周治疗 1 次。

【按】 远视性弱视是指在离观察物较远的情况下，眼球内外经过检查未见有器质性病变，而视力不能矫正到正常者。多见于早产儿，以及有吸氧经历的其他新生儿群体。据统计，儿童是远视性弱视的主要患病群体，发病率占弱视儿童的 2.83%。本例在处方上未做较大改动，因左眼斜视，故增加左侧丝竹空透刺，用于改善斜视。

4. 弱视伴斜视

凌某，男，3 岁。初诊日期：2014 年 6 月 11 日。

主诉：（家长代诉）双眼视力差及左眼斜视加重近 1 年。

现病史：（家长代诉）近 1 年前，家属发现，患儿每当看电视时，总喜欢往前凑，且脑袋歪向一侧，初不以为意，因后来此现象越来越明显，始引起父母注意。经某三级医院眼科检查，左眼视力为 0.1，斜视；右眼视力为 0.4。诊断为双眼弱视，其中左眼为弱视性斜视。即采用右眼遮盖法及光学药物疗法等治疗数月，未见明显效果。从网上查知，来著者处治疗。

检查：患儿发育正常，配合检查。左眼正视时，偏向外侧。裸眼视力：左眼为0.12，右眼为0.4，矫正不应。脉舌正常。

治疗：以上述效方为主，左眼加丝竹空，并用透刺法刺至鱼腰穴。左侧以瞳子髎、丝竹空为一极加攒竹为一对，右侧以瞳子髎加攒竹为一对，接通电针仪，应用疏密波，以患儿感舒适为宜。留针30分钟。去针后，在双侧承泣行穴位注射。以甲钴胺注射液1ml（0.5mg/1ml）分别注于两侧穴。经半年余针刺结合西医遮盖法等治疗，左眼斜视消失，双眼视力：左眼为0.6，右眼为0.7。因患儿父母赴澳大利亚工作，故中断治疗。2016年4月，患儿外婆将其带回国内，继续来著者处治疗。查双眼视力略有减退：左眼为0.5，右眼为0.6。仍用上法治疗，视力一直保持在0.6~0.7。

【按】 弱视患者，双眼裸视力相差较明显，俗称"跷足眼"，通常可诱发其中视力较差的眼斜视。本例就是较典型的一例。在治疗上，著者经验，在斜视眼采用加穴透刺法，有助于斜视和弱视的改善。此例患儿病情较重，所以也采用穴位注射。值得一提的是，据著者经验，弱视的治疗宜一鼓作气坚持长期治疗，本例患儿，因中间出国，中断治疗大半年，回国检查虽退步不大，但再次治疗，疗效似受影响，这是否与中断有关，值得进一步研究。

第三十三节 色觉障碍

【概述】

色觉障碍，分色盲和色弱两类，色盲是缺乏或完全没有辨色能力，色弱为辨色力不足。色盲包括红色盲、绿色盲、蓝色盲及全色盲，后两种少见。色弱包括红色弱、绿色弱、蓝色弱，亦以前两种常见。导致色觉障碍的原因，有先天性的，也有后天性的。其中常见的红绿色觉障碍是一种连锁隐性遗传病。

现代治疗色觉障碍的最早报道，见于1959年。之后，就不断有临床文章出现，包括百例以上的病例分析，并开始探索一些有效的新穴。至20世纪70年代，在大量实践的基础上，还进行了对照观察，以进一步肯定针灸效果。近20多年来，在穴位刺激方法上有较多的尝试，除体针、电针外，耳针、头针、声电针、穴位激光照射及穴位注射等，都有较好的效果。与此同时，日本、美国等国也陆续有文章发表，用针灸为主治疗，所选穴位亦和我国相似。

著者从20世纪80年代末开始接触本病，近30年的实践也表明对常见的红绿色盲或色弱都有一定效果，而色弱疗效更为肯定，对全色盲的 效果较差。对于远期疗效不够巩固者，再给予针灸，仍可以减轻。

【效方】

1. 组成

主穴：上健明、承泣、攒竹、四白。

配穴：肝俞、肾俞。

2. 操作　主穴均取，配穴取一穴，二穴交替轮用。主穴针刺，取 0.25mm×（25～40）mm 毫针针刺。上健明，直刺进针 1.0～1.4 寸，承泣，针尖略向上进针 1.4 寸左右，均要求针至眼球有胀感。攒竹，针尖略向下直刺约 0.8 寸；四白，直刺 0.5～0.8 寸，均以局部有明显酸胀感为宜，留针 30 分钟。配穴行穴位注射，去针后，以 2ml 一次性注射器抽取黄芪注射液 2ml，任选一配穴（二穴轮用），两侧同取，行穴位注射，刺入得气后，每侧穴注入药液 1ml。隔日 1 次或每周 2 次。

3. 临证心悟　依据著者经验，针灸治疗对色觉障碍症状较轻且以色弱者为优。本方曾治疗多例色弱患者，均取得近期和远期效果。本方组方也按著者治疗难治性眼病的思路，即主穴重在治标，以近取、中取为主，配穴重在治本，以远道取穴为主。主穴重在激发眼区的功能，配穴则从滋补肝肾着手。症状较轻者，则配穴可改为耳穴：眼、目 1、目 2、肝、肾。用王不留行籽或磁珠贴压，每周换贴 2 次。

色弱一般要求坚持治疗 3 个月左右，在治疗期间，应不断考核其辨色能力，可采用《色盲检查图》。让患者在自然光线下，在规定的时间内认出每个版面的图字和颜色。既可了解疗效也有助于改进操作。

【验案】

王某，男，18 岁，学生。初诊日期：2005 年 3 月 7 日。

主诉：红、绿色分辨不清 2 年余。

现病史：患者为本市某美术中专学生，今年准备报考艺术类院校。2 年多前在学习绘画时，发现个别图案的红、绿颜色有时难以辨清，不以为意。此次在报考前体格检查时经医院眼科色觉检查，诊断为色弱。怕被取消报考资格，到处急于求治，因西医无特殊疗法，经介绍来著者处诊治。

检查：身强体健，营养良好，思维敏捷，语言流畅。双眼外观（－），眼底（－），左右眼裸视力分别为 0.9、1.2，色觉检查：红、绿色弱。舌质淡红，舌苔薄白，脉弦有力。

诊断：红绿色弱。

治疗：以上述效方治疗，每周 3 次。经过 10 次治疗，以色盲检查图自行复查，视觉辨色力明显提高。继续针刺治疗，至 15 次时，仅有 2 幅复杂的图案在规定的时间内仍分辨不清。治至第 21 次时，他兴奋的告知，体检复查色觉检查已顺利通过。但患者要求继续巩固治疗，于是将穴位注射改为耳穴贴压，又治疗 10 次。后来考取本市一所重点师范大学的艺术系，进校体检复查，未发现色觉障碍。

【按】　类似本例的报考艺校的患色弱的学生，著者共诊治过 6 例。以上述效方为主，略作加减进行治疗，均获痊愈。其中 4 例，进行过为期 1 年半至 2 年的随访，未见退步。不仅表明针刺是有效的，而且效果稳定。另外，著者还发现，配合心理治疗也十分重要。本例患者，由于其平时成绩优秀，一心想进理想大学，结果因体检受阻，情绪颇为波动。开始对针灸也不太相信，疗效不明显，中途打算放弃。经著者劝导，并给他看有关针灸治疗色觉障碍的临床资料，才建立信心，配合治疗。

第三十四节　内分泌突眼症

【概述】

内分泌突眼症又称甲状腺相关眼病，既往有很多名称，如 Graves 眼病、眼型 Graves 病、内分泌性肌病、突眼性眼肌麻痹等。它是一种与甲状腺疾病相关的自身免疫性疾病，是引起成年人单眼和双眼眼球突出的最常见原因，占成年人眼眶疾病的 20%～25%。大多数患者有甲状腺功能亢进病史，偶有以眼肌麻痹为首发症状者，而甲状腺功能正常。近代研究认为，它是一种免疫相关眼病，与全身内分泌系统的功能状态密切相关。女性患者多于男性。早期由于眼外肌肿胀、眼眶脂肪和结缔组织增生，而出现眼球突出、眼睑和结膜红肿、角膜上缘和上部巩膜暴露、眼睑退缩、眼睑滞落、复视等，严重者会出现角膜溃疡和继发视神经病变而影响视力等；晚期患者眼球活动受限，当眼闭合不全时，出现角膜干燥、溃疡，甚至失明等严重并发症。多为双侧性或两眼先后发病而突眼程度不等，突眼程度与甲状腺功能亢进症状轻重表现不一致。其发病机制不完全清楚，尚无特效治疗方法，严重影响患者的生活和工作，更有部分患者因甲状腺相关眼病而失明。

中医学中，本病称为鹘眼凝睛。现存我国最早的眼科专著《秘传眼科龙木论》则首次提到鹘眼凝睛的概念，称之为"鹘眼凝睛外障"，"此眼初患之时，忽然痒痛泪出，五轮胀起皆硬，难以回转，不辨人物，此疾皆因五脏热壅，冲上脑中，风热入眼，所使然也"，指出其临床表现为眼部痒痛及眼球突出、运动受限、视力下降等，具有起病急，发展迅速的特点。现代中医学认为，本病属痰瘀互结。

针灸治疗本病在古籍文献中，未见记载。

现代针灸治疗内分泌突眼症的最早报道见于 1934 年。当时是从治疗突眼性甲状腺功能亢进症着手的。但自此之后整整间断了 30 年，到 20 世纪 60 年代中期，才有学者以针刺加穴位注射治疗甲状腺功能亢进症的个案。但以内分泌突眼症作为治疗的主要对象的临床资料则直到 20 世纪 80 年代初期才出现，当时还成为针灸临床研究的一个热门。通过近 40 年的工作，特别是近年来以有条件盲法、随机对照和多中心验证等较为严谨的观察方法表明，针灸不仅能在一定程度上改善内分泌突眼症的症状，对原发病中的甲状腺功能亢进的高代谢、高循环动力症状同样有良效；不仅有较为明显的近期效果，也有较稳定的远期疗效。在穴位刺激方法上，以针刺为主，并强调针刺结合中西药物来提高疗效，还应用穴位激光照射、穴位注射等，也都有不同程度的效果。

从著者已积累的经验看，对轻中度突眼症患者，可以针灸为主配合适量药物，效果确切。但不论何种程度的突眼患者，均须坚持长期治疗。

【效方】

1. 组成

主穴：上天柱[和（或）天柱]、上健明[和（或）上明]、球后[和（或）承泣]、四白、太阳。

配穴：甲状腺肿大或结节加人迎，眼压增高加目窗、内关、足三里、间使、三阴交。

2. 操作 主穴每次均取；配穴据症而取，另配四肢穴 2 个，一般为上下肢各一对。上天柱和天柱，症情轻者，仅选一穴，二穴交替；症情重者，二穴同用。取 0.30mm×40mm 的毫针，针尖朝鼻尖方向呈 75°进针 1.4 寸，以徐入徐出的导气手法，使针感往眼区放射。眼区穴，取 0.25mm×（25～40）mm 毫针直刺至得气，症情轻者，仅取上健明和球后；症情重者，加取上明和承泣，采用齐刺法，上下眼眶，共针刺 6 针，形成包围刺法，以有轻微酸胀感为度。四白，直刺 0.8 寸，得气留针。配穴，人迎，约呈 25°向甲状腺中心方向刺入。如腺体肿大或有结节者，进针点可略作变动，以针尖能刺中腺体肿大或结节中心为宜。针至得气后，用提插加小捻转手法运针半分钟后去针。目窗，向后平刺 0.8 寸，肢体穴，均采用针尖略向头部方向直刺，以得气为度。留针后再在上、下肢穴分别接通电针仪，应用连续波，频率为 3Hz，强度以患者感舒适为宜。留针 20～30 分钟后去针，取甲钴胺注射液 1ml，在双侧球后和（或）太阳各注射 0.5ml，取复方樟柳碱注射液 2ml，在双侧球后或太阳各注射 1ml。两种药物在球后、太阳交替注射。每周 2～3 次。一般半年为 1 个疗程。

3. 临证心悟 本方是著者在研究有关现代文献的基础上，通过临床验证而总结出来的。

在组方上，一是选确有效验的经外穴与经穴进行有机组合。上天柱属经外穴，为上海已故针灸名家金舒白所发现，主要用于本病最常见之内分泌突眼症，著者在"文化大革命"回沪探亲期间特地向她学习，曾目睹其确切的效验。另如眼区穴和躯体穴，也多为综合文献报道和本人自身实践确有效验的穴位。眼医诸穴，多为经外穴，是著者喜用之穴，重在疏通眼部气血，形成包围之势，对突眼明显且涉及多条眼肌增粗麻痹者，多能起效。配穴人迎相当于甲状腺体的中心，具有疏通局部气血的功效，经国内医者大量验证，对本病确有良效；目窗为胆经穴，能平肝胆风火而降眼压；内关、间使分属心包经之络穴和经金穴，可宁心安神而缓解甲状腺功能亢进之高循环动力症状；足三里、三阴交分别为足阳明经之下合穴和足三阴经之交会穴，均可调理脾胃，促进运化，从而达到化解痰瘀胶结之效，对甲状腺功能亢进之高代谢症状有效。二是在临床实际中，也不可拘泥，虽是同一个疾病，所处病理阶段不同，证候也就各异，或是同一疾病，病情持续时间的不同，用穴也不一，这就要求同中有异，据症而用。在以下所述的 4 个案例中，同为甲状腺相关眼病而应针对不同病变程度和不同发展阶段，在效方的基础上外，选穴上有加减。如对重症患者，仅用上天柱力度尚嫌不够，著者多加用天柱，操作方法同上天柱，四穴点合刺，针感明显，使气至病所，增强化痰祛瘀之功。如出现眼肌麻痹，近年临床体会，用穴上应当根据轻重之症分别对待，轻症者取上健明和球后二穴即可，重症者则用上明、承泣二穴上下 6 针形成围刺之势。

在操作上，一是重视运用各种不同的刺法，要善于用多针刺法治疗难治性疾病，如齐刺、扬刺、围刺、项丛刺等。在本病中，针对眼肌麻痹时，在上明、承泣采用齐刺法，对眼区形成围刺，可加速得气，增加局部针感。如遇病情复杂、治疗难度大的患者，采用扬刺法，即同时针上天柱、天柱，类似于扬刺，4 针同刺，增强穴位刺激，通过导气法使针感向眼区方向扩散、传导，提高效应。二是手法的应用，针刺治疗效果的好坏与针刺手法的使用是建立在针刺得气感应的基础之上，因此治疗本病时有无针感，能否产生"气至病所"至眼区与疗效密切相关。在临证上多采用行气法和导气法。行气法是增强眼病疗效的重要方法。导气法则对控制针感传导方向及促进"气至病所"有较好作用，多用于上天柱、天柱、风池等穴。正如《灵枢•九针十二原》中载："刺之而气不至，无问其数，刺之而气至，乃去之而勿复针。"就是强调针刺得气是治疗的关键。针刺上天柱对初学者有一定困难，要达到气至病所，首先是掌握针刺方向，其次是用缓进缓出之导气手法，反复探寻。同时人迎要求针尖必须刺入甲状腺体中心，不留针；上健明，注意细针慢进，避免刺破血管造成眼部血肿。

穴位注射选用复方樟柳碱注射液具有缓解眼血管痉挛，增加眼血流量，改善眼组织供血。甲钴胺注射液具有营养神经和改善周围循环的作用。复方樟柳碱注射液和甲钴胺注射液在眼区穴位交替注射，不仅有药物的作用，还有穴位的刺激作用，起到既益气又活血的作用，可促进眼区的瘀滞消散，加强治疗效果。

甲状腺疾病的发生是多种因素如情志因素、水土、地域、饮食等综合作用的结果，其中以情志内伤为主要诱发因素。在针灸临床中，应当注重调神，重视心理疏导，正如《灵枢•本神》中提出："凡刺之法，必先本于神"，《灵枢•官能》也谓："用针之要，无忘其神"。强调"调神"是针刺治疗疾病过程中必不可少的要素之一。当患者出现思虑过度、情绪不宁时，不仅加用百会、印堂以调畅情志，镇静安神，还应用语言启发诱导患者，以稳定患者的情绪，建立信心，坚持治疗。

【验案】

1. 内分泌突眼合并复视及高眼压

陈某，女，43 岁，银行职员。初诊日期：2015 年 5 月 11 日。

主诉： 双眼外突、转动困难伴复视近 2 年，加重 3 个月。

现病史： 患者于 2012 年 11 月，无明显原因出现双眼轻度红肿，结膜潮红，于某医院眼科检查，诊断为结膜炎。半年后，症状加重，双眼逐渐显现外突，且眼球转动似有牵掣，性格有所改变，患者患病前一向待人接物脾气温和，现在变得情绪急躁，难以控制。经某三级医院内分泌科检查，诊为甲状腺功能亢进，双侧多发性甲状腺混合结节，内分泌突眼。采用激素等药物治疗。甲状腺功能亢进指标及某些症状得以控制，但内分泌突眼的改善并不明显。2013 年 3 月球后注射甲泼尼松龙，突眼症状无改善。2013 年 9 月使用激素冲击疗法及 MTX 免疫抑制剂治疗仍无效，并出现眼压升高；视力也开始下降：右眼从 1.0 降至 0.6，左眼从 0.8 降至 0.2。用适利达、贝他根、阿法根等四药连用眼压不能控制，后用甘露醇静脉滴注，眼压得以控制，但不稳定。通过 1 年多的治疗，因长期服用激素，常规骨质疏松检查已提示有"骨量减少"的情况，这是使用激素的副作用之一，只好服用钙补充剂和阿仑膦酸钠等药物对症治疗骨质疏松。近3个多月来，病情有所加重，突眼度仍有所增加，而眼球活动度变小，眼压增高，斜视明显。并出现目胀疼痛、左目赤、闭目露睛、畏光、流泪、视力减退等。患者通过其他医师介绍，来著者处求治。

检查：双眼明显外突，左眼＞右眼，突眼度左眼为25mm，右眼为24mm；眼睑裂增宽，瞬目运动减少，眼睑回缩和上睑迟落。双眼活动度右眼＞左眼，眼球运动，上转障碍明显，并有内转障碍。眼压：左眼为46mmHg，右眼为39mmHg。左眼视神经萎缩，视盘变白，右眼可；视力：左眼为0.2，右眼为0.3。脉细，舌尖红苔薄微腻。

诊断：内分泌突眼。

治疗：患者双眼外突较明显，且伴有眼球活动度差和眼压高等症状。在上述效方的基础上，加太阳、风池、丝竹空、攒竹。双侧上天柱，行导气法，促使针感向前额眼眶放射；上明和承泣均用齐刺法刺入，上下6针形成围刺之势，刺至眶内眼球有沉重酸胀感。目窗，向头顶方向平刺，进针1寸左右，提插至有胀重感；风池向同侧瞳孔方向进针1.3寸，用提插加小捻转之法，促使针感向前额放射；太阳穴直刺；丝竹空向鱼腰方向透刺1.2寸，攒竹向下平刺，二穴接通电针仪，疏密波，强度以患者可耐受为度。6个月为1个疗程。治疗6个月后，突眼度：左眼为24mmHg，右眼为23mmHg；眼压：左眼为15.8mmHg，右眼为15.3mmHg，眼球活动度明显好转，复视基本消失，控制眼压的眼药水由3种逐渐调至1种以维持疗效。

因突眼度改善不明显，加天柱，天柱、上天柱共4个穴点，进针后同时进行徐进徐出之导气法，促使针感往前额部运行。同时改电针仪连接上天柱、瞳子髎，应用连续波，频率为2Hz。6个月后，突眼度：左眼为22mm，右眼为21.5mm；闭目露睛也由原来的3mm降至1mm。眼压：左眼为13.8mmHg，右眼为11.1mmHg，眼球活动度，仅在外展时略感牵掣，已无复视。目前仍在治疗中。

【按】 本例患者，症情较为严重，不仅突眼度高，且伴有多条眼肌麻痹和眼压高等。故对处方加以改动，首次改动，着眼于降眼压和治疗眼肌麻痹上，其中风池和目窗一样均属胆经穴，重在降肝胆风火，调节眼压，太阳是降眼压的验穴，三穴相配可增降眼压之功；丝竹空和攒竹是著者用于治疗眼肌麻痹的常用穴，一为透刺，一为平刺，通以电刺激，多可取效。经半年治疗，果然眼压降至正常，眼肌麻痹亦明显改善。但突眼度改变不明显，经考虑后，复加天柱穴，与上天柱4个穴点同时运针，以加强气至病所的作用，经1个疗程的治疗，效果较前明显。著者体会，治疗突眼，上天柱确是关键的穴位，而用导气手法，促使"气至病所"，即使针感向前额甚至眼区放射，更是关键的关键，但对初学者来说，有一定难度；同时，由于针灸患者个体差异较为明显，不少患者都难以引出满意针感，因此对重症患者或不易"气至病所"者，采取上天柱和天柱同时针刺，采用徐入徐出之导气手法，通常能取得较好的效果。

值得一提的是，本例患者，在坚持每周2～3次在著者处针刺治疗同时，尚定期在某著名三级医院复诊应用西药治疗和定期检查内分泌指标。通过针灸的介入，不仅内分泌检查结果全部正常，还促使其激素用量逐步减少，缓解了她因长期服用激素所带来的副作用。

2. 单纯内分泌突眼

崔某，女，29 岁，全科医生。初诊日期：2011 年 12 月 8 日。

主诉：两眼胀痛、突出 1 年 8 个月。

现病史：患者因双下肢水肿，平时偶有心悸和手抖，于 2009 年 10 月前往本市某部队三甲医院就诊，经查确诊为甲状腺功能亢进。后转诊至本市某知名三甲医院，予以西医药物治疗（甲巯咪唑片+优甲乐）。半年后发觉左眼微突，症状逐渐加重，后右眼也开始突出。经同仁介绍转诊龙华医院，开始中西医结合治疗。每月监测血常规和 T3、T4、FT3、FT4、TSH，定期复查 TRAb。经过 2 年左右的治疗，指标尚可，可是无论如何调整药量都无法缓解眼部胀痛和多泪，以及突眼症状，为此给生活带来不少困扰。今经同事介绍前来著者处求诊。

检查：双眼外突，眼球活动度尚可，各项甲状腺相关指标均在正常范围内。脉略数，舌尖略红苔薄。

治疗：以上述效方为主，主穴每次均取，配穴去人迎、目窗，内关、足三里、间使、三阴交分为两组，交替选用。坚持每周治疗 2 次，经过 3 个多月（约近 30 次）的治疗，折磨人的眼部胀痛消失，泪出明显减少，不再像以前那样离不开餐巾纸。最关键的是突眼症状基本痊愈。

患者自针灸以来，无论停药与否，从未间断每周两次的针灸。经过将近 5 年的漫长治疗，患者于 2014 年 9 月第一次停服西药，但中药继续，每 3 个月复查指标。后于 2015 年 3 月停服中药。由于指标波动，于 2015 年 8 月再次开始服用西药。后于 2016 年 7 月彻底停药至今。由于患者的工作离不开电脑，偶尔会觉得眼睛有轻微胀痛，休息后可自行缓解。在注意力不被其他事物分散的时候，仍能感到眼角微微湿润。目前仍保持每周 1 次的治疗节奏。

【按】 与上例相比，本例患者，症状较轻。不仅突眼度较轻，且无明显眼球及周围软组织受累的表现。所以仅用上述效方，就获得较为明显的效果。本例治疗也表明，本方配穴具有标本兼治的特点，在消除突眼、眼痛、流泪等症状的同时，对甲状腺功能亢进各项指标的改善也有明显效果。本病是难治病，应当指出的是患者坚持治疗、打持久战，是获得疗效和维持疗效的主要因素之一。

3. 单纯内分泌突眼

任某，女，38 岁。初诊日期：2016 年 7 月 19 日。

主诉：甲状腺肿 2 年伴双眼突出半年余。

现病史：患者 2014 年因患甲状腺功能亢进后 2 年渐出现双眼突出，伴有双眼胀痛，多泪。平素服用甲巯咪唑片及左甲状腺素钠片治疗，甲状腺功能指标均在控制范围内。

检查：双眼外突，左眼为 17.5mm，右眼为 17.8mm。眼球活动度可，结膜巩膜未见充血，眼睑轻度水肿，角膜轻度外露，各项甲状腺相关指标均在正常范围内，舌尖红苔薄，脉数。

诊断：内分泌突眼。

治疗：以上述效方为主，主穴取上明、球后、新明1、上天柱。配穴加瞳子髎、攒竹、风池。丝竹空向鱼腰方向透刺1.2寸，攒竹向下平刺。新明1用行气法，上天柱、风池均采用导气法，以针感传至眼区为佳。电针仪连接上天柱和瞳子髎，应用连续波，频率为2Hz，强度以患者可耐受为度，留针30分钟。经过3个月的治疗，眼部胀痛消失，流泪减少，突眼度左侧为16.3mm，右侧为15.7mm。此后患者继续坚持每周2次的针灸治疗，治疗6个月后，突眼度左侧为14.5mm，右侧为13.8mm。

【按】 本例患者以突眼为主，仅用上述效方之主穴。因伴有眼部胀痛和多泪症状，故加用攒竹、瞳子髎等眼周穴，以疏局部之经气；加风池，因肝胆互为表里，可助上天柱化目中凝结痰气。治疗时，强调上天柱和风池行导气法使针感传至眼区时，再以电针仪维持针刺感应。

4. 内分泌突眼合并复视

刘某，女，58岁、财务员。初诊日期：2018年7月8日。

主诉：双眼肿胀伴复视1年余，加重月余。

现病史：2016年4月自觉全身无力。进食后有呕吐感，检查发现T3、T4、TSH异常，本市某三甲医院诊断为甲状腺功能亢进症。口服甲巯咪唑片，指标好转后逐渐减量，甚至停药。2016年12月再次反复发作，出现双眼肿胀，劳累后肿胀感明显，睡眠欠佳，渐出现复视。该院内分泌科诊断为甲状腺相关眼病，继续服用甲巯咪唑片并服用中药以控制甲状腺功能亢亢进。但效果不明显。近1个月来复视加重，慕名前来著者处求治。

检查：双眼轻度外突，眼睑闭合尚可，左眼活动正常，右眼球活动度变小，向上及向内活动明显受限。舌红少苔，脉细。

诊断：甲状腺相关性眼病。

治疗：取上述效方主穴，加配穴肢体穴。除基本手法外，因考虑到患者复视，眼球活动受限，故在右眼区上明穴用齐刺法，毫针刺入上明，在左右0.5mm处分别再刺入1针，电针仪连接上天柱和瞳子髎，应用连续波，频率为2Hz，强度以患者可耐受为度。每周治疗2次。3个月后眼球向上活动明显改善，复视症状减轻，但仍不能长时间用眼。仅有向内活动略受限，故改为1周1次，经1个疗程的治疗，诸症消失，停治（图8-25，图8-26）。

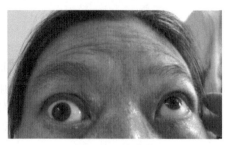 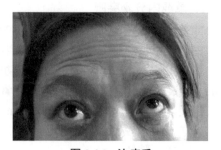

图8-25 治疗前　　　　　　　　　　图8-26 治疗后

【按】 本例患者是甲状腺功能亢进后以眼肌增粗麻痹为主，眼球运动受限，在治疗时，强调要重视刺法，在上明采用齐刺法，对病变范围小、部位深的神经肌肉麻痹疾病能增强针感，加强刺激，促进恢复。

第三十五节 眼型重症肌无力

【概述】

重症肌无力是一种神经肌肉接头传递障碍的慢性疾病。即其中以眼外肌受累为主的眼型重症肌无力者最为常见，表现为可突然发病，出现上眼睑下垂，眼外肌麻痹，视物双影或视物不清、眼珠偏斜、活动受限及复视、斜视等。严重者眼球固定不动，眼睑闭合不全。晨轻暮重，疲劳后加重，休息后部分恢复。本病女性多见，且多发于 20～30 岁。

眼型重症肌无力，中医称上胞下垂，又名睢目、侵风、眼睑垂缓、胞垂等，严重者称睑废。在古文献中，未能查见针灸治疗上胞下垂的相关文献。

针灸治疗重症肌无力的现代报道，始于 20 世纪 50 年代，特别是 1958 年 8 月 13 日《健康报》以"针灸治愈不治之症（重症肌无力）"为题，进行了专题介绍之后，引起了医学工作者的浓厚兴趣。之后陆续发表的临床文章，几乎都集中在治疗眼肌重症肌无力上。20 世纪 80 年代以来的 30 多年，临床报道不断增加，从文献分布看，20 世纪 90 年代中期和 2004 年至今是 2 个高峰期。在取穴上，眼型重症肌无力多取眼周穴为主，配以全身穴；在治法上，虽然体针、电针、灸法、穴位注射，甚至耳针、眼针都有应用，但多用针灸之法，且通常多种刺灸之法综合运用，以提高疗效。据著者经验，针灸对症状较轻和早期的眼型重症肌无力效果明显，而且，一般要求配合中西药物。

【效方】

1. 组成

主穴：鱼尾、阳白、上明、翳明。

配穴：脾俞、肾俞。

2. 操作 主穴均取，病程长者加用配穴。取 0.25mm×（25～40）mm 毫针。先从鱼尾横透攒竹，进针 1.4 寸；再自阳白竖透鱼腰，进针 0.8 寸。2 枚针成倒"丁"字形。针刺鱼尾时，左手提捏眉毛处皮肤，右手持针沿皮平刺，然后将针缓慢透刺至鱼腰，轻快捻转得气后留针；针刺阳白时，亦用提捏法，沿皮缓缓向下平刺，针尖透刺至鱼腰，同法捻转得气后留针。透刺时，特别是鱼尾透攒竹，可令患者张口呼气，放松肌肤，送针时要轻巧，遇有阻力不可硬进，可略变方向后再进。上明穴直刺，进针 0.5～0.8 寸，以眼内发胀为度，不作手法。翳明，朝同侧瞳孔方向略斜刺 1.4 寸，徐进徐出，以针感向同侧头颞部或眼区放射为佳。留针期间，同侧鱼尾、阳白为一对，接通 G6805 电针仪，用疏密波，使上眼睑出现阵发性向上牵拉，强度以患者可耐受为宜，通电 30 分钟。脾俞、肾俞，一般每次选一侧穴，以黄芪注射液和丹参注射液交替使用，每次用 1 种药液，以 5 号齿科针头，刺至得气后注入，每侧 1～2ml。每周治疗 2 次，10 次为 1 个疗程。

3. 临证心悟 本病中医学归属"上胞下垂"范畴，与脾气虚弱、气血不足有关。取眼周局部的阳白、鱼尾并以透刺之法透至眼区的上明、耳后翳明诸穴，以疏导眼部经气、调畅血脉；脾俞、肾俞，则重在益气生精，濡养眼目。此方采用局部近取与辨证远取相结合，标本兼顾，以标为主，使下垂之眼睑得以升提而愈。

操作上，以透刺、电针和穴位注射相结合。值得一提的是电针，据著者体会，眼病治疗对电针的波型和强度选择颇有为讲究。波型中，眼肌病（如眼肌痉挛、眼肌麻痹及本病）应多选疏密波；眼底病则应选连续波。连续波的频率在 2～3Hz 为好。电针强度，一般分两种，对病程短、成年人，多以患者可耐受为度；对病程长、小儿，以感舒适为宜。

总之，主穴以眼部症状的治疗为主，强调针法、针感、留针后电针的使用方法；配穴以提高免疫力，培本固元为主，主张肾俞、肝俞穴位注射，起相辅相成的协同作用。

上方只是针对眼型重症肌无力而言，对于重症肌无力，著者曾经治疗过两例，均以失败告终，尚无更多经验可谈。

【验案】

陈某，男，11 岁，学生。初诊日期：2000 年 7 月 10 日。

主诉：左侧上眼睑下垂 1 个月。

现病史：患者于 2000 年 6 月不明原因出现左侧上眼睑下垂，眼肌无力睁开，妨碍视物晨轻暮重，劳累后加重。曾在他院诊断为眼型重症肌无力，并经多方治疗，用西药后只可收一时之效，过后发作如常。今慕名前来门诊求治。

检查：左上眼睑抬举困难，双目平视时，左上眼睑遮盖黑睛上缘约 0.3cm，影响视觉。疲劳试验（＋），新斯的明试验（＋）。舌质淡，苔薄白，脉细弱。

诊断：眼型重症肌无力。

治疗：按上述效方主方治疗。首次针刺后，即感患侧眼睑上抬自如，但半小时后，又恢复为原状。嘱其暂不停用西药。1 个疗程后患者上眼睑下垂明显好转，已能抬起上睑，可睁开视物，但效不持久。又按上法续针 2 个疗程，患者左上眼睑下垂基本缓解，睑裂增宽为 0.8cm，自觉症状已消失，但学习疲劳后，仍觉左眼睁开乏力。其母因惧怕副作用，自动停用西药。再予以针刺治疗 3 个疗程而愈。随访至今未发。

【按】 本例患者是著者治疗过的疗程较长的一例，可能与其学习较繁重有关。不久前，曾治一例 3 岁患儿，亦为左侧发病，病程也是 1 个月左右，仅治疗不到 1 个疗程即获痊愈。在刚开始时，建议不停用西药，一旦见效，即可逐步停用。在治疗本病例之前，著者一直要求患者配合应用西药直到痊愈，但此例之后，发现只要针灸起效，就不必借助西药。供读者参考。

　　另有一例眼肌型重症肌无力，以复视为主症，未服用过激素，服用新斯的明对复视效果不佳。该患者采用上述效方针刺治疗，同时配合口服中药，半年后复视基本消失，可以独立驾车。由于该患者是外地人，后续随访情况不详。通过此病例，不难发现很多难治性疾病不仅要考虑到中西医结合治疗，也可以运用中医的针药结合。

第三十六节　视神经脊髓炎

【概述】

　　视神经脊髓炎，又称 Devic 病，是以累及视神经和脊髓为主，同时也可以包括延髓、丘脑、脑室、脑白质等区域，以高复发率，高致残率为特征的一类中枢神经系统脱髓鞘疾病。其临床症状，多数呈急性或亚急性起病，病程中常有缓解和复发，发病前可有头痛、咽痛、低热、周身不适等上呼吸道感染症状；或有腹痛、腹泻等消化道症状；或有疫苗接种史。首发症状以视力减退最多见，多为双眼受累，亦可先累及一眼，在几日或数周内加重；急性者视力迅速减退，数小时或数日即可完全失明。脊髓受累表现为急性或亚急性横贯性损害症状，以胸段最易受累，亦有累及颈胸段者，起病时下肢麻木、无力、排尿困难，继之双下肢完全或不完全麻痹。本病好发于青壮年，男女之比达 1∶3～1∶9。目前现代医学的药物治疗常因副作用、经济因素等使得部分患者无法承受，疾病预后差。

　　本病归属中医学"痿症""视瞻昏渺""暴盲""青盲"等范畴。因肝藏血，脾统血、肾藏精，肝肾亏虚，肝血不足、肾水枯竭无以营养目窍，神光不足；脾虚生化乏源，精虚则不能灌溉四末，血虚则不能营养筋骨，筋骨经脉失于濡养致成痿证。因此病位在脑与目系，而又与肝、脾、肾密切相关。

　　针灸治疗本病，在古医籍中，虽无明确记载。但可从针灸治疗痿症、视瞻昏渺、暴盲、青盲的历代条文中进行借鉴。

　　现代针灸治疗本病的较早记载，见于 1986 年，2 例日患者亚急性视神经脊髓病后遗症的针灸病案报道。1987 年，出现国内的病例针灸治验病案。20 世纪 90 年代，曾出现多例观察的临床资料。21 世纪以来，有关报道虽不断有所发表，在治疗方法上也做了多方面的探索。可惜的是，由于本病是少见病，加之针灸参与率迄今仍不高，所以除了上面提及的一篇资料外，就著者所及，几乎均为个案报道。方法以体针为主，特别是有较多医者提倡用醒脑开窍针法，并取得较好的效果，另外也有用头针获效的病案。

　　著者在临床上也曾试治过本病多例，有一定效果。鉴于本病的难治性，根据已有的实践，著者认为针灸之法既可作为本病急性期的辅助治法，更应成为缓解期的主要疗法之一。

【效方】

1. 针刺方

（1）组成

主穴：上健明、上明、球后（或承泣）、攒竹、新明 2、瞳子髎（或丝竹空）、新明 1（翳明）、风池（或安眠），大椎→至阳、足三里（或阳陵泉）、太溪（或太冲）。

配穴：尿潴留加秩边、水道、中极；便秘（便溏）加天枢、大横。

（2）操作：主穴均取，配穴据症而加。眶内穴位均取 0.25mm×40mm 毫针，快速破皮后缓慢送针至 1.2～1.4 寸，至眼球有明显得气感，若无，可略加提插（幅度切忌过大），不可强求，以防意外。头面部穴取 0.25mm×25mm 毫针。攒竹是在攒竹上 0.5 寸进针，向上健明方向透刺，刺入约 0.8 寸。瞳子髎、丝竹空先直刺得气再退至皮下，与水平面成 45°斜向下方刺入 0.8 寸，并反复提插至明显得气。新明 2 垂直快速刺入，进针 0.5 寸，然后用快速捻转结合小幅度提插手法使针感在颞区或眼区放射。新明 1 取 0.25mm×40mm 毫针，针体与皮肤呈 45°，向前上方快速破皮，缓缓刺入，当针体到达下颌骨髁突表面，深度为 1.0～1.3 寸时，耐心寻找热酸胀的针感，必要时可稍再进针 0.5 寸，手法为小幅度的捻转提插，以针感向颞区或眼区放射为佳。大椎采用平透刺法，取 0.30mm×75mm 毫针 2 根，以 15°自大椎平透刺至身柱，再从身柱平透刺至至阳，患者常有酸胀针感沿着督脉向下循行，注意不可针入太深，伤及脊髓。下肢穴取 0.30mm×40mm 毫针，刺至有明显得气且出现向足部放射感。秩边取 0.30mm×100mm 毫针，针尖略向内而呈 85°，缓缓进针至酸胀感传至会阴部，以雀啄法略运针半分钟左右取针；继取仰卧位，水道和中极取 0.30mm×50mm 毫针，针尖略向下，缓慢提插探寻，使得针感亦向小腹部或生殖器方向放射。天枢、大横取 0.30mm×50mm 毫针直刺得气。腹部穴位均以用小幅度提插结合捻转的平补平泻法运针 1 分钟，留针期间运针 2 次。留针期间在新明 1（或翳明）与瞳子髎（或丝竹空）之间、足三里（或阳陵泉）与太溪（或太冲）之间。应用连续波，频率为 3Hz，强度以患者可耐受为度。注意，通电后应观察一下，眼区肌肉是否有节律性跳动和足部是否出现向上节律性背屈的现象，如无，要适当调节针尖的深度和方向。留针 30 分钟。

2. 穴位注射方

（1）组成

主穴：球后、太阳。

配穴：肝俞、脾俞、肾俞。

（2）药液：①甲钴胺注射液 1ml（0.5mg/1mg）、复方樟柳碱注射液 2ml；②黄芪注射液 5ml、丹参注射液 5ml。

（3）操作：去针后，行穴位注射。主穴均取，用第一组药液；配穴每次取 2 穴，三穴轮用，用第二组药液。均取双侧穴。球后、太阳两穴，交替使用甲钴胺注射液（每穴 0.5ml）和复方樟柳碱注射液（每穴 1ml）注入。背部穴位每次取 2 穴，使用黄芪注射液或丹参注射液，每穴 1ml。上述治疗方法，隔日 1 次，3 个月为 1 个疗程。

后可依据病情，改为每周 2 次持续治疗。

3. 临证心悟 上方是著者多年治疗本病总结而成。本病病位在脑与目系，而又与肝、脾、肾密切相关。由于本病涉及脏器较多，难治程度较高，治疗上主张局部和整体相结合。在选穴上，著者突出眼区和治疗眼病的穴位。眶周及眶内的穴位均为局部取穴，也是治疗眼病常用要穴，有疏通局部经气，通滞明目的功效。同时，也注重整体治疗。因患者下肢麻木乏力明显，故取阳明经之足三里，寓治痿独取阳明之意；阳陵泉是八会穴之筋会；三阴交调补肝、脾、肾三脏以滋化源。《素问·灵兰秘典论》云："主明则下安，主不明则十二宫危。"而《素问·至真要大论》又云："诸髓皆属于脑。"故取风池、安眠以调神醒脑，养血补髓。督脉为阳脉之海，总督诸阳，督脉循行于脊里，入络于脑，与脑和脊髓关系密切，督脉所行之处正是本病累及的主要部位即脊髓、大脑等区域。《素问·骨空论》云："督脉生病治督脉，治在骨上，甚者在脐下营"，"督脉为病，脊强反折……癃、痔、遗溺。"可见督脉病症会出现尿便障碍。而杨上善谓："骨上，督脉标也；脐下营者，督脉本也。"体腔内的脏腑通过足太阳膀胱经背部的腧穴受督脉经气的支配，大椎是督脉和手足三阳经交会处，故取大椎透刺以通阳化气，再配合脐下诸穴，标本兼治。

在针刺操作上，著者强调三点：一是眼区穴要深刺，一般要求针刺 1.2～1.4 寸，至眼球有明显酸胀感。而下腹部深刺时，要求针感向生殖器放射，且送针宜缓，针尖不宜穿透腹膜。深刺法运用得当，更有利于激发经气，明显提高疗效。但切记不能大幅度提插捻转，避免意外事故。二是要求气至病所。《黄帝内经》强调"气至而有效。"《针灸大成·四卷》也指出："有病道远者，必先使其气直达病所。"处方中，新明 1 操作时要求针感向颞侧及眼区放射。但不可强求，刺激过强通常会出现腮部疼痛，影响进食。秩边操作时要掌握好针尖的方向，出现针感向会阴部或小腹部放射，疗效才会满意。三是强调透刺，体现在大椎。大椎穴位于督脉与六阳经之会，进针后缓缓沿脊椎中线向下深透 2.5～2.8 寸，使得针感沿着督脉，直达腰骶部，起到升阳益气的功效。

在药物的使用上中西结合，复方樟柳碱注射液可调整眼部血管的舒缩功能，改善眼部血液循环及视神经缺血水肿情况，从而促进视神经的修复。甲钴胺可促进受损神经的恢复。背俞穴使用黄芪注射液和丹参注射液，具有补气升阳、活血通络的作用。

再就是综合治疗，不仅综合针灸的多种针法刺法手法，而且要求针药结合，包括与中药结合，还要与西医的基础治疗配合，才能取得好的疗效。

著者曾治疗过本病 9 例。虽然，症情表现有所不同，病程长短各不一样，但均有不同程度的效果。值得指出的是，此病与眼肌型重症肌无力都是难治性、全身性疾病。西医常规的治疗此类疾病时都用到激素抑制免疫、炎症反应，但都暴露出短期抑制、减轻了病情，远期易复发，且每次复发病情进一步加重的特点。单一的西医治疗在这类难治病上确有所短。结合针灸治疗，就能取长补短。另外，本病病程迁延难愈，易于复发，患者不仅要坚持治疗，更要谨慎起居，防止疲劳，尤其需避免外感，感冒对普通的免疫系统只是一次小小的考验，但对于此病患者可谓是一场灾难浩劫，往往会将取得的疗效化为乌有。著者曾治疗一例患者就因在中断治疗过程因感冒病情复发而无功，现介绍如下。

乔某，女，18岁，高三学生。因视物模糊于2012年7月6日初诊。患者于30个月前，因突然双眼视力下降，在安徽当地县医院就治，半个月后，病情未现好转而出现下肢痿软麻木、排尿困难等症状，转院至本市某部队医院。诊断为视神经脊髓炎，经用甲泼尼松龙等药物治疗后，全身症状明显好转，出院。但视力仍差，经介绍来著者处求治。当时左右眼视力分别为0.1和0.2，对光反射迟钝，左右瞳孔直径分别为4mm和3mm。并述胸腰部发紧、下肢软弱麻木。用上述效方治疗1个月后，左右眼视力分别提高至0.6、0.8，肢体症状消失。可自行前来治疗，并准备在沪边打工边治疗。在此治疗关键时刻，因经济问题，中断治疗返老家。由于体质虚弱加之旅途劳顿，发热感冒，致病情复发，再次住院。又于1个多月后，出院来著者处求治，此时，左右眼视力又分别跌至0.05、0.1，双腿痿弱无力，须其母扶持陪同。继用上述效法治疗，症状虽有一定改善，但效果不甚明显。1个月后，因经济拮据，黯然返家。

【验案】

1. 视神经脊髓炎

涂某，女，66岁，退休职工。初诊日期：2003年3月24日。

主诉：视力下降伴双下肢麻木无力加重2个月。

现病史：患者于1993年9月30日首发双下肢麻木无力，视物模糊，在本市某医院住院诊断为"视神经脊髓炎"经激素治疗痊愈出院。后来相继于1998年11月和2000年发作2次，虽经激素治疗，双下肢麻木乏力症状好转，但遗留双眼视物模糊，尤以右眼视力下降明显，右眼曾因"视神经炎"导致失明。2003年1月12日再次发病，除双下肢麻木无力外，左眼视力突然下降伴眼球转动痛，而拟左眼视神经炎入住眼科病房治疗。经治疗稍有好转，但因双眼视物模糊，不能看清报纸和电视画面，慕名前来求治。

检查：神清，精神可，对答切题，言语清，查体合作。伸舌居中，唇沟对称，双上肢肌力Ⅴ，右髂腰肌肌力Ⅲ级，左髂腰肌肌力Ⅳ⁻级，右股四头肌肌力Ⅳ⁻级，左股四头肌Ⅳ⁻级，右股二头肌肌力Ⅳ⁻级，左股二头肌肌力Ⅳ级，双侧足背屈肌力Ⅳ⁺级，肌张力正常，上肢肱二、三头肌反射（+++），膝反射（++），针刺觉 T_6 以下减退，双侧巴氏征（－），脑膜刺激征（－）。

右眼视力为光感，角膜透明，前房清、浅，瞳孔中大，瞳孔直接对光反射迟钝，右眼内收不全外斜约20°，虹膜纹理清，晶体尚透明，眼底网膜平伏，乳头界清，色泽苍白，黄斑中心反光不见。左眼裸视力为手动/50cm，角膜透明，前房清、浅，瞳孔中大，对光反射存在，虹膜纹理清，晶体尚透明，眼底网膜平伏，乳头界清，色泽苍白，黄斑中心凹反光欠清晰。

诊断：视神经脊髓炎。

治疗：以上述效方治疗。每周 2 次，经 3 个月治疗后，查视力右眼眼前指数 30cm，左眼 0.2。右髂腰肌肌力Ⅲ⁺级，左髂腰肌肌力Ⅳ级，右股四头肌肌务Ⅳ级，左股四头肌肌力Ⅳ级，右股二头肌肌力Ⅳ级，左股二头肌肌力Ⅳ⁺级，双侧足背屈肌力Ⅴ⁻级。后改为每周治疗 1 次，以维持疗效。

【按】 本例患者，因症情重、病程长，也取得一定疗效，尽管不甚理想。一方面表明，针灸治疗应当在病情轻时及早介入；另一方面显示，针灸对本病确有明显效果，即使对上述这样较为严重的患者，也不能放弃治疗。

2. 视神经脊髓炎

屠某，女，35 岁，职工。初诊日期：2008 年 5 月 12 日。

主诉：双眼视力下降 10 年余，伴四肢乏力麻木 2 周。

现病史：2005 年 7 月，患者无明显诱因出现左眼转动时疼痛伴视物模糊，当地医院诊断为"视神经炎"，后因不规则口服激素治疗，左眼仅存光感。至 2007 年底，患者右眼视力无诱因下突然下降至光感，经当地某三甲医院确诊为"视神经脊髓炎"，并予以规律使用激素、鼠神经生长因子治疗后，左眼仍为光感，右眼裸眼视力维持在 0.2～0.3。2008 年 5 月起，至著者处就诊，予以针刺综合治疗 2 年余不曾复发，后右眼裸眼视力逐渐提升至 0.6，遂中断治疗。2016 年 4 月 27 日，患者感冒后出现右眼视力下降至光感，伴有双下肢乏力麻木，胸背部皮肤蚁行感。至当地医院就诊，磁共振（2016-05-03）示：颈胸髓多发异常信号。脑脊液：抗 NMO 抗体 IgG 阳性。考虑视神经脊髓炎复发，予以激素联合硫唑嘌呤治疗后，视力较前好转，但胸背部皮肤仍有感觉异常，四肢麻木且双下肢乏力。遂再次接受针刺综合治疗。刻下：情绪低落，左眼失明，右眼视物模糊，胸背部有蚁行感，四肢麻木，下肢为重，行走因乏力而拖步，胃纳一般，夜寐欠安，二便尚可。无法单独出门须家属陪扶来诊。

查体：右眼视物模糊，视力为 5mm/手动，左眼无光感，左眼瞳孔约 6mm，直接对光反射消失；右眼瞳孔约位 5mm，直接对光反射存在，双侧躯干第 4 胸椎以下针刺觉减弱，四肢肌力及肌张力正常，腱反射正常，病理征未引出。舌淡，苔少，脉弦细。

诊断：视神经脊髓炎。

治疗：以上述效方为主，加用头皮针：视区、视联络区，留针 4～8 小时。由患者自行取针。建议针灸治疗的同时，西药不停。泼尼松初起 60mg，每日 1 次，口服，根据情况逐渐减量；硫唑嘌呤 50mg，每日 1 次，口服。因患者居住杭州，离沪较远，但仍坚持每周 2 次来诊。治疗 1 个月后，视力好转，可单独来沪诊治。1 个疗程（3 个月）后右眼裸眼视力 0.1，左眼仍失明。胸背部蚁行感较前减轻，四肢麻木明显好转，双下肢行走时力气增大，长距离行走，甚至逛街已无碍。嘱其再坚持针灸治疗一段时间。

【按】 本例患者是在著者处多年治疗的老患者。首次发病后坚持配合针刺综合治疗 2 年，坚持每周 1 次，视力恢复良好，并已参加幼儿教育工作。2014 年复发后，及时再次接受针刺综合治疗，亦获好转。后因自杭州来沪针灸路途遥远，家事繁杂及上班工作，时间紧张等诸多原因中断治疗。此次因工作劳累加之感冒致病情复发，症情较之以前更为严重，嘱其在西医基础治疗同时每周 2 次治疗，又获好转。

表明对于本病，要及早治疗，还要长期坚持治疗。患者病情稳定后，每周应坚持 1 次治疗以维持治疗量。同时，要注意预防复发。值得一提的是，针刺不仅对初发有效，对复发也有一定效果。

3. 视神经脊髓炎

褚某，女，46 岁，职员。初诊日期：2010 年 3 月 17 日。

主诉：右眼疼痛伴双眼视力下降 1 月余。

现病史：3 周前患者因劳累出现右眼转动疼痛，且双眼视物模糊。患者自 2007 年 1 月起，左眼于当地医院诊断为视神经炎，且 3 年内反复发作 9 次，视野及视力严重受损，为减少复发故长期服用泼尼松及吗替麦考酚酯。3 周前患者发病后于上海市第六人民医院就诊，查头颅及脊髓 MRI 均为阴性，血清抗 AQP4 抗体 IgG（+）。遂确诊为"视神经脊髓炎谱系疾病"，住院期间予以甲泼尼松龙冲击治疗后视力较前好转，但仍有视物色淡、视野缺损及眼球转动时疼痛、板滞感，且畏惧频繁复发致盲，故而投诊。刻下：视物模糊，右眼视物呈灰黄色，且转动疼痛，板滞，神疲乏力，肢冷畏寒、纳寐可、二便可。

查体：形体偏胖，面色㿠白，左眼视力 0.03，右眼视力 0.3。视野检查：左眼视野严重缺损，右眼视野缩小，视敏度下降。OCT：双眼神经纤维层厚度变薄。血清抗 AQP4 抗体 IgG 阳性（滴度 1：3200）。舌淡边有齿痕、脉沉细。

西医诊断：视神经脊髓炎。

治疗：以上述效方行针刺治疗（主穴联合配穴）及穴位注射治疗。同时泼尼松龙 20mg 顿服，逐步减量。嘱每周治疗 3 次。治疗 1 个月，患者自觉视力逐次清晰，1 个月后测得左眼视力为 0.08，右眼视力为 0.5。眼球转动疼痛和板滞感减轻，乏力好转。西医眼科医师建议可将泼尼松龙药量由 7 日递减改为 3 日递减。治疗 3 个月后，患者自觉眼球疼痛不适感基本已无，右眼视力恢复至 0.6，左眼视力未再提高。嘱其按时服药，坚持针灸治疗。随访并治疗至今近 10 年，复发 4 次，频率明显减少，目前视力恢复至左眼 0.06，右眼 0.6。

【按】 本例以反复发作的视神经炎为主要表现，患者发病 10 余年来，虽正规服用激素及免疫抑制剂预防复发，但 3 年内 9 次的复发频率不仅造成患者视觉严重受损，更加重了患者的精神及经济负担。在针灸治疗后患者视觉质量明显改善。本例患者坚持针灸治疗 10 年，其复发频率较治疗前明显降低。

4. 视神经脊髓炎

于某，女，40 岁，文员。初诊日期：2020 年 2 月 28 日。

主诉：反复双下肢麻木无力 12 年，伴右眼视物模糊 4 年。

现病史：患者 2008 年妊娠时出现双下肢麻木无力，于上海市瑞金医院检查，诊断为"脱髓鞘疾病"。后反复发作 4 次，均予以甲泼尼松龙冲击治疗后症状可完全恢复。2013 年 3 月复发，AQP4 抗体阳性，多个脊髓节段受损，故确诊为"视神经脊髓炎谱系疾病"。行甲泼尼松龙联合丙种球蛋白、环磷酰胺治疗，仍复发 4 次。至 2016 年 10 月，患者须得搀扶方可行走，且出现尿潴留。同年 11 月，患者出现右眼视物模糊，仅可见鼻侧上方视野范围内物体，经甲泼尼松龙 1000mg 冲击联合丙种球蛋白治疗，症状无明显好转。神经内科考虑患者对激素不敏感，建议以美罗华（利妥昔单抗 600mg）治疗后视力逐渐恢复（双眼为 1.0）、视野部分恢复。至 2019 年 6 月，患者又复发 2 次，治疗后除视力较前稍差（左眼为 1.0，右眼为 0.6）外，双下肢已无法行走。同年 11 月，患者因长期使用免疫抑制剂，感染肺结核，于肺科医院抗结核治疗期间，尿潴留复发，并伴有胸部束带感，经激素治疗后症状较前缓解，但需导尿管维持。2020 年 2 月 24 日患者右眼视力突然下降至光感，于上海市瑞金医院住院，行甲泼尼松龙冲击治疗 10 日后，右眼视力无明显改善，遂求针灸治疗。刻下：右眼视物模糊，胸部以上多汗并伴有束带感，少气懒言，纳眠一般，尿潴留（导尿管维持中），便秘。

　　查体：满月脸，面白无华，右眼瞳孔直径约 3.0mm，对光反射稍迟钝，视力：右眼为手动/10cm，双下肢肌力 I 级，双侧 T_4 以下感觉减退，腱反射（++）、双侧 Chadock 征阳性，余病理征未引出。舌淡嫩，脉细弱。

　　诊断：视神经脊髓炎。

　　治疗：针刺（主穴、配穴均取）及穴位注射治疗，患者便秘故加用天枢、大横；尿潴留加用秩边、水道、中极。患者仍在急性期，故每日行针刺治疗。泼尼松 60mg 口服，顺序递减。1 周后，患者右眼视力较前提高（数指/40cm），便秘好转，已有排尿感，胸部束带感减少，余症如前，故继续治疗；3 周后，患者右眼视力恢复到 0.4，排便基本正常，且已拔除导尿管，胸部偶有束带感，但双下肢肌力因病程过长，未有明显改善。嘱其维持每周 2 次治疗，随访至今，症情稳定。本例患者由杨伟杰医师主治。

　　【按】　患者患病十余年，虽经免疫抑制剂、丙种球蛋白等积极治疗，仍频繁复发，残疾程度逐次严重。又因长期使用免疫抑制剂引起感染肺结核，造成制定治疗方案较为棘手：如抗结核药物本身（如乙胺丁醇）对视神经的损伤；大剂量免疫抑制剂可能诱发肺结核复燃；患者对大剂量激素不敏感，即出现激素抵抗现象；长期留置导尿增加感染风险等，均给治疗带来困难。本例患者发病急、症情重、病程长，对激素不敏感，而针灸治疗在此次发作的急性期也起到了明显的作用。

　　由于本病涉及脏器较多，难治程度高。以上 4 例患者处在不同时期，症情表现不同，病程长短不一，但均具有不同程度的疗效。对于案 2、案 3 患者，针灸治疗不仅提升视觉质量，更具有远期效果，在复发后治之仍有效，且坚持治疗有利于减少复发的频率。本例患者急性期出现对大剂量激素冲击疗法的抵抗现象，而联合使用针灸治疗很快获效，也避免了不断增加激素及免疫抑制剂用量引起的不良反应。著者认为针刺治疗本病除了要及早介入，还要长期坚持治疗。患者病情稳定后，应坚持每周治疗 1 次以维持治疗量。且患者须谨慎起居，劳逸有度。目前西医治疗以使用激素及免疫抑制剂为主，但仍暴露出短期抑制，缓解了病情，远期易复发，且每次复发病情加重的特点。单一的西医治疗在本病上却有所短。结合针灸治疗，可取长补短。

第九章 保 健

第一节 减 肥

【概述】

因体内脂肪增加使体重超过标准体重 20%或体重指数[BMI=体重（kg）/身高 ^{2}（m^2）]≥28 者称为肥胖。肥胖症是一种常见的代谢性疾病。一般分单纯性、继发性两大类。单纯性肥胖症，指无明显病因可寻者，是肥胖症中最常见的一种，又分为体质性肥胖和获得性肥胖两种，后者又称成年起病型肥胖，多起病于 20 岁之后，以四肢肥胖为主。针灸减肥主要是针对单纯性肥胖症，以获得性肥胖效果为佳。

单纯性肥胖对人类健康是一个威胁。它是多种严重危害人类健康疾病（如糖尿病、心脑血管疾病、高血压、高血脂等）的危险因子。近年来，随着物质生活的迅速提高，以及食物结构的改变和劳动强度的降低，我国单纯性肥胖症的发生率日趋增高。据我国卫生部门 2016 年统计，我国 13 多亿人口中，有 7000 多万肥胖患者，超重者已超过 2 亿。因此，肥胖症的防治有十分重要的临床意义。

早在《黄帝内经》中就有关于肥胖的论述，并认为肥胖与多种疾病有关。如《素问·通评虚实论》说："凡消瘅仆击，偏枯萎厥，气满发逆，甘肥贵人，则高粱之疾也。"针灸治疗肥胖在我国古代医籍中未见记载。

现代针灸治疗减肥，约始于 20 世纪 70 年代初，首先风行于美国、日本，之后，逐渐在世界上不少国家推广。我国采用针刺治疗肥胖症的临床文献，最早见于 1974年。自 20 世纪 80 年代中期开始，临床报道逐年上升，特别是 2001 年之后，有关文献急剧增多。这表明，由于需求的增加，肥胖症已经成为最重要的针灸病谱之一。关于针灸减肥的选穴与刺灸法的特点，有学者曾收集了 1949~2004 年针灸治疗肥胖病 281 篇共 22 011 例患者，进行系统分析后发现，针灸减肥用穴达 205 个之多，以足三里、天枢、三阴交、中脘、丰隆等体穴和内分泌等耳穴应用频次最高。在刺灸方法上，早期以耳针为主，之后为了提高疗效，以采用 2 种或 2 种以上穴位刺激法结合的方式，如体针、电针与耳穴贴压相结合等为主。近年，还多采用穴位埋线（埋藏）之法，由于治疗间隔时间长，从一些对照研究资料反映其效果又优于耳穴治疗，因此颇受中青年患者的欢迎。

著者自 1989~1997 年在荷兰间断工作期间，进行过为期近 3 年的针灸减肥，积累了一定的经验。

【效方】

1. 取穴

主穴：承满、梁门、关门、太乙、滑肉门、天枢、外陵、中脘、下脘、气海、关元。

配穴：梁丘、阴陵泉、足三里、三阴交。

2. 操作　主穴每次均取，配穴每次取 2 个穴（脾经、胃经经穴各 1 穴），交替选用。取 0.30mm×（40～50）mm 毫针，腹部穴直刺 1.2～1.8 寸（据腹部脂肪厚度），以不穿过腹膜为度。施小幅度提插捻转法，至局部有明显胀重为度。配穴均深刺 1.8 寸，其中梁丘可透向血海，以同样的手法，至有明显酸胀或麻感。留针 30 分钟。在留针期间，在双侧承满、外陵及 2 个配穴接通电针仪，应用连续波，频率为 1Hz，强度以患者能耐受为度。开启电针仪后，应当见到腹部有明显的有节律的肌肉跳动。隔日 1 次或每周 2 次。一般 12 次为 1 个疗程。观察患者体重变化情况。

3. 临证心悟　本方为著者在 20 世纪八九十年代在荷兰工作时所总结，也是著者用穴最多的一个针灸处方。当时国内尚未广泛开展包括针灸在内的治疗减肥的临床和研究，而在国外已十分流行。在向国外学生授课时，我提出了肥胖的中医病机是"胃强脾弱"的另一种解释，即"胃强"是指食欲旺盛，也指饮食不能节制；"脾弱"是指脾气虚弱，或不能运湿，而形成水湿，水湿停聚，外泛作肿，发为肥胖。此处方即是在这一新观点指导下形成的。本方取用胃经和脾经经穴为主，加任脉上与脾胃相关的中脘、下脘，以及具有补益元气作用之关元、气海。在国外进行针灸减肥时，处方中尚加有腰臀部穴，由于我国成年人肥胖以腹部脂肪堆积最为明显，即所谓"苹果"型肥胖多见，和欧美脂肪堆积于臀部的"梨"型肥胖为主不同，故主穴均位于腹部。

在操作上，本方采用腹部排针刺的方式，目的在于加强通经接气，以更好地达到抑胃强脾的作用，而以脉冲电疏波刺激，可以对腹部起到类似推拿的作用，促进脂肪的消减。

本方通过实践发现，肥胖程度越高者，疗效越佳。记得在 1989 年，著者曾治疗一例身高为 1.68m，体重达到 128kg 的中年女士，以本方为主加用脾俞、大肠俞、秩边等。每周针刺 3 次，几乎每针刺 1 次，体重即可减轻 1kg 以上，共治疗 2 个多月，最后在著者回国终止治疗前，体重已减至 97kg。另外，针灸减肥一般要坚持长期多个疗程的治疗，并需配合低脂饮食和增加运动量。提倡少食多餐但不过分控制饮食，特别不主张采取饥饿疗法。只有持之以恒，才能取得满意的效果。

【验案】

蔡某，男，43 岁，公务员。初诊日期：2011 年 7 月 11 日。

主诉：身体过胖，要求减肥。

现病史：患者原来在学校工作，体重一直保持在正常水平，因工作调动，担任公务员后，经常忙于应酬。体重日增，初不以为意。2011 年 6 月底，例行体检发现空腹及餐后血糖均明显高于正常值，血脂亦偏高。患者原有高血压病史，但近来服用原来药物已不能控制。医生建议其控制饮食，加强运动，特别指出要减肥。因该患者曾在著者处治疗过敏性皮肤疾病，所以又一次前来求助。

检查：体型肥胖，面色潮红。身高为 1.74m，体重为 98kg。空腹血糖为 9.3mmol/L，血压为 150/92mmHg。脉沉弦，舌质暗红，苔黄腻。

诊断：肥胖症。

治疗：以上述效方为主，加百会、曲池、胰俞（或脾俞）。百会、曲池常规针刺，胰俞（或脾俞）以黄芪注射液 2ml，分别注于两侧穴中。每周 2 次。并嘱戒烟、限酒、控制饮食及生活规律。第 1 个月，体重下降 7kg，餐前血糖为 7.4mmol/L，血压为 140/90mmHg。经 3 个月治疗，体重降至 81kg，餐前血糖为 6.5mmol/L，血压为 140/88mmHg。血脂指标正常。

【按】 本例患者因生活方式的改变导致肥胖，用上方最为适宜。因为考虑到患者有高血压和血糖偏高，加百会、曲池以助降压，胰俞、脾俞穴注注射黄芪注射液以降血糖。通过为期 3 个月的治疗，不仅体重明显减轻，血糖、血压和血脂也得到有效的控制。当然，要维持疗效，继续保持良好的生活方式，是十分必要的。

第二节 戒 烟

【概述】

吸烟是一种有害健康的不良嗜好。据科学家测定，香烟中含有尼古丁、烟焦油、苯并芘、一氧化碳等百余种有毒化合物。它与人类冠状动脉性心脏病、原发性高血压、慢性支气管炎、肺气肿等多种疾病的发病有关。它能提高多种恶性肿瘤的发生率，通过调查发现，死于肺癌而与吸烟有关者竟达 80% 左右，而肺癌已经成为威胁中国人健康的头号杀手之一。最近的研究表明，由吸烟引起的滞后效应要 20 年左右才能体现出来。因此，目前一些肺癌死亡病例是对应 20 世纪 70 年代的吸烟模式，那时吸烟要凭票，卷烟产量还不高，估计今后的数十年我国的肺癌死亡率还将升高。吸烟还可造成胎儿畸形及促使某些先天性疾病的产生。因此，对于增进健康、防止疾病、延长寿命，控制吸烟量的方法比整个预防医学的任何一种单独方法都要强得多。早在 1980 年，WHO 以"要吸烟还是要健康，任君选择"为口号，发动全球性戒烟运动，并宣布了每年一度的世界性戒烟日。近年来，多数国家和地区采用越来越严格的行政禁烟措施，如以我国上海为例，从 2017 年 3 月起室内全面禁烟。除此之外，国际上还盛行过形形色色的戒烟方法，但效果多不令人满意。

应用针灸之法戒烟，可谓是异军突起。针灸戒烟，在古代中医针灸典籍中未见记载，它是现代针灸保健的一种发展。这一方法，最早是由国外的医师在 20 世纪 50 年代提出的。但广泛开展则是在 20 世纪 70 年代，包括日本、美国、法国等国家。由于该方法简便经济，收效迅速明显，无任何毒副作用，越来越受到各国医学工作者的重视和吸烟者的欢迎。目前已遍及全球的许多国家。从 20 世纪 80 年代初期起，我国有关针灸戒烟的临床报道开始迅速增多，且很快跃居各国之首。

针灸戒烟的具体穴位刺激法，以耳针应用最为广泛，另外有应用体针、电针、穴位激光照射、鼻针及代针丸等。通过世界各国数以万计戒烟例数的观察，虽然由于采用穴位刺激方法的不同、受吸烟者日吸烟量及烟龄等多种因素的影响，以及各地疗效判断标准有所区别，针灸戒烟效果存在着差异。

著者自 20 世纪 80 年代中期在师从方幼安教授时即参与临床观察与研究，1989 年及之后 2 次在荷兰工作期间，曾进行了大量针灸戒烟的实践，总结了一些经验。

【效方】

1. 组成

主穴：口、肺、神门（耳穴）。

配穴：甜味穴。

甜味穴位置：位于列缺与阳溪之间，距桡骨茎突边缘约一拇指之柔软处，有明显压痛之凹陷处。

2. 操作　主穴均取，首次治疗后，效果不显著者，可加备用穴。主穴针法，每次选一侧耳穴，依次探得每穴敏感点之后，取（0.25～0.30）mm×13mm 毫针，呈 45°快速刺入，深度以针尖抵达软骨为宜，至有胀或痛感后，快速小幅度捻转（频率约为 120 次/分）半分钟，至耳廓发热、潮红。两耳交替。

甜味穴针法，双侧同取。令患者手背向上，找到压痛点后，取 0.30mm×13mm 毫针，垂直进针，刺入 0.4 寸左右。进针时要求患者吸气后屏住呼吸，至进针完毕才呼气，适当捻转至有明显胀酸之感，留针 15 分钟。以针后患者觉双手沉重感为佳。亦可用 0.25mm×25mm 毫针逆肺经循行的方向向上斜刺 0.8 寸，用捻转补泻的泻法使戒烟者产生酸、麻、胀等针感。

上述穴位均留针 15～20 分钟。每日或隔日 1 次，3 次为 1 个疗程。如疗效不明显，可再进行 1 个疗程。

3. 临证心悟　本方是著者将方幼安教授所总结的耳穴戒烟的经效方和美国学者发现的甜味穴相结合而成。1989～1997 年，著者曾 3 次赴荷兰讲学应诊，在此期间，用本方对 200 余位吸烟者进行戒断，总戒断率超过 95%。应用本方，著者有 3 个体会：一是多数戒断者，通常用主穴即可，一般而言，能少用穴就尽量少用，以提高其依从性。耳穴操作的关键是寻准压痛点，以及进行适量的刺激。二是据著者观察，戒断有效者，多在第一次治疗后显现，表现为每日吸烟量骤减，否则宜加用配穴，或针刺后在另一侧耳穴加用王不留行籽或磁珠贴压。配穴甜味穴又称甜美穴，为国外学者发现的一个戒烟有效穴位。取穴时要找准压痛点。临床还发现以大拇指掐按至患者双手有沉重麻木感，或欣快感，或口有异味、金属味为止。可有助疗效的提高。三是应用本方戒烟，一般只需治疗 3 次。如 3 次疗效不明显，可再要求治疗，如 5 次无效，根据著者经验，再继续治疗通常也无效。

值得一提的是，方幼安教授通过大量的实践，初步总结出一些针灸戒烟的规律：烟龄越短，每日吸烟量越少，以及主动戒烟者，效果一般较好；而烟龄长，烟瘾大及被动戒烟者，有效率相对较低。针刺治疗后，不少接受治疗者反映，烟味变苦辣、变凶或变淡，有青草味；有的感到吸烟时喉部干燥不适，不愿把烟雾吞下；有的甚至吸不完一支烟便不愿再吸。但也有少数人于第一次针刺后出现诱惑感，如流涎、恶心等戒断症状，但继续治疗后，戒断症状可逐步消失。另外，针灸戒烟，究竟是由心理因素所致，还是依靠对生理功能活动的调节，通过多项研究，初步证实，针刺戒烟是有物质基础的，主要并不是依赖心理因素。当然，戒烟者的心理状态对戒烟效果也有重要的影响，从临床资料看，被动或强迫戒烟者通常不能坚持戒烟，远期疗效也较差。

【验案】

林达（Linda），女，28 岁，电影院售票员。初诊日期：1992 年 4 月 6 日。

主诉：要求戒烟。

现病史：已有 9 年烟龄。目前，每日需吸 1～1.5 包香烟。因影院方最近要求室内禁烟，她本人也希望戒烟。曾试用过吃糖果等多法，均无效。听人介绍，来著者针灸中心一试。平素身体健康。

治疗：取上述效方主穴，先在左侧耳穴针刺，留针 20 分钟。去针后，在右侧耳穴贴压磁珠。并在其双侧甜味穴用钢笔标出穴点具体部位，嘱其每日在出现烟瘾时自行按压 2～3 次，以出现沉重或麻木感为宜。隔日来治疗时，已诉吸烟量大减，每日只吸几支烟，且烟味也有变化。继用上述效方主穴，取换一耳针刺与贴压。又隔 1 日，第 3 次来诊所时，告知自前日治疗后，再未吸烟，且无任何不适。又按上法巩固 1 次。戒断成功。

【按】 这是著者在荷兰工作时期的一个案例。本例被戒烟者，首次来针灸中心时，对针灸戒烟抱有怀疑态度，并嫌诊费过贵，说是治疗 1 次的费用可买 7 包万宝路香烟（当时的诊疗费为 35 荷盾）。经著者反复说明后才勉强同意，为加强疗效，加之她又畏针，便增加另一侧耳穴的磁珠贴压及令其自行按压甜味穴。果获良效。事后，她兴奋地说："中国针灸真好！花这点钱真值。"

第十章 疑难病案

疑难病是中医学常用的一个比较古老而传统的概念，是在医学发展过程的某一时期内，学术界所公认的，具有诊断辨证难、临床治疗难等特点的临床各科疾病的总称。"疑"，主要是就诊断或辨证方面而言，症状纷杂或罕奇，证候疑惑，病机复杂，致使辨证难明，诊断难定。"难"，主要是就治疗方面而言，或诊断不明，无法治疗；或诊断已定，疗效不佳，甚至治疗无效。本章所载的医案都是著者亲历，并具有以上所说的或疑（即诊断不明）或难（即治疗困难）的特点。著者提供的治疗方法还欠成熟，目的是用作临床参考。

第一节 颅内生殖细胞瘤放疗后遗肢体功能障碍验案

【验案】

1. 病情简介

马某，男，20 岁，学生。初诊日期：2016 年 5 月 14 日。

主诉：右侧上下肢乏力发麻，以上肢为甚。

现病史：患者于 2013 年 12 月因右侧肢体乏力伴感觉异常 1 月余，在上海华山医院就诊，MRI 提示"鞍区、松果体区、四脑室占位"，2014 年 1 月 3 日，全身麻醉下行侧脑室病灶脑室镜活检+脑室外引流术，术后经病理确诊为颅内多发生殖细胞瘤。2 月 17 日再次于上海市伽玛医院行放疗治疗，3 月 26 日出院。2 年后，右侧肢体乏力无明显改善，近半年来，右上肢症状则有加重趋势，表现为上抬困难，乘坐公交车无法上握把手，前臂麻木，手指握拳困难，无法书写，严重影响学习。经人介绍，来著者处治疗。

检查：右侧上下肢外观无异常，双侧肢体对称。右侧上下肢肌力分别为Ⅳ级和Ⅳ$^+$级，右侧拇指与其他 4 指对指困难。

诊断：脑生殖细胞瘤放疗后遗肢体功能障碍。

2. 治疗经过

（1）组方

主穴：运动区上、中 2/5，感觉区上、中 2/5（头皮针穴），曲池、合谷、尺泽、内关、足三里、阳陵泉。

配穴：风池，大椎、三阴交。

（2）操作：均采用 0.3mm×40mm 一次性毫针。主穴头皮针均取左侧，体穴均取右侧。先针刺头皮针穴，快速破皮，刺入帽状腱膜后，再透刺至所需深度，快速捻转十余下后留针；再针刺其他主穴，直刺至明显得气，并略加提插捻转，其中合谷向后溪方向透刺，合谷与内关均要求针感向指端放射，足三里、阳陵泉向踝部放射。然后，头皮针与体针各接通一台电针仪，均采用连续波，头皮针频率为 240 次/分，体针频率为 60 次/分。强度以患者可耐受为宜。配穴：风池，以同侧头部有酸胀为宜；大椎，与皮肤呈 45°刺入 1.4 寸左右，反复提插至有针感沿脊柱向下放射为宜。三阴交直刺，局部酸胀。均留针 30 分钟。

因患者来自常州，往来不便，要求其每周坚持治疗 1～2 次，并加用耳穴贴压脑点、神门、肩、腕、指等穴，以维持疗效。经 2 个多月（10 次）的治疗，症状明显改善。因故停诊 3 个月，病情又有反复。嘱其坚持规律治疗，加用皮肤针叩刺，百会、双风池各 100 下，曲池至合谷肺经段和尺泽至大陵心包经段来回叩刺 5 遍，以皮肤局部潮红为度。又经 15 次治疗，上下肢肌力恢复正常，握拳有力，对指时唯拇指与小指相对时略有抖动，余均正常。写字较常人略慢，但已不影响学习。嘱其定期做脑部检查，继续针灸巩固治疗。

　　【按】　生殖细胞瘤是由原始的生殖细胞衍生而来，好发于松果体区，其次为鞍上池。肿瘤多发生于男性青少年，该瘤通常无包膜、钙化、出血、坏死或囊性变，属低度恶性肿瘤。由于生殖细胞瘤对放射线非常敏感，目前临床上多采用放射治疗。本例患者为典型病例，放射治疗后，曾多次定期复查，脑部症情稳定，出现右侧肢体障碍，为放疗之后遗症。

　　笔者为首次治疗此类病例。考虑到病灶在脑，又以肢体运动和感觉功能障碍为主，故取头皮针穴之运动区和感觉区，以治其本；症状主要表现在右上肢前臂内侧及前侧，故取手阳明经和手厥阴经经穴，以治其标。右侧上下肢肌力分别为IV级和IV⁺级，取曲池、合谷、足三里，有治痿独取阳明之意。阳陵泉为筋会，取之以强筋健骨。加风池以健脑，大椎以通督。用耳穴贴压，既可全身调节，又能维持疗效；皮肤针叩刺，重在疏调局部经气。本例患者，虽每周仅治 1～2 次，亦能获得较满意的效果。

第二节　右小腿间歇抽痛验案

【验案】

1. 病情简介

涂某，男，60 岁，公司管理。初诊日期：2015 年 11 月 9 日。

主诉：右小腿外侧间歇性抽搐性疼痛 2 个多月。

现病史：10 年前因腰椎间盘突出症曾行腰椎内固定术，之后腰痛未再发作。2 个月前无明显原因，突然出现右小腿外侧阵发性剧烈抽痛，患者自述痛如电击，每次持续数秒，停止发作时一如常人。以夜间发作为剧，甚者可达数十次，以至彻夜无眠，十分痛苦。曾在上海多家三级医院治疗。经西医神经科多名专家采用磁共振、CT 等系统检查，均未见异常。患者有高血压 10 余年，日常口服降压药美卡素（替米沙坦），血压控制良好。当时有专家考虑到该药物有引起小腿抽搐的可能，但患者停用该药长达 2 周，症状未见丝毫改善，且换用其他降压药物效果不佳，故继续口服美卡素。患者曾先后行闭孔神经封闭治疗，口服卡马西平等多种药物及中药方剂（具体不详），均无明显效果。试用针灸推拿治疗，亦未见明显改善。特地慕名前来著者处诊治。

检查：患者自述间歇性抽搐性疼痛发生于右侧膝下胫骨外侧自上向下 20cm 范围内。外观无异常，无明显压痛。脉涩，舌紫暗。

2. 治疗经过

（1）组方

主穴：阳陵泉、自足三里至条口足阳明胃经段。

配穴：曲池、手三里。

（2）操作：主穴均取，配穴每取 1 穴，二穴交替。主穴均仅取患侧穴，配穴取健侧。嘱患者采用正坐位。取 0.30mm×75mm 毫针，针刺右侧阳陵泉透刺阴陵泉；取 0.25mm×40mm 毫针，直刺患侧足三里至条口，每间距 1 寸取 1 穴，共刺 4 针；取 0.25mm×40mm 毫针，直刺左侧曲池、手三里。以上穴位均刺至明显得气，施以提插加小捻转泻法，加用电针。分两组，一组连接阳陵泉和足三里，另一组连接足三里下 1 寸和条口，应用连续波，强度以患者可耐受为度。留针 30 分钟后起针。

（3）经过：2015 年 11 月 12 日复诊。针刺治疗后当日晚上抽痛次数明显减少，程度略见减轻，但第 2 日又发作如旧。故在以上针法的基础上，再于右小腿外侧及后侧，施以抽气罐拔罐，留罐 10 分钟。取罐后，在患侧足三里和胆囊穴进行穴位注射，每穴注射丹参注射液 1ml。2015 年 11 月 15 日三诊。患者自述症状明显改善，晚间仅抽痛数次，剧烈程度也有所减轻。继用上法，每周 2 次。在治疗 5 次后，晚间已基本不发作，白天偶有发作也可忍受。患者自行停用口服卡马西平。结果，在第 6 次就诊时，告知晚间又出现 3 次明显抽痛，症状有复发之势。著者嘱其不可骤停此类药物，宜逐渐减量。治至第 8 次，剧烈抽痛消失，仅在每日上午该部位有轻微抽动数下。去拔罐，并减少丹参注射液用量至每穴 0.5ml。口服卡马西平，由每日 3 次，每次 100mg，逐渐减至每日 1 次，每次 50mg。2015 年 12 月 25 日，患者自述原抽痛部位白天抽痛程度也明显减轻，但身体其他部位偶有轻微触电样抽痛。嘱患者停服卡马西平，继用上法，加风府。

经 1 个疗程（15 次）的治疗，患者症状完全消失，西药停用。又每周 1 次，仅用上述电针法，治疗数次，以巩固疗效。随访至今，未见发作。

【按】 此案病因不明，症状罕见，实属疑难之症。按中医针灸理论，本病症的病位在足阳明胃经小腿上段，据其症候有发病急、起病快、来去迅捷、抽痛剧烈之特点，当属风火入络之症。因风性主动，故而时止时停、以抽搐为主；火邪较热而甚之，阻遏经气，火热灼筋，故而疼痛剧烈。

根据患者发病部位及症状分析为足阳明经筋病。首取阳陵泉，该穴为八会穴之筋会，可主治筋病。《灵枢·邪气藏府病形》云："筋急，阳陵泉主之。"《难经·四十五难》云："筋会阳陵泉。"患者病急痛剧宜深刺重泻，故透刺阴陵泉。《灵枢·经筋》及《针灸甲乙经·经筋》有"以痛为输"的记载。又因病位固定在右小腿外侧上段，正当足阳明经循行部位，明代杨继洲《针灸大成》中有"宁失其穴，勿失其经"之说，即在此段经线上采用排刺之法。排刺之法，早年多用于治疗肢体麻痹痿软之症，如安徽医家用于小儿麻痹症，著者则反其道而用之，用大幅度提插加小捻转手法，以祛风清泻火热之邪，加电针可增强手法之功。而取曲池、手三里，则用《黄帝内经·素问》所载之缪刺之法。丹波元简云："盖左病刺右，右病刺左，交错其处，故曰缪刺。"该患者病位在右侧小腿外侧，即右膝关节以下的阳明胃经处。故取左侧肘关节以下同名经，即取左侧手阳明大肠经曲池、手三里，属下病上取、右病左取。数次治疗后患者原发病位抽痛症状明显改善，反而出现全身游走性轻微抽痛，此乃病邪呈强弩之末之态势。全身游走位置不固定，属风邪作祟，故加祛风要穴风府一穴。治疗以针刺祛风泻火为主，同时辅以活血化瘀，加用拔罐和穴位注射丹参注射液，用意即在于此。

　　本例是在中医针灸理法的指导下，临床结合文献获得成功的一个有效病例。录以供读者借鉴。

第三节　原因不明斜颈验案

【验案】

1. 病情简介

王某，男，3岁。初诊日期：2015年11月15日。

主诉：头向左侧歪斜2年余。

现病史：患儿于出生后7个月左右，家长发现其头部向左侧歪斜。开始，并不重视，未予以治疗。后来，症状日趋明显。于2014年2月12日，经某三级儿童医学中心检查，发现为右侧胸锁乳突肌紧张，诊断为斜颈。建议6个月后复查。后又在某三级中医院进行推拿治疗，未见效果。且症状更加严重。后经B超检查，示"双侧胸锁乳突肌未见异常"。复经儿童医学中心专家会诊，建议行眼科检查。经本市眼耳鼻喉科医院检查，诊断为"右（眼）上斜肌麻痹"。用药物和遮盖等法治疗数月，无效。遂来著者处要求针灸治疗。

检查：患儿发育正常，头部歪斜向左侧，与左肩约呈30°。在患儿奔跑时更明显。遮盖右眼，并不能使头部转正。触摸右胸锁乳突肌未发现异常。由于患儿不配合，无法检测眼肌。脉舌未见异常。

2. 治疗经过　根据患儿最终诊断，先从眼肌麻痹着手。

（1）组方：丝竹空、攒竹、上明、风池（均患侧）。

（2）操作：取0.25mm×25mm毫针，针刺丝竹空透刺至鱼腰，风池向同侧瞳孔刺入0.5寸，余穴浅刺。留针20分钟。每周2次。

（3）经过：以上法针刺3次，未见效果。考虑到患儿以斜颈为主症，试行对症治疗。在上方基础上，加天柱、颈百劳（均双侧）、大椎、天鼎（左侧），另风池改取双侧。均取 0.25mm×25mm 毫针，直刺 0.5～0.8 寸。在丝竹空、攒竹和左侧颈百劳、天鼎，分别接通电针仪，应用疏密波，强度以患儿可配合为度。针刺后，家长告知，患儿症状略有好转。继用此法，1 个疗程（10 次）后，患儿颈项歪斜角度明显改善。患儿亦逐渐配合治疗。继续治疗 3 个疗程后，患儿斜颈角度已从原来与左肩呈 30°左右变成 85°左右，略有歪斜，且可主动纠正为正常头姿，奔跑时不再加重。

【按】　此例患儿发病原因不明，引起斜颈的具体病位亦不清楚。最后诊断虽为"右（眼）上斜肌麻痹"，但用遮盖法并不能暂时改善症状，且据著者经验，这一病症难以出现如此严重的斜颈。因此，在开始几次针刺治疗无效的情况下，决定采用对症治疗的措施，即以症状最明显的颈部作为治疗的主攻目标，取颈项部的天柱、颈百劳、大椎、天鼎、风池为主穴，以正歪斜；取眼部诸穴为配穴，以治麻痹。双管齐下，果然取效。

此例患儿，因年幼不能自述病情，加之病因不清，病位不明，经多方治疗又无效果，可归疑难之证，颇为棘手。著者在反复斟酌之后，决定按"急则治标"和"广络原野"的原则治疗，竟能取效。录之供同道参考。

第四节　原因不明足底寒验案

【验案】

1. 病情简介

王某，女，60 岁。初诊日期：2020 年 9 月 15 日。

主诉：双侧足底怕冷 5 年，加重 3 个月。

现病史：5 年前，患者更年期后出现双侧手指关节肿痛，双膝关节痛，排除类风湿疾病，服用硫酸氨基葡萄糖胶囊后症状明显好转。同时出现双侧足底发冷，自觉寒冷感从足底开始一直自内侧向上蔓延至小腿部，有时延伸至大腿，双侧足部及小腿经常彻夜冰凉，影响睡眠。夏季开空调时症状加重，热水泡脚、热水袋外敷后只能短暂缓解，很快又恢复如初。患者曾求治于多家医院，予以口服中药、火疗、针灸等治疗，症状好转。2020 年 6 月开始，双下肢寒冷之感加重，伴麻木感，夜间时有抽搐，偶有腰酸腰冷，膝关节疼痛，下肢活动尚可，脾胃易受寒，遇冷常腹泻。

检查：双下肢关节无畸形，下肢肌力及肌张力正常，无浮肿。舌淡，舌体略胖大，苔薄白。

诊断：足底寒症。

治疗：采用针刺和艾灸之法。

2. 治疗经过

（1）针方

1）组方

主穴：太溪、然骨、三阴交、足三里。

配穴：百会、太冲、大椎。

2）操作：然骨直刺约 1 寸，使其产生强烈针感，并放射至足部；针刺大椎时，取 0.30mm×75mm 芒针，透刺至至阳，余穴均常规刺法。针刺后，取 G6805 电针仪，足三里与然骨为一对，接通电针仪，应用连续波，留针 30 分钟。

（2）灸方

1）组方：涌泉。

2）操作：双侧均取，以"百笑灸"灸具施灸，调节至穴区温热无烫感为度，每次 30 分钟以上，每周 2 次。

9 月 17 日二诊，患者诉第 1 次针灸后，温热之感持续了近 4 小时，夜间双侧足部的冰冷程度减轻。9 月 29 日复诊，治疗 6 次后，患者诉双下肢的冷感仅局限在足部，并未延伸至小腿和大腿，且冰凉之感明显减轻，白天症状已不明显，仅在夜间时能觉得，且不影响睡眠。继续原法治疗。治疗 8 次后，诸症消失，又巩固 2 次。随访半年，且在深秋至初春，未见复发。

【按】 "寒"为八纲之一。导致寒证的原因有两个，一为寒邪侵袭，阴胜则寒。因寒为"六气"之一，如《素问·天元纪大论》曰："天有五行御五位，以生寒暑燥湿风。"寒为"六淫"，能致病。此为实寒。二为阳气衰退，阳虚则寒，此为虚寒。患者早期有关节肿痛史，表明曾受寒湿之外邪侵袭。久之则阴寒损及阳气，从病位看，所患之症，从足底内侧蔓延至小腿甚至大腿，属肾及脾经区域，并有腰膝酸痛及遇冷腹泻等症，当属脾肾阳虚之内寒。取肾经之原穴太溪、荥穴然骨，两穴合用，可补益肾阳；三阴交属足太阴脾经，又为足三阴经交汇之处，可充脾肾之阳。足阳明胃经与脾经互为表里，又为多气多血之经，取足三里可补益气血；百会可安神助眠；大椎为督脉与手足三阳经之会，可激发一身阳气；太冲穴为足厥阴肝经之输穴、原穴，因肝肾同源，取之以益肝补肾。以上诸穴，配合艾灸肾经井穴涌泉，取"寒者热之"之法。针灸结合更增温通经络、助阳散寒之功。

第五节　多发性脑神经损害验案

【验案】

1. 病情简介

强某，女，64 岁，退休工人。初诊日期：2016 年 6 月 10 日。

主诉：左眼睑下垂 1 个多月，伴口角㖞斜半个月。

现病史：患者 2016 年 5 月 7 日无明显诱因出现左侧头痛（否认恶心呕吐）、口眼㖞斜、肢体活动不利等不适症状，遂至本市某二级医院就诊，查头颅 CT，未见明显异常，门诊医生予以泰诺（每次 1 粒，每日 3 次，口服）对症治疗 4 日后，头痛缓解，遂停药。5 月 13 日，患者外出旅游时自觉左侧眼睑不适，未予以重视。不料翌日夜间，左侧眼睑下垂无法抬起，遂至另一二级医院急诊科就医。查体：右眼眼压为 17mmHg，左眼眼压为 18mmHg。左眼视力为 0.6。左眼上眼睑下垂遮盖角膜下缘，上睑提肌肌力正常，左眼球向上、下、内收活动受限，右眼各向运动正常，角膜明，前房清，晶体轻度混浊，眼底欠合作。诊断为"运动性外斜视"。为排除颅内病变可能，建议转上级医院行专科诊治。其后，患者自以偏方治疗（将黄鳝血抹于患处），未效。至 5 月 23 日夜间，患者在无明显诱因下再次出现头痛，伴口角左偏，恶心欲呕。遂至某三级中西医结合医院住院治疗。查体：血压为 140/70mmHg，神清，颈软，左眼对光反射迟钝，左眼上眼睑下垂，上睑提肌肌力正常，左眼球向上、下、内收活动受限，右侧面部针刺觉减退，右侧额纹变浅，右侧鼻唇沟变浅，伸舌居中，肌力、肌张力正常，病理征（－），共济试验（－）。头颅 MRI 示两侧额顶叶皮下多发性腔隙灶（陈旧性）。头颅 MRA、MRV 未见明显异常。诊断为"多发性脑神经损害（动眼神经、面神经、三叉神经）"，并予以抗炎（地塞米松、泼尼松）、改善脑代谢（吡拉西坦）、抗自由基（依达拉奉）、促神经修复（苏肽生）、营养神经（维生素 B_1）及活血化瘀（丹参多酚酸）等治疗 2 周后，患者头痛已无，左眼上眼睑下垂稍有好转（可见角膜下缘），而余症如前。患者情绪焦虑，左侧上眼睑下垂，眼球转动困难；右侧面部歪斜、麻木；复视，饮食无味，夜寐欠安。遂慕名至著者处求治。

检查：左眼眼睑下垂，双侧瞳孔等大等圆，直径为 0.25cm，对光反射迟钝，左眼球外展位，内收、上视、下视不到位，右眼球各向动度到边，眼震（－），右侧面部针刺觉减退；右眼闭合露白，右侧额纹消失，右侧鼻唇沟变浅，口角向左侧歪斜，伸舌居中，四肢肌力、肌张力正常，病理征（－），共济试验（－）。舌淡，苔少，脉弦细。

西医诊断：多发性脑神经损害（动眼神经、面神经、三叉神经）。

2. 治疗经过

（1）基础方

主穴：阳白、攒竹、丝竹空、新明 1（均双侧），上明、承泣（均左侧），瞳子髎、地仓、口禾髎、夹承浆、四白（均右侧）。

配穴：风池、合谷。

操作：主配穴每次均取。取 0.25mm×（25～40）mm 毫针，阳白向下透刺鱼腰，攒竹斜刺透上睛明。丝竹空先直刺得气，再退至皮下，向攒竹方向透刺。针刺新明 1 时，针体与皮肤呈 45°～60°，向前上方快速进针，针尖达耳屏切迹后，将耳垂略向前外方牵引，针体左侧向目外眦方向刺入，右侧则朝鼻尖方向刺入。当针刺 1.2～1.4 寸时，采用反复探寻和小幅度提插加捻转手法耐心寻找满意针感，左侧针感以向颞部放射为主，右侧针感则以向面颊部放射为佳。上明穴采用排刺法，先针刺上明，进针 0.8 寸左右，至有明显得气感，继在该穴左右各旁开 0.3 寸处进针 0.3 寸，有轻微得气感即可。右侧，取 0.25mm×50mm 毫针，地仓、口禾髎、夹承浆均向颊车透刺，针深 1.8 寸；四白、瞳子髎均向颧髎透刺、丝竹空向攒竹透刺。风池向同侧眼外眦方向进针，使针感向前额部放射，合谷以得气为度。针后加用电针，左侧丝竹空与阳白，以及新明 1 与瞳子髎各为一对；右侧地仓、夹承浆、口禾髎三穴与四白为一对，攒竹与瞳子髎一对，均用疏密波，留针 30 分钟，强度以患者可耐受为宜。

（2）辅助方

1）耳穴方：目1、目2、眼、肝、肾、神门、支点、面颊、脑点。

操作： 用磁珠或王不留行籽贴压，令患者每日按压3次，每穴按压1分钟，力度以有疼痛感而不弄破皮肤为佳。每次一耳，左右两侧交替，每周换贴2～3次。

2）穴位注射方

取穴： 承泣、太阳（左侧），四白、牵正（右侧）。

药液： 甲钴胺注射液（0.5mg/ml）、复方樟柳碱注射液2ml。

操作： 上穴均取。以1ml或2ml一次性无菌注射器抽取药液。刺至穴区局部得气后，承泣、太阳各注射甲钴胺注射液0.5ml；四白、牵正各注射复方樟柳碱注射液1ml。

3）皮肤针方

取穴： 正光1、正光2（双侧）；阳白、四白、下关、地仓（右侧）。

操作： 用皮肤针在穴区0.3～0.5cm范围内做均匀轻力度叩打，每穴点叩刺50～100下，以局部红润微出血为度。

以上述针刺综合方法，每周治疗3次，患者诉自7月下旬起，左侧面部麻木感较前明显好转，右侧闭目仍露白，故于原方基础上加取右侧睛明，取0.25mm×13mm毫针，浅刺0.3寸。至8月初，患者左侧眼裂逐步增宽，眼球内收，上视较前好转，向下略差；同时因可逐渐双眼视物，患者复视症状明显，故守原方继续治疗。8月11日复诊时，患者左侧上眼睑已可基本睁开，且自诉每次治疗后当日复视可缓解，翌日才再次逐渐出现。8月24日复诊时，患者左眼球运动基本恢复，复视明显好转；右眼能基本闭合，唯鼻唇沟稍有歪斜。至9月，患者已基本恢复，故改为每周2次，巩固治疗。

【按】 多发性脑神经损害是指单侧或双侧同时或先后出现2条以上的脑神经损害。其病因较多，常见的病因包括感染、外伤、糖尿病等。多发性脑神经损害临床表现复杂，多以动眼神经、展神经、面神经等运动神经麻痹为主。本病临床上较为少见，其病因复杂，临床表现多样，因而证治棘手。目前西医对于本病的治疗方法，除纠正各自的原发病（如控制血糖、抗病毒等）外，主要手段为应用激素、维生素，以及改善微循环等。

中医学认为造成面部歪斜、麻木，以及眼睑垂缓的原因为外邪入侵，其中尤以风邪为主。《诸病源候论》中指出："血气虚，则肤腠开而受风，客于睑肤之间。"风邪侵入导致气血痹阻，经脉失养而引起上述肌肉瘫痪、麻木不仁等表现。本病针刺治疗的报道罕见。

本案中患者双侧脑神经病变，但累及部位不同，故左右取穴同中有异。本病因风邪而起，故取祛风要穴风池以祛风通络；合谷是治疗口面部疾病要穴，四总穴歌言："面口合谷收"；而据"经脉所过，主治所及"，故取阳白、攒竹、丝竹空以疏通局部气血。针对动眼神经麻痹，上明采用齐刺法可加速得气并增强局部刺激，配合承泣穴，意在改善眼睑下垂及眼球运动障碍；在治疗面神经及三叉神经麻痹时结合神经分布，针刺瞳子髎、地仓、口禾髎、夹承浆、四白以改善微循环，促进病变组织修复；而新明1是现代发现的新穴，通过改变针刺方向，达到分别治疗眼病及面部疾病的目的。此外，在针刺操作时透刺法既可精简用穴并扩大针刺作用，加强表里经及邻近经脉的沟通，又可增强刺激量，使针感更容易扩散、传导。其中，透刺对于难治性眼病尤为重要。而为增加眼部及面部营养，以及加强活血通络的功效，选用甲钴胺注射液及复方樟柳碱注射液对局部行穴位注射，前者能修复损伤的神经纤维，而后者能改善血液循环以增加受累神经的供血、供氧。皮肤针叩刺局部以增强疗效。为了维持疗效，配合耳穴贴压法刺激有关病灶的反应点。诸法合用，共奏良效。

第六节　颅底软骨肉瘤术后多发性脑神经损伤案

【验案】

1. 病情简介

余某，男，23 岁，大学生。初诊日期：2020 年 9 月 11 日。

主诉：左侧口角㖞斜伴左眼内斜视半年。

现病史：2019 年 10 月患者无明显诱因下出现左眼复视，就诊于福建当地医院及上海市某三级医院，排除眼科疾病。2020 年 1 月，患者复视症状加重，就诊于福建当地医院，查头颅 CT，示左侧颅底脑肿瘤。3 月 19 日于上海市某三甲医院神经外科行左颅底肿瘤切除术，病理显示为左中颅底软骨肉瘤，术后即出现左侧口角㖞斜，左眼内斜视等症。于多家医院行针刺、艾灸、康复理疗及抗炎（泼尼松）、改善脑代谢（吡拉西坦）、营养神经药物（维生素 B_1、维生素 B_{12}）等治疗后，症情改善不明显。刻下：口角向右㖞斜，左侧面部麻木，鼻唇沟变浅，额纹消失，眼裂增大，左眼不能闭合；左眼球内固定，不能外展，复视明显；左耳听力略下降，记忆力减退，睡眠尚可。

查体：言语清晰。鼓腮漏气，伸舌右偏，左眼不能闭合，左侧面部针刺觉减弱，H-B 面神经功能分级为 V 级；左眼内侧固定，外展受限。舌暗，苔少，脉弦细。

诊断：颅底软骨肉瘤术后多发性脑神经损伤（左侧面神经麻痹、展神经麻痹）。

2. 治疗经过

（1）组成

主穴：地仓、口禾髎、瞳子髎、新明 1、承泣、上明、攒竹、丝竹空、新明 2。

配穴：颞三针、风池、合谷。

颞三针位置：颞 I 针：耳尖直上发际上 2 寸处；颞 II 针：颞 I 针水平向前旁开 1 寸处；颞 III 针：颞 I 针水平向后旁开 1 寸处。

（2）操作：主穴均取患侧，配穴双侧同取。运用多种穴位刺激之法。

1）毫针刺法：面部穴以透刺法为主，一般取 0.25mm×（25～40）mm 毫针，沿皮浅透刺 15～25mm。地仓、口禾髎、瞳子髎三穴均向颧髎透刺；丝竹空先直刺得气，再退至皮下，向鱼腰方向透刺；攒竹斜刺透上健明。新明 1 穴用深透法，取 0.25mm×40mm 毫针，先向眼眶方向刺入 25～40mm，采用反复探寻和捻转结合小幅度提插手法，针感向眼眶部传射后退至皮下，再向鼻尖部刺入 35mm，使针感向面颊部放射。颞三针亦用浅透刺法，针尖与皮肤呈 10°～20°，向下刺约 30mm，使局部产生麻胀感，可放射至整个头部。上明穴用齐刺法，上明穴直刺 1 针约 15mm，旁开 5 分，各刺 1 针约 8mm。承泣沿眶下壁缓缓刺入 12～25mm；新明 2 向额部先直刺 10mm 左右至得气，运针 1 分钟后，退至皮下至向太阳穴方向平刺 20～15mm，局部有胀痛感，可扩散至眼球；风池向同侧眼外眦方向进针，使针感向前额部放射；合谷常规刺法。针刺后分别以口禾髎、地仓与四白为一对，丝竹空与攒竹为一对，接通电针仪，应用连续波，强度以患者可忍受为宜，留针 30 分钟。

2）拔罐法：去针后患侧用闪罐吸拔左侧面部 20 多下，以局部皮肤潮红为度。

3）穴位注射法：左侧球后、四白各注射甲钴胺注射液（0.5mg/1ml）0.5ml，左侧太阳、阳白各注射复方樟柳碱注射液 1ml。

以上治疗，每周 4 次。

复诊：9 月 18 日复诊，治疗 4 次后，患者左侧额纹略微恢复，眼裂减小，能稍鼓腮，继续原法治疗。10 月 15 日复诊，治疗近 1 个月后，患者左侧额纹正常，能做闭眼动作，但不能完全闭合，鼻唇沟加深，H-B 面神经功能分级为Ⅲ级，左眼眼球能外展至中线位置。但患者诉多日拜佛，烟熏导致左眼结膜炎，加双侧耳尖点刺放血，并配合滴消炎眼药水（药名不详）。10 月 29 日复诊，患者结膜炎症状消除，左侧面部肌肉运动轻度异常，H-B 面神经功能分级为Ⅱ级，左眼眼球外展过中线位，停耳尖放血，继续治疗。11 月 20 日复诊，患者左侧面部肌肉运动基本正常，H-B 面神经功能分级为Ⅰ级，左眼可完全闭合，眼球外展情况明显改善，只是较正常稍差，记忆力已恢复至发病前，听力及复视均较前好转。继续巩固治疗 2 个月，返回老家休养。

【按】 本案患者因颅内软骨肉瘤压迫及手术损伤，致使头面部络脉受损，瘀血阻滞，经络气血运行不利，面部筋肉失养，纵缓不收而出现面神经损伤之左侧口角㖞斜、鼻唇沟变浅、闭眼不全之症；瘀血阻碍神珠气血运行，不能正常濡养眼周脉络，而出现展神经麻痹之眼球运转不灵、复视及视物模糊等症。《证治准绳·风热杂病·七窍门》载："目珠不飞……乃攻脑，筋络被其牵缩紧急，吊偏珠子，是以不能运转。"治宜行气通络，活血化瘀。承泣是足阳明胃经之穴，足阳明胃经为多气多血之经，刺激该经穴位可健运脾胃，促进气血生化，濡养目窍；经外奇穴上明，以及攒竹、丝竹空、瞳子髎均为眼周穴，诸穴共用，使针刺效应直达病所，可激发眼周经气，从而疏通眼周脉络，濡养神珠。新明 1、新明 2 是现代发现的治疗眼疾的效穴，通过改变二穴的针刺方向，达到分别治疗眼病和面部疾病的目的。地仓与口禾髎可疏通阳明经气血，温煦面部筋肉，配合面部闪罐法改善面神经麻痹症状。颞三针可开清窍、通耳窍，使精气上输于耳，通过改善内耳的微循环而对听神经产生刺激作用。百会开窍醒脑。风池祛风通络清头目。合谷是治疗口面部疾病的要穴，四总穴歌言"面口合谷收"。此外，不同刺法相互配合，相辅相成。透刺法，根据病症及病位，选用浅透刺法或深透刺法，既可精简用穴并扩大针刺作用，加强表里经及邻近经脉的沟通，又可增强刺激量，使针感更容易扩散、传导。齐刺法可扩大针刺面积，增强针刺的强度，激发眼周经气。为增加眼部及面部营养和加强活血通络的功效，选用甲钴胺注射液及复方樟柳碱注射液对局部行穴位注射，前者能修复损伤的神经纤维，后者可改善局部血液循环以增加受累神经的供血供氧。诸法相互配合，共奏良效。

第七节　急性尿道炎后遗尿失禁验案

1. 病情简介

应某，男，32 岁。初诊日期：2018 年 12 月 10 日。

主诉：尿频、尿急 1 月余，伴尿失禁 1 周。

现病史：1 个月前因外出旅游过于劳累，返沪后出现尿频、尿急，当时无发热、恶寒及血尿、排尿困难等症状。经某三甲医院查尿常规，示：白细胞（+++），红细胞（一），尿白蛋白（+）。并诊断为急性尿路感染。予以左氧氟沙星等抗炎药治疗 2 周后，尿频症状略有好转，复查尿常规，示正常。但尿急、尿不尽症状加重，并出现尿失禁，于精神紧张时更为明显，每日要数次更换内裤。患者反复检查尿常规及肾功能均正常。患者情绪忧郁，烦躁不安，失眠，腹胀腰酸，口干口苦、无尿痛。

检查：精神尚可，舌红苔黄，脉濡数。

诊断：急性尿道炎后遗尿失禁。

2. 治疗经过

（1）组成

主穴：肾俞、秩边、气海、中极、曲骨、水道。

配穴：印堂、百会

（2）操作：开始时主配穴同取，待症情好转后，仅用主穴。

先取俯卧位。取 0.30mm×50mm 毫针，以 45° 从双侧肾俞斜向内侧进针 1.8 寸，出现酸胀针感后，以提插为主加捻转手法运针 1 分钟后，留针；继取 0.30mm×125mm 毫针，以 85° 在双侧秩边斜向内侧进针 4.8 寸左右，以同样的手法使气针感向小腹和尿道放射。亦以左右手同时运针 1 分钟。然后取去背臀部针具，嘱患者取仰卧位，取 0.30mm×40mm 毫针，直刺主穴，运用行气手法，使腹部穴位的针感均向前阴部放射；百会、印堂穴用 0.25mm×25mm 毫针，百会针尖向上，印堂穴向下分别透刺，深约 0.8 寸。中极、曲骨及两侧水道，分别接通电针仪。应用连续波，频率为 1Hz，强度以患者可耐受为度。留针 30 分钟。每周 2 次。

患者应用上述主穴治疗 2 次后感觉尿频、尿急症状明显好转，尿量增多，且尿失禁未出现。第 3 次治疗时，由于患者就治心切，自行加强在腹部穴位电针刺激强度，数分钟后患者忽感会阴部有强烈的流窜得气感，导致精神紧张而出现尿失禁。症情有所反复，但较前为轻。再次治疗时，取穴及操作未做改动，注重调节电刺激强度，仅以患者有下腹部舒适跳动感为度，嘱其不可自行调节。针至第 5 次后，患者因感冒停治 1 周，患者述停针期间，诸症稳定，唯工作稍忙或精神紧张后，仍可出现漏尿，但程度较前为轻，继加印堂、百会。继续治疗 6 次。前后共治 12 次，患者感尿急症状消失，未再出现尿失禁症状。随访至今，未见反复。

【按】 此例患者经多种抗菌药物治疗后，已无实验室客观指标，但仍存在多种不适表现的症状，如尿频、尿急、尿不尽，甚则尿失禁，以及焦虑、失眠等，严重影响患者的工作和生活。

本方是按照著者中取（腰臀部穴）结合近取（下腹部穴）配合远取（头面部穴）的配穴原则组方。本病病位在肾与膀胱，故取腰部肾经经气出入之处，背俞穴肾俞，以及膀胱经穴秩边；本病患者系湿热蕴结，下注膀胱，膀胱失约，致尿自遗，取任脉之中极、曲骨，以清利湿热，取气海以固肾气，约束膀胱，取水道以疏利水道。操作上，关键在于气至病所。臀部秩边穴，务必使针感到达下腹或会阴部；腹部诸穴，应当使酸胀感觉直达前阴。另有 2 点值得注意，一是，包括电刺激在内的针刺刺激，宜保持在适当范围，一般而言，毫针刺激以患者可耐受为度，电针强度以患者感舒适为度。二是，本例患者精神因素对症状影响明显，故在基础方治疗同时加用百会、印堂，以调畅情志，加强患者的心理疏导，保持心情舒畅，增加自信心，方可提高治疗的效果。印堂配百会，适用于多种精神病症。值得一提的是针灸治疗在改善症状的同时也防止患者因尿急、尿失禁症状存在而滥用抗生素，造成其他慢性疾病。

第八节　Leber 病验案

【验案】

1. 病情简介

潘某，男，24 岁，大学生。初诊日期：2015 年 8 月 13 日。

主诉： 视物模糊近 1 年，加重 3 月余。

现病史： 患者是山东某大学在读学生。身体一向健康，双眼视力原有屈光不正（近视），但矫正视力一直保持在 1.0～1.2。2014 年 5 月 1 日，因跑步后，双眼视物突然模糊。就诊于当地医院，查视力：右眼为 0.5，左眼为 0.6（均为矫正视力）。之后，病情进展迅速，5 月 29 日，视力跌至：右眼为眼前/指数，左眼为 0.1（矫正视力）。2014 年 6 月经上海某三级医院诊断为垂体瘤，并行切除。术后视力有所提高，右眼为 0.1，左眼为 0.5（均为矫正视力）。但至 7 月，视力又复下降，双眼均为 30cm/指数。后经上海多家医院眼科及专科医院诊治，以及北京解放军总医院住院治疗。当时诊断为双眼视神经萎缩，并怀疑 Leber 遗传性眼病。应用神经节苷脂等药物及体外反搏等，效果不明显。后至北京某著名眼科医院，确诊为 Leber 病。原发突变位点为 3460 型。因其父亲在沪打工，患者决定休学 1 年，前来上海诊治，经人介绍由其父亲引领来著者处治疗。

检查： 双眼外观正常。眼底：视盘色淡，颞侧明显，边界清。视力：右眼为 30cm/指数，左眼为 0.1（矫正视力）。视野有中心暗点和旁中心暗点。脉舌无异常。

2. 治疗经过

（1）组方

主穴： 新明 1、上天柱、风池、球后、上明、承泣、百会、视区、视联络区（头皮针穴）。

配穴： 肝俞、肾俞。

（2）操作：上述穴位每次均取。新明 1、上天柱、风池，均取 0.30mm×40mm 毫针，尽量促进得气感向前额以至眼区放射；视区、视联络区取 0.30mm×25mm 毫针。体穴，刺至得气后留针；头皮针穴，刺入帽状腱膜，进针 0.9 寸，快速捻转，捻转频率达 280 次/分，接通电针仪，应用连续波，频率为 4Hz。均留针 30 分钟。去针后，以甲钴胺注射液 1ml（0.5mg/1ml）或复方樟柳碱注射液 2ml 注射双侧球后穴，每次 1 种，两药交替，刺之得气后每侧穴分别注入甲钴胺注射液 0.5ml 或复方樟柳碱注射液 1ml。配穴注射黄芪注射液，每次取一对，两对穴交替选用，每侧穴注入 2.5ml。上述方法，每周治疗 2～3 次，3 个月为 1 个疗程。第 1 疗程结束后，眼底症状好转，右眼视力为 0.05，左眼视力为 0.12（均为矫正视力，下同），可单独来门诊治疗。半年后右眼视力为 0.12，左眼视力为 0.2，眼底检查未见明显异常；1 年后双眼视力均为 0.5，回原大学继续上学，并完成学业。

【按】　Leber 病，又称 Leber 遗传性视神经病变，为视神经退行性变的母系遗传性疾病。由德国 Leber 医生于 1871 年首先报道。本病以男性患者居多，常于 18～23 岁发病。临床主要表现为双眼同时或先后急性或亚急性无痛性视力减退，视力损害严重程度差异较大。视力虽大多数可减退至 0.1 或以下，但很少有全盲者。关于它的病因，线粒体 DNA 的位点突变被认为是 Leber 病的特异性病征，国外已报道 25 个位点突变，其中常见的原发突变位点有三个，11 778（G→A）占 40%，3 460（G→A）占 6%～25%，14 484（T→C）占 10%～15%。14 484 型突变通常预后比较好，11 778 型较差，3 460 型介于两者之间。本病至今西医尚无突破性治疗药物或方法。

本病归属中医学"青盲"范畴。针灸治疗本病报道极少，著者仅查见一篇中药为主配合针灸治疗本病获效的临床文章。本方是在常用的眼底病基础方上加减而成，因从西医角度，考虑本病与遗传有关，故加用头皮针穴视区、视联络区及头穴百会；从中医角度，则重在补益肝肾，并以黄芪注射液穴位注射，加重益气之力。由于本病对著者来说也缺乏经验，本方只是一种探索，有待进一步完善。

著者在此例前后，曾以上方治疗 2 例，其原发突变位点均为 11 778。通过 3 个月至半年治疗，虽有一定改善，但视力提高幅度不大，以本例疗效较为明显。录之供读者参考。

第九节　Meige 综合征验案

【验案】

1. 病情简介

潘某，女，58 岁，退休职工。初诊日期：2012 年 12 月 27 日。

主诉：眼睑抽动难睁伴口唇抽搐近 10 个月。

现病史：2012 年 2 月出现右眼不适，有异物感，去某区中心医院眼科诊疗。当时诊断为右结膜炎。用妥布霉素、利巴韦林、维生素 B1 等药物治疗，症状未见缓解。后又去多家医院眼科就诊，行泪液分泌试验，右眼 BUT 为 4，左眼 BUT 为 6，诊断为干眼症、结膜炎。用多种滴眼液治疗无效。后逐渐发展为双眼睁开困难，右眼为甚。同时出现嘴唇抽搐，且于用力睁眼时为甚。经某三级专科医院诊断为双眼 Meige 综合征，建议：①双眼轮匝肌次全切除；②术后肉毒杆菌素注射。患者惧怕手术，即予以黛力新、甲钴胺、

维生素 B_1、卡马西平等药物保守治疗，无效。曾在某中医医院针灸科治疗 1 个月，未见好转，且日趋加重，外出均需人陪同，严重影响生活质量。经人介绍，来著者处就诊。

检查：双眼紧闭、眼睑痉挛性抽动不止，并伴有口角牵缩、张口噘嘴等动作，以努力睁眼时更明显。角膜明，瞳孔（-），双眼疲劳试验（-），双眼球各项运动佳，无复视，无眼震，双眼轮匝肌肌力佳，双眼视力佳。NCT：右眼为 10，左眼为 9.8。

诊断：双眼 Meige 综合征。

2. 治疗经过

（1）组方

主穴：阳白、四白、丝竹空（或瞳子髎）、地仓、口禾髎、夹承浆、风池。

配穴：印堂、百会。

（2）操作：每次主穴及配穴均取。因右侧较重，加右颧髎。取 0.25mm×（25～40）mm 毫针。阳白向鱼腰透刺，四白向承泣斜刺，针尖斜向右下方，均进针 0.8 寸。丝竹空向鱼腰方向透刺，进针 0.8 寸；瞳子髎向颧髎透刺，进针 1.4 寸；地仓向对侧透刺，进针 0.8 寸；口禾髎向四白透刺，进针 1.4 寸；夹承浆向对侧透刺，进针 1.2 寸。风池针向鼻尖，进针 1.4 寸，得气后，用导气法，使针感向头部放射。印堂向鼻尖方向，百会向后，均平刺 0.8 寸，颧髎直刺，均以有胀重为宜。阳白与四白、丝竹空（或瞳子髎）与口禾髎分成两组，接通电针仪，应用疏密波，强度以患者可忍受为度。留针 45 分钟。出针后在四白和瞳子髎注入复方樟柳碱注射液，每侧穴 1ml，四穴点共 4ml。每周治疗 3 次。

治疗半个月后，自觉症状减轻，每日睁眼时间延长。特别是于周日外出杭州旅游，竟有 2 日无异于常人。但第 3 日，因劳累后，症情又复发如初。继用上法治疗，疗效不明显，加水沟及上天柱，水沟穴针尖向上，略行提插手法，至双眼出现湿润感；上天柱，用徐入徐出反复提插的导气手法，按上法施治后，当即感双眼一下放松，可睁开，并能维持较长时间。针至近 2 个月后，已不需人陪同，可单独来我处门诊治疗。经 3 个月诊疗，口眼抽搐症状未除，但明显减轻，以左侧更为明显，已不影响日常生活。

【按】 本例属症情较重的 Meige 综合征患者。Meige 综合征又称眼睑痉挛-口下颌部肌张力障碍、Brueghel 综合征等。由法国神经病学家 Henry Meige 于 1910 年首次报道。主要表现为眼睑痉挛与口面部异常运动合并存在，表现为眼睑痉挛、口角牵缩、张口噘嘴、抬眉蹙额等不自主的异常运动。此病以中老年女性多见，多以双眼睑痉挛为首发症状，眼睑下垂和眼睑无力也很多见。部分由单眼起病，渐及双眼。其余首发症状有眨眼频度增加、精神疾病、牙科疾病、其他部位的张力障碍（主要在颅颈部）。睑痉挛在睡眠、讲话、唱歌、打哈欠、张口时改善，可在强光下、疲劳、紧张、行走、注视、阅读和看电视时诱发或加重。

本方以面部穴为主，且以透刺法为主，意在促使病灶处止搐停痉，风池为胆经穴，取之在于平上扰之肝风，以达到息风定痉的目的。因本病发作与患者心理状态密切相关，故加用百会、印堂以宁心安神。

本患者通过 3 个月的治疗，症状明显改善，归属显效。著者体会，此类患者，在治疗过程中，一是要避免劳累，二是要放松心态，三是要能坚持治疗。所治疗的 3 例无效病例，多为情绪急躁、急于求成，而平时工作、家庭负担较重者。如一例女性白领，起病时症状较轻，经治疗后获效明显。因在外企工作，难以坚持继续治疗。后又加重，尽管辞职后再次就治，终由于与丈夫、婆婆矛盾重重，心情极度压抑，最后未能见效。在本病症的治疗过程中，反复发作是常见的，一开始即应向患者说清楚这一点，以鼓励其树立信心，长期坚持。水沟，针感较强，且要求针刺时能出现双眼有湿润感，才能起效，这也要求患者能配合。

第十节　脑梗死后同向性偏盲验案

【验案】

1. 病情简介

患者，女，65 岁。初诊日期：2019 年 8 月 5 日。

主诉： 双眼视物模糊伴视野减少 1 年余。

现病史： 患者 2017 年 10 月 13 日无明显诱因突发步态不稳，次日左侧肢体肌力下降至 0 级，急送至上海市第十人民医院就诊，急查头颅 MRA，示：右侧颞叶、基底节区、放射冠区急性脑梗死灶；两侧中动脉 M_1 段中段以远部分闭塞；左侧大脑中动脉 A_1 近段、右侧大脑后动脉 P_1 段管径中、重度节段性变窄。经系统治疗后，仍遗留左侧肢体活动欠利。出院后，患者自觉双眼视物较前模糊，双侧视野较前缩小，书写出现患侧忽略，步态不稳，时常不能躲避患侧障碍物，未引起重视。患者因外院康复疗效不理想，为求进一步中西医结合康复治疗，2019 年 8 月 5 日遂至上海中医药大学附属岳阳中西医结合医院针灸科就诊，收住入院。

查体： 患者对光反射右侧存在，左侧稍迟钝，双眼睑无下垂，眼裂大小正常，眼球各方向活动正常，眼震正常，双侧瞳孔 3mm，调节及辐辏反射正常。角膜明，前房清，瞳孔圆，晶体轻度混浊，眼底视盘色红界清，C/D=0.4，黄斑区结构反光存在，动脉稍细。遂予以完善相关检查（2019-08-07）：右眼视力为 0.5，左眼视力为 0.6；右眼眼压为 17.4mmHg，左眼眼压为 14.9mmHg。OCT 提示：双眼黄斑区结构反射清晰。视野检查：右眼 MS[dB] 13.4，MD[<2.0dB] 13.1，sLV[<2.5dB] 9.6；左眼 MS[dB] 13.6，MD[<2.0dB] 12.9，sLV[<2.5dB] 9.9，提示右眼颞侧、左眼鼻侧视野缺损（图 10-1A、B）。头颅 MRA：①右侧颞顶枕叶、基底节、放射冠区陈旧性梗死灶；脑桥小腔梗死灶；②脑萎缩；③双侧大脑中动脉狭窄、闭塞，右侧大脑前动脉 $A_2\sim A_3$ 段、右侧大脑后动脉狭窄。刻下：神清，精神可，双眼视物模糊伴双侧视野减少，左侧肢体活动欠利，书写及行走有患侧忽略，胃纳可，二便调，夜寐安。舌淡红，苔白腻，边齿痕，脉细涩。

诊断： 脑梗死后同向性偏盲；双眼白内障。

2. 治疗经过

（1）组方：①百会、风池、攒竹、瞳子髎、球后、血海、足三里、合谷、太冲；②视区、视联络区（头皮针穴），新明 1（耳垂后皱褶中点）、上健明（睛明穴上 5 分）、承泣、太阳、阳池、太溪、（足）光明。

（2）操作：第一组和第二组每日交替使用。患者取坐位，除百会外诸穴双侧同取，攒竹、球后、瞳子髎、上睛明及承泣穴均选取 0.25mm×25mm 毫针，余穴均选用 0.25mm×40mm 毫针。百会，平刺 0.8 寸。风池，向同侧外眼角方向针刺 1.2 寸，行提插捻转手法使热感向眼区或前额放射。视区，速进针帽状腱膜后向下平刺 0.8 寸；视联络区，同法向对侧斜刺 0.5～0.8 寸，头皮针操作时每穴需快速捻转 2～3 分钟，捻转速度为 200 次/分，以产生局部酸胀感。攒竹，向上健明方向透刺 0.8 寸。瞳子髎、太阳，向后平刺 0.5 寸。球后、上健明、承泣，直刺 0.5～0.8 寸，针感向目眶内放射。新明 1，斜向上刺入 0.8～1 寸，加以小幅度提插捻转，促使针感向太阳穴或眼区放射，提插幅度为 1～2mm，捻转速度为 180 次/分。阳池透外关，平刺 1～1.2 寸。余穴常规针刺，以提插捻转补法为主。针毕，第一组穴取风池、瞳子髎，第二组穴取新明 1、太阳穴，接 G6805-2 低频脉冲治疗仪，应用连续波，频率为 2Hz，强度以患者舒适为度。每日治疗 1 次，每次留针 20 分钟，每治疗 5 日休息 2 日，14 日为 1 个疗程，每 1 个疗程后休息 10 日，共计 3 个疗程。

治疗 2 个疗程后，患者自觉视野较前增加，视物模糊较前减轻。治疗 3 个疗程后，患者自觉视野范围较前明显增大，视物较前清晰，书写时无明显患侧忽略，行走时可避让患侧障碍物，眼科复查（2019-10-09）：右眼视力为 0.5，左眼视力为 0.6；右眼眼压为 15.4mmHg，左眼眼压为 13.7mmHg。OCT 提示：双眼黄斑区结构反射清晰。视野检查：右眼 MS[dB] 15.7，MD[<2.0dB] 10.9，sLV[<2.5dB] 11.0；左眼 MS[dB] 18.7，MD[<2.0dB] 7.9，sLV[<2.5dB] 8.3（图 10-1C、D）。患者后因出国探亲中止治疗，随访 1 个月，患者告知视力及视野同末次出院时，无明显患侧忽略，行走较前平稳。

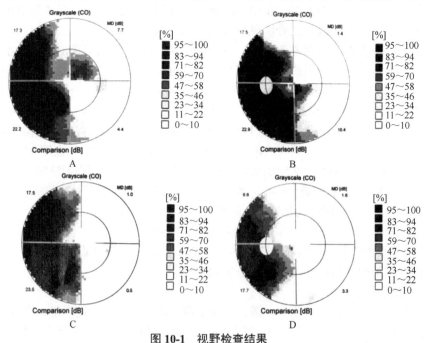

图 10-1　视野检查结果

A. 2019-08-07 右眼视野检查结果；B. 2019-08-07 左眼视野检查结果；C. 2019-10-09 右眼视野检查结果；D. 2019-10-09 左眼视野检查结果

【按】　脑卒中后同向性偏盲是卒中常见并发症，既往国外文献显示20%～80%的卒中患者会出现视野缺损，我国尚无相关流行病学数据。同向性偏盲会造成书写、阅读、行走及其他活动障碍，使得患者康复效果降低，影响患者的生活质量，治疗上常以营养神经、行为康复训练或借助外用设备补偿视野缺损，但目前有限的循证证据均质量低下，尚无标准有效的治疗手段，我国脑卒中康复治疗指南中亦未纳入视觉障碍功能的康复治疗策略。《诸病源候论·目青盲候》指出："青盲者，是脏腑血气不荣于睛，若脏虚有风邪痰饮乘之，无热但内生鄣（障），故不见物。"本案患者是脑梗死后导致的同向性偏盲，病程已超过1年，是慢性视觉损害。四诊合参，属中医学"青盲，气虚血瘀证"，治以益气活血、通络明目之法，以头穴与眼穴为主，同时配合体穴治疗。百会，乃一身之宗，百神之会，《证治准绳》认为神失是青盲的原因之一，取百会意治神振阳，以益气血。胆涩，乃《证治准绳》认为的发生青盲的另一原因。胆涩，则神膏衰，目不明，故取胆经风池、瞳子髎及光明，以通胆经之气。风池为足少阳与阳维之会，有通窍明目、疏导眼部气血之功。在治疗本案过程中，关于风池穴的操作，笔者应用了张仁先生在皮质盲治疗方案中的针刺方向，向同侧外眼角针刺，使用提插捻转手法使针感向眼区方向传导，以达到"气至病所"之效。目之精华在瞳子，故目珠为瞳子，瞳子髎位于目外眦骨隙中，为胆经之源，手太阳及手足少阳三脉之会，是眼周要穴，可行气益睛。取胆经络穴光明，以疏胆气明目，又寓上病下取之意。攒竹、球后、上健明、承泣均位于眼区，可疏调局部气血，通经明目。太阳，经外穴，重在活血通窍。视联络区位于视区两侧，与视区同高宽约2寸之长方形区域，左右各一，著者多喜与视区联用，以刺激视觉中枢，尤其适用于因脑血管意外后引起的视觉障碍。新明1为著者眼病效穴。本案基础疾病乃中风，故配体穴时重升阳补虚，祛滞逐瘀。阳池储三焦气血，又可热化生阳，阳池透外关可促三焦阳气通散脏腑，又可助脏腑之精上注养目。又取脾经血海、胃经足三里、肾经太溪以养气血、补脏虚，从本论治。本案辅以四关，思合谷主气，太冲主血，此对穴可调阴阳、畅气机、活血行，使目明。虑及该案患者病程已长，眼病难治，仿明清治眼病之法备及两套处方，两方并行，多经多穴，以促疗效。同时患者长期服用抗血小板聚集药物，两方轮替又可避免反复频繁刺激眼区相同穴位而增加眼部血肿及其他针刺意外的风险，提高患者的依从性。

该案患者为老年女性，基础疾病多，脑血管病变范围广、血管条件差且病程较长，基于良好的循经感传效应，短期针刺治疗便使患者视野较前明显增加，同时纠正了患者的书写及行走患侧忽略，增加了患者进一步康复的效能，让患者对康复治疗重拾信心。值得关注的是，该案提示脑卒中后遗症期（即使病程超过1年）合并同向性偏盲的患者视野仍有进一步改善或恢复的潜能。

备注：本案为黄馨云医师等所主治和撰写。原文参见：黄馨云，顾侃，王慈，等.脑梗死后同向性偏盲案.中国针灸，2021，41（2）：175-176，并根据本书体例稍进行修改。

第十一章 针误案例

针灸疗法是传统中医学的各类疗法中风险性最高的疗法之一，特别是针刺法。在我国针灸发展史中，从两晋至两宋曾出现过灸法兴盛而针法却相对衰落的一个历史时期，这里面有很多原因，但针具粗糙、缺乏解剖和消毒知识导致大量意外事故，不能不说也是一个重要的因素。著者行医整整半个世纪，曾亲历了不下百十次的意外事故。其中不少可谓刻骨铭心，使我牢记一生。正出于这一点，在 1988 年著者出版了《针灸意外——预防及处理》，2004 年又进行较大的修订工作后出版了《针灸意外事故防治》。

本章介绍几例著者亲历的较典型、情况较为严重的针误案例，供读者参考。

第一节 重症气胸案

【案例】

桂某，女，78 岁。初诊日期：1974 年 9 月 17 日。

主诉：有慢性咳喘史数十年，加重半个月。

现病史：患者从年轻起即患有咳喘病，每至秋冬即易发作。1973 年秋，曾住院治疗，诊断为老年性慢性支气管炎、肺气肿。治疗后症状控制。此次是半个月前，因受凉诱发旧病发作。咳喘不止，呼吸抬肩，胸闷纳差，曾在团部门诊用中西药物治疗，仍不能控制。前来新针疗法室求治。

检查：面色灰暗，气短喘促。桶状胸。两肺布满干、湿啰音，且有明显喘鸣音。脉沉细，舌淡紫，苔薄滑。

诊断：慢性支气管炎（喘息型）。

治疗经过：当时著者在病房会诊，由新来新针疗法室的朱医生接诊。取肺俞、定喘、列缺、内关，均取双侧。取 0.30mm×（25～40）mm 毫针，直刺，进针 0.8寸（手部）至 1.2 寸（背部）。留针至 10 分钟时，患者感到胸闷加重，喘息明显，且浑身出汗。朱医生即去针，令其躺床上休息。患者不能平卧，且胸闷进一步加重，以至呼吸困难。于是朱医生在其双侧肺俞与风门间各拔中型玻璃罐一只。5 分钟后，患者突然晕厥。急送 X 线室，透视示：右肺已被压缩 50%左右，属重度气胸。转至本院外科，用 100ml 注射器刺入右侧锁骨中线第 2 肋间进行抽气。但未能控制气胸症状。复转院至管理处医院，采用肋间切开施胸腔封闭式引流术。1 个月后痊愈。

【按】 本例为著者亲见的最严重的一例气胸。

针刺不当所致的气胸是最常见的针刺意外之一，在物理性损伤中，它的发生率占首位。在我国古医籍中，对此多有记载。如关于气胸的症状，《素问·刺禁论》指出："刺缺盆中内陷，气泄，令人咳逆……刺膺中陷中肺，为咳逆仰息……刺腋下胁间内陷，令人咳。"《普济方》也提到："胸前诸穴不可伤，伤即令人闷到。"气胸如损伤较重或处置不当，常常会引起严重后果。故《素问·四时刺逆从论》有："刺五脏……中肺三日死"之说。我国从 1954 年首次报道气胸事故以来，到 21 世纪初已报道 100 余例，实际发生数当远不止此。西方国家和日本等也不断出现这类事故。尽管以轻度气胸多见，但亦有相当部分为中重度气胸，其中包括血气胸和液气胸。另据统计，海内外因气胸而死亡的例数约占总报道的 5.4%。这表明，即使在现代救治条件之下，其死亡率也并不低。上述情况，应该引起针灸工作者的高度重视。

一、损 伤 原 因

针刺意外引起的气胸属外伤性气胸。它的病理过程是毫针针刺过深刺伤或割破肺组织，刺伤肺致较大撕裂伤，使肺脏层胸膜和肺泡损伤，气体自破口进入胸膜腔，破口处的肺组织可形成活瓣，吸气时，空气进入胸膜腔；呼气时，空气不能排出，造成腔内积气，胸膜腔负压消失，肺即依其回缩力萎陷，形成气胸，以致胸内压迅速增高而肺受压萎陷，发病情况与自发性气胸类似。

针刺意外引起的气胸，因其损伤程度的轻重及原有病变等，一般分为闭合性及高压性两类。如裂口不大，肺组织健康者，多为闭合性气胸；如损伤较重，或原有肺气肿等病症者，裂口形成单向性活瓣，即可出现高压性气胸。如刺破血管可以合并血气胸，少数还可形成严重的开放性气胸。

针刺不当为什么会引发气胸，特别是严重的气胸？研究已经发现，临床上常对某些患者行胸腔穿刺，于下胸部无肺组织处进针时不会引发气胸，但在有肺处针刺时可并发此症。由此看来，此类气胸是由肺损伤引起的。但小小的针灸针仅仅刺伤肺一般不会引起明显气胸。如在剖胸手术中，有时因操作不慎可刺破肺，结果肺漏气现象很快停止，这是由于肺内弹性组织回缩使刺伤处迅速闭合之故。那么，到底是什么原因呢？在针灸所致严重气胸患者的剖胸手术中发现，肺的损伤并非只是刺伤，而是有较长的裂口，裂口的形成，可能与针灸针穿入胸腔后，在操作中改变针的方向有关，更大的可能则是刺入胸腔的针尖与肺表面的关系随呼吸发生了位移而将其划破，因伤口较大，大量气体由此进入胸腔而引起严重气胸。另外，在肺已有病变的基础上使其损伤时，则更易发生严重气胸。诸如肺气肿患者，由于其肺泡内压力较大，加之肺组织回缩力差，一旦刺破，则漏气迅速加快，自行愈合也较正常肺组织困难；若患者有肺大疱，针尖将其刺破时可使其爆裂，恰如用针尖刺穿气球时可使之爆裂一样，且肺大疱处可形成一单向活瓣，引发高压性气胸。术中有时还发现，胸膜脏层与壁层发生粘连，粘连可牵拉肺裂口两侧的组织，使裂口张开，气体自由进出胸膜腔，形成开放性气胸。

造成气胸的，多是缺乏针灸学和解剖学知识的初学者。其具体原因则有下列几方面。

1. 穴位原因　根据解剖学知识，在背部第 10 胸椎以上，侧胸第 9 肋以上，前胸第 7 肋以上，以及锁骨上窝、胸骨切迹上缘的穴位，均可因针刺不当而导致气胸。所以，古人有"胸背薄如饼"的说法，告诫不可深刺。

公开报道已发生过气胸的穴位有天突、定喘、大杼、风门、肺俞、心俞、膈俞、膈关、膏肓、肩贞、幽门、神藏、神封、云门、中府、大包、缺盆、期门、颈臂、肩井、曲垣、魂门、辄筋等。本例就是取肺俞所致。

特别需要指出的是，肺和胸膜境界在肺尖部高出胸廓上部在第 1 肋骨以上，而右下侧肺尖更是较高且偏前，坐立时比锁骨内端高出 1～3cm。肺下缘浮动度较大，中等度呼气时，透视发现，其活动度由第 6 肋软骨前端下缘开始，向外到乳中线处，与第 7 肋骨上缘相交，最后向内与第 11 胸椎棘突相平。

所以，在取肩井、缺盆、颈臂等颈肩部穴位时，即使针刺较浅，也可发生气胸。同时胆俞、阳纲等穴，虽然在背部第 11 胸椎附近，但当患者做中等度呼气时，针刺过深也可伤及肺。

2. 病理原因　肺处于病变状态，主要是在发生肺气肿时，肺体积增大，肺泡张力增高，不仅易造成气胸，后果也通常较严重。表现在以下几个方面。

（1）涉及穴位增多。肺气肿患者，因肺过度膨胀，乃至肺下界下移，容积增加可达正常的 2 倍，横膈下降。此时，针刺胆俞、脾俞、三焦俞、肾俞和上腹部之鸠尾、不容、承满等，亦可导致气胸。

（2）刺道变短。肺气肿患者，胸部肌肉萎缩，并形成桶状胸，致使刺道变短，即使按常规尺寸针刺，通常也会伤肺。本例患者就是有肺气肿病史。

（3）裂口不易愈合。此类患者，肺泡内压力大，肺组织弹性差，一旦刺破不能马上愈合，裂口形成活瓣，呼气时裂口张开，吸气时裂口关闭，空气只能进入胸膜腔且无法排出，导致胸膜腔压力逐渐升高，患侧肺叶逐步压缩乃至完全萎陷。

（4）代偿功能差。肺部有病变者，因代偿功能差，可加重气胸的证候。据观察，由于原发病已形成肺心功能障碍者，通常在肺被压缩 10%～20%时，即可发生生命危险。

3. 操作原因　这是最重要的原因，主要包括以下几方面。

（1）针刺过深。凡在背部第 10 胸椎、侧胸在第 9 肋骨、前胸部在第 7 肋骨以上，以及锁骨上窝、胸骨切迹上缘的穴位（如肩井），如果针刺过深或方向不正确，就有刺伤肺的可能。尤其是对于一些年老瘦弱，有肺气肿等慢性胸肺疾病的患者，在针刺胸背部应特别小心。

首先，由于不了解胸部的解剖深度。经测定，前胸壁组织厚度：乳头以上，成年人为 1.2～1.5cm，儿童为 0.7～1.0cm；乳头以下，成年人为 0.8～1.0cm，儿童为 0.5～0.8cm，侧胸壁软组织厚度，成年人为 0.6～0.8cm，儿童为 0.5～0.7cm。表明，前胸壁乳头下较乳头上薄，侧胸壁较前胸壁薄，而儿童则更较成年人为薄。如超过上述深度，就有引起气胸的危险。现将对 15 具成年男尸测定的膀胱经背部诸穴从体表至胸、腹腔后壁的距离见表 11-1。

表 11-1 背部腧穴软组织厚度表（cm）

穴名	左侧	右侧	穴名	左侧	右侧
大杼	6.29±1.11	6.01±1.10	关元俞	5.26±0.88	5.93±1.03
风门	4.99±1.07	5.01±1.04	小肠俞	—	—
肺俞	4.39±0.85	4.30±1.09	膀胱俞	—	—
厥阴俞	4.01±0.66	4.05±0.33	附分	4.61±1.10	4.57±1.15
心俞	3.67±0.85	3.77±0.72	魄户	3.52±1.17	3.67±0.01
督俞	3.54±1.11	3.95±0.86	膏肓	2.92±0.91	3.06±0.89
膈俞	3.34±1.73	3.65±0.77	神堂	2.41±0.71	2.54±0.77
肝俞	3.40±0.72	3.56±0.58	譩譆	2.23±0.53	2.11±0.65
胆俞	3.33±0.64	3.32±0.97	膈关	2.05±0.47	2.03±0.47
脾俞	3.36±0.72	3.25±0.39	魂门	1.98±0.39	1.99±0.33
胃俞	3.42±1.33	3.41±0.45	阳纲	2.05±0.36	2.09±0.17
三焦俞	3.31±0.81	3.77±0.81	意舍	2.27±0.46	2.16±0.36
肾俞	3.58±0.82	4.11±1.17	胃仓	2.43±0.64	2.37±0.37
气海俞	4.11±1.10	4.61±1.11	肓门	2.83±0.92	2.92±0.78
大肠俞	4.03±1.14	—	志室	3.27±1.02	3.33±0.95

从表 11-1 可以看出，膀胱经背部内侧线自肺俞至肾俞，外侧线自魄户至志室的体壁均较薄。而外侧线上的各穴从体表至胸腹腔后壁的距离更较内侧线上的各对应穴要短。故在针刺时要充分考虑到此点。

其次，未能掌握好进针方向也是导致气胸的原因之一。胸背部的穴位一般以斜刺或平刺为宜。为了获得满意的针感和疗效，直刺多难以控制适当的深度。

最后，进针时使用押手，肌肉层因受压变薄，刺道相应变短。另外，胸背部施用温针，也可能因针上加艾炷，熟练程度不够，只注意指端用力，而忽视这一动作也可带动针体刺向深部，造成气胸。

（2）针具过粗，手法过重。用粗针针刺胸部腧穴不当，可加重气胸症状，导致广泛性皮下气肿和纵隔气肿。本来针刺深度恰当，但因行针时大幅度提插捻转超过深度，同样能增加肺部损伤的概率，导致气胸。

（3）体位不当。在立位或其他不能持久的体位进针，易发生气胸。这是由于体位难以固定，刺入组织内的针体在肌肉的牵拉收缩下也随之活动，伤及肺。

（4）针后加罐。如针刺已经伤及肺，此时拔罐，常可迅速加重病情。这已被许多单位报道，我们也有如上例之教训。特别是，针后拔罐引发气胸尚可延迟发生气胸，如一男性患者，56 岁。患者哮喘已 50 年，去某医院针灸治疗，在肺俞垂直刺入 0.5～1 寸，留针拔罐10 分钟。去罐后，针体露出部分有所缩短。针后患者回家，约过 3 小时，患者突然心慌、气促、胸背刺痛，大汗淋漓。入院检查，患者呈急性病容，左肺上、中呼吸音消失，左侧肺俞处有直径为 0.1～0.2cm 大小之新鲜出血痂点，四周压痛。X 线检查证明左肺创伤性气胸。经过输氧抢救，空针抽气，并用养阴润肺、降气平喘的中药调治，住院 51 日痊愈。

另外，患者有胖瘦老幼之别，针刺时如不加以区别，用同一深度，也是发生气胸的重要原因之一。如老年人，胸部肌肉不发达，特别是消瘦的老年人，其斜方肌、提肩肌及菱形肌都存在不同程度的萎缩。在此类情况下，如针刺常规深度也可伤及肺。

二、临床表现

气胸，大多在针刺过程中或针刺后即可出现证候，亦有在针后半小时至数小时发作者，甚至还有报道在针刺后 24 小时始产生典型气胸症状的，值得注意。根据症状，气胸可分为轻度、中度、重度三种。

（一）气胸的症状

1. 轻度气胸 一般无明显的自觉症状，或有胸闷气憋、刺激性咳嗽、活动时胸部有牵拉样痛。

2. 中度气胸 胸肋刺痛，胸部胀闷不舒，呼吸困难，持续剧烈的咳嗽，心悸不宁，不能平卧。尚有相应的肩背部、上肢沉痛及活动受限等。

3. 重度气胸 针刺侧胸背部强烈刺痛，疼痛可向同侧的肩及手臂放射或向上腹部放射，并出现呼吸极度困难，四肢厥冷，烦躁出汗，神志昏迷等。如为血气胸，更有呼吸表浅，面容苍白，脉搏细速，血压下降等危急症状。

（二）气胸的体征

轻度气胸，体征多不明显。中、重度气胸，呼吸加快，心率增加，可有鼻翼扇动。气管及心尖冲动均移向健侧，患侧肋间隙饱满、胸廓膨隆、呼吸活动度及语颤减少或消失。叩诊呈过清音或浊鼓音。呼吸音减弱或消失，健侧呼吸音增强。端坐呼吸，发绀。血气胸，在患侧积液处叩诊呈实音。体检可见患侧呈叩诊过度反响，肺泡呼吸音低或消失，胸壁有皮下积气，严重者有气管移位。胸透或 X 线检查可见气胸和肺组织压缩表现。有的患者在针刺当时无明显症状，数小时后才逐渐出现胸闷、呼吸困难、胸痛等症。

（三）X 线检查

气胸部分透亮度增加，无肺纹，肺向肺门收缩，成透明团块，其边缘可见发线状阴影的脏层胸膜。肺萎缩程度在 10%～90%。如为血气胸，则可见液平面。

X 线检查可证实肺萎陷和气胸的存在及其严重程度，不仅可以确定诊断，而且可以指导治疗方案的选择。

在遇到这类事故时，为了尽量不耽误救治和减少患者的搬动次数，除非病情复杂，一般根据有毫针直刺深刺史、胸部剧痛、呼吸困难等典型症状，即可确诊。有学者认为，立即透视对患者不利，宜待病情稳定后，再进行透视。

最后，必须强调的是应尽可能避免误诊。其中最易与晕针的症状发生混淆。如某女性患者，59岁。因慢性支气管炎，咳嗽、咳痰而针刺肺俞、定喘穴，针后约15分钟，患者诉胸闷、头晕，未引起医者重视。去针后再于背部拔罐，患者逐渐出现呼吸急迫，口唇青紫，以为是晕针所致，遂开窗通气、摇扇送风等，但症情有增无减，才疑为气胸。放射科透视见右肺压缩50%，急送上级医院救治，终因抢救无效，于当日死亡。

另外，有些双侧气胸常被误诊为单侧，如一例针刺所致的气胸患者，入院当日下午，门诊胸透仅发现左侧气胸，而右肺膨胀良好。入院后立即施左侧胸腔闭式引流术，术后4小时胸透复查左肺膨胀情况时，才发现右侧也有气胸，两肺均压缩30%～50%。所以，不仅针刺时要观察患者的情况，针刺后更应观察患者的变化，即使在治疗的开始阶段，也不应放松动态观察曾针刺过的另侧胸部有无气胸发生。

三、预 防 方 法

（一）运用叩诊技术

不少针刺意外所致的气胸与肺部处于病理状态有关。因此，对首次在胸背部施针的患者，应先以叩诊定出肺下界。对经检查一侧肺部有病变者，则应先测定其双侧肺下界移动度，并做记号，再决定取穴和针刺深度。

（二）掌握背胸部穴位针刺技巧

临床上，背胸部腧穴应用频率较高。既要严格掌握进针深度，又要获得效果。据多数医家经验，直刺时不易掌握有效深度，故著者采用以下方法：在背俞穴外侧约1cm处进针，以与水平面呈65°角进针，向脊椎方向深刺。直至针尖触及椎体，再略略退出，施行手法。此法不仅安全，得气感也强。以椎体为标志，不必担心深刺入胸腔，且因呈65°角刺入，毫针经过该穴时，深度已达2cm以上，相当于背俞穴要求之深度，至脊柱附近又刺中夹脊穴，具有透穴特点，故有较好的治疗效果。胸部腧穴，可向肋缘斜刺至骨，微微退出后施行手法，如必须直刺，宜缓缓送针，只进针0.3～0.5寸，针感如不明显，也不可再深刺，宜行小幅度提插探寻，提插幅度为1～2mm。如仍不明显，宜停针候气，3～5分钟后再用上法激发针感。

针刺肩井发生气胸的频率较高，与其深度较难掌握有关，因肩井靠近肺尖，该穴区内胸膜壁脏层有纤维小梁，活动范围极小，而右胸膜前界与右肺之间的间隙很小，加上前面提到的胸膜囊的最上部胸膜顶高出锁骨内侧端以上1～3cm，所以针刺肩井，特别是右侧时要十分注意，不可过深，并要反复体会手感。针刺时针尖宜向外侧倾斜，以防止内斜而刺破肺尖胸膜。

（三）选穴组方宜慎重考虑

初学者尽量少选肩、背、胸部穴位，可以选夹脊穴代之，或远道取穴。如患者有肺气肿等病，即使有一定临床经验的医师，也应慎重取胸、背部腧穴。

（四）做好针前准备

应选择平直光的针具，如针体弯曲，万一伤及肺，易增大裂口。针具宜细，用直径为0.25～0.30mm的毫针。令患者取俯坐位或卧位，嘱其进针后不要任意移动。押手宜轻，为避免事故，尽量少用押手。施用温针时，宜一手扶住针体，一手捻装艾炷，防止针体深移。杜绝隔衣进针也十分重要。如某男性患者，45岁。因背部酸楚板滞而进行针刺治疗，取俯卧位隔衬衣进针，取胸1～5夹脊及风门、肺俞、大杼诸穴，针上加艾炷温针，艾炷才点燃不久，患者即诉头晕、胸闷，见呼吸急迫，唇色微紫。急出针，送放射科检查，左肺已压缩40%。

另外，胸背部一般不宜针后加罐，如为肺气肿患者，更要禁止。

（五）留针期间注意观察

肩、胸、背部腧穴留针时间不宜过长，一般情况下不可超过30分钟。在留针期间医护人员应加强观察，嘱咐患者不可任意改变体位。因为留针时间过长，患者通常难以保持固定的体位。而随意改变体位，可引起针体在穴内移动，增加发生气胸的可能。曾报道有一门诊患者，在其背部天宗和大杼留针后，由于医护人员疏忽，患者自行外出，2小时后返回门诊时发现气胸。

（六）重视针后观察

凡针刺胸背部腧穴的患者，在可能的条件下，结束治疗后，应让其在其他诊室休息15～30分钟后再走，如此类患者于针刺后数小时乃至十几小时，突然出现胸痛、咳嗽及气急等症状，而又无其他明显原因时，亦应怀疑有气胸的可能。

另外，在肩、背、胸部选穴针刺时，如突然发生气急、胸痛或"虚脱"时，应先想到并发外伤性气胸的可能。有不少患者，进针后立即"晕厥"而被当地医生误为"晕针"。因此，凡是"晕针"患者，必须进一步检查明确气胸问题。对有慢性气管炎、肺气肿和年老身体瘦弱、胸壁较薄者，针刺胸部后出现这种情况者更要特别注意。

四、处理方法

（一）一般治疗

1. 安静休息。

2. 药物治疗。在观察治疗过程中，为预防胸腔感染，特别是对有发热及少量胸腔积液者，应当用抗生素行常规治疗。有咳嗽时，给予镇咳药，以防继续漏气。

3. 排气减压。凡是在针灸后短期内（1～2小时）出现明显胸痛、呼吸困难、肺萎缩在20%以上、胸膜腔内呈正压（或在诊断性试穿时，针栓被气体自然顶出）者，经观察症状有逐渐加重趋势，均应立即排气。常用方法如下。

（1）穿刺排气：操作简便，尤其在病情紧急情况下，可立即排气，在病侧锁骨中线第 2 肋间，使用人工气胸器穿刺排气。

（2）闭式引流排气：多数针刺所致气胸，为单纯性闭合气胸，一般经穿刺排气后，伤口可很快愈合。但也有少数患者穿刺效果不好，如临床症状、X 线检查，以及胸腔测压表明，穿刺后一度好转后又加重者，则需要进一步行胸腔插管及引流等。

（二）据症治疗

1. 轻度气胸　患者无明显的气急、发绀，针刺后只有伤侧轻度胸部不适，活动后气短，来诊时间已过 24 小时以上，经 X 线诊断肺萎缩在 10%～15%，而肺部无肺气肿等病变，又没有妨碍气胸自然吸收的原发病，一般卧床休息 5～7 日。据症酌情给予镇咳、镇痛药。为防止感染，可考虑适当注射抗生素。一般气体多可自行吸收而愈，但需注意观察，以防症状突然加重。如有条件者，可给予患者持续低流量吸氧或面罩高浓度吸氧。

2. 中度气胸　对肺萎缩超过 15%但小于 30%，或伴有肺气肿等病症者，应立即令患者卧床休息，保持安静。采用人工气胸器在患侧锁骨中线第 2 肋间或腋前线第 4～5 肋间，常规消毒后穿刺排气，每次不必全部排尽，以胸腔内压降至"0"上下为准。无人工气胸器时，为应急起见，可在上述部位用 50ml 消毒空注射器抽气；或用一般穿刺针头在针尾部缚一指套，消毒后，将针头刺入胸腔，然后在指套顶端剪一 2～3mm 大小的口，以排除气体。

3. 重症气胸　对胸部 X 线示肺被压缩 40%以上，且患者症状明显，尤其是高压性气胸者，用上法通常只能暂时应急，待症情稳定后，应马上转外科治疗，如采用肋间切开施胸腔封闭式引流术等。由于胸腔内大量积气被引流出，患者常于术后临床症状有明显改善。随着积气的不断排出，肺可逐渐复张。若胸片显示肺已复张，伤侧肺部呼吸音已恢复，应关闭引流管观察 24 小时后方可拔除引流管。

4. 血、液气胸　在采用上述治疗措施的基础上，配合抽取胸腔积血或积液。如出现休克症状，应配合输血、抗休克治疗。血出不止者，须及时外科手术止血。

应该强调的是，严重和比较严重的气胸属临床急症。针刺不当所致气胸通常是原发病不见好转，反而突出表现气胸为主要矛盾。在这种情况下，有的家属和患者因惊慌失措，或者有的医务人员缺乏基本救治知识，通常舍近求远将患者从农村送入城市医院。从而增加患者在途中的痛苦，甚至出现生命危险。因为患者一般多为单纯性气胸，故应以当地处理为主。重症气胸必须转院者，在转院之前或转院过程中进行必要的胸腔排气也十分重要。护送的医务人员应携带胸穿用具，以备途中抽气，防止出现意外。

第二节　重度晕针案

【案例】

陆某，男，42 岁，汽车司机。初诊日期：1972 年 4 月 14 日。

主诉：右侧颈部转动疼痛不便 1 日。

现病史：患者素体健康。昨日因汽车半路抛锚，修车后感右侧颈部酸痛，但不影响转动。今日晨起症状加重，稍一转动颈部即受牵掣且酸痛异常，无法出车。经同行介绍，来著者所在的新针疗法室门诊求治。

检查：颈部外观无异常，在 C_6～C_7 间右侧旁开约 2 寸处有一明显压痛点。脉、舌均正常。

诊断：落枕。

治疗经过：因患者为首次针刺，怀有畏惧心理。故仅取养老、阿是穴（右侧颈部压痛点）。

先针刺阿是穴，取 0.30mm×40mm 毫针，向脊椎方向呈 65°刺入，进针 1.2 寸，行提插手法。行针不到半分针，患者突然"呀"的一声，只见苦笑了一下，即瘫软如蛇一般从座椅上滑至地面，浑身抽搐数下，便不省人事。急取出针，抬至诊疗床上。只见患者面容惨白，双目紧闭，呼吸微弱，脉搏测之不到。立即针刺水沟、涌泉二穴，患者毫无反应。又急行皮下注射肾上腺素注射液 1mg，仍无反应。在万般无奈情况下，忽然想起曾用艾灸百会之法治疗过一位晕厥患者。即取纯艾条一支，点燃后，在患者百会穴行雀啄灸，约 2 分钟，患者身子动了一下，面色渐由白转红，5 分钟左右，患者深出长气一口。睁开双眼，从床上坐起，环顾四周，奇怪地问："我怎么躺在这儿？"转了下颈部，落枕竟也霍然而愈。曾随访 1 个月，无后遗症状。

【按】 著者数十年针灸生涯中，所遇到晕针者不下百例，此为最重的一例，属于重度晕针。

晕针是最常见的一种针灸不良反应。"晕针"一词，早见《金针赋》："其或晕针者，神气虚也……"。但是，对晕针的原因及晕针后出现的症状、处理的描述，则始见于一千七百多年前的《针灸甲乙经》。如《针灸甲乙经·奇邪血络第十四篇》云："刺血络而仆者，何也……曰：脉气盛而血虚者，刺之则脱气，脱气则仆。"明确指出"晕针"现象的产生是由于气虚之故。在晕针的处理方面，《针灸甲乙经·十二经脉络脉支别第一上篇》指出："其小而短者，少气，甚者泻之则闷，闷甚则仆不能言，闷则急坐之也。"

一般来说，晕针多为轻症，但也有症候严重者。特别是一些延迟晕针患者，更应引起注意。另有晕罐、晕灸、晕于刺血、耳针和晕于穴位注射者，除使用的治疗器具不同外，其临床表现，预防及处理之法大致与晕针类似，故不赘述。另外，临床中还发现，晕针一症多发生在青壮年，女性比男性多见，可能与针感反应灵敏、刺激强度相应增强有关。

关于晕针的机制，曾有学者将其与休克混为一谈。其实，晕针是一种血管抑制性晕厥（或称血管减压性晕厥），属于反射性晕厥的范畴。它是由于强烈的刺灸等刺激，通过迷走神经反射，引起血管床（尤其是周围肌肉的）扩张，外周血管阻力降低，回心血量减少，因而心脏的排血量减低，血压下降，导致暂时性、广泛性的脑血流量减少，而发为晕厥。

晕针一般认为是不良反应，值得指出的是，不少文章却提到晕针（或晕罐）之后，通常可使患者原有症状消失，有学者曾集中观察过 31 例晕针患者，发现其中 10 例，疗效迅速提高，故认为晕针可能有助病症，特别是疼痛性疾病的缓解。民间也有"十针不如一晕"之说，意思是针刺 10 次不如出现一次晕针带来的效果好。著者认为晕针与疗效的关系究竟如何，尚有待更多的实践来证实，其机制也值得进一步探讨，但晕针毕竟是一种给患者带来痛苦的反应，临床上仍应着重预防。

一、原　　因

关于晕针的原因，《标幽赋》曾云："空心恐怯，直立侧而多晕。"其常见原因有下列几种。

（一）体质原因

体质原因为最主要的诱因之一。临床多见的是体质虚弱、饥饿、疲劳者易发生晕针。另外，《黄帝内经》载："无刺大醉""已醉勿刺"。酒后针刺导致晕针的也有报道，如一 53 岁男性患者，因左肩前部疼痛 3 个多月，用针刺治疗。首次治疗后症状逐渐缓解。复诊时得知患者当日中午饮酒过多，即劝其暂缓针刺。但患者坚持，医者无奈施以针术。针后不久。患者即感头目眩晕，心慌气短，腹部难受，恶心欲吐。额出冷汗，面色苍白，脉细数。

其次是过敏体质、血管神经功能不稳定者。不少无明显原因的晕针者，通常可从体质中找到原因。上述重度晕针案例，事后著者曾询问患者，并无饥饿、劳累等情况，但患者是初次针刺，曾有见血晕厥史，即属于这种情况。

（二）心理原因

心理原因亦为主要原因。多见于初次针灸者，由于缺乏体验，而产生恐惧、畏痛、心情紧张等情绪。有对晕针者进行人格特征测定后发现，异常人格约占 50%。在异常人格中，以忧郁质人格发生晕针最多。忧郁质人格性格内向，情感压抑，遇刺激既易兴奋，又易抑制，易发生自主神经调节功能紊乱，可能是易出现晕针的因素。当然这还有待进一步观察。

（三）病理原因

平素有自主神经功能紊乱者，特别是有直立性低血压史或神经官能症者多易发生晕针。

（四）刺激原因

穴位刺激过强，可致晕针。所谓过强，因各人情况不一，很难度量比较。一般在敏感点施针，或采用特殊手法，如气至病所手法等都能诱发。在刺激的种类上，除毫针、拔罐、艾灸外，穴位注射和耳针亦可引起晕针。各种刺激对晕针症状轻重的影响似无明显差异。如一例男性胆结石症患者，行耳穴压丸治疗。当治疗到第 2次（轮换到左耳时），按压耳穴施予强刺激时，患者感觉心慌、气短、上腹疼痛、恶心欲吐，伴乏力，血压下降。立即给予硫酸阿托品 1mg、哌替啶 50mg 肌内注射，再肌内注射生脉散 4ml，1 个多小时后才好转至正常。当晚，患者再次按压刺激上述穴位时，亦出现同样情况，重复使用以上治疗方法后获得缓解。

（五）体位原因

以立位及正坐位发生晕针者多见，但也有卧位晕针的。有统计表明，卧位晕针约占 28%。临床上观察到卧位晕针的症状多较重，持续时间也较长。

（六）环境原因

环境因素也可促使晕针，如气压低之闷热季节，诊室中空气混浊，声浪喧杂等。

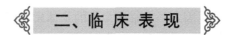

二、临床表现

（一）先兆期

头部出现各种不适感，上腹部或全身不适，视物模糊，耳鸣，心悸，恶心，面色苍白，出冷汗，打哈欠等。这一时期十分短暂，有些患者可无先兆期。

（二）发作期

轻者头晕胸闷、恶心欲呕，肢体发软凉、摇晃不稳，或伴瞬间意识丧失。重者突然意识丧失，昏仆在地，唇甲青紫，大汗淋漓，面色灰白，双眼上翻，二便失禁。血压迅速下降，脉搏变缓，每分钟减缓至 40～50 次。少数可伴惊厥发作。

（三）后期

经及时处理恢复后，患者可有明显疲乏，面色苍白，嗜睡及汗出。轻症则仅有轻度不适。

上述为典型发作过程，但轻症者可仅出现先兆期即直接进入后期，而无发作期。重症者则可无先兆者，直接进入发作期，如本节所举案例。

晕针大多发生于针灸过程中，但也有少数患者在取针后数分钟乃至更长时间始出现症状。被称为延迟晕针，值得注意。晕针只要处理及时，一般可很快恢复知觉，常无严重后果。

三、预防方法

早在《黄帝内经》中，就用不少篇幅提及晕针的预防："无刺大醉，令人气乱；无刺大怒，令有气逆；无刺大劳人，无刺新饱人，无刺大饥人，无刺大渴人，无刺大惊人"（《素问·刺禁论》）。明代杨继洲说得更为明确："下针之时，必令患者莫视所针之处，以手爪甲重切其穴，或卧或坐，而无昏闷之患也"（《针灸大成·卷二》）。现代主要从心理和生理上进行预防。

（一）心理预防

心理预防主要针对有猜疑、恐惧心理者，或针刺时哭笑、惊叫、战抖、躲避、肌肉痉挛，伴有瞳孔、血压、呼吸、心跳、皮温、面色、出汗等自主神经系统和内分泌功能改变者。均可做预先心理预防，以避免出现晕针等不良反应。共分三法。

1. 语言诱导　进针前，先耐心给患者讲解针刺的具体方法，说明可能出现的针刺的感觉、程度和传导途径，以取得患者的信任和配合。

2. 松弛训练　对好静、压抑、注意力易于集中、性格内向的患者，令其凝视某物体，待其完全进入自我冥想（入静）状态后，始行进针。

3. 转移注意力　对急躁、好动、注意力涣散、性格外向的患者，可令患者做一些简单的快速心算，或向其提出一些小问题，利用其视、听觉功能和思维活动等，转移其注意力，促进局部组织放松。有学者以此法对 420 例患者进行对比观察，发现对预防晕针及其他不良反应有较好的作用。

（二）生理预防

饥饿患者，针前宜适当进食；过度疲劳者，应令其休息至体力基本恢复。特别对有晕针史者和初次针灸者，最好采取侧卧位，简化穴位，减轻刺激量。

（三）其他预防法

1. 压眼预防法　国外应用一种压眼防晕法，经国内有关单位试用，确有一定效果。方法是：让患者双眼向下看，闭眼，术者将双手拇指指尖分别按压于患者双眼上眼睑，其余四指分别放在患者两耳前作支撑，然后用拇指轻压眼球，注意用力方向由上斜向内下方，拇指尖应放在眼球的角膜上方用力，避免指尖直接压迫角膜，按压约 5 秒后抬起手指约 5 秒，然后再按上法按压抬起，持续约 30 秒，再行针刺。注意：青光眼、高度近视眼者慎用。

2. 浸热水预防法　对于特殊过敏体质晕针患者，有学者主张，先嘱患者将两手浸入热水中，5～10 分钟后，再以毫针轻轻刺入两侧内关，约 1 分钟，再针刺其他需要针刺的穴位。供读者临床参考。

在针灸过程中，一旦患者有先兆晕针症状，应立即处理。针灸后，令患者在诊室休息 5～10 分钟后始可离开，以防延迟晕针或晕灸的发生。

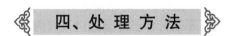

四、处 理 方 法

（一）轻度晕针

应迅速拔去所有的针或罐，或停止施灸，将患者扶至空气流通处躺下。抬高双腿，头部放低（不用枕头），静卧片刻，即可。如患者仍感不适，给予温热开水或热茶饮服。

（二）重度晕针

立即去针后平卧，如情况紧急，可令其直接卧于地板上。据我们多年体会，此类患者可于百会穴艾灸有较好的效果，方法是用市售清艾条，点燃后在百会上做雀啄式温灸，不宜离头皮太近，以免烫伤，直至知觉恢复，症状消退。如必要时，可配合施行人工呼吸，心脏按压，注射强心剂及针刺水沟、涌泉等措施。

第三节　穴区折针案

【案例】

稽某，38 岁，男，大田班农工。初诊日期：1972 年 6 月 7 日。

主诉：癫痫发作 6 年余，近来发作频繁。

现病史：患者为河南支疆青年，多年前在浇水排工作时与人争吵，被砍土镘（新疆一种常用农具）误伤头部，经包扎治疗后痊愈。当时无任何其他不适症状。半年后，在浇水工地上突然跌仆倒地，口吐白沫，昏厥，意识不清，数分钟后逐渐清醒。醒后只觉浑身乏力，休息之后与常人无异。经医院采用脑电图等检查，结合病史，确诊为外伤性癫痫（大发作）。给予苯妥英钠等药物治疗。症情有所好转。在连队时，著者亦用针灸帮助控制病症。连领导也将其调至危险性较小的大田班工作。近年来由于婚姻不顺，心情抑郁，病情反复，并出现某些精神症状。发作次数增多，有时甚至一周发作数次。3 日前被收入某医院内科治疗。因患者对著者较为信任，提出要求结合针灸治疗，经内科杨主任与本人联系，特去病房施治。

查体：面色晦暗，目光呆滞，动作迟钝，寡言少语。舌淡紫苔白腻，脉弦滑。

诊断：癫痫（大发作）。

治疗经过：考虑到本例因外伤致气机阻滞、痰浊郁结。故组方如下：百会、大椎、丰隆、臂臑、申脉。

嘱患者取正坐位。按常规针法，先针刺百会、大椎、臂臑等上肢穴，患者尚默然无语。当著者首次针刺右侧丰隆穴，进针后刚运针时，患者突然一拳击中著者头部，在著者松手之时，患者怪叫一声，迅即仆倒在地，意识丧失，口吐白沫，全身抽搐。见此情况，立即与内科护士一起将其扶卧诊疗床上，采取紧急措施后数分钟，患者才渐清醒。著者决定暂停施针，并将所留之针一一拔去。但在取右侧丰隆之针，发现由于刚才发病时抽搐，不仅针体已经全部进入穴内，而且扭曲于肌肉之中。试着拔取数次，针具在内纹丝不动。当时心中甚急，用力一拔，结果只取出针柄，而1.5 寸长之针体折断留在体内。当时，著者虽吓出一身冷汗，但方寸未乱。一边用拇指、示指紧捏住断端的肌肉，以防其再深入体内，一边反复变换右下肢的体位，理顺扭曲的针体。然后，通过挤压使断端露出皮表，最后用镊子左右摇动，慢慢将针体取出。此时，折断的针体已成"S"状。曾随访，据患者告知，取出断针后，当时穴区有胀痛不适感，2日后消失，再无异常。

【按】　在著者一生行医过程中，一共碰到过4次折针。上述一次是真正的毫针针具折针。另一次是注射针头折针，这是为一位患者行臀部穴位注射时，记得一针下去，当注射药药物时，才发现注射针头的针体不见，仅有套在注射器上的针尾。在一阵慌乱之后，才发现折断的针体掉在地上，其实没有进入体内。原来患者是舞蹈演员，臀部肌肉特别坚实，加上我用的是飞针法进针，速度太快，一时没有看清。结果是一场虚惊。其他2次都发生在施行穴位结扎（20世纪70年代盛行的一种穴位刺激疗法）过程中，用于穿行不同穴位的三棱缝合针折断于穴区的肌肉组织的深部，其中一例，由于著者的镇定，当时就用持针器将残端取出；另一例则没有这么幸运，因为患者体位的变动，最后用了1个多小时在X线导引下，通过手术将折断部分取出（读者可参阅《临证纪事——我的针灸之路》一书）。给患者带来不必要的痛苦。使著者铭记至今。

在针刺治疗的漫长岁月中，特别是一次性灭菌针灸针问世之前，折针是较为常见的意外事故之一。古代医家对此早就十分重视，如金元时期著名医家窦汉卿，在其所撰的《标幽赋》中，着重提到："且夫先令针耀，而虑针损。"元明时期的一些医家还总结了取肌肉内断针的经验与方法。

现代关于折针的报道，在我国报刊上所见不多，且常仅停留在手术摘取断针的介绍或作为教训提出来，对断针在体内活动的情况及其存留体内会造成何种后果的研究很少。日本针灸界对此则十分重视，这可能与断针事故多见有关。多年来，他们对断针的原因、在体内游动情况及所引起的后果，做了大量的临床观察和深入实验研究，包括用豚鼠、家兔和犬等大小不同的动物为实验对象，使用的针具有金针和银针，也有临床中常使用的不锈钢针，取得了不少有价值的资料，颇值得借鉴。

当然，随着现代临床一次性无菌性针灸针的推广应用，折针的概率大大降低，但是有关的经验教训还是值得我们记取。

一、折针原因

（一）针具原因

1. 针具质量粗劣　是指采用厂商以劣质材料或粗制滥造的针具。另外，日本生产一种涂有水银的针具（目的使针体光滑，易于进针），因水银腐蚀作用，亦常发生折针。

2. 使用旧针具　针具应用过久或次数过频，有曲折、斑痕等；用酒精长期浸泡或高压消毒次数过多，造成针身变软、损伤，放置过久，亦可因氧化生锈，发硬变脆。另外，针具的寿命与针体粗细有关，一般而言，粗针寿命较长。细针则需不断更新。

（二）医者原因

1. 操作不熟练，动作粗暴。刺入后有抵抗感，仍强行刺入；拔针时发生滞针，仍强行拔出。不必要的深刺，致使肌肉剧烈收缩而可能折针。

2. 在针刺过程中，为了寻求满意的得气感，手法过强，捻转角度过大，频率过快等。特别是一些不易得气的患者，如截瘫患者，可因强手法而断针。

（三）患者原因

1. 初次接受针刺，紧张恐惧，常因针刺时不能忍受强烈的酸胀感，或因疼痛，均可导致反射性肌痉挛，肌肉剧烈收缩，而发生折针。

2. 在留针过程中，患者的一些不可抑制的动作，如剧咳、打喷嚏等；或体位突然大幅度变动等，均可引起折针。

（四）部位原因

1. 就针具而言，折针常发生于针体与针柄连接处，有认为离针尖 3～5mm 处，亦易折断。通电时，毫针腐蚀的部位，以针体与皮肤接触处多见，也可在针体数处出现蚀点。

2. 就机体而言，凡在腹、胸、腰、背、四肢等和关节等部位都可发生折针。国内外记载过的曾发生折针的穴位，多在活动程度较大的部位，但巨阙、心俞、肝俞、膏肓等穴也曾有折针的报道。头面部穴位折针的情况，较罕见。

（五）电针原因

主要是指在电针疗法中，针体因电解电蚀折断，主要和与其连接之直流电针仪有关。目前，中国大陆使用的电针仪为脉冲电针，它的直流成分很少，在电刺激过程中，较少见电解电蚀折针。但是需要指出的是，现行的脉冲电针仪所输出的电流是一种经脉冲变压器隔去直流成分而仅使交流成分通过的脉冲电流，当电针仪使用时间过长，或自制的电针仪的输出变压器未经严格检查，可以造成脉冲输出的波形中混有直流成分。而一有直流成分，都将使连接电极的 2 枚毫针中的 1 枚，由于电解而溶蚀、变细、生锈、发脆以至体内的折针。

电针折针除与直流电成分有关外，尚受下列因素影响。

1. 频率和波形　低频通电易折针，以高频刺激较好。波形则应选择无腐蚀性，如交流电的矩形波形。

2.电流强度及通电时间　电流强度愈大，通电时间越长，越易发生折针。一实验证明，以 3～8mA 电流通电 30～60 分钟，位于阳极的针具头端易折断；15mA 通电 1 小时或 30mA 通电 30 分钟，出现针具根部折断。所以建议电针输出电压应在10V 以下，通电时间最好不超过 30 分钟。

3. 针具所连电极　阳极处易折针，有在人体采取 3 种通电方法进行实验观察，结果发现，无论用阳极通电法、阴极通电法和双极通电法，均为阳极电蚀明显，阴极电蚀较少。

（六）其他原因

近 30 年来，随着各种穴位刺激法的不断涌现，使得折针情况趋于复杂化。穴位注射，操作不当，注射针头断入穴内。头针疗法因针体进入头皮内较长，加之捻转频率过快，亦可发生断针。特别是穴位埋线结扎法，极易造成缝合针体内折断。

二、折针后果

折针后果包括折针后的临床表现和针体在体内的活动。

1. 折针后的临床表现 日本学者的一些临床和实验资料表明，断针的移动最危险的是对脏器和神经系统的危害。其合并症包括化脓性关节炎、腹膜和脏器的损伤、神经麻痹、顽固性神经痛等。

（1）非重要脏器或关节部位：一般多不产生严重后果。其共同特征是：折针后，断针局部可有压痛，并逐渐减轻。有时折针处有重压感，活动时偶可出现疼痛，但通常无运动障碍。

（2）关节内折针：不论在大小关节内折针，都会呈现严重的运动障碍和疼痛，如肋间关节折针，多可出现呼吸困难、胸痛；脊柱关节折针，长时间活动后有剧烈的疼痛及运动障碍。

（3）脏器内折针：情况通常比较严重。因折针部位的不同，可引起程度不等的功能障碍和疼痛，肺部折针，咳嗽频数，呼吸困难，并有肋间神经痛发作样疼痛。心脏折针，剧烈的心绞痛样疼痛，呼吸困难，并可迅速进入休克状态；膀胱内断针，可引起小便短数，排出困难，或有血尿等。

脏器内折针，亦可表现为慢性症状，折针大多发生在后腹膜脏器和中空脏器。通常是穿孔小，症状常十分隐蔽，病程时间也较长。如直肠内断针，能引起慢性穿孔，可表现为仅有间歇性腹痛、腹泻、下腹轻压痛、无腹膜炎体征。肾盂内断针，可出现经常性血尿，严重肾盂积水，病程长者，可以断针为核心形成结石。

另外，如断针涉及周围神经，局部疼痛，其末梢处麻木，感觉减退，如针断入血管，则可能随血液流动，自动脉血管进入较小血管，出现疼痛或有栓塞的危险。还观察到足三里折针，除引起步行困难外，亦可影响泌尿系统功能，而尿意频频，排尿量明显增加等。

2. 针体在体内活动情况 动物实验表明，在犬的"手三里"的断针移动较少，1周内与肌纤维平行，剖检后在桡骨尺骨间的肌肉筋膜下被发现。"肩髃"的移动，范围最广且最复杂，反复上升下降地移动了约60cm。剖检时在右耳根部皮下才找到。后肢的断针移动较少，"中渎"在第28日，"足三里"第22日与肌纤维平行，两者都在筋膜下被找到。"气海俞"的断针移动最少，角度也无变化，剖检发现已进入了骨髓。颈部的断针，"风池"的断针、沿颈后上下移动了约6cm，但第28日以后X线上难以确认，剖检也没有找到，可能已被自然排出体外。"天柱"的断针沿颈部前后移动约10cm，剖检时在耳根部发现了弯曲明显的断针。还有腰部断针侵入肠系膜和肝的报告。总的来说，活动度较大的部位断针的移动幅度较大；活动度较小的部位断针的移动幅度较小，有时相对静止。质地较硬，针体较粗的断端易于运动，而柔软弯曲之针不易移动。

在动物实验中，断针在动物体内的活动约有以下几种情况。

（1）断针移动后，引起有关脏器组织疼痛或功能障碍，最后只能以手术取出；或于断针后即用手术，或其他非手术方法取出。

（2）自动向体外排出。皮肤和结缔组织的断针，不少能自行从体表，或从肠道和粪便一起排出。

（3）在体内各种理化因子作用下，逐步发生溶解，这一般需要相当长的时间。

（4）断针位于机体内相对静止的部位，或因刺激周围组织发生感染，被纤维结缔组织所包裹，可长期留于体内。

三、预 防 方 法

1. 加强针前准备

（1）检查和选择针具。经常更新毫针，不使用弯曲、生锈或有其他损伤的针具，通常细小的损伤肉眼不易发现，更要仔细检查。应用电针时，对电针仪应进行选择，不要用直流电针仪和自行制作或使用太久的脉冲电针仪。对电流强度、频率和波型，都应注意调节。全面推广一次性无菌针灸针，是杜绝断针的根本之法。

（2）针刺之前，充分揉按穴区，以解除局部痉挛，对初诊患者或精神紧张者，应先予以心理上的安慰。小儿患者，需令家长配合固定体位。

2. 注意术中操作

（1）进针要求：宜用双手进针法。以左手（押手）拇指及示指指腹固定针体，急速将针刺入，然后慢慢松开押手，徐徐送针。患者咳嗽或变动体位时，应停止进针或将针向上拔，在刺入或拔针过程中，遇到阻力时，不要强行进针或拔出，可改变方向刺入或稍待片刻拔针，针刺到所需的深度后，针体应露出皮肤 0.5cm 以上，不可全部刺入。

（2）运针要求：对得气感差的患者，应采用停针待气的方法，不要为求得气而一味加强手法。

四、处 理 方 法

1. 滞针　准确处理滞针，可避免或减少折针事故。在滞针时，如因体位改变所致，可令其回复原来体位，再试行拔出。如因肌肉紧张引起，宜停留片刻，或在周围穴位按压，使其松弛后出针。如针体有多处弯曲的情况，试行压迫针身，使针尖从另一处皮肤穿出，剪去针尾，用镊子将其拔出。

2. 折针　发生折针后，医者应冷静沉着，令患者不必惊慌，应尽可能保持原来的体位不动，再行处理。笔者曾遇到过 2 次断针，一次是为一位胃溃疡患者行穴位结扎术，于中脘发生断针，当时笔者和身旁的一位护士都较镇静，患者亦不知断针，结果用止血压钳将残端顺利取出；而另一次是为一小儿麻痹症患者行穴位结扎术，在环跳发生断针，另一护士在一旁惊呼折针，患儿一紧张，翻身坐起，变换体位，使断针位置变动，结果在 X 线下花费 1 个多小时才取出断端。断针大多停留在筋膜下或皮下，可作为摘除时的参考。

（1）浅部折针。《针灸大成》曾提到："凡断针者，再将原针穴边复下一针，补之即出。"目前，一般采取穴位周围按压，使断端露出，用镊子夹取。所举案例即用此法。

（2）深部断针。原则上应手术取出。深部断针的摘除术一般较困难，即使操作熟练的外科医生也极为吃力。国外有学者认为最终不能除去断针者占 25%。手术时针灸医师须协助外科医师确定折针部位，经 X 线检查（正、侧位检查），并进行具体计算后，用手术刀寻获。如有条件，可从多个不同角度行 X 线检查，或用 CT 扫描等技术，立体地确定断针位置。如折针时间不长，位于四肢，亦可直接在 X 线透视下，手术取出。

第四节　脊髓损伤案

【案例】

王某，男，12 岁。初诊日期：1971 年 11 月 20 日。

主诉：（家长代诉）自幼不会说话、智力差、发育差。

现病史：患儿于出生后 3 个月高热、抽搐，诊断为病毒性脑炎，经抢救后获愈。后遗语言障碍、智力障碍和发育障碍。曾在多家医院求治，无明显效果。因其父在著者处治疗胃病及肩周炎获效，故带领其儿子前来新针疗法室试治。

检查：发育迟滞，身高 1.3m；目光发呆，仅会傻笑；不能言语，只会发出啊啊之声。脉细，舌淡苔薄。

治疗经过：取百会、神门、大椎、廉泉、哑门、足三里、三阴交。经治疗数次，未见效果。于 1971 年 12 月 10 日，改用穴位注射法。取大椎。将卤碱注射液（医院自制制剂）2ml、维生素 B_1 注射液 2ml（100mg/2ml）、维生素 B_{12} 注射液 1ml（0.5mg/1ml）3 种药物混合后，以 5 号齿科针头与皮肤垂直刺入穴区，针深 1.3 寸左右，快速推入全部药液。约 1 分钟，患儿突然摇晃倒地。当即检查：神志清楚，四肢瘫软，尤其是下肢，小便失禁。印象：截瘫。建议转外科住院进一步检查治疗，但患儿父亲不同意，坚持将其装在背篓中带回家调养。卧床 4 小时后，患儿出现饮水发呛。嘱用硫酸镁粉剂调水成糊状外敷大椎穴区。次日晨，上肢功能基本恢复。24 小时后，下肢功能也完全恢复。

【按】　本例为大椎穴垂直进针过深、所注入药物刺激性过大、用量过重、推注过快致脊椎损伤，而引发的脊椎一过性休克。

针刺损伤脊髓，在我国古代已有这方面的教训，《素问·刺禁论》云："刺脊间，中髓，为伛。"现代报道，首见于 1957 年。尽管这类意外事故临床上并不少见，但公开发表的资料不多。特别是在 20 世纪 60 年代末、70 年代初，我国针灸界曾一度片面提倡深刺、重刺颈背部的督脉穴位，针刺不当所致脊髓损伤事故出现颇多，仅著者临床遇到的和见到的针刺伤及脊髓的患者亦有多例，虽均未造成严重后果，但也给患者带来不同程度的痛苦。特别是有报道电针大椎，损伤脊椎致死的事故，更应引以为戒。

一、损 伤 原 因

脊髓受到椎骨、韧带等组织保护，之所以造成针刺损伤，与下列原因有关。

（一）穴位原因

多因取用督脉上的穴位而引起。其中，以大椎、陶道等穴最为常见，损伤后症状亦较严重。

大椎深部相当于胸Ⅰ、Ⅱ节段水平。针刺过深易致损伤。如某一患者，男性，31 岁，患精神分裂症（猜疑型），曾做过胰岛素休克和电休克等数十次，尚有自杀企图和对女性缺乏礼貌等行为。曾在当地医院诊治，予以针刺疗法，穴取风府等，每日施术 1 次，均采用深刺至脊髓。针刺治疗后，自杀行为已不明显，但发生尿滞留 3 日，以及左脚跛行等异常情况，随访 3 个月未见恢复。

陶道深部为胸Ⅱ、Ⅲ节段水平，正处于颈膨大部。针刺过深亦易伤及。

（二）操作原因

1. 毫针刺之过深，伤及脊髓实质，如采用大幅度的提插捻转，更可加重此种损伤。

2. 穴位注射，注射针头深入椎管，刺伤脊髓，或推药速度过快过猛，剂量过大或药物浓度过浓，刺激性太强，亦可使脊髓损伤。上述案例即是由于药物卤碱注射液、维生素 B_1、维生素 B_{12} 均属于刺激性较强之药物，而剂量达到 5ml 之多；又采用 5 号齿科针头，深刺达针体之 4/5，推入药物过急。才导致脊髓受损。

3. 电针刺激，电流强度过大，频率过快，通电时间过长，都有可能损伤脊髓。

二、临 床 表 现

针刺损伤脊髓，因程度不一而症情有别，常见的类型为脊髓震荡和脊髓刺伤。

（一）脊髓震荡

脊髓震荡是一种轻微的脊髓损伤，其主要病理、生理变化为脊髓功能暂时的或一过性的传导障碍。病理组织上无器质性变化。表现为部分，或极少出现全部脊髓的暂时性的传导障碍，包括节段性感觉障碍，运动障碍（肢体弛缓性瘫痪、四肢瘫或下肢截瘫），有的尚伴有直肠和膀胱括约肌障碍（大小便失禁、尿潴留等），各种反射消失。腰椎穿刺脑脊液检查无变化。

脊髓震荡，多数由于穴位注射刺之过深，注药过快、过猛，药物剂量过大或刺激性较大所致；电针刺激，在针刺过深，电流过强、频率过快的情况下也易于造成。

本案例即属于脊髓震荡。

（二）脊髓刺伤

在针刺损伤脊髓中，也属常见的一种。脊髓刺伤，多因针刺过深，伤及脊髓灰质所致。其主要病理生理变化是脊髓组织因刺伤后发生不同程度的出血、水肿，重者可进而软化、坏死。症状为脊髓功能障碍，包括损伤节段以下的肌张力降低，明显的运动和感觉障碍，直肠和膀胱括约肌障碍，腱反射和病理反射阳性，并可引起某些自主神经功能紊乱（内脏功能紊乱等）。轻者表现为呈一侧或双侧不完全瘫痪，患者不能行走或跛行。脊髓损伤严重者可出现完全性瘫痪（四肢瘫或截瘫），大小便失禁，各种反射消失等。

另外，针刺损伤还可引起椎管内出血，特别是脊髓蛛网膜下出血，血液的积聚引起对脊髓的压迫。其症状多有轻度颈项强直，轻微头痛；体征则以脑脊液的变化最具特殊性，颅内压常偏高（可超过 $200mmH_2O$），外观呈血性，镜检可见大量红细胞存在。如某一 17 岁男性患者，因觉颈项酸痛在校医室经某医生用毫针深刺后背上部第 1 脊柱间隙约 1.5 寸，出针后又在穴上拔罐 5 分钟，当时仅觉后背不适，但一直不见好转，当晚出现双下肢麻木，活动受限，后背及后颈部疼痛，轻微头痛，近 5～6 小时二便未行。体格检查：神志清楚，问话回答准确，瞳孔等大正圆，眼球运动良好，对光反射正常，伸舌正中，无面神经麻痹。双上肢活动正常，双下肢不完全瘫，肌力为Ⅲ级，双下肢痛觉正常，深感觉减退，腱反射正常，巴氏征（＋），霍夫曼征（－），颈强（＋）。当即行腰穿，见有血性脑脊液，压力为 2.7kPa（$275mmH_2O$）。诊断：脊髓蛛网膜下腔出血。后经 3 日治疗，患者基本恢复正常，只有颈强，屈颈略疼痛。1 个月后，诸症尽愈，无后遗症。

三、预防方法

（一）掌握针刺深度与方向

大椎等穴针刺时，应严格注意针法。大椎穴取穴，患者宜正坐，头向前略倾，先直刺 0.5 寸，然后略向上刺 1～2 寸。进针层次为：刺入皮肤→皮下组织→项部诸肌肉→棘间韧带→黄韧带→硬膜外腔（内有丰富的静脉丛及淋巴管）→坚韧的硬脊膜。一般不可穿透硬脊膜。如穿过硬脊膜，即进入蛛网膜下腔，常有空落感，应迅速将针外提，以免损伤软脊膜和脊髓。

（二）注意操作手法

毫针刺，不要为了盲目寻求"触电感"而深刺猛刺。这可能与某些针灸书刊不适当的强调有关。穴位注射的药量不宜太大，药液刺激性要弱，必要时加以稀释，推药速度应缓慢。针刺督脉时，尽量避免通电，如确因治疗需要，电流量要适中，不可突然变化，并宜控制通电时间。对不合作的患者，操作时要特别谨慎，留针过程应密切注意（一般不留针），以防不测。

四、处理方法

在脊髓休克期，应尽早准确判断是脊髓震荡还是脊髓损伤，以便妥善处理。

（一）脊髓震荡

无须特殊治疗方法。令患者静卧平板床，严禁任意翻动。在此期间，注意护理，细心观察临床症状和血压、脉搏、呼吸及体温等的变化，以便能早期发现并发症，及时采取措施。如为穴位注射所致，可在局部湿热敷，以促进药物消散吸收。

单纯脊髓震荡，只要处理妥当，经过数分钟、数小时至数日，其功能障碍可完全恢复。

（二）脊髓刺伤

其一般处理和上述相似。治疗上采用脱水疗法（尿素、甘露醇）以消除脊髓水肿、激素治疗（糖类激素为主）以及采用高压氧和低温疗法等。如出现尿潴留，可留置导尿管。患者瘫痪时间较长，应注意预防肺及泌尿系统感染，给予必要的抗感染治疗；精心护理，按时替患者翻身擦背等，以防止压疮，并要加强营养。

脊髓刺伤，在伤后 3～6 周，脊髓的水肿等逐渐消失，功能多可恢复。对于伤后脊髓症状逐渐加重，感觉及运动等障碍的水平不断上升者，必要时转外科手术治疗。对针后即刻症状严重者，则应迅速转科进行抢救。

第五节　低温烫伤感染案

【案例】

时某，男，64 岁，退休职工。初诊日期：2021 年 1 月 5 日。

主诉：腰痛伴右下肢麻木窜痛 2 年余，加重半个月。

现病史：患者有慢性腰痛史。2 年前，因搬家时不慎腰部扭伤，经当地医院骨伤科治疗后好转，但出现下肢自臀部沿小腿内侧至足底酸麻窜痛。时轻时重，反复发作。在本市某三甲医院骨科经磁共振检查，确诊为腰椎间盘突出症。建议手术治疗。患者惧怕开刀，要求保守疗法。曾采用药物、推拿、正骨、针灸等多种疗法，症情趋向平稳。半个月前，因晚间打牌时间过久，加之天冷受寒，腰腿痛复发。腰及双下肢沉重冷痛，以右下肢酸麻窜痛为主，步行困难，呈跛行状。在社医卫生服务中心针灸理疗数次，疗效不明显，来著者处门诊。

检查：痛苦面容，腰部活动受限，右侧下肢直腿抬高试验阳性。磁共振检查示：L_5～S_1 椎间盘突出，L_3～L_4 椎间盘膨出。舌质淡有瘀斑苔薄，脉沉紧。

诊断：腰椎间盘突出症。

治疗：本例属寒湿痹阻，以温通膀胱经气血为主。取大肠俞、L_3～L_5 夹脊穴、秩边（以上均为双侧），以及承扶、殷门、承山、束骨。深刺，使酸胀感向腿足部放射。留针 30 分钟，期间用 TDP 灯照射穴区。针后加罐。针刺 2 次后，自觉症状改善明显。在第 3 次治疗时，患者在 TDP 灯照射过程中，觉温热量不够，自行将 TDP 灯头贴近小腿后腹部。等助手出针时，由于灯照时间过长（约 35 分钟）、距离过近。发现小腿后腹部出现一长串白色水疱，水疱大小不一，涉及范围约 10cm×2cm。即请外科会诊。当时，考虑为真皮浅层低温烫伤，进行一般处理。同时，建议密切观察，并暂停针灸。患者因为当时痛感不明显，并不以为意。3 日后，患者发现小腿腹部突然出现由肌肉深部发向皮肤表面的溃烂病灶，如巴掌大，即由外科收治，通过消炎、外敷中药膏等，症状控制。回家后，又在卫生服务中心每日自行前去换药治疗。前后治疗近 2 个月才获痊愈。但在小腿腹部留下长条明显瘢痕。

【按】 本例为 TDP 灯过近照射引起的一例低温烫伤的案例。TDP 灯是一种由特定加热器，产生波长在 2～25μm、强度在 25～35mW/cm² 的特定电磁波，并作用于机体，对人体病变的修复和免疫能力的提高有一定作用的医疗器械。目前应用于多类病症的治疗，也是我国针灸临床科室广泛配备的器械之一，但使用不慎也可造成如上所述的意外事故。

低温烫伤是指身体长时间接触高于 45℃ 的低热物体所引起的慢性烫伤。由于这种烫伤常发生在人体下肢。一般情况下，皮肤与低温热源短时间接触，仅造成真皮浅层的水疱型烫伤，但如果低温热源持续作用，就会逐渐发展为真皮深层及皮下各层组织烫伤。低温烫伤和高温烫伤不同，创面疼痛感不十分明显，仅在皮肤上出现红肿、水疱、脱皮或发白的现象，面积也不大，烫伤皮肤表面看上去烫伤不太严重，但创面部位较深，严重者甚至会造成深部组织坏死，如果处理不当，严重者会发生溃烂，长时间都无法愈合。一定要引起重视。一旦发生低温烫伤，先用凉毛巾或凉水冲烫伤处，以达到降温的目的，然后要及时就医，千万不要用酱油或牙膏之类涂抹烫伤处，容易引起烫伤处感染。

低温烫伤引起的感染，只是众多针灸不当所致的感染中的一种。而因针灸导致的感染，亦是最为常见的针灸意外事故之一。早在古代，人们就已有所认识。如"乳中，禁不可刺灸，灸刺之。不幸生蚀疮。疮中有脓血，清汁者可治，疮中有息肉若蚀疮者死"（《针灸甲乙经·卷三》）。现代，国内外都不断有报道，并越来越引起人们的注意。针灸感染，以针刺感染多见。

针灸感染，多分为针灸损伤所致的外科感染和针刺传播两类。

外科感染包括化脓性感染和一些特异性感染，如骨髓炎和气性坏疽等，其中气性坏疽，国内外均有报道。重者可引起败血症并广泛性血管内凝血，甚至失治死亡。亦有穴位注射不当，造成气性坏疽，以截肢保住生命的。

针刺传播，是指针刺工具作为媒介物传播致病微生物，其中最为危险和常见的是病毒性乙型肝炎的继发感染。我国虽仅报道过 4 例，但已在美国、英国、瑞士、意大利等不少国家发生过多次针刺造成的感染事件。如美国佛罗里达州卫生局和健康处对该州奥伦治县一个按摩诊所 103 例 1980 年 2 月至 5 月接受针灸治疗的患者进行调查。其中，有 6 例发生乙型肝炎，而没有接受针灸的患者无一例发生（$P<$

0.000 1）。查其原因，因针具是以氯化苯酮液（一种低效力的清毒剂）浸泡 24 小时，未能达到消毒的目的。值得注意的是，在日本针刺事故致丙型肝炎感染率也趋向上升，各家报道不一，为 3%~5%。但是推测针刺事故实际数字要高于报道数字的几倍，实际感染率接近 10%。

除了乙型肝炎之外，针刺消毒不严还可传播破伤风，迄今我国公开报道的有 10 余例之多，均发生在闭塞的乡村，且是非医者用未经消毒的针具刺后所致。

值得一提的是，针刺尚可能种植寄生虫。如某一 38 岁患者，8 年前右上腹出现一鸡蛋大的包块，逐年增大。一年前在包块处针刺治疗 2 次后，右上腹触及一鹅蛋大包块，右下腹触及乒乓球大包块 3 个。手术发现肝门处一鹅蛋大包块，大小网膜及肠系膜等处均布有灰白色囊肿。

因此，预防针刺感染，无论是上述哪一类情况，对每一个针灸医师来说，都是至关重要的事情。

一、感 染 原 因

1. 消毒原因　针刺消毒不严，是引起感染的主要原因，包括针具、穴区皮肤和术者手指，任一环节的忽略都可导致感染。特别是一些偏僻边远地区的少数针灸医生，习惯用隔衣进针和口温（即先将针具在口内含至温热后刺）法，极易导致感染。而三棱针、皮肤针等也常会忽略严格消毒。针刺消毒这一问题，海外同样存在，如针具不消毒或用一些效果不肯定的民间消毒药液消毒等，正如瑞士学者指出，污染的针刺与污染的输血、注射一样，都可以成为感染乙型肝炎的原因之一。当然随着现代一次性灭菌针灸针在我国和世界的全面推广，针刺感染也得到了一定程度的控制。

2. 操作原因　在针刺过程中，将皮下各层组织内的原有病灶中的细菌或其他致病微生物，带入较深层的其他组织内。如有在腰部正中病灶部位行针刺治疗，结果导致严重的硬脊膜外脓肿，即可能与此有关。另外，穴位埋线时，如肠线残端露出表皮之外，该处也极易引起局限性化脓感染。

3. 其他原因　穴位注射时，除因不注意严格的无菌消毒外，对所注射药物的情况不了解，也是造成感染的原因之一。如有穴位注射过期卡介苗，结果引起多发性寒性脓肿，并残留不同程度的后遗症。

穴位结扎（或穴位注线）也易因消毒不严，术后护理不当，引起感染。著者在新疆工作时，曾于 1973 年冬天，为一例 6 岁小儿麻痹后遗症患者行门诊穴位结扎术。当日晚上，患儿于睡眠时自行将敷贴在穴位切口之上的消毒纱布全部撕脱。因患儿所在地点离医院较远，天气又十分寒冷，家长自行用旧棉絮予以包扎。结果不仅造成局部严重感染，而且并发败血症。经住院救治后脱险。

二、临 床 表 现

因感染的程度、性质等的不同，而表现为较大差异。

1. 局限性化脓性感染　开始为针孔或灸区发生硬结，颜色潮红，并有疼痛。如治疗不及时，可继续扩大，伴有全身不适，发热等症状。局部出现波动，硬结逐渐变软，中央有黄色的脓头。如感染发生在深部。波动感不明显，但脓肿表面有水肿和明显的局部压痛，全身症状也较明显。如炎症未能控制，发生骨髓炎或骨膜炎，在X线片上可见到软组织肿胀，骨膜增厚，骨质破坏等。

2. 全身化脓性感染　局限性化脓性感染未能控制，或患者体质虚弱、机体免疫能力低下，大量毒力强的病原菌在血中繁殖，产生毒素而引起全身化脓性感染。起病急骤，高热（可达40～41℃），头痛、头晕、关节酸痛，食欲不振，恶心呕吐，呼吸急促或困难。病情发展，可出现败血症，乃至感染性休克。化验：白细胞计数增加（可达20×10^9/L～30×10^9/L），中性粒细胞在80%以上，幼稚白细胞增多。

3. 气性坏疽　多发生在下肢和臀部等肌肉丰厚处，在针刺或穴位注射处发生剧痛，随之出现皮肤、肌肉大片坏死。按压针孔周围皮肤有"捻发"音，并出现水肿、皮肤苍白和发亮，重者整个肢体水肿、变色、厥冷和坏死。患者极度虚弱，面色苍白，出冷汗，高热，脉速。实验室检查，红细胞计数迅速降至（1～2）$\times10^{12}$/L。X线检查示肌群内有积气影。其后果严重。如一例42岁男性患者，有胃病史，近日因复发在当地医院治疗。予以硫酸阿托品1支，由医者行足三里穴穴位注射。注射后胃痛即止，其他症状亦减轻。次日，穴位注射处红肿微痛，逐渐加重。至第4日，除红肿热痛外，还出现恶寒战抖，体温升高。诊断为气性坏疽。保守疗法无效，行高位截肢术。

4. 病毒性乙型肝炎感染　可出现食欲减退，恶心、上腹部不适（或肝区痛）、乏力等，部分患者有黄疸和发热，以及肝大，有压痛等。但有的患者，在针刺感染后可无明显的症状。上述患者均有肝功能改变。

5. 破伤风感染　患者多无预防接种史，就诊时表现为畏寒发热，全身不适，呈苦笑面容，说话困难，重者甚可出现角弓反张等症状，如不积极治疗，可因窒息、全身衰竭或并发肺炎、心力衰竭而死亡，故预后不好。

三、预 防 方 法

1. 严格消毒。消毒包括针具、患者穴区和医者双手。其中针具消毒是重要一关，特别在针刺治疗乙型肝炎等一些传染性强的病症患者之后，针具应进行特别消毒，在有感染病灶的部位，避免针刺。其次是要重视对毫针及注射器以外的针灸用具的消毒，如三棱针、皮肤针及火罐等。患者穴区，应根据部位、针灸的方式的不同，准确把握消毒的严格程度，如耳穴、足部的穴位（易污染）应比其他的穴位更重视消毒；穴位注射、穴位埋针（包括穴位埋植）应比一般针刺更注意消毒。另外，从微生物学的观点看，肌肤的化脓性感染以葡萄球菌多见，致病的葡萄球菌广泛地分布于自然界，在人体的皮肤可生存较久，常隐蔽在毛囊、汗腺及皮脂内。葡萄球菌的最宜温度是37℃，在夏天人体的新陈代谢快，汗腺分泌多，就为葡萄球菌的生长繁殖创造了更有利的条件，因此夏季的针眼感染更加多见。所以，消毒还应重视气候因素，夏季应消毒严格一些。总之，有条件的地方，应推广一次性消毒针灸针，医者针刺时戴无菌手套。

针刺部位，在 2 小时内不要用生水洗涤。去针后，如针孔较大或有出血现象，应该用消毒棉球揉压，使其止血及闭合。

特别要指出的是杜绝隔衣进针，否则极易发生感染。如某一 32 岁男性患者，因咳嗽 2 周就诊。取肺俞、阿是（背部）、合谷、外关、丰隆等穴，均用泻法。其间因气候寒冷，肺俞、阿是穴予以隔衣进针，第 4 日患者自觉背部针刺处痒痛，并有粟粒大小的皮肤隆起，但未予以注意。1 周后局部疼痛加剧，遂发现针孔周围明显红肿，直径为 3cm 左右。

2. 穴位注射和穴位结扎严格执行操作常规。将所用治疗药液，预先进行了解，不要使用失效或变质的药物。穴位结扎时，不要让肠线线头露出表皮，要求患者（或其家属）做好术后护理。

3. 避免在有感染的部位进行针灸治疗。针具没有进行认真的消毒，术者的手直接接触针身，针刺部位的皮肤消毒不严，这都有可能使针眼感染。尤其是锋钩针、圆利针、火针，因为针粗，治疗时局部损伤较大，就更易引起针眼感染。如果使用园利针、锋钩针、火针等较粗的针，或相关容易感染的患者，应用 25%碘酒涂在穴位上，待完全干后用 75%酒精拭去碘酒，酒精干后可开始针刺，针后要求在 24 小时内患处不应着水。

4. 施灸法时，宜避免烫伤，特别是在局部皮肤感觉较迟钝时或糖尿病患者，更应注意。在进行着肤灸时，要注意对灸伤的护理。糖尿病患者严禁化脓灸。

四、处理方法

1. 局部化脓性感染的处理 宜嘱患者患部休息少动，以减少疼痛及炎症扩散，抬高肢体，促进回流，减轻肿胀。不要挤压患部。可外敷鱼石脂软膏或咬头膏等，适当应用消炎止痛、清热解毒的中西药物，配合理疗热敷等以促进吸收，一旦脓肿成熟，应立即切开引流排脓，并可辅以去腐生肌之中药。

2. 全身化脓性感染的处理 选择抗菌谱广的抗菌药物，或 2 种抗生素联用，剂量宜大，疗程应长。并可加用清热解毒、养阴凉血的中药。患者须卧床休息，充分补充热量、水分和蛋白质，纠正电解质代谢失调和酸中毒，必要时输入新鲜血液。高热用物理或药物降温。病情严重者，考虑用冬眠疗法或激素。

3. 气性坏疽的处理 本病症急势猛，诊断一经确定，应行紧急手术。在手术过程中及术后，要配合抗生素疗法和全身支持疗法给予高蛋白、高热量和富含维生素的饮食，以及维持水和电解质平衡等。有条件时，可用高压氧舱疗法。采用中西医结合方法治疗，一般能保留患肢。

4. 破伤风感染的处理 一旦发现，即转外科救治，包括应用破伤风抗毒素及大剂量抗生素，一般治疗及对症治疗等。

第六节 结膜血肿案

【案例】

蒋某，男，14 岁，学生。初诊日期：2010 年 11 月 7 日。

主诉：双眼视力下降 3 月余。

现病史：于 3 个月前感冒发热后，突感双眼视物模糊，并伴有前额及眼深部疼痛。因当时在郊区农村，未引起家长重视。后视力急剧下降，以致不能视物，遂来本市某三级专科医院就诊。经诊断为急性视神经炎（视盘炎），用糖皮质激素等多种药物住院治疗 1 月余，病情虽有好转，但仍无法辨物。出院后来著者处针灸治疗。

检查：右眼视力为 30cm/指数；左眼视力为 15cm/指数。

治疗经过：针刺新明 1、上睛明、承泣、风池、攒竹、瞳子髎，并配合球后穴位注射。球后穴位注射甲钴胺注射液，以 1ml 一次性无菌注射器，每侧穴注入药液 0.5ml（0.5mg/1ml）。每周针刺及穴位注射均 3 次。于第 3 次穴位注射时，由一位研究生操作，因缺乏经验，在左侧球后穴快速直刺，一下进针至注射器针头之根部①，约 12mm 深度，未做回抽②，即注入药液。出针后，当时外观并无异常，患者亦无局部不适。至第 2 日早晨，患者自觉左眼有异物感，家长发现整个左侧眼眼球结膜，除黑睛外一片鲜红，不由大惊，急于下午赶来门诊询问。查：左眼外观未见肿胀突出，球结膜呈现鲜红色，下睑皮肤也有花生米大瘀斑，呈淡青紫色。考虑为穴位注射不当引起结膜出血。因穴位注射至此时已近 24 小时，嘱其回家即行湿热敷，每次 20 分钟，每日 2～3 次。仍可针刺治疗。1 周后，下睑部青紫已全部消失，球结膜部亦已明显消退，2 周后，完全恢复正常。未留下任何后遗症状。

【按】 本例为著者所见病例，是穴位注射所致的结膜下出血。据著者临床所见，除穴位注射外，毫针针刺也可发生。在表现上也可以有所不同，有些结膜出血明显而眼睑部青紫不明显，如上例；多数则是结膜出血不明显，而以眼睑部青紫为主。造成结膜出血的原因，与手法不熟练、针刺过猛或针具过粗等因素有关，如本例患者；另据观察本类意外多发生于球后，可能与其解剖结构有关。球后位于眼眶下缘，外侧 1/4 与内侧 3/4 交界处。穴下解剖层次为皮肤、皮下组织、眼轮匝肌、眶脂体、下斜肌与眶下壁之间。浅层布有眶下神经，面神经的分支和眶下动、静脉的分支或属支。深层有动眼神经下支，眼动、静脉的分支或属支和眶下动、静脉等结构。该处血管丰富，在穴位注射及针刺等操作过程中，极易触及血管，造成皮下出血。结膜下出血在针刺临床上时有发生。因球结膜为连接眼球与眼睑间的透明薄层黏膜，是一层菲薄的膜状组织，与其下的眼球筋膜组织疏松相连，血管供应十分丰富，且血管外压力较低，在血管内压力升高或血管异常时易发生出血。针刺或穴位注射时，若进针过快，因未避开血管而将其刺破；或针刺角度方向不精准亦或针头刺入过深，

---

① 著者注：应当快速破皮，缓缓送入，至得气。
② 著者注：注射前，应先行回抽，观察有无回血。

也可将浅层巩膜刺破；甚或是患者在穴位注射过程中眼睛、头位发生转动，均易使眼部血管管壁遭到破坏，导致结膜撕裂，引起结膜下大量出血。

结膜下出血，实际上也属于针刺不当所致眼部血肿的范围，而以眼睑部血肿更为常见。现将眼部血肿的预防与处理详述如下。

在长期进行眼区穴位针刺时，有一个绕不过的问题，就是眼部血肿的问题。如上所说，这是由于眼区血管分布极为丰富，而眼睑部的皮下组织又十分疏松，针刺时稍有不慎就容易刺破血管引起出血，血液积聚皮下，形成血肿和瘀斑。即所谓的"熊猫眼"。其实，这一问题早在宋代《铜人腧穴针灸图经·卷三》就已提到，眼区的承泣穴，"针之令人目乌色"。所以在之后的针灸典籍中，一直将该穴列为禁针穴。尽管由于针刺意外造成的眼部血肿和瘀斑都可以在短期内消退，不会造成后遗症状，最近还有报道认为眼部血肿，类似于自血疗法，反而有利于眼部病症的康复。而著者从事眼病针灸临床 40 多年中，出现这一不良情况的患者可以说是数以百计。迄今为止也尚无一例出现后遗症状和其他不良影响。但这毕竟是一种针刺意外。特别由于是眼部，除了重度患者有局部肿胀不适外，所有出血者都可明显影响容貌外观，给患者带来一定的生理和心理上的痛苦，所以要尽可能预防眼部出血的发生。著者认为，从目前临床看，要完全杜绝其发生似乎还不可能，但是尽量减少它的发生和减轻其程度是可以做到的也是十分必要的。依据著者的长期实践，随着学者对针刺所致的眼部血肿认识的深入和针刺技术的熟练，其发生率已经从当年的 10% 左右下降至目前的 0.5% 以下。为了使眼区针刺不成为针灸工作者的畏途，现将著者这方面的经验介绍如下。

一、发生原因

（一）穴位原因

由于眼睛是人体最重要的器官之一，几乎所有眼区穴下方均分布极为丰富的血管。针刺稍有不慎，即可导致眼部血肿。经著者多年临床观察，其中，以睛明最易发生。该穴浅部有内眦动、静脉和滑车上、下动静脉，深层上方有眼动、静脉主干。不论深刺、浅刺，稍不当心，即可出血。其次为承泣和球后，其解剖情况如上述，出血概率及程度虽较之睛明为小为轻，但此二穴多用作穴位注射，因针具较粗，如操作不当，刺之过深，易引起眼部血肿，且不易吸收。另外，上睛明（睛明上 0.2 寸）和上健明（睛明上 0.5 寸），因其发生出血的概率要比睛明低，为著者所喜取，用以代替睛明。而上明（位于眼眶上缘下方眶壁之中点）和下睛明（位于睛明下 0.2 寸）发生率更低。眶区穴中，攒竹有额动、静脉分布，此穴浅刺不易出血，深刺不当则可引起严重出血，值得重视。

（二）操作原因

选用针具较粗，如用 26 号（相当于直径 0.40mm）或 28 号（相当于直径 0.35mm）

毫针，是引起眼周围出血的一个十分重要的原因。而针刺不当，出血通常也特别严重，表现在进针过急过猛，针刺过深，不恰当地使用提插或捻转之法。

1976 年，著者曾治疗过一例视网膜血管阻塞患者，以 28 号毫针深刺攒竹，从眶上孔刺入约 1 寸，为获得较好的得气感，曾做小幅度提插探寻。留针 20 分钟，在此期间未运用任何手法，患者亦未觉眼部有异常。当毫针刚一取出，患者突然诉说，右眼上睑如闸门般沉重，无法睁开。只见右眼周围已出现明显血肿，上眼窝凹陷部完全消失。此即与粗针深刺密切有关。经 20 余日眼周瘀血斑才完全消失。

（三）其他原因

值得一提的是，患者的自身原因也不容忽视。如长期服用肠溶阿司匹林、丹参等具有活血作用的药物或有某些血液病（如血友病）导致凝血功能差的患者，应慎用眼区穴。著者还曾碰到过一位视神经萎缩患者，针后出现眼区重度血肿，急用冰敷才控制出血，原来患者因接受化疗，导致血小板极度降低而易于出血不止。

不过，我们还发现，儿童眼部针刺很少发现出血瘀斑现象，即使发生，也较为轻微。原因待查。

二、临床表现

针刺不当所致的眼部血肿，著者根据其临床表现分为 3 型。

（一）轻型

轻型是刺破浅层毛细血管所致。出针后通常局部未见异常，患者亦无不适。一般在数小时后，有的甚至要到第 2 日，穴区周围才逐渐显现青紫色的瘀斑。瘀斑面积一般不大，小如绿豆，大如黄豆，多于 1 周至 10 日左右逐步消退。

（二）中型

中型是损及较细小的动静脉分支所致。出针后不久，患者眼部会有如异物硌着的不适感或睁眼时有异样感觉。此时，仔细观察出血部的眼睑略有肿胀，两眼同一部位不对称。至第 2 日，出血部的整个上眼睑或下眼睑（多见于上眼睑）出现青紫色的瘀斑，有时可蔓延至下眼睑或上眼睑。按之略有疼痛，但无其他自觉症状。需2～3 周逐步消退。

（三）重型

重型为损伤深层血管和较重要的眼部动静脉所致。多数在出针后数秒至半分钟内发生。但著者也曾遇一例患者，在针刺承泣后约 10 分钟，下眼睑逐渐出现明显出血肿胀。重度者，其出血侧眼睑通常迅速肿胀闭合，患眼无法睁开。如出血量较大，可造成眼球胀大突出。从第 2 日起，眼部肿胀可逐渐消退，眼睛能逐步睁开。但出现大面积明显的青紫色瘀斑，据出血量多少，可波及上下眼睑，甚至全部眼周围区域。少数病例还可出现同侧眼结膜大面积出血。著者还碰到过一例 90 多岁患黄斑变性的老年女性患者。取针后，眼睑出现明显肿胀，但令人奇怪的是，隔 2 日来针灸时，眼区居然未出现青紫，而是整个球结膜因出血而全部呈鲜红色，患者除略有异物感外，并无其他不适。20 多日后全部消退。重度出血，一般要 20 多日后始可全部消退。

必须指出的是，不论何种程度出血，迄今为止，著者还尚未发现有影响眼区的功能和视觉的情况。同时，也不影响继续针刺。

三、预防方法

著者认为要预防眼部出血，首先要熟悉眼和眼区穴位的局部解剖，其次是一定要熟练掌握眼部针刺之法。在长期临床实践中总结出以下几点。

（一）慎选穴位

著者在治疗各种眼病特别是眼底病时，多用距离眼部较远的、实践证明有效的穴位，如上天柱、天柱、新明、翳明、风池等，以及眼周穴，如攒竹、丝竹空、瞳子髎等。眶内穴选穴要精、准、少。眼部构造复杂，针刺难度较大，要求我们在辨证施治时要全面、正确地考虑分析患者情况，尤其是少年儿童配合难度大，选穴更宜少。著者一般只取两穴，且多不取最容易出血的睛明。

（二）熟悉局部解剖

医者要充分熟悉眼部穴位的局部解剖学知识，做到施针时心中有数，仔细体验解剖层次，准确地避开血管，保持一定的进针深度，可极大降低皮下出血及其他事故的发生概率。

（三）选用细针

著者临床上针刺眼区穴习惯使用的一次性灭菌针具为 0.25mm×（25～40）mm 的毫针。过粗容易引发出血，过细则不易得气；过短影响疗效，过长可能伤及眼内组织。另外，要仔细检查针具，如针尖有无钩刺，以免在进针或出针时钩破血管引发出血。

（四）注重操作

按著者的经验，可分为三步。

一是进针，这是最关键的一步。针刺眼区穴位时，要求患者彻底放松眼肌，初学者在针刺前可轻推眼球向相反方向。如针刺睛明时应轻推眼球向外侧固定，上明应轻压眼球向下，球后应轻压眼球向上等。医者宜用指甲按切表皮，迅速点刺进针。如欲刺深，多行垂直刺，应缓慢送针，送针时医生一定要屏声敛息，全神贯注。眼球周围组织较为疏松，进针比较容易，如觉针尖遇到抵触感或阻力（即使是很小的阻力）或患者呼痛时，应略略退出，稍转换方向后，再行刺入。直到出现满意的得气感为止。如得气感不明显，只可稍做提插探寻，或略做捻转，但注意两者的幅度必须极小，动作绝不能粗暴。如还不能获得满意的针感，宜停针待气，不可强求。眼穴得气感为扩散至整个眼球的酸胀感。在留针期间，一般不运针，如因治疗需要，为加强针感，只可作轻微的捻转或提插，或轻弹针柄。

二是出针，著者特别强调采用顺势拔针，即根据进针角度应缓慢从反方向退针。一般以分段退针为好，即退一段后略作停顿，再继续外退。退针时，以患者毫无感觉为佳。顺势出针，动作较轻微，不会引起局部牵拉而造成出针时损及血管而出血。出针时不可行提插等手法。当针体即将离开穴位时，应略作停顿再出针。

三是按压。这一条著者认为十分重要。掌握正确的按压方法和时间，对避免和减轻出血的程度有着十分重要的作用。临床发现，一些初次针刺的患者容易发生眼部血肿，通常是由于不懂得正确的按压的方法所致。首先，医生在取针时另一手应持消毒好的干棉球，出针后即刻按压针孔。棉球不宜太大，按压部位必须准确。嘱患者按住后，要稍用力，持续按压时间最好在 3～5 分钟。不可移动位置或半途松手。如有以往血肿史或易于出血者，更应该延长按压时间。经验表明，延长按压时间可减轻眼部出血的程度。

四、处 理 方 法

（一）轻度血肿

可不予以特殊处理。也可局部先予冷敷或冰敷，第 2 日如出现瘀斑后可于针后24 小时采取湿热敷，每日宜 2～3 次，每次 20 分钟左右，促进瘀斑消退。

（二）中或重度血肿

有条件的诊室最好备有冰冻过的消毒湿敷料，如无，可临时以纱布蘸蒸馏水或冷开水代替。即刻在局部肿胀的部位实施冰敷或冷敷 20～30 分钟，其间可替换敷料数次，有利于止血。嘱患者回家后，继续用同法冰敷或冷敷，每日 2～3 次。对重度患者，敷的时间可长，次数可多些。一般来说，敷后因出血肿闭合的眼睑多可逐步张开。在 24 小时后，局部青紫明显，即嘱患者用湿热毛巾（温度以患者可耐受为度）热敷眼区，每次 20～30 分钟，每日 2～3 次。平时，可戴上消毒眼罩，或太阳眼镜，眼睑肿胀和局部青紫消退后，改为每日热敷 1 次，直到瘀斑完全消失。

著者认为眼部血肿，如能采取积极措施，不仅可以减少出血程度，而且能明显加快瘀血消散时间。如果已出现皮下出血，形成瘀斑，眼睑出现青紫，此时还能进行针刺治疗吗？著者的答案是：完全可以。在瘀斑处针刺不但不影响治疗效果，而且还能促进瘀血消散。

第七节 前房积血案

【案例】

卢某，男，28岁，建筑工人。初诊日期：2012年7月9日。

主诉：右眼视力下降、上睑下垂、复视2月余。

现病史：于2012年4月19日因车祸致右眼部外伤，造成右眼上眼眶骨折、眼球及视神经挫伤、动眼神经及展神经损伤。经西医药物和多次手术治疗、植入人工晶体，症情得以控制，仍尚有右眼视力减退、上睑下垂及复视之后遗症状。鉴于上述症状西医疗效不佳，患者要求进行针刺治疗，故特地从江苏南通来著者门诊部就诊。

查体：右眼上睑下垂，难以睁开；右眼球不能向上、向下及向外侧转动，向内转动亦受限；右眼视力为0.3（原为1.5）；右眼上睑与眉毛交界处有一长约5cm的手术瘢痕；左眼正常。

治疗经过：取鱼尾[眼外眦外方约0.1寸（相当2.5mm）处]透鱼腰（瞳孔直上，眉毛正中）、攒竹、上明（眉弓中点，眶上缘下）、风池、承泣。具体操作如下。取0.25mm×40mm毫针，直刺，缓慢进针至眼球有酸胀感。每侧攒竹与风池为一对，接疏密波电针仪，频率为4Hz/50Hz，强度以患者能够承受为度，持续30分钟。其余穴仅针刺，不接电，亦30分钟后起针。上述治疗每周2～3次。治疗5个月后，上述症状虽有一定好转，但患者治病心切，反复要求增强刺激量以获得更好的疗效。2012年12月25日，为加强刺激，著者于上明采用齐刺法，即穴区直刺1针，在两旁0.5cm处各加刺1针。因穴区位于瘢痕之上，不易进针，即取0.25mm×25mm毫针，在瘢痕之下刺入，针尖略朝向额部，进针23mm左右，并稍加提插，获得较满意针感后留针30分钟。留针期间，患者为了保持得气感，自行将上明及旁边二针向眼球深处按压。当拔取上明3针后，患者突然感到右眼前似乎落下一黑幕，景物全部消失。当即检查，视力已下降至5cm/手动。考虑可能与刺伤血管、眼内出血有关，即给予冰敷，并嘱患者至专科医院急诊。当晚，经本市某三甲眼科医院多项检查，专家诊断为右眼结膜充血，角膜雾状水肿混浊，前房积血，眼底窥不清。眼压：右眼为27.4mmHg，左眼为19.4mmHg。诊断为前房积血。给予止血、降眼压药物，并嘱取半卧位休息。2013年12月31日复诊：B超示积血部分吸收。眼压：右眼为26.7mmHg，左眼为19.7mmHg。已可见眼前景物，但仍模糊。2014年1月7日复诊：B超示前房积血已基本吸收。右眼视力为0.3；眼压：右眼为16.4 mmHg，左眼为17.8 mmHg。

【按】 本例为著者亲历案例。针刺眼区穴位的意外事故，最为常见的是皮下血肿。而前房积血事故，国内外尚未见报道。造成前房积血的原因，多由于虹膜较大的血管破裂所致。在正常的生理情况下，针刺上明及其周围穴位均不易伤及眼内主要血管。本次之所以发生这一意外事故可能与下列因素有关：一是患者有眼外伤史，由于眼眶骨折及手术等原因，造成眶内解剖结构的变化，使原来的血管神经的位置发生偏离，导致易被针刺误伤；二是采用齐刺法，以 3 根针同时针刺一个穴区，增加了造成损伤的概率。该意外事件警示我们：在针刺时，不仅要了解正常的解剖组织结构，还要考虑到其在病理情况下的结构变异。临床上已有不少这方面的教训，如因肝脾大，针刺腹部中脘、梁门等穴，造成肝脾损伤。另外，在一些易造成意外的穴区，应当避免多针刺法，如齐刺法、丛刺法及扬刺法等。

前房积血，可造成视力急剧下降甚至失明，是一种较严重的针刺意外事故。一般情况下，可给予止血剂、镇静剂及糖皮质激素等，如眼压增高则用降压药物等。令患者取半卧位休息，限制眼部活动，多数可自行吸收。如积血量多难以吸收，则易出现继发性青光眼，使其角膜内皮受损，引起角膜血染。为了避免这一后果，须及早行前房冲洗治疗。另外，在针刺过程中要告知患者，不可自行触动身上的针具，以免发生意外。

第八节　针刺睛内穴致皮下血肿相关因素调研

目前，难治性眼病已成为现代针刺病谱中的优势病种。针刺治疗难治性眼病，已逐渐成为眼科医师关注的焦点。睛内穴是针刺治疗难治性眼病的要穴，但针刺睛内穴易引起眼部血肿。有研究表明，针刺睛内穴能促进视锥细胞、视杆细胞、双极细胞、神经节细胞及神经胶质细胞等的功能恢复。但由于眼区血管分布极为丰富，而眼睑部的皮下组织又十分疏松，针刺容易刺破血管引起出血，血液积聚皮下，形成血肿和瘀斑，发生眼眶周围瘀青，即所谓的"熊猫眼"。宋代《铜人腧穴针刺图经·卷三》就提到眼区的承泣"针之令人目乌色"，所以在后世的针刺典籍中，一直将该穴列为针刺禁忌穴。轻度眼部血肿可影响外观，重者会有局部肿胀不适，给患者带来一定的生理和心理上的痛苦。为了使睛内穴区针刺不成为针刺工作者的畏途，本研究对 4065 例患者（8130 只眼）进行了临床观察，分析了有关睛内穴针刺后发生眼部血肿的原因及预后，并与针刺工作者分享减少血肿发生的经验。

一、对象与方法

1. 研究对象　符合纳入标准的眼病患者共 4065 人次，操作睛内穴共 21 423 穴次；其中男性 1982 人次（10 445 穴次），女性 2083 人次（10 978 穴次）；<18 岁患者 674 人次（3552 穴次），≥18 岁 3391 人次（17 871 穴次）；毫针针刺治疗 4065 人次（17 358 穴次），穴位注射 4065 人次（4065 穴次）。

2. 纳入标准、排除标准和分型标准

（1）纳入标准：2017 年 9 月 12 日至 2017 年 11 月 23 日，于上海市中医文献馆门诊部、上海市中医医院门诊部、上海市气功研究所门诊部就诊，并自愿接受睛内穴针刺及穴位注射治疗的所有患者。

（2）排除标准：①近 3 个月内服用抗凝及活血药物者；②有凝血功能障碍等相关病史者。

（3）眼部血肿程度分型标准

1）轻度：刺破浅层毛细血管所致。取针后局部未见异常，患者无不适。数小时至 2 日后，穴区周围逐渐显现青紫色瘀斑。瘀斑总面积小于上下眼睑总面积的 1/4 且无球结膜血肿；瘀斑小如绿豆，大如黄豆，多于 7～10 日逐步消退。

2）中度：是损及较细小的动静脉分支所致。出针后不久，患者眼部自觉有异物硌着等不适感或睁眼时有异样感觉，此时仔细观察出血部的眼睑略现肿胀，双眼同一部位不对称。至第 2 日，出血部的整个上或下眼睑（多见于上眼睑）出现青紫色的瘀斑，有时可蔓延至下或上眼睑。按之略有疼痛，但无其他自觉症状。血肿的总面积大于上下眼睑总面积的 1/4，且小于上下眼睑的 1/2，若伴球结膜出血，则出血面积小于球结膜总面积的 1/2。需 2～3 周逐步消退。

3）重度：为损伤深层血管和较重要的眼部动静脉所致。多数在出针后 30 秒内发生。少数可在数分钟后发生。重度者，其出血侧眼睑通常迅速肿胀闭合，患眼无法睁开。如出血量较大，可造成眼球胀大突出。从第 2 日起，眼部肿胀可逐渐消退，眼睛能逐步睁开。但出现大面积的明显的青紫色瘀斑，据出血量多少，可波及上下眼睑，甚至于全部眼周围区。少数病例还可出现同侧眼结膜大片出血。重度血肿即血肿总面积超过上下眼睑面积的 1/2，若伴球结膜出血，则出血面积大于球结膜总面积的 1/2，多需 3 周以上逐步消退。

（4）疗程标准：每位患者每周治疗 3 次。①久针连续或间断治疗≥36 次；②初针连续或间断治疗＜36 次。

3. 治疗方法

（1）眶内取穴：①睛明：目内眦内上方眶内侧壁凹陷中；②上健明：睛明穴上 5 分；③上睛明：睛明上 0.2 寸；④上明：眉弓中点，眶上缘下，与承泣穴相对；⑤下睛明：睛明穴下 0.2 寸；⑥承泣：眼球与眶下缘之间，瞳孔直下；⑦球后：眶下缘外 1/4 与内 3/4 交界处。

（2）使用针具：毫针选用 0.25mm×（25～40）mm 一次性无菌针；穴位注射采用 1ml 注射器，针头规格为 0.4mm×30mm。

（3）操作方法

1）普通针刺：穴位局部皮肤常规消毒后，取 0.25mm×25mm一次性无菌针刺针。进针时嘱患者闭目，用左手固定患者眼球，针沿眶边缘用快速捻刺法进针至皮下，然后缓慢刺入，直刺 0.5～1.2 寸，如遇阻力略变换角度进针后，可略行小幅捻转提插，以得气为度。留针 30 分钟后缓慢分段将毫针退出，退至皮下时，略作停顿，取针，迅速以干棉球按压眶内穴，并嘱患者再自行按压 3～5 分钟。

2）穴位注射：穴位周围皮肤常规消毒后，用注射器抽取甲钴胺注射液 1ml（0.5mg/1ml），快速刺入皮下，缓慢推进 0.5～1cm，不必强求得气，回抽后无回血，即可将药液慢慢输入 0.5～1ml，按普通针刺法拔出针头后，用消毒干棉球按压针眼 3～5 分钟。

（4）治疗频率：患者每周周一、周三、周五或周二、周四、周六接受 3 次治疗。患者每次治疗均接受毫针针刺，且每次均取眶内穴，眶内穴根据情况取 4～6 穴（双侧），隔次接受眶内穴穴位注射治疗，每次治疗 2 穴。

4. 观察指标　记录患者的性别、年龄、治疗疗程、治疗时所选的穴位、操作方法、发生眼部血肿的程度及血肿消退时间。

5. 统计学方法　应用 SPSS 21.0 对数据进行统计分析，计数资料比较，当每个单元格期望频数大于 1，且至少有 4/5 的单元格期望频数大于 5，采用 χ^2 检验；当有单元格频数小于 1，采用 Fisher 确切概率法检验，以 $P < 0.05$ 认为差异有统计学意义。

二、结　果

1. 血肿发生与性别的关系　眶内穴治疗共 21 423 穴次，出现眼部血肿共 43 穴次，其血肿发生率为 0.20%。男性患者与女性患者的血肿发生率比较无统计学意义（$\chi^2 = 0.087$，$P = 0.768$）（表 11-2）。

表 11-2　不同性别患者发生眼部血肿情况

性别	眶内穴操作（穴次）	发生血肿（穴次）	发生率（%）
男	10 445	20	0.19
女	10 978	23	0.21
总计	21 423	43	0.20

2. 血肿发生与年龄的关系　<18 岁者共治疗 3552 穴次，致眼部血肿发生共 2 穴次，发生率为 0.06%。≥18 岁者共治疗 17 871 穴次，致眼部血肿共 41 穴次，发生率为 0.23%，经 χ^2 检验，差异有统计学意义（$\chi^2 = 3.611$，$P = 0.037$）（表 11-3）。

表 11-3　不同年龄患者发生眼部血肿情况

年龄	眶内穴操（穴次）	发生血肿（穴次）	发生率（%）
<18 岁	3552	2	0.06[*]
≥18 岁	17 871	41	0.23
总计	21 423	43	0.20

注：*与成年人比较，$P < 0.05$

3. 血肿发生与使用针具的关系　毫针针刺治疗共 17 358 穴次，致眼部血肿发生共 32 穴次，发生率为 0.18%；穴位注射治疗共 4 065 穴次，致眼部血肿发生共 11 穴次，发生率 0.27%，经检验，两者比较差异无统计学意义（$\chi^2 = 1.223$，$P = 0.269$）（表 11-4）。

表 11-4　不同针具治疗发生眼部血肿情况

针具	操作（穴次）	血肿（穴次）	发生率（%）
毫针	17 358	32	0.18
穴注	4065	11	0.27
总计	21 423	43	0.20

4. 血肿发生与所选眶内穴的关系　睛明血肿发生率为 2.63%，上睛明血肿发生率为 2.13%，球后血肿发生率为 0.27%，上健明血肿发生率为 0.17%，承泣发生率为 0.12%，上明和下睛明发生率均为 0%。经 Fisher 确切概率法检验，以上 7 个穴位比较，差异有统计学意义（$P<0.05$），其中睛明穴血肿发生率最高（表 11-5）。

表 11-5　不同眶内穴发生眼部血肿情况

穴位	眶内穴（穴次）	发生血肿（穴次）	发生率（%）
睛明	76	2	2.63
上健明	7794	13	0.17
上睛明	328	7	2.13
上明	386	0	0
下睛明	184	0	0
承泣	8130	10	0.12
球后	4065	11	0.27
总计	20 963	43	0.20

5. 血肿发生与针刺疗程的关系　初针患者共 5229 穴次，致眼部血肿发生共 22 穴次，发生率为 0.42%，久针患者共 12 129 穴次，致眼部血肿发生共 10 穴次，发生率为 0.08%，经检验，两者比较差异有统计学意义（$\chi^2=22.723$，$P=0.000$）（表 11-6）。

表 11-6　不同治疗疗程发生眼部血肿情况

治疗疗程	针刺眶内穴（穴次）	发生血肿（穴次）	发生率（%）
初针	5229	22	0.42*
久针	12 129	10	0.08
总计	17 358	32	0.18

注：*与久针比较，$P<0.05$

6. 不同血肿程度发生率情况　治疗眶内穴共 21 423 穴次，轻度血肿发生 36 穴次，发生率为 0.17%；中度血肿发生 7 穴次，发生率为 0.03%。重度血肿未发生，发生率为 0.00%。轻度与中度血肿发生率比较，经检验，差异有统计学意义（$\chi^2=19.578$，$P=0.000$）。与重度血肿发生率比较，经 Fisher 确切概率法检验，差异有统计学意义（$P=0.000$）。中度血肿发生率与重度血肿的发生率比较，经 Fisher 确切概率法检验，差异具有统计学意义（$P=0.016$）。

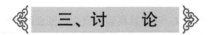

三、讨　　论

针刺及穴位注射眶内穴是针灸治疗眼病的重要技术，但针刺及穴位注射眶内穴可能引起的皮下血肿成为影响这一技术普遍应用的一大因素。本次临床观察 21 423 穴次眶内穴操作中血肿发生率仅为 0.20%，影响血肿发生率的因素有年龄、取穴及治疗疗程，具体分析如下。

未成年人的血肿发生率明显低于成年人。在临床的观察中一些儿童不能较好的配合，即使拔针后按压时间较短、按压位置不甚准确也不容易发生皮下血肿，具体的原因尚未明确，可能和儿童及青少年的血管脆性低，以及眼周皮肤组织比较紧致有关。

取穴方面，7 个眶内穴位最为常用，即上健明、上睛明、睛明、承泣、球后、下睛明和上明。其使用的频次以上健明、承泣、球后最多，上睛明、上明次之，下睛明、睛明最少用，上述结果表明，睛明、上睛明最易发生血肿。穴位发生血肿的概率与其解剖结构关系密切。睛明的解剖结构非常复杂，针刺深度一般不宜超过 0.5 寸，进针过深容易伤及筛前动静脉、鼻侧脉络膜动脉和虹膜动脉，甚至可以伤及视神经和大脑内眦动静脉，该类血管位于皮下，距内眦一般 8mm。针刺该穴时，切不可过于偏向鼻侧下针，以免损伤内眦血管引起出血，故眼区穴选穴要精、准、少。眼部构造复杂，针刺难度较大，要求在辨证施治时要全面、正确地考虑分析患者情况，尤其是少年儿童配合难度大，选穴更宜少。一般只取 2 个穴位，且多不取最容易出血的睛明，常以上健明代替。

久针患者较初针患者更能正确地进行起针后的按压，因此起针后正确有效地按压（包括准确的按压位置、足够的按压时间和适当的按压力度）可以有效地预防眼部血肿的发生。

掌握正确操作技术是减少眼部血肿的关键。刺眶内穴时，宜分三步操作。一是进针，这是最重要的一步。针刺眼区穴位时，要求患者彻底放松眼肌，初学者在针刺前可轻推眼球向相反方向。如针刺睛明时应轻推眼球向外侧固定，上明应轻压眼球向下，球后应轻压眼球向上等。医者宜用指甲按切表皮，迅速点刺进针。如欲刺深，多行垂直刺，应缓慢送针，送针时医生一定要屏声敛息，全神贯注。眼球周围组织较为疏松，进针比较容易，如觉针尖遇到抵触感阻力（即使是很小的阻力）或患者呼痛时，即应略略退出，稍转换方向后，再行刺入。直到出现满意的得气感为止。如得气感不明显，只可稍提插探寻或略捻转，但注意两者的幅度必须极小，动作绝不粗暴。如还不能获得满意的针感，宜停针待气，不可强求。眼区穴的得气感为扩散至整个眼球的酸胀感。在留针期间，一般不运针，如因治疗需要，为加强针感，只可轻微捻转，但不宜提插。二是出针，特别强调采用顺势拔针，即根据进针角度应缓慢从反方向退针。一般以分段退针为好，即退一段后略作停顿，再继续外退。退针时，以患者毫无感觉为佳。顺势出针，动作较轻微，不会引起局部牵拉而造成出针时损及血管而出血。出针时不可行提插等手法。当针体即将离开穴位时，应略作停顿再拔出。三是按压。掌握正确的按压方法和时间，对避免和减轻出血的程度有着十分重要的作用。临床发现，一些初次针刺的患者容易发生眼部血肿，通常是由于不懂得正确的按压的方法。首先，医生在取针时另一手应持消毒好的干棉球，出针后即刻按压针孔。棉球不宜太大，按压部位必须准确。嘱患者按住后，要稍用力，持续按压时间最好在 2～3 分钟。不可移动位置或半途松手。如有以往血肿史或易于出血者，更应该延长按压时间。

发生眼部血肿后的正确的处理方法可以促进瘀斑尽快消退。轻度血肿可不予以特殊处理，也可局部先予以冷敷，第 2 日如出现瘀斑后可采取湿热敷，每日 1～2 次，促进瘀斑消退。中度或重度血肿，有条件的诊室最好备有冰冻过的消毒湿敷料，如无，可临时以纱布蘸蒸馏水或冷开水代替。即刻在局部肿胀的部位实施冰敷或冷敷 20～30 分钟，其间可替换敷料数次，有利于止血。对重度患者，敷的时间可长些，次数可多些。一般来说，敷后眼睛可逐步张开。无论何种血肿程度患者，均须嘱患者回家后，继续用同法冰敷或冷敷，每日 2～3 次。一般于血肿发生 24 小时后，可改为用湿热毛巾（温度以患者可耐受为度）热敷眼区，每次 20～30 分钟，每日 2～3 次。平时，可戴上消毒眼罩，或太阳眼镜，眼睑肿胀和局部青紫消退后，改为每日热敷 1 次，直到瘀斑完全消失。发生眼部血肿时，如能采取积极措施，不仅可以减少出血程度，而且能明显加快瘀血消散时间，直到瘀斑完全消失。如果已出现皮下出血，形成瘀斑，眼睑出现青紫，此时还能进行针刺治疗。在瘀斑处针刺不但不影响治疗效果，而且还能促进瘀血消散。

正确操作眶内穴时发生血肿的概率不高且以轻度血肿多见，在未成年人中发生率更低，血肿发生后及时正确的处理可促进血肿尽快消散，因此针刺及穴位注射眶内穴治疗眼病这一方法值得临床推广运用。

备注：本文由著者指导，崔若琳等收集、整理、总结成文（录自：崔若琳，杨伟杰，刘坚等.浅析操作眶内穴导致眼部血肿的相关因素与预后.中国中医眼科杂志，2020，30（3）：185-189.）。

针刺导致眼部血肿是推广眼病针灸的瓶颈之一。由此引发的医患矛盾常见。本文作者在著者的建议下，用了近半年的时间，对由著者针刺的门诊眼病患者做了系统的记录，并整理成文。这里要说明的是，第一，是关于眼区血肿发生率，本文所指的 0.2%，是指具有熟练操作者所能达到的，对于一般临床针灸医师发生率可能要高一些。第二，重度血肿，本文未做统计，在著者眼病针灸生涯中曾遇到多例，本书第四章第一节就有介绍，读者可参考。第三，为了减少医患矛盾，主要当然是医者避免眼部血肿的发生，但是对患者必要的宣传和沟通也十分重要，包括如何在取针后正确按压穴区，出现血肿后如何有效处理及血肿不会产生不良后果等。并获得患者的理解与支持。

写在后面——怀念我的导师

20 世纪 70 年代末，我国恢复了中断十余年之久的高考制度。当我从新疆日报读到这一消息时，捧着报纸的双手激动得颤抖不停。这对于正在兵团农场蹉跎岁月的我不啻是一个从天而降的特大喜讯。我多么渴望圆大学之梦啊。这个消息就像冬天里的一把火，一种从未有过的激情在我的胸中涌动。我终于决定参加高考，实现十多年前的愿望。然而冷静一想，我又颇感踟蹰：考本科还是考研究生。考本科，我心有不甘，自己已经 30 岁出头；以同等学历的资格直接报考研究生，我心里又感到发虚。虽然，这些年来，我没有放弃过学习，但一是缺乏系统的学习，学习的目的就是为了临床需要，说好听点是活学活用，实际上就是现学现卖；二是缺乏全面的学习，针灸学涉及面很广，包括中西医知识，有基础理论，也有诊断治疗，而我的知识结构则几乎局限于常见病症的针灸治疗，尽管积累了一些临床经验，但考研究生是派不上多少用场的。更头痛的是外语，我只是在高中时学过 3 年英语，边疆十余年，外语书也早不知哪去了，连一个字母也没碰过。最后，在女友梁行（后来成为我相伴终身的妻子）的热情支持下我终于决定直接报考针灸专业研究生。

第 2 日，我就投入了紧张的复习（实际上是学习）之中。当时，我们新针疗法科已更名为针灸科，并扩大至 5 个门诊室（3 个针灸室、1 个五官科室及 1 个理疗室）和 4 个病房共 16 张床位。我既要到门诊治疗又要管病房，忙得一塌糊涂。为了腾出时间复习，我除了上午门诊不能缺席外，下午吃完午饭就抓紧查房，以省出时间投入复习。科室的医生护士都十分支持我，尽量不来打扰我。每日天不亮我就起来记英语单词，查房结束后，我就到医院旁边的果园里看书。晚上不论是否值班，我都用功到深夜。我发现，这十余年的临床真是没有白过，它使我无论在阅读中医或西医书籍都能迅速理解并融会贯通。因此，复习不仅进度快反而成了一种乐趣，这是我之前没有想到的。

我到石河子报名时，在招生院校的名单发现有上海中医学院，我很想把它作为第一志愿，但又立即抑制住这一冲动，觉得自己还有距离，所以就填报了东南地区另一所有名的中医学院，将与新疆同属于西北地区的陕西中医学院（现陕西中医药大学）作为第二志愿。5 月中旬的一日，我终于在时隔 15 年之后，又一次走进了既是高考，同时还是研究生考试的考场。打开试卷后，我紧张的心情慢慢放松了，题目并不如预想的难，包括我最没底的英语。尤其是最后一日的针灸专业的试题，更是容易，我几乎提前半个小时就做完了全部答题。3 日考试结束，自我感觉不错。回到一三三团时，梁行已经坐在我的宿舍门口，和老关大爷一起包韭菜饺子等我了。

然而，事与愿违。在盼了 1 个多月后，一日我从医院收发室接到一封薄薄的挂号信，正是那个学校寄来的，当时我有一种不祥的预感。当颤抖着手打开信封，果不出我所料，寥寥数行字，意思是因名额有限，未能录取。材料已转至第二志愿陕西中医学院。随信附了一张考试成绩单：针灸专业 98 分，有一门课不及格：中医基础 59 分；总平均分为 67 分。我既感到沮丧，又很不平，因为在当时的情况下，这一分数并不算差。难道是因为我是自学出身的同等学历之故？过了 1 周之后，我又收到陕西中医学院研招办措辞更为强硬的回信："经研究决定，不予录取。"这一下我算是彻底绝望了。

屋漏偏逢连夜雨。在研究生考试失利之后不久，我发觉咳痰增多，开始我并不注意，有一日早上在一口吐出的痰液中竟带了几根血丝。我便警觉起来，马上进行 X 线检查。X 线室的老古医师皱着眉头仔细地看了又看，让我再拍片检查。结果证实我的右肺上叶有一个一元硬币大的浸润病灶：肺结核。要求我立即住院，隔离治疗。我知道，这与我近一段时间过于劳累，又缺乏营养，使免疫力下降有关。梁行听到这一噩耗，赶紧带来 2 瓶从意大利进口的治疗结核病的良药"利福平"，原是专门供应团以上干部的，她因是传染科医生，所以也就近水楼台先得月了。但钱要自己出，这药很贵，一瓶相当于我 1 个月的工资。夏院长立即签字给报销了。作为从医多年的我自然知道这个病的严重性，我的心情可以说是坏到极点。梁行处世比我大气些，说："还好没有录取，真的录取了还不是要退回来，那才真的想不落（不通）呢！"我只好苦笑。她又安慰说，"连你们那位'陈景润'（指我在连队时的数学奇才刘福弟）也考不上，你有什么好伤脑筋的。住院最好，你可以趁这个时间，一面养病，一面复习。有今年这个基础，明年必上无疑！"

就在此时，我忽然接到一封信。那上面的字笔力遒劲有汉魏之风，落款为陕西中医学院郭。这个"郭"是谁？为什么给我写信。我满心疑惑地拆开信封，工整的字迹写满一张信纸，竟是我报考的导师郭诚杰教授的亲笔信！他告诉我，因为前一个时期他出访日本，不久前才回国。他读了转给他们学院的我的全部试卷，觉得我考得还是不错的，基础也是可以的。可惜因为转得晚了一点，学校的研究生招生工作已结束，而又适逢他外出，所以未能录取。今年他也没有招收到合格的研究生。最后他说，"你要继续努力，明年你就考我的研究生吧！"这日，梁行恰好也在，我们俩久久捧着这封信，激动不已。我是个情绪不轻易外露的人，这一次我真正地淌下了泪水。

于是，我开始投入新一轮的复习。恰好，传染科照顾我给了我一间单独的小病房，我就把书搬了过来，一边积极配合医生治疗，一边重新复习，把重点放在我的薄弱点——中西医基础理论。就在我的病逐步恢复，复习卓有成效的关键时刻，梁行接到了调令。根据党中央上山下乡青年可以顶替退休父母工作的政策，她将告别生活和工作了近 14 年的新疆回上海顶替从银行退休的父亲。我为她高兴，但也为失去这么一个有力的助手而深感惆怅与无奈。走的那日我专程去一四二团送她。在回沪的中途她在咸阳下车，亲自去见郭老师，介绍我的情况，同时将我发表在《石医资料》和《石河子医学院学报》上的 3 篇文章送给他指正。

考试与去年（1979 年）一样安排在 5 月。因为有了一年的复习时间，特别是有半年我是在病房中全天候的用功，加上肺结核治疗及时，在报名体检拍片时竟连钙化点也未找见。所以我信心满满走进考场。但没有料到的是，这一年，也就是1980年，外语与政治改为全国命题。特别是第1日上午开考的英语，与1979年的仅仅2张试卷不一样，而是足足9大张，更要命的是，去年考的是专业英语，今年却是公共英语，文理一张卷，除了英译汉各选一题外，其余完全一样。而我一直复习的是专业英语，所掌握的几乎大部分是医学专业词汇。我脑袋"嗡"的一下，全身一阵燥热，紧张得连笔都抖得写不成字。但我很快让自己镇静下来，挑选最有把握的题目先做。当我最后一个交上卷子后，心里可以说没有一点底。我暗暗告诫自己，不要影响情绪；争取尽最大的努力考好每一门。确实，之后的每一门难度都超过前一年。每考完一门课，就像得了一场病，回到招待所两脚一搁躺在床上一动都不想动。记得考试结束，我回到了自己的医院，正好是中午时分。同宿舍的老关大爷不在，我煮了点挂面，还没来得及吃，一头栽倒在床上睡了过去，等到老关大爷将我推醒，已然是第2日早晨了，涨成一团的面条竟还在锅里。

之后，我心情忐忑地等待着，1个月过去了，没消息；又是10日，仍然音讯全无。1980年6月20日，是一个令我难以忘怀的日子。这日，夏院长召开全院科室主任会议，研究下旬的工作。坐在我旁边的内科岳主任，轻轻地关切地问我："可有消息吗？"我知道他问的是什么，便心情沉重地用伟人的一句诗词做了回答："泥牛入海无消息。"会议结束后，我沿着林荫小道回科室。这时，只见小于兴奋地扬着一张纸边向我跑来边大声地喊叫着："电报！电报！"小于，是外科的男护士，原来曾和我同住过一个宿舍。我接过一看，立即心跳加速，双眼模糊。电报发自咸阳，上面写道："请通知张仁6月29日来院30日面试　陕西中医学院招办"。

3日后，我踏上了东行的列车。经过火车三天两夜的长途跋涉，终于到达了心仪已久的古城咸阳。我找了家离学院不远的旅馆，为了不影响复习，我咬了咬牙，要了个价格不菲的单人间。略作安顿后，首先想到的是去看望从未谋面的郭老师。为了不打扰他的工作，我在傍晚直接来到学院的教职工住宅区，这是一幢幢外观朴实的青灰色三层楼房。郭老师家门前种着几丛红黄相间的花，接待我的是一位纯朴、慈祥的老太太，她就是郭夫人。她告诉我，郭老师还在学校，如果有急事，可以叫她的孙女娟娟——正在一旁做作业的戴红领巾的女孩去喊。我急忙谢绝了，我说我等他。大约过了半小时，一位个子不高、身材壮实，外貌十分纯朴的老人走进门来，穿一身半旧的灰中山装，拎了一个黑色的人造革包。我知道这就是郭老师，尽管与我想象中的郭教授相差甚远，赶紧站起来毕恭毕敬地叫了一声，并做了自我介绍。郭老师怔了一下，面无表情地听着，最后他微微皱皱眉头，用冷峻的目光看着我，严肃地说："你不必来看，赶快抓紧时间准备复试吧！"我不由一阵脸红，拎着准备送他的那口袋葵花籽，逃一样地走了。

第2日，我除了中午和晚上，到对面的一家小馆子吃了一碗油泼面充饥外，一直把自己关在屋子里。除了教科书外，我特地把石河子医学院神经病学老师胡裕桓先生赠我的《全国针灸针麻学术讨论会论文摘要》仔仔细细地又看了一遍。胡裕桓先生是一位有很高造诣的神经病学者，因为历史原因到新疆放了几十年的羊。落实政策回医学院后，对针刺镇痛产生了很大的兴趣，而且通过实验提出了不少独特的见解。他被邀参加了 1979 年在北京举行的针灸针刺麻醉各路名家汇聚一堂的"全国针灸针麻学术研讨会"。我通过梁行在医学院的一位老师认识了他,从他那里我获得了大量知识和新的信息。就在研究生考试结束那日,我去看他,头发花白的他把 3 本《全国针灸针麻学术讨论会论文摘要》(其中一本是英文的)赠送给我。我读完之后,只觉视野豁然开阔,现代针灸医学研究的全景呈现在我的面前。这一日,我强迫自己在晚 10 时之前上床,那时咸阳的夜晚显得安静,因为明日是决定我命运的又一关,翻来覆去只迷迷糊糊地睡了几个小时。

一大早,我们在学生科集合。参加复试的一共 9 名考生。其中将有 4 名幸运者。参加针灸专业面试的另一位是个性格活泼的姑娘,因为 9 名考生中,7 名出自本校,都是校友,她和他们谈得颇为热烈。此时,正好郭老师摇着一把纸折扇从门前经过,她立即冲上去十分恭敬地鞠了一躬,亲热地问好。郭老师略略点了下头。我心里不由一沉,看来这个对手的来头不简单。学生科的陈科长,向我们宣布了考试纪律和面试顺序,我被安排为针灸系第一位。

面试是在一间教室里举行的。考官分 2 排,郭老师居中,均正襟危坐表情严肃。大桌子上摆着一台现在已很少见到的钢丝录音机。我的桌前,放了一个笔筒,上面插着 20 个左右的细长的纸卷。我是平生第一次见到这架势,紧张得心脏似乎要从胸腔里跳出来。郭老师主考,他说:"张仁同学,你在筒内抽 10 个纸卷,每张都有一个问题,你只需回答其中 9 个。给你 5 分钟时间准备。"我随意抽了 10 张,摊开一看,狂跳的心很快平静下来。题目并不难,我放弃了其中一道我觉得可能答不全的题外,就用平静的声音做了尽可能详细的回答。特别是最后一题,我综合了《全国针灸针麻学术研讨会》论文的内容,对当前针灸学发展的水平与趋向洋洋洒洒地进行了一番发挥。我发现,考官们情不自禁地微微点头,连郭老师的脸也变得有些和蔼。面试结束,我来到了学校对面渭河旁的渭滨公园。这时,我感到异常轻松,恨不得对着平缓流动着的即将汇入黄河的古老的渭河大呼几声。

曲曲折折,风风雨雨。我终于有幸成为郭老师门下的第一名针灸研究生,知识改变命运,实现了我人生的重要转折。3 年的朝夕相处,不仅使我的学识跃上了一个崭新的层次,而且郭老师严谨的治学态度、诲人不倦的精神和正直的为人之道,一直影响和激励着我。应用针刺治疗乳腺增生病和其他乳房病的科学研究和临床实践,几乎倾注了郭老师后半生的全部精力和时间。记得正是我踏进陕西中医学院大门后不久,新华社播发了他在这方面的科研成果。来自祖国四面八方的患者潮水般地涌进咸阳城。他来者不拒,附属医院住不下,他亲自联系床位。在繁重的教学之余,可以说是把一切都献给了科研和患者。每日深夜,我总是学校图书馆的最后一名读者,但当路经教学大楼时,郭老师办公室的灯光也总是亮着的。

1983 年,研究生毕业,郭老师希望我能留在陕西,我当然也向往在他身边继续学习,但因诸多原因还是决定回沪,他充分理解并尊重我的选择。记得临别前的那个晚上,郭老师亲手做他富平老家风味的拉面招待我,他自己没怎么动筷子,也没说更多的话,只是一个劲地劝我多吃些。我知道他的心是沉重的,我的心也同样沉重。

自此一别,我们天各一方,东西两地。1990 年夏天,我在出席在西安召开全国针刺麻醉会议的筹备会议期间,专程去咸阳看他,不巧,他正好外出讲学,只得惆怅而返。之后,虽曾见过 2 次面,但都是开会,都是匆匆而过。平时,只能靠不多的电话和书信联系。我有新作出版,首先寄他一册;他呢,有人来上海,总要托带木耳、红枣之类的土特产。

2014 年清明节,我和梁行商量无论如何要趁假期去探望他老人家。我们在咸阳西安国际机场下了飞机,叫了辆出租车直奔市区。过去了整整 30 多年,完全认不得当年就学时的这个秦国古都了。而印象最为深刻的是那条渭河,我常常在河堤上背英语,当时河水浊黄已近干涸,现在竟然是江面宽阔,碧波粼粼。我们来到学院的新校区的家属楼,正按压着数字门禁时,门突然开了,站在面前的想不到会是郭老师,原来他是特地从 6 楼下来开门的。94 岁高龄的他除了头发花白一些,略显清癯外,岁月竟未留痕。倒是他笑着说:"张仁没咋变,梁行你要是在大街上我认不出了。"他住的是一套大四居室,在宽敞的客厅落座后,我首先询问师母和娟娟的情况,当年那位朴实慈祥的关中老太太和那个天真纯情的戴红领巾的小姑娘,始终在我和梁行的心中挥之不去。郭老师神色有些黯然,告诉我们老太太已于 2 年前因病故世,而最令人扼腕的是娟娟,在 4 年前的一次车祸中意外丧生,留下的女儿明年要高中毕业了。儿子英明在城内老校区家属楼,离得远又忙,郭老师一人独居于此,平时只由一位富平老家的亲戚照料他的生活。当我们还沉浸在唏嘘之中时,郭老师早已复归于平静。我想,正是这种淡泊宁静的处世心态,才是他健康长寿的重要原因。郭老师关心地问起我的情况。我说,毕业之后我在一直致力于眼病的针灸治疗,尤其是难治性的眼底病,希望为眼病治疗提供一种有前途的传统医学疗法,为针灸临床开辟一个新的领域。同时有些歉意地说:"没把您的针灸治疗乳腺增生病的绝活传承好。""啥话!"郭老师不以为然地说:"我就主张要开拓、要创新,要有自己的东西嘛。光靠老师传下来的,越传越少不说,学科怎么能发展。我治乳腺病也不是哪个老师教的,还不是在临床上摸索出来的。"

郭老师告诉我,他现在一周还去 2 次门诊。因为针灸治疗是体力脑力并重的活,所以名医馆的领导给他限定一个上午 10 例患者的名额。他微笑着摇摇头说:"这哪够,人家大老远来,信任你,说啥也不能拒绝。"所以,通常要看 15~20 名。照顾他的那位亲戚,是个性格爽朗的中年妇女,插话说:"爷爷一看病就把时间给忘哈(记)了,中午饭热了又热就等不来他。"又说:"回来之后,午睡上半个小时,就在书房里,又看书又写字。整天没见他闲着。"一提到治病,老人家显得兴致勃勃。他说除了西藏和云南外,他的患者已遍布包括中国港澳台在内的全国各地。他若有所思地说:"治病这件事,确实是做到老,学到老。"他讲了不久前一个病例,患者来自河北,得了个乳房奇痒的怪病,久治无效,特地慕名找到郭老师。郭老师也颇感束手。最后,依据患者证候,从金元时期医学大家张子和所著的《儒门事亲》一书中得到启示,用刺血法,竟霍然而愈。最后,他意味深长地说:"这种概率不高,我从医 70 来年,我估算了一下,10 人之中,真正能治愈的也不过一二人;有效的能有四五人也就不错了。当个好的医生难呀。"我不由想起另一位已故的国医大师,上海的裘沛然先生的那句诗："世犹多病愧称医。"可见大师的心是相通的。

天色渐暗，我们想请郭老师到外面饭店一起用餐，郭老师一挥手，说："你和梁行不是都喜欢吃我们陕西的饭食嘛，我早准备了，就吃关中的臊子面。"当我大口吞食当年这熟悉的味道时，真正体会到"时光流逝如白驹过隙"的含义。饭后，我们向郭老师告辞。他一定要送我们，旁边的那位亲戚也说："你就让爷爷送吧，反正他每日晚饭后得散步 1 个小时。"他带着我们沿着占地 700 亩的新校区转了一圈，看着一座座设施完善的教学大楼、樱花盛开的优美校园、路灯下夹着书本行色匆匆的学弟学妹，我为母校的发展，为中医事业后继有人深深祝福。同时也深深祝福郭老师健康长寿！

没有想到的是，这一次见面竟成为我们的诀别！2017 年 5 月 7 日，国医大师、世界人类非物质文化遗产"中医针灸"代表性传承人之一的郭诚杰教授因偶发的肺炎医治无效，溘然长逝。当时我正在国外，是从网上得知这一噩耗。我无论如何也不能相信，这么乐观朴实健壮的老人竟然会永远离开我们。沉痛之余，写下了下面这对挽联，以表达我悼念之情：

三载师生　言传身教似秦岭高耸受益终生
一代国手　德高艺精如渭水长存惠泽万众

谨以本书献给我的恩师郭诚杰教授